Jürgen Werner

Biomedizinische Technik – Automatisierte Therapiesysteme

Studium

Biomedizinische Technik

Herausgegeben von
Ute Morgenstern und Marc Kraft

Jürgen Werner

Biomedizinische Technik – Automatisierte Therapiesysteme

Band 9

DE GRUYTER

Herausgeber
Prof. em. Dr.-Ing. Jürgen Werner
Ruhr-Universität Bochum
Medizinische Fakultät
44780 Bochum
E-Mail: Juergen.Werner@rub.de

MC 152/ /2014

ISBN 978-3-11-025207-1
e-ISBN 978-3-11-025213-2

Library of Congress Cataloging-in-Publication Data
A CIP catalog record for this book has been applied for at the Library of Congress.

Bibliografische Information der Deutschen Nationalbibliothek
Die Deutsche Nationalbibliothek verzeichnet diese Publikation in der Deutschen
Nationalbibliografie; detaillierte bibliografische Daten sind im Internet über
http://dnb.dnb.de abrufbar.

© 2014 Walter de Gruyter GmbH, Berlin/Boston
Umschlagabbildung: Getty Images/Science Photo Library RF
Satz: le-tex publishing services GmbH, Leipzig
Druck und Bindung: Hubert & Co. GmbH & Co. KG, Göttingen
♾ Gedruckt auf säurefreiem Papier
Printed in Germany

www.degruyter.com

MIX
Papier aus verantwor-
tungsvollen Quellen
FSC® C016439

Vorwort zur Lehrbuchreihe Biomedizinische Technik

Die Biomedizinische Technik umfasst – kurz gesagt – die Bereitstellung ingenieurwissenschaftlicher Mittel und Methoden und deren Anwendung auf lebende Systeme in Biologie und Medizin.

Es ist ein faszinierendes, breit angelegtes und interdisziplinäres Fachgebiet, das in der Lehrbuchreihe „Biomedizinische Technik" aus unterschiedlichen Blickwinkeln betrachtet wird.

Spannende Fragen, die in den Lehrbüchern beantwortet werden:

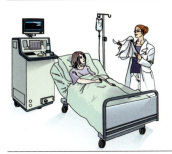

Wie schafft man es, dass die technischen Geräte im klinischen Alltag langzeitstabil und zuverlässig arbeiten?
Welches Regelwerk wird benötigt, um neben der Funktionalität biomedizinischer Technik auch Sicherheit, Wirtschaftlichkeit und Ethik zu berücksichtigen?
Muss ein Implantat mit CE-Kennzeichen die gleichen Anforderungen erfüllen wie ein Haarföhn mit einer identischen Kennzeichnung?

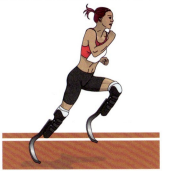

Wie können technische Systeme so geschickt an biologische Regelkreise angepasst werden, dass sich verlorene Lebensfunktionen auch bei alltäglicher Nutzung ersetzen lassen?
Welche mathematisch-physikalischen Beschreibungen in Raum und Zeit stehen uns zur Verfügung, um komplexe dynamische Prozesse zu simulieren?
Weshalb hat ein Sportprothesenfuß das Abrollverhalten eines mittelalterlichen Stelzfußes, aber einen Energiespeicher, wie ein Känguru?

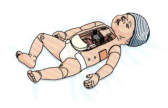

Lassen sich Anatomie und Physiologie menschlicher Organsysteme in einem Cyborg täuschend echt nachbilden?
Warum benötigt man Phantome mit definierten Eigenschaften, um die Qualität biomedizintechnischer Geräte und Verfahren zu bewerten?
Kann man Künstliche Intelligenz mit Methoden des Blended Learning koppeln, um mithilfe eines modernen „Nürnberger Trichters" im Schlaf zu lernen?

Abbildungen: Biomedizinische Technik. Von oben nach unten: Medizintechnik in Routineanwendung im Krankenhaus; Dynamik beim Jogging mit Unterschenkelprothesen; Säuglings-Manikin für Lern- und Trainingssysteme in der medizinischen Ausbildung.

Wenn Sie an Antworten auf diese und weitere Fragen interessiert sind, dann lesen Sie weiter!

Experten aus allen Bereichen haben in den zwölf Bänden der Reihe eine in sich stimmige systematische Darstellung der Biomedizinischen Technik komponiert: Ausgehend vom einführenden strukturierten Überblick werden über die medizinischen, physikalischen, terminologischen und methodischen Grundlagen in den Fachbänden der Reihe die wesentlichen Teilgebiete dargestellt. Den Abschluss bildet ein Band zur Entwicklung und Bewirtschaftung von Medizinprodukten, mit dem die Brücke vom theoretischen Hintergrund der biomedizintechnischen Verfahren und Geräte zur praktischen klinischen Nutzung geschlagen wird.

Die Herausgeberschaft der Reihe liegt im Fachausschuss „Aus- und Weiterbildung – Biomedizinische Technik im Studium" der Deutschen Gesellschaft für Biomedizinische Technik (DGBMT) im Verband der Elektrotechnik Elektronik Informationstechnik (VDE).

DGBMT DEUTSCHE GESELLSCHAFT FÜR
BIOMEDIZINISCHE TECHNIK IM VDE

Die jeweiligen Bandherausgeber bilden den Wissenschaftlichen Beirat der Lehrbuchreihe, der auf ausgewogene Darstellung der Biomedizinischen Technik aus wissenschaftstheoretischer, Anwender- und Herstellersicht achtet. Die Autoren vertreten eine Vielfalt unterschiedlicher Aspekte aus der Lehre, der Forschung und Entwicklung, der Produktion, der Klinik, dem Standardisierungs- und Prüfwesen sowie der Gesundheitswirtschaft.

Die 12 Bände der Lehrbuchreihe im Überblick

Biomedizinische Technik
Band 1: Faszination, Einführung, Überblick
Herausgegeben von Ute Morgenstern und Marc Kraft
ISBN: 978-3-11-025198-2
e-ISBN: 978-3-11-025218-7

Biomedizinische Technik
Band 2: Physikalische, medizinische und terminologische Grundlagen
Herausgegeben von Ewald Konecny und Clemens Bulitta
ISBN: 978-3-11-025200-2
e-ISBN: 978-3-11-025219-4

Biomedizinische Technik
Band 3: Biomaterialien, Implantate und Tissue Engineering
Herausgegeben von Birgit Glasmacher und Gerald A. Urban
ISBN: 978-3-11-025201-3
e-ISBN: 978-3-11-025216-3

Biomedizinische Technik
Band 4: Modellierung und Simulation
Herausgegeben von Ute Morgenstern, Falk Uhlemann und Tilo Winkler
ISBN: 978-3-11-025202-6
e-ISBN: 978-3-11-025224-8

Biomedizinische Technik
Band 5: Biosignale und Monitoring
Herausgegeben von Hagen Malberg und Gerald A. Urban
ISBN: 978-3-11-025203-3
e-ISBN: 978-3-11-025217-0

Biomedizinische Technik
Band 6: Medizinische Informatik
Herausgegeben von Hartmut Dickhaus und Petra Knaup-Gregori
ISBN: 978-3-11-025204-0
e-ISBN: 978-3-11-025222-4

Biomedizinische Technik
Band 7: Medizinische Bildgebung
Herausgegeben von Olaf Dössel und Thorsten M. Buzug
ISBN: 978-3-11-025205-7
e-ISBN: 978-3-11-025214-9

Biomedizinische Technik
Band 8: Bild- und computergestützte Interventionen
Herausgegeben von Tim Lüth
ISBN: 978-3-11-025206-4
e-ISBN: 978-3-11-025215-6

Biomedizinische Technik
Band 9: Automatisierte Therapiesysteme
Herausgegeben von Jürgen Werner
ISBN: 978-3-11-025207-1
e-ISBN: 978-3-11-025213-2

Biomedizinische Technik
Band 10: Rehabilitationstechnik
Herausgegeben von Marc Kraft und Catherine Disselhorst-Klug
ISBN: 978-3-11-025208-8
e-ISBN: 978-3-11-025226-2

Biomedizinische Technik
Band 11: Neurotechnik
Herausgegeben von Thomas Stieglitz, Ulrich G. Hofmann und Steffen Rosahl
ISBN: 978-3-11-025209-5
e-ISBN: 978-3-11-025225-5

Biomedizinische Technik
Band 12: Entwicklung und Bewirtschaftung von Medizinprodukten
Herausgegeben von Stephan Klein, Felix Capanni, Uvo M. Hölscher und Frank Rothe
ISBN: 978-3-11-025210-1
e-ISBN: 978-3-11-025223-1

Besonderheiten der Reihe

Jeder Band der Reihe ist inhaltlich eigenständig angelegt. Im Überblicksband (▶ Band 1) werden alle Schwerpunktthemen der Fachbände kurz dargestellt. Es bietet sich daher an, den ersten Band als Einstieg zu nutzen und um die Inhalte der nachfolgenden Bände zu ergänzen, in denen die Fachthemen behandelt werden, die jeweils von persönlichem Interesse sind.

– Wir haben uns für die Vermittlung des Stoffes in deutscher Sprache entschieden, um allen Lesern, insbesondere Studierenden der deutschsprachigen Bachelor-, Master- und Diplomstudiengänge, ein fundiertes und einfach zu erschließendes Grundlagenwissen mit auf den Weg zu geben. In allen Bänden der Lehrbuchreihe wird selbstverständlich auch auf ergänzende, weiterführende Fachliteratur in englischer Sprache verwiesen.

– Alle zwölf Bände sind nach den gleichen didaktischen Prinzipien aufgebaut: Es werden für das weitere Verständnis erforderliche Grundlagen des jeweiligen Fachgebiets mit aussagekräftigen Übersichten und Abbildungen dargelegt und mit anwendungsorientierten Praxisbeispielen verknüpft.

– Alle Kapitel besitzen Zusammenfassungen in deutscher und englischer Sprache sowie (in den Bänden zwei bis zwölf) einen Wissenstest zur Prüfungsvorbereitung. Ein kapitelbezogenes Glossar fasst in jedem Band die wichtigsten Begriffe und Definitionen zusammen. Formelzeichen und Abkürzungen sind jeweils für die Bände zusammengestellt.

– Über den vom Verlag angebotenen elektronischen Zugriff auf die Bände lassen sich Querverweise und Suchstrategien besonders gut realisieren. Einzelne Kapitel wie z. B. die „Medizinische Terminologie für die Biomedizinische Technik" werden bereits durch eine Lernsoftware ergänzt – beste Voraussetzungen, um den Stoff spielerisch kennenzulernen und zu trainieren und ggf. medizinische Fachbegriffe auf unterhaltsame Weise auswendig zu lernen.

Die Herausgeber danken allen Beteiligten für das große Engagement, mit dem die Reihe auf den Weg gebracht wurde: den Hochschullehrern und Autoren, den Verlagsmitarbeitern und Lektoren, den Grafikern und Administratoren und allen anderen fleißigen Helfern, die zum Gelingen beigetragen haben! Alle Autoren freuen sich über Anregungen zur Verbesserung unserer Lehrbuchreihe!

Wir wünschen allen Lesern viel Erfolg und tiefgründige Erkenntnisse, aber auch großes Vergnügen beim Lesen und Lernen, beim Einarbeiten in die Thematiken der Biomedizinischen Technik und beim Vertiefen interessanter Teilgebiete.

Die Herausgeber der Lehrbuchreihe
Ute Morgenstern und Marc Kraft

Vorwort zu Band 9 der Lehrbuchreihe Biomedizinische Technik – Automatisierte Therapiesysteme

Liebe Leser,
technische Therapiesysteme unterstützen oder ersetzen physiologische Funktionssysteme des menschlichen Körpers. Insofern müssen sie mit den funktionsfähigen Körpersystemen interagieren und kooperieren. Das setzt einen optimierten Entwicklungsprozess auf drei Ebenen voraus:

– auf der materiellen Ebene (Materialien, Bauteile, Konstruktion)
– auf der energetischen Ebene (Verfügbarkeit der notwendigen Energie-Ressourcen)
– auf der informationellen Ebene (Interaktion und Kommunikation der Untersysteme untereinander und nach außen).

Die Automatisierungstechnik verfolgt die allgemeine Zielsetzung, Prozesse in ihrem selbsttätigen Ablauf so zu gestalten und zu beeinflussen, dass auch bei vorliegenden internen und externen Störungen vorgegebene Ziele erreicht werden. Damit agiert sie vornehmlich auf der dritten, der informationellen Ebene. Umsetzbar werden ihre Ergebnisse natürlich erst, wenn die materiellen und energetischen Probleme von Ersatzsystemen und Implantaten, wie beispielsweise Biokompatibilität und Energiebereitstellung, gelöst sind. Hierzu sei insbesondere auf ▸Band 3 dieser Lehrbuchreihe (Biomaterialien, Implantate, Bioengineering) verwiesen.

Auch in anderen Bänden, insbesondere in ▸Band 8, 10 und 11, kommen automatisierungstechnische Methoden und Werkzeuge zum Einsatz: ▸Band 8 beschäftigt sich mit bild- und computergestützten Interventionen, ▸Band 10 ist auf die Rehabilitationstechnik und ▸Band 11 auf die Neurotechnik fokussiert.

Der Schwerpunkt dieses hier vorliegenden Bandes 9 (Automatisierte Therapiesysteme) liegt im interdisziplinären Entwurf extra- und intrakorporaler technischer Systeme, die mit physiologischen Funktionen des Körpers, insbesondere des Herzens, des Kreislaufs, der Atmungsorgane, der Nieren, der Leber, der Bauchspeicheldrüse und der Motorik kooperieren oder zum Teil diese sogar ersetzen. Für nicht mit automatisierungstechnischen Begriffen und Methoden vertraute Leser bringt ▸Kap. 2 eine gestraffte Zusammenfassung. Die Methoden der Simulation und Modellbildung werden umfassend in ▸Band 4 der Lehrbuchreihe dargestellt.

Notwendige physiologische und klinische Grundlagen werden bei den jeweiligen Kapiteln dieses Buches behandelt. Jedoch sei hier zusätzlich auf den grundlegenden ▶ Band 2 und auf weitergehende medizinische Literatur verwiesen.

Viel Freude beim Studieren!

Der Herausgeber des neunten Bandes

Jürgen Werner
Bochum, Juni 2013

Inhalt

Hinweise zur Benutzung

Methodischer Hinweis

Ob elektronisch oder auf Papier: Es empfiehlt sich immer, ein Lehrbuch als Arbeitsbuch zu benutzen, es mit persönlichen Notizen, Hervorhebungen und Markierungen zu versehen. Über www.degruyter.de lassen sich auf elektronischem Wege beim Verlag Kapitel aus Bänden zu einem eigenen Sammelwerk zusammenstellen. Ergänzende interaktive Lernsoftware findet man z. B. unter www.theragnosos.de.

Gender-Hinweis

Im Gegensatz zu rein technischen Fächern ist im Bereich der Biomedizinischen Technik das Geschlechterverhältnis ausgewogener. In den Bänden der Lehrbuchreihe „Biomedizinische Technik" liegt der Schwerpunkt auf fachlichen Darstellungen der Grundlagen unseres Berufsbildes, bei dem das Geschlecht des Akteurs selbst keine Rolle spielt. Aus diesem Grund wird generell für alle Personen- und Funktionsbezeichnungen das generische (geschlechtsneutrale) Maskulinum verwendet, das die weibliche Form einschließt.

Verzeichnis der Abkürzungen

Allgemeine Abkürzungen sind im Abkürzungsverzeichnis aufgeführt (s. S. XIX).

Verzeichnis der Formelzeichen, Symbole und Indizes

Formelzeichen, Symbole und Indizes sind im jeweiligen Verzeichnis aufgeführt (s. S. XXV).

Quellen

Die Quellenangaben bei Normen und Standards sind grundsätzlich ohne Jahreszahl vermerkt, da die jeweils aktuelle Ausgabe zu beachten ist. Soweit in den Abbildungen Quellen genannt werden, finden sich Erstautor und Jahreszahl in eckigen Klammern, die im Quellenverzeichnis am Ende des Kapitels aufgelöst werden.

Verzeichnis der Autoren

Alle Autoren des Bandes sind im Autorenverzeichnis am Ende des Bandes aufgeführt (s. S. 376).

Bandspezifisches Glossar

Alle Definitionen des Bandes sind im Glossar am Ende des Bandes zusammengeführt (s. S. 378).

Sachwortverzeichnis

Wichtige Begriffe, auf deren Erläuterung man beim Suchen im **Sachwortverzeichnis** am Ende des Bandes verwiesen wird, sind im Text gefettet dargestellt.

Im Text verwendete Symbole sowie Sonderauszeichnungen des Textes

Neben den üblichen mathematischen Symbolen und Sonderzeichen wird folgendes Symbol im Text verwendet:

▶ verweist auf Abbildungen, Tabellen, Glossarbegriffe, Kapitel und Bände innerhalb der Reihe Biomedizinische Technik.

Alle Einträge, die im **Sachwortverzeichnis** und im **bandspezifischen Glossar** verzeichnet sind, sind im Text hervorgehoben durch eine fette Auszeichnung des Begriffs.

Alle **Definitionen** innerhalb der Kapitel sind gekennzeichnet durch einen grau hinterlegten Kasten.

i Alle erläuternden Beispiele und Exkursionen innerhalb der Kapitel sind gekennzeichnet durch dieses Symbol und einen gerahmten Kasten mit einer, den Textabschnitt begrenzenden, blauen Ober- und Unterlinie.

i Dieses Symbol markiert den Übungsteil in Form von Testfragen zum Verständnis des jeweiligen Kapitels am Kapitelende.

Verzeichnis der Abkürzungen

AAN	*Assist-as-Needed Strategy/Control*; bedarfsgerechte Strategie/Regelung
AC	*Alternating Current*; Wechselstrom
ACTH	adenokortikotropes Hormon
ADH	antidiuretisches Hormon
AED	*Automatic External Defibrillator*; automatischer externer Defibrillator
AF	*Atrial Fibrillation*; atriale Fibrillation
AHA	*American Heart Association*
AICD	*Automatic Implantable Cardioverter/Defibrillator*; automatischer implantierbarer Kardioverter/Defibrillator
Alice	*Automatic Lung Inflation Control Effect*
ANP	atriales natriuretisches Peptid
ANS	Autonomes/Vegetatives Nervensystem
AOCLD	*Acute-on-chronic liver failure*; akut- auf chronisches Leberversagen
AP	1. *Atrial Pacing*; atriale Stimulation (s. ▶ Kap. 4); 2. Artifizielles Pankreas, Künstliche Bauchspeicheldrüse (s. ▶ Kap. 12); 3. Aktionspotential (s. ▶ Kap. 4, ▶ Kap. 13)
APD	ambulante Peritonealdialyse
ARDS	*Acute Respiratory Distress Syndrome*; akutes (fortschreitendes) Lungenversagen
ARI	akute respiratorische Insuffizienz
ARP	atriale Refraktärperiode
ARW	*Anti Reset Windup*; Maßnahme gegen Integrator-Überlauf
AS	*Atrial Sensing*; erfolgte atriale Wahrnehmung
ASB	*Assisted Spontaneous Breathing*; Assistierte Spontanatmung
ASV	*Adaptive Support Ventilation*; adaptiv unterstützende Beatmung
ATC	*Automatic Tube Compensation*; automatische Tubuskompensation
ATR	*Attenuated Total Reflection*; abgeschwächte Totalreflexion
AV	atrioventrikulär
BCI	*Brain-Computer Interface*; Gehirn-Computer-Schnittstelle
BF	*Body Floating*; erdfreies Anwendungsteil für Anwendung am Körper
BGA	Blutgasanalyse, Blutgasanalysator
BPEG	*British Pacing and Electrophysiology Group*; Britische Stimulations- und Elektrophysiologiegruppe
bpm	*beats per minute*; Schläge pro Minute (Eigenaktion des Herzens)
BTD	*Bridge to Decision*; Überbrückung zur Entscheidung
BTE	*Biphasic Truncated Exponential*; biphasisch abgeschnittener Exponentialimpuls
BTR	*Bridge to Recovery*; Überbrückung zur Erholung

BTT	*Bridge to Transplant*; Überbrückung zur Transplantation
BVAD	*Bi-Ventricular Assist Device*; biventrikuläres Herzunterstützungssystem
$Ca(OH)_2$	Calciumhydroxid
$CaCO_3$	Calciumcarbonat
CAPD	kontinuierliche ambulante Peritonealdialyse
CAVHF	kontinuierliche arterio-venöse Hämofiltration
CCPD	kontinuierliche zyklische Peritonealdialyse
CF	*Cardiac Floating*; erdfreies Anwendungsteil für direkte Anwendung am Herzen
CGM	*Continuous Glucose Monitoring*; kontinuierliches Glukosemonitoring
CH_3COO^-	Azetat
CMOS	*Complementary Metal Oxide Semiconductor*; komplementärer Metall-Oxid-Halbleiter für Mikroprozessoren
CO_2	Kohlenstoffdioxid (auch Kohlendioxid)
COPD	*Chronic Obstructive Pulmonary Disease*; chronisch obstruktive Lungenerkrankung
CPAP	*Continuous Positive Airway Pressure*; Atemhilfe mit kontinuierlichem positiven Druck
CPB	*Cardiopulmonary Bypass*; kardiopulmonaler (Herz-Lungen-)Bypass
CPR	*Cardiopulmonary Resuscitation*; Herz-Lungen-Wiederbelebung
CRI	chronische respiratorische Insuffizienz
CRT	kardiale Resynchronisationstherapie
CSII	*Continuous Subcutaneous Insulin Infusion*; kontinuierliche subkutane Insulininfusion, häufig auch als „klassische" Insulinpumpentherapie bezeichnet
CT	*Conventional Insulin Therapy*; konventionelle Insulintherapie
CU	*Creighton University*
CVVH	*Controlled Veno-venous Haemofiltration*; pumpengetriebene veno-venöse Hämofiltration
DC	*Direct Current*; Gleichstrom
DFT	*Defibrillation Threshold*; Schwelle zur Defibrillation
DGL	Differentialgleichung
DIA	Diastole
DIVA	*Direct Injection of Volatile Agents*; elektronische Narkosemitteldosierung
DoF	*Degree of Freedom*; Freiheitsgrad
DT	1. *Destination Therapy*; permanente Unterstützung (s. ▸Kap. 6); 2. *Dialysis Therapy*; Dialysetherapie (s. ▸Kap. 11)
ECLA	*Extracorporeal Lung Assist*; extrakorporale Lungenunterstützung
ECMO	*Extracorporeal Membrane Oxygenation*; extrakorporale Membranoxygenierung

EDTA	Ethylendiamintetraazetat
EEG	Elektroenzephalographie, Elektroenzephalogramm
EIT	Elektroimpedanztomographie, Elektroimpedanztomogramm
EKG	Elektrokardiographie, Elektrokardiogramm
EKZ	Extrakorporale Zirkulation
EMG	Elektromyographie, Elektromyogramm
ERC	*European Resuscitation Council*; Europäische Gesellschaft für Wiederbelebungsmaßnahmen
ES	Extrasystole
ESB	Ersatzschaltbild
EW	Erwachsene
F	Filtrat
FAHSM	frequenzadaptiver Herzschrittmacher
FES	*Functional Electrical Stimulation*; Funktionelle Elektrostimulation
FET	*Functional Electrical Therapy*; Funktionelle Elektrotherapie
FF	Filtrationsfraktion
FFP	*Fresh Frozen Plasma*; gefrorenes Frischplasma
FPSA	*Fractionated Plasma Separation and Adsorption*; fraktionierte Plasmaseparation und Adsorption
G	Maßeinheit für Außendurchmesser von Punktionsnadeln (*engl. gauge* – Breite, Maß)
H_2O	Wasser
H_2O_2	Wasserstoffperoxid
Hb	Hämoglobin
HCO_3^-	Bicarbonat (auch Hydrogencarbonat)
HD	Hämodialyse
HDF	Hämodiafiltration
HE	hepatische Enzephalopathie
HF	Hämofiltration
HKS	Herz-Kreislauf-System
HLM	Herz-Lungen-Maschine
HME	*Heat Moisture Exchange*; Austausch von Wärme und Feuchtigkeit
HSM	Herzschrittmacher
IAB	*Intra-Aortic Balloon Pump*; Intraaortale Ballonpumpe
IABP	*Intra-Aortic Balloon Counterpulsation*; Intraaortale Ballon(gegen)pulsation
ICD	*Implantable Cardioverter/Defibrillator*; implantierbarer Kardioverter/Defibrillator
ICT	*Intensified Conventional Insulin Therapy*; intensivierte konventionelle Insulintherapie
IEC	*International Electrotechnical Commission*; Internationale Normungskommision für Elektrotechnik

I-E-Ventil	Inspirations(Einatmungs)- und Exspirations(Ausatmungs)ventil
IGBT	*Insulated Gate Bipolar Transistor*; Bipolartransistor mit isolierter Gate-Elektrode
ILR	Iterativ Lernende Regelung
IMC	*Internal Model Control*; Regelung mit internem (Regelstrecken-)Modell
IMU	*Inertial Measurement Unit*; inertiale (träge) Messeinheit
IMV	*Intermittent Mandatory Ventilation*; periodische oder unterbrochene Zwangsbeatmung
IPPV	*Intermittent Positive Pressure Ventilation*; periodische Überdruckbeatmung
IR	Infrarot
K	Kinder
KK	Kleinkinder
KOH	Kaliumhydroxid
L	L-Form eines chiralen Moleküls
LED	*Light Emitting Diode*; Leuchtdiode
LV	linker Ventrikel
LVAD	*Left Ventricular Assist Device*; linksventrikuläres Herzunterstützungssystem
MAP	Muskelaktionspotential
MARS	*Molecular Adsorbent Recirculation System*; molekulares Adsorber-System mit Rezirkulation
MCSS	*Mechanical Circulatory Support System*; mechanisches Kreislaufunterstützungssystem
MDS	*Monophasic Damped Sinusoid Pulse Form*; monophasische gedämpfte Sinusschwingung
ME	Motorische Einheit
MELD	*Model for Endstage Liver Disease Score*; Modell für den Schweregrad einer Lebererkrankung
MIT-BIH	*Massachusetts Institute of Technology* – Beth Israel Hospital
MLAEP	*Mid-Latency Auditory Evoked Potential*; audioevoziertes Potential mittlerer Latenz
MLP	*Multilayer Perceptron*; Multilayer-Perzeptron
MOSFET	*Metal Oxide Semiconductor Field Effect Transistor*; Metalloxid-Halbleiter-Feldeffekttransistor
MOS	*Metal Oxide Semiconductor*; Metalloxidhalbleiter
MTE	*Monophasic Truncated Exponential*; monophasisch abgeschnittener Exponentialimpuls
N_2O	Lachgas
NaOH	Natriumhydroxid

NASPE	*North American Society of Pacing and Electrophysiology*; Nordamerikanische Gesellschaft für Stimulation und Elektrophysiologie
NAVA	*Neurally Adjusted Ventilatory Assist*; neuronal gesteuerte assistierende Beatmung
NBD	*NASPE/BPEG Defibrillator Code*; NASPE-/BPEG-Defibrillatorcode
NH_4^+	Ammoniumion
NMT	*Neuromuscular Transmission*; neuromuskuläre Übertragung
NYHA	*New York Heart Association*
O_2	Sauerstoff
OP	Operation
P	proportional reagierendes oder regelndes System, s. ▶ Kap. 2
PAD	*Public Access Defibrillation*; Laiendefibrillation
PCV	*Pressure Controlled Ventilation*; druckkontrollierte Beatmung
PD	1. proportional und differentiell reagierendes oder regelndes System (s. ▶ Kap. 2); 2. Peritonealdialyse (s. ▶ Kap. 10)
PDT_2	proportional und differentiell reagierendes oder regelndes System mit Verzögerung 2. Ordnung
PEA	pulslose elektrische Aktivität
PECLA	*Pumpless Extracorporeal Lung Assist*; pumpenlose extrakorporale Lungenunterstützung
PEEP	*Positive End-Expiratory Pressure*; positiver endexspiratorischer Druck bei Beatmung
PID	*proportional, integral, derivative*; proportional, integral und differentiell reagierendes oder regelndes System
ppm	*paces per minute*; Schläge pro Minute (ausgelöst durch Herzschrittmacherstimulation)
PPS	*Proportional Pressure Support*; proportionale Druckunterstützung
PRVC	*Pressure Regulated Volume Control*; druckkontrollierte Beatmung mit Volumensteuerung
PT_1	proportional reagierendes oder regelndes System mit Verzögerung 1. Ordnung
PTABT	*Percentage of Time Above or Below Threshold*; Zeitanteil ober- oder unterhalb eines Schwellwertes
PTt	proportional reagierendes System mit Totzeit
PVARP	postventrikuläre atriale Refraktärperiode
RAAS	Renin-Angiotensin-Aldosteron-System
RBP	*Rotary Blood Pump*; Rotationsblutpumpe
REDY	regeneriertes Dialysat
S	SIEMENS; Maßeinheit für elektrischen Leitwert
SCD	*Sudden Cardiac Death*; Plötzlicher Herztod
SEA	*Series Elastic Actuator*; serieller elastischer Aktuator

SIMV	*Synchronised Intermittent Mandatory Ventilation*; patientensynchronisierte periodische oder unterbrochene Zwangsbeatmung
SN	*Single Needle*; Ein-Nadel-System
SPAD	*Single Pass Albumin Dialysis*; Einschritt-Albumindialyse
SuP	sensorunterstützte Pumpentherapie
SVM	*Support Vector Machine*; Stützvektormethode
SYS	Systole
TAH	*Total Artificial Heart*; Künstliches Herz, Kunstherz
TARP	totale atriale ventrikuläre Refraktärperiode
TCI	*Target Controlled Infusion*; computerassistierte Infusion mit dem Ziel, eine vorgegebene Konzentration zu erreichen
TIVA	*Total Intravenous Anaesthesia*; Totale Intravenöse Anästhesie
TTI	transthorakale Impedanz
UdSSR	Union der Sozialistischen Sowjetrepubliken
ULV	*Upper Limit of Vulnerability*; obere Grenze für eine Flimmerinduktion
UV	ultraviolett
VAD	*Ventricular Assist Device*; ventrikuläres Herzunterstützungssystem
vaECMO	veno-arterielle ECMO
VEP	*Virtual Electrode Polarisation*; virtuelle Elektrodenpolarisierung
VF	ventrikuläre Fibrillation
VIP	ventrikulärer Inotropieparameter
VMC	*Virtual Model Control*; virtuelle Modellregelung
VP	*Ventricular Pacing*; ventrikuläre Stimulation
VRP	ventrikuläre Refraktärperiode
VS	*Ventricular Sensing*; erfolgte ventrikuläre Wahrnehmung
VT	ventrikuläre Tachykardie
vvECMO	veno-venöse ECMO
WLAN	*Wireless Local Area Network*; drahtloses lokales Netzwerk
WOK	Wurzelortskurve
ZNS	Zentrales Nervensystem, Zentralnervensystem

Verzeichnis der Formelzeichen und Symbole

A	Fläche (s. ▶ Kap. 10); Membranfläche (s. ▶ Kap. 9) in m^2 oder cm^2
a	Molekülradius in nm
AF	Atemfrequenz in 1/min
AI	Auslöse-Intervall in ms
AMV	Atemminutenvolumen in l/min
AVCT	*Atrioventricular Conduction Time*; atrioventrikuläre Überleitungszeit in ms
AVD	*Atrioventricular Delay*; atrioventrikuläre Verzögerungszeit in ms
AZV	Atemzugvolumen (*engl. tidal volume*; alternative Bezeichnung: Tidalvolumen V_T) in ml
bi	pumpenspezifische Konstanten mit unterschiedlicher Maßeinheit bei Herz-Lungen-Maschine
BIS	Bispektral-Index, dimensionslos
BLI	*Blanking Interval*; *dt.* Austastlücke in ms
C	1. *Compliance* (Dehnbarkeit, elastische Nachgiebigkeit, Kehrwert der Elastance) z. B. in ml/mbar oder l/mmHg (s. ▶ Kap. 7, 9); elektrisches Analogon: Kapazität; 2. Kapazität in F (s. ▶ Kap. 2, 4, 5)
c	1. Konzentration z. B. in mol/dm^3, mmol/l oder mg/dl (s. ▶ Kap. 10, 12); 2. Federkonstante in kg/s^2 (s. ▶ Kap. 14)
cap_{O_2}	Sauerstoffbindungskapazität von Blut, z. B. in l_{O_2}/l_{Blut} oder l_{O_2}/g_{Hb}
$c_{CO_2, B}$	Kohlendioxidkonzentration in l_{CO_2}/l_{Blut}
c_{Gluk}	Glukosekonzentration in mmol/l oder mg/dl
$c_{Gluk, B}$	Glukosekonzentration im Blut in mmol/l oder mg/dl
$c_{Gluk, ISF}$	Glukosekonzentration in der interstiellen Flüssigkeit (Interstitium) in mmol/l oder mg/dl
$c_{Gluk, Sensor}$	Glukosekonzentration, am Sensor gemessen, in mmol/l oder mg/dl
$c_{Gluk, Ziel}$	Zielwert der Glukosekonzentration in mmol/l oder mg/dl
C_H	HELMHOLTZ-Kapazität in µF
c_{Hb}	Hämoglobinkonzentration in g_{Hb}/l_{Blut} oder g_{Hb}/dl_{Blut}
c_{Ins}	Insulinkonzentration in pmol/l
C_L	Lungennachgiebigkeit (Compliance) in ml/mbar
C_M	effektive Membrankapazität der Myokardzellen in µF
c_m	Medikamentenkonzentration in einem Kompartiment
$c_{O_2, B}$	Sauerstoffkonzentration in l_{O_2}/l Blut
CPAP	*Continuous Positive Airway Pressure*; kontinuierlicher positiver Atemwegsdruck in mbar, cm_{H_2O} oder kPa
CVP	*Central Venous Pressure*; Venendruck in mmHg oder Pa
c_X	Konzentration eines Stoffes X in einer Flüssigkeit, z. B. in $l_X/l_{Flüssigkeit}$ oder $ml_X/l_{Flüssigkeit}$

$\dot{c}_m$	Änderung der Medikamentenkonzentration in einem Kompartiment in mmol/l/s
D	1. Diffusionskoeffizient in cm^2/s (s. ▶ Kap. 10); 2. Verstärkungsfaktor eines differenzierenden Glieds, dimensionslos (s. ▶ Kap. 14); 3. Dosis, z. B. Insulindosis in IE (s. ▶ Kap. 12)
d	1. Schichtdicke, Membrandicke in μm oder m (s. ▶ Kap. 10); 2. Dämpfungskonstante in kg/s (s. ▶ Kap. 14)
$D(s)$	Störgröße im Frequenzbereich
$d(t)$	Störgröße im Zeitbereich
dc/dt	Änderung der Glukosekonzentration pro Zeiteinheit in mmol/l/min oder mg/dl/min
D_{Ins}	Insulindosis in IE (internationale Einheiten; 1 IE entspricht einer Insulinmenge von 0,01 ml)
E	1. Energie in J (s. ▶ Kap. 5); 2. Effizienzfaktor des Wärmetauschers im Oxygenator, dimensionslos (s. ▶ Kap. 9); 3. Elastanz (alternative Bezeichnungen: Steifigkeit, Elastizität, *Elastance*) z. B. in mmHg/ml (s. ▶ Kap. 6);
e	EULERsche Zahl $e = 2,71828...$
$E(s)$	Regelabweichung im Frequenzbereich (Differenz aus Soll- und Istgröße)
$e(t)$	Regelabweichung im Zeitbereich (Differenz aus Soll- und Istgröße)
E_a	Elastanz (alternative Bezeichnungen: Steifigkeit, Elastizität, *Elastance*) der arteriellen Gefäße in mmHg/ml
$E_A(t)$	zeitvariante Elastanz des Atriums in mmHg/ml
EI	*Escape Interval*; Pausenintervall in ms
E_{max}	Maximalwert der Elastanz $E(t)$ zum Ende der Systole in mmHg/ml
$E_{min}(Q)$	Minimalwert der volumenabhängigen Elastanz $E(t)$ zum Ende der Diastole in mmHg/ml
EMG_{WK}	Willkür-Elektromyogramm (EMG)
$EMG_{WK, f}$	gefiltertes Willkür- Elektromyogramm (EMG)
E_v	Elastanz der venösen Gefäße in mmHg/ml
$E_V(t)$	zeitvariante Elastanz des Ventrikels in mmHg/ml
$E_{V, norm}(t)$	normierte Elastanz des Ventrikels
F	(Gas-) Fraktion, z. B. ist F_{O_2} die Sauerstofffraktion im Gasgemisch
f	1. Frequenz in Hz (s. ▶ Kap. 4, 13); 2. Verstärkungsfaktor für die angestrebte exspiratorische Anästhetikakonzentration (s. ▶ Kap. 8); 3. Koeffizient bzw. Faktor (s. ▶ Kap. 2, 12);
$F(j\omega)$	FOURIER-Transformierte
$F(s)$	LAPLACE-Transformierte
$f(t)$	Funktion im Zeitbereich
F_{Err}	Fehlerfaktor des Glukosesensors
FGF	Frischgasfluss, Volumenstrom (Flow) des Frischgases in l/min

F_k	FOURIER-Koeffizient
F_{kal}	Kalibrierfaktor des Glukosesensors
FRC	*Functional Residual Capacity*; Funktionelle Residualkapazität in l
f_{Stim}	Stimulationsfrequenz in 1/min oder bpm (beats per minute) bzw. ppm (paces per minute)
f_{Stim0}	Stimulationsfrequenz für den Zustand körperlicher Ruhe in 1/min oder bpm (*beats per minute*) bzw. ppm (*paces per minute*)
F_X	Fraktion eines Gases X in einem Gasgemisch, dimensionslos
G	Bildungsrate (Geschwindigkeit) in g/min oder in mol/min
g	Erdbeschleunigung, $g = 9{,}81\,\mathrm{m/s^2}$
$G(j\omega)$	Frequenzgang
$G(s)$	Übertragungsfunktion
GFR	Glomeruläre Filtrationsrate in $\mathrm{cm^3/min}$
h	Körpergröße (*hight*) in cm
$h(t)$	Übergangsfunktion
HF	Herzfrequenz in 1/min
HI	*Hysteresis Interval*; Hysterese-Intervall in ms
Hkt	Hämatokrit in %
HMV	Herzminutenvolumen (alternative Bezeichnung: Herzzeitvolumen HZV) in l/min
HR	Herzfrequenz (alternative Bezeichnung: HF; *heart rate, engl. rate* – Geschwindigkeit; *dt.* auch als Herzrate bezeichnet) in 1/min
HRV	*Heart Rate Variability*; Herzfrequenzvarabilität in %
HZV	Herzzeitvolumen (alternative Bezeichnung: Herzminutenvolumen HMV) in l/min
I	Einheitsmatrix
I	1. Stromstärke in A (s. ▶ Kap. 5, 12, 13); 2. Verstärkungsfaktor eines integrierenden Glieds im Regelsystem, dimensionslos (s. ▶ Kap. 14)
i	variable Stromstärke in A
IEV	Inspirationszeit/Exspirationszeit-Verhältnis als Verhältnis von Einatem- zu Ausatemzeit (alternative Bezeichnung: I-E-Verhältnis, Inspirations-Exspirations-Verhältnis I : E), dimensionslos
INR	*International Normalized Ratio*; dimensionsloser Parameter für die Blutgerinnungszeit (vgl. Prothrombinzeit)
$I_{Rheobase}$	Rheobasenstrom (physiologischer Wert) in A
I_{Sensor}	Sensorstrom in nA
J	1. Massenfluss in g/min oder in mol/min (s. ▶ Kap. 10); 2. Trägheitsmoment in Nm (s. ▶ Kap. 14)
j	imaginäre Einheit
K	1. Konstante, z. B. bei der Berechnung der aufgenommenen Anästhetikamenge beipielsweise für Sevofluran $K = 182{,}66$ bei $T = 22°\mathrm{C}$ (s. ▶ Kap. 8) oder z. B. Verstärkungsfaktor eines

	proportional wirkenden Kraftreglers (s. ▶ Kap. 14);, dimensionslos; 2. Clearance in dm^3/min (s. ▶ Kap. 10)
k	BOLTZMANN-Konstante $k = 1{,}38 \cdot 10^{-23}\ m^2 kg/s^2/K$
K_0	Massentransferkoeffizient in cm/min
$K_0 A$	Massentransferkoeffizient-Flächen-Produkt in cm^3/min
$k_{B \to ISF}$	Flussrate der Glukose vom Blut zum Interstitium in mmol/l/min oder mg/dl/min
K_f	Filtrationskoeffizient in $cm^3/min/mmHg$
KG	„Körpergewicht"; Masse in kg
k_{HSM}	Verstärkungsfaktor (*rate response*) in 1/min, Einheit der Sensorgröße
$k_{ISF \to B}$	Flussrate der Glukose vom Interstitium zum Blut in mmol/l/min oder mg/dl/min
$k_{ISF \to Z}$	Glukoseverbrauch in den peripheren Zellen in mmol/l/min oder mg/dl/min
k_{mn}	Übertragungskonstante zwischen den Kompartimenten m und n
K_p	Parameter, beschreibt Insulinsekretionsrate als Reaktion auf den basalen Glukosespiegel
Kt/V	Clearance K mal Zeit t durch Volumen V, sprich „K–t–durch–V"
K_v	Verstärkungsfaktor in der Übertragungsfunktion
$K_{X,Y}$	Austauschkoeffizienten eines Gases X am Ort Y, z. B. in $(ml/min)/(mmHg \cdot m^2)$
k_{x_0}	Konstante für die Elimination (Eliminierung)
L	1. Induktivität in $H = Vs/A$ (s. ▶ Kap. 5); 2. Inertanz (alternative Bezeichnung: Massenträgheit der Flüssigkeit, *Inertance*), z. B. in $mmHg \cdot s^2/l$; elektrisches Analogon: Induktivität (s. ▶ Kap. 9); 3. hydraulische Leitfähigkeit in cm/min/mmHg (s. ▶ Kap. 10)
Lp	Massenträgheit (alternative Bezeichnung: Induktivität, *Inertance*) des Blutes in Pumpenkanülen und Pumpe in $mmHg \cdot s^2/ml^2$
l_s	Schwerpunktsabstand in m
M	1. Molmasse in g/mol (s. ▶ Kap. 10); 2. Moment in Nm (s. ▶ Kap. 13)
m	Masse in g oder in kg
MAC	*Minimum Alveolar Concentration*; minimale alveoläre Konzentration in Vol.-%
M_{Antr}	Antriebsmoment in Nm
n	1. Anzahl, dimensionslos (s. ▶ Kap. 10); 2. Pumpendrehzahl in min^{-1} (s. ▶ Kap. 6)
NSI	*Noise Sampling Interval*; Rauschabtastintervall in ms
P	1. pneumatischer Druck in mbar (s. ▶ Kap. 7); 2. Verstärkungsfaktor eines Proportionalglieds (s. ▶ Kap. 14)
p	variabler Druck in mmHg
p_a	Druck im arteriellen System in mmHg
p_A	Druck im Atrium (Vorhofdruck) in mmHg

P_{alv}	Lungendruck im Bereich der Alveolen in mbar
P_{AW}	Atemwegsdruck in mbar
p_{CO_2}	Partialdruck des Kohlendioxids im Blut
PEEP	*Positive End-Expiratory Pressure*; positiver endexspiratorischer Druck in mbar
PEEPi	intrinsischer PEEP in mbar
P_{ges}	Gesamtdruck eines Gasgemisches in mmHg
pH	pH-Wert, dimensionslos
PI	Pulsatilitätsindex (Druck oder Volumenstrom) in mmHg oder ml/s
p_i	Druck stromaufwärts der Klappe in mmHg
p_{mc}	Druck im Herzkreislauf (Myokard) bei Herzstillstand in mmHg
p_o	Druck stromabwärts der Klappe in mmHg
p_{O_2}	Partialdruck des Sauerstoffs im Blut
$p_{O_2,\,virt}$	virtueller Sauerstoffpartialdruck in mmHg
p_V	Druck im Ventrikel (Kammerdruck) in mmHg
p_v	Druck im venösen System in mmHg
p_X	Partialdruck einer Komponente (Gasphase) X in einem Gasgemisch in mmHg
Q	Blutvolumen in l
q	Ladung in As = C
Q_A	Atriumvolumen in ml
Q_V	Ventrikelvolumen in ml
Q_{V_0}	Ventrikelvolumen im unbelasteten Zustand in ml
$\dot{Q}$	1. Volumenstrom oder Flow, Blutvolumenstrom oder Blutfluss, z. B. in ml/s, l/min, cm^3/min oder dm^3/min, z. B. Blutvolumenstrom durch die Herzklappe in ml/s (s. ▶ Kap. 6); 2. Blutvolumenstrom durch die ventrikuläre Einstromklappe in ml/s; 3. Blutvolumenstrom durch die ventrikuläre Ausstromklappe in ml/s; 4. Blutvolumenstrom durch die Pumpe (s. ▶ Kap. 10)
R	1. elektrischer Wirkwiderstand, OHMscher Widerstand in Ω (s. ▶ Kap. 2, 5); 2. *Resistance* (alternative Bezeichnung: Widerstand, Resistanz) in mbar/(l/s) (s. ▶ Kap. 7); 3. Strömungswiderstand, z. B. in mmHg · min/l; elektrisches Analogon: OHMscher Widerstand (s. ▶ Kap. 9); 4. Reduktion, Rezirkulation, dimensionslos (s. ▶ Kap. 10)
r	Radius in mm oder m
R_+ und R_-	Klappenwiderstand am Herzen (bei unterschiedlicher Strömungsrichtung) in mmHg · s/ml
RBF	renaler Blutfluss in cm^3/min
R_F	FARADAY-Widerstand in Ω
R_L	Lungenwiderstand (alternative Bezeichnung: Lungen-Resistance) in mbar/(l/s)
R_{Leit}	Widerstand der Zuleitung in Ω

R_{nonlin}	Widerstandsbeiwert zur Beschreibung nichtlinearer Widerstände
RPF	renaler Plasmafluss in cm³/min
RR	Reduktionsverhältnis, dimensionslos
$R_{RES-KHE}$	Resorptionsrate der Kohlenhydrate in mmol/l/min oder mg/dl/min
R_v	Widerstand der venösen Rückströmung in mmHg · s/ml
RV	Residualvolumen in l
R_{visk}	visköses Element im Herzmuskel (visköser Widerstand) in mmHg · s/ml
$R_{X,Y}^D$	Diffusionswiderstand eines Gases X am Ort Y, z. B. in mmHg · m² · min/ml
S	aktueller belastungsabhängiger Sensorwert, Einheit hängt von der Sensorgröße ab
s	LAPLACE-Variable
S_0	Sensorwert im Zustand körperlicher Ruhe, Einheit hängt von der Sensorgröße ab
SaO_2	arterielle Sauerstoffkonzentration in %
SI	Stimulationsintervall in ms
S_{O_2}	Sauerstoffsättigung allgemein (Anteil des Hämoglobins, der mit Sauerstoff beladen ist, bezogen auf das gesamte Hämoglobin), dimensionslos oder in %
SpO_2	Sauerstoffsättigung des Blutes (pulsoximetrisch gemessen) in % oder mg/l
SSI	*Surgical Stress Index* (*dt.* chirurgischer Belastungsindex), dimensionslos
SV	*Stroke Volume*; Schlagvolumen in l
Sw_{1-3}	Sollwert 1 bis 3
T	1. Zeitkonstante in s oder min, s. ▶ Kap. 2; 2. Temperatur in K oder in °C, s. ▶ Kap. 10
t	Zeit z. B. in s, min oder h
TAC	zeitlicher Konzentrationsmittelwert (*Time Averaged Concentration*) in mol/dm³
TAD	zeitlicher Amplitudenmittelwert der Konzentration (*Time Averaged Deviation*) in mol/dm³
T_c	Chronaxie (physiologischer Wert) in ms oder s
T_D	Parameter, beschreibt die Zeitdauer der derivaten Phase im PID-Modell in min
T_e	Exspirationszeit in s
T_i	Inspirationszeit in s
T_I	Parameter, beschreibt die Zeitdauer der Zuwachsphase im PID-Modell in min
Tilt	Spannungsabfall der Kondensatorentladung in % der Ausgangsspannung

TLC	*Total Lung Capacity*; totale Lungenkapazität in l
TMP	Transmembrandruck in mmHg
TNF-α	Tumornekrosefaktor Alpha, dimensionslos
T_{pause}	Dauer der Inspirationspause in s
T_{Stim}	Impulsbreite, Impulsdauer (*engl. pulse width*) des rechteckförmigen Stimulationsimpulses (alternative Bezeichnungen: pw, d) in ms oder s
u	variable Spannung in V
$U(s)$	Eingangsgröße (System) bzw. Stellgröße (Regelkreis) im Frequenzbereich
$u(t)$	Eingangsgröße (System) bzw. Stellgröße (Regelkreis) im Zeitbereich
U_{Anfang}	Spitzenspannung eines Kondensatorentladungsimpulses am Anfang des Impulses in V
U_{Ende}	Spannung, auf die der Kondensatorentladungsimpuls zum Zeitpunkt des Tilt abgefallen ist, in V
UFR	Ultrafiltrationsrate in ml/min
U_H	Halbzellenspannung in V
U_R	Rheobase (Spannung) in V
URR	*Urea Reduction Ratio*; Harnstoff-Reduktionsverhältnis, dimensionslos
U_S	Schwellwert (Spannung) für eine wirksame Stimulation in V
V	(abgeschlossenes) Volumen in ml oder l bzw. in cm^3 oder dm^3
V_{B}	Volumen im Blut in ml
V_{ISF}	Volumen im Interstitium in ml
V_L	Gasvolumen der Lunge in ml
Vol.-%	Volumen-Prozent; Maßeinheit für das Verhältnis zweier Volumina in %
$V_{\text{PEEP}i}$	verbleibendes Lungenvolumen aufgrund eines intrinsischen PEEP in ml
VR	venöser Rückstrom in l/s
VRR	vaskuläre Rückfiltrationsrate in ml/min
V_x	Volumen der Kompartimente x in l
V_{System}	Systemvolumen (Geräte- und Lungenvolumen) in l
$\dot{V}_{\text{An}}$	Volumenstrom (alternative Bezeichnungen: Gasfluss, Flow) z. B. in l/s
$\dot{V}_{\text{An}}$	Verbrauch an Anästhetika pro ml Flüssigkeit oder Dampf (Volumenstrom) im ml/h
$\dot{V}_{\text{Aufn}}$	1. Gesamtgasaufnahme pro Zeit in l/min; 2. Volumenstrom in den Atemwegen in l/s; 3. endexspiratorischer Volumenstrom in l/s; 4. Soll-Volumenstrom in l/s; 5. Transferrate (Volumenstrom) des Gases X zwischen Gas- und Blutseite in einem Oxygenator in l/min oder ml/min

$W(s)$	Führungsgröße im Frequenzbereich
$w(t)$	Führungsgröße im Zeitbereich
y	Alter in Jahren
$Y(s)$	Ausgangsgröße (System) bzw. Regelgröße (Regelkreis) im Frequenzbereich
$y(t)$	Ausgangsgröße (System) bzw. Regelgröße (Regelkreis) im Zeitbereich
Z	Scheinwiderstand (Impedanz) in Ω
ZVD	zentraler Venendruck (alternative Bezeichnung: zentralvenöser Druck) in mmHg
α	1. Proportionalitätsfaktor zwischen Drehzahl und Druckdifferenz der Pumpe in mmHg $\cdot$ min2 (s. ▶ Kap. 6); 2. Sensorempfindlichkeit des Glukosesensors in nA/mg/dl (s. ▶ Kap. 12); 3. Parameter der Funktion $E_{min}(Q)$ in mmHg $\cdot$ s/ml (s. ▶ Kap. 6)
α_X	BUNSEN-Löslichkeitskoeffizient eines Gases X in einer Flüssigkeit, dimensionslos
β	Parameter der Funktion $E_{min}(Q)$ in mmHg
γ	Parameter der Funktion $E_{min}(Q)$ in 1/ml
Δ	Differenz, Gradient
Δp	Druckdifferenz über der Pumpe in mmHg
η	Viskosität in mPa $\cdot$ s
κ	Wärmekapazität in J/K/g
Λ	Äquivalentleitfähigkeit in S $\cdot$ cm^2/mol
Λ^0	Grenzleitfähigkeit bei unendlicher Verdünnung in S $\cdot$ cm^2/mol
$\lambda_{B/G}$	Blut-Gas-Löslichkeitskoeffizient, dimensionslos
λ	elektrische Leitfähigkeit in mS/cm
π	1. kolloidosmotischer, onkotischer Druck in mmHg; 2. Zahl Pi = 3,14159…
ρ	Dichte in g/cm^3
σ	Siebkoeffizient, dimensionslos
τ	1. Zeitkonstante (τ = RC), z. B. Zellzeitkonstante in s (s. ▶ Kap. 5); 2. Moment in Nm (s. ▶ Kap. 14)
τ_H	Moment, das der Mensch auf den Roboter ausübt, in Nm
τ_M	Moment, das der Motor auf den Roboter ausübt, in Nm
τ_{ref}	Referenzmoment in Nm
τ_{Sensor}	Zeitkonstante, beschreibt die Zeitverzögerung (*time lag*) der Glukosekonzentration im Interstitium gegenüber dem Blut in min
Φ	Fundamentalmatrix
ϕ	Gelenkwinkel in °
ϕ_{ref}	Referenztrajektorie für ϕ in °
ω	1. Kreisfrequenz in 1/s (s. ▶ Kap. 2); 2. Trittgeschwindigkeit in 1/s (s. ▶ Kap. 13); 3. Drehzahl in rad/s (s. ▶ Kap. 9)

Verzeichnis der Indizes

sig	Signal, z. B. $F_{O_2,\,\text{sig}}$ und als Steuersignale für den Gasmischer
soll	Sollwert
Stim	Stimulation, Stimulationsimpuls
T	1. tidal, Atemzug (*engl. tides* – Gezeiten, s. ▶ Kap. 7); 2. Temperatur (s. ▶ Kap. 10)
t	1. Zeitpunkt bei laufender Zeit (s. ▶ Kap. 10); 2. Totzeitindex im Regelsystem (s. ▶ Kap. 2); 3. Herzklappe (*engl. trap*, s. ▶ Kap. 6)
TMP	Transmembrandruck (*engl. transmembrane pressure*)
u	Ultrafiltration
V	1. Ventrikel (s. ▶ Kap. 6); 2. Verstärkung (s. ▶ Kap. 8)
v	venös, venöses System
virt	virtuell
visk	viskös
W	1. Führungsgröße (Sollwert, s. ▶ Kap. 2); 2. Wasser (s. ▶ Kap. 9)
WK	Willkür
WKf	gefilterte Willkür
X	Signale und Parameter aus dem Prozess (Messgrößen), die zusätzlich in die Regler eingehen, beispielsweise Blutfluss oder Hämoglobingehalt oder eine Gaskomponente, z. B. O_2 oder CO_2
x	Bezeichnung von Teilkomponenten bzw. des Kompartiments; z. B. Kompartimente 1, 2, 3, oder E
x_0	Elimination z. B. im zentralen Kompartiment 1 oder Effektkompartiment E
Y	Ort
y	Bezeichnung von Teilkomponenten bzw. Kompartimenten 1, 2, 3
Z	periphere Zellen
Ziel	Zielwert
ZUS	zusätzlich
zyklus	Atemzyklus

Jürgen Werner

1 Automatisierte Therapiesysteme: Methoden und Zielsetzungen

Zusammenfassung: Automatisierte Therapiesysteme unterstützen oder ersetzen physiologische Funktionssysteme oder Organe des menschlichen Körpers. In der Regel kommt es dabei zu einer Kooperation von technischen und physiologischen (Teil-)Systemen. Daher erfordern Entwurf und Entwicklung derartiger Systeme interdisziplinäre Kenntnisse der Automatisierungstechnik, der Physiologie und der Pathophysiologie. In diesem Kapitel werden einführend die grundlegenden Begriffe Automatisierungstechnik und automatisierte Therapiesysteme, deren Methoden und Zielsetzungen, sowie die Analogie von Patient-Arzt-Maschine-Systemen mit technischen Prozessführungssystemen erläutert.

Abstract: Automated therapy systems support or substitute physiological systems or organs of the human body. Usually, they rely on a cooperation of technical and physiological (sub)systems; thus design and development of such systems require interdisciplinary knowledge of automation engineering, physiology, and pathophysiology. This chapter presents an introduction to the basic terms automation engineering and automated therapy systems, to their methods and goals, as well as to the analogy of patient–doctor–machine–systems with technically guided processes.

1.1 Automatisierungstechnik

Die Methoden und Werkzeuge der **Automatisierungstechnik** ermöglichen, beliebige Prozesse in ihrem selbsttätigen Ablauf so zu gestalten, dass auch bei vorliegenden internen und externen Störungen vorgegebene Ziele erreicht werden.

> Die ▶**Automatisierungstechnik** ist eine Ingenieurwissenschaft, die sich mit selbsttätig arbeiten-
> den Maschinen und Anlagen befasst. Zielsetzung ist, Prozesse in ihrem selbsttätigen Ablauf ggf.
> auf mehreren Ebenen so zu gestalten und zu beeinflussen, dass auch bei vorliegenden internen
> und externen Störungen vorgegebene Ziele erreicht werden. Der gerätetechnischen Umsetzung
> geht in der Regel eine mathematische Systemanalyse und -synthese voraus.

Mit der oben beschriebenen allgemeinen Zielsetzung hat sich die Automatisierungs-technik trotz mancher emotionaler Vorbehalte in allen Lebensbereichen etabliert. Die heutigen Fahrzeug- und Verkehrssysteme, die Produktions-, Logistik- und Verfahrens-technik sowie die Kommunikations- und Datentechnik sind ohne automatisierungs-technische Assistenz nicht mehr denkbar. Die Einflussnahme auf die Prozesse kann auf mehreren hierarchisch gegliederten Ebenen (s. ▶Abb. 1.1) erfolgen. Die für Ent-wurf und Ausführung des Gesamtsystems Verantwortlichen sollten auf jeder Stufe entscheiden können, welcher Grad an Automatisierung realisiert werden soll und in welchem Ausmaß sie sich Entscheidungs- und Einwirkungsmöglichkeiten vorbehal-ten wollen und müssen.

Das theoretische Fundament jeder Automatisierung bildet insbesondere die **System- und Regelungstheorie**, deren Grundlagen, Definitionen und Methoden in

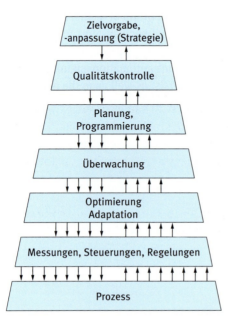

Abb. 1.1: Beispiel eines hierarchischen Auto-matisierungskonzeptes.

▶ Kap. 2 (mit zahlreichen Weiterentwicklungen und Randgebieten) zusammenfassend dargestellt werden. Sie ermöglicht es, Systeme und Prozesse unabhängig von ihrer physikalischen Erscheinungsform abstrakt mathematisch darzustellen und zu analysieren und sie mit adäquaten Zusatzkomponenten wie **Sensoren**, **Prozessoren**, **Aktoren** so zu einem automatischen Gesamtsystem zusammenzufügen, dass das Erreichen der definierten Ziele garantiert werden kann.

Natürlich beschäftigt sich die moderne Regelungstechnik längst nicht mehr vornehmlich mit einfachen Steuerungen und Regelungen (genaue Definition und Differenzierung s. ▶ Kap. 2), sondern weitgehend mit hierarchischen Automatisierungskonzepten und -systemen. Sie hat sich damit zu einer umfassenden Automatisierungstechnik entwickelt. ▶ Abb. 1.1 zeigt schematisch eine typische technische **Mehrebenenautomatisierung** mit Steuerungen und Regelungen auf der unteren Ebene, übergeordneten Optimierungen und weiteren Steuerebenen: z. B. Überwachung, Planung/Programmierung, Qualitätskontrolle, Zielvorgabe und -anpassung.

Auch die Informationsverarbeitung des menschlichen Körpers ist durch solche komplexe hierarchische Strukturen gekennzeichnet. Die Prinzipien der Steuerung und Regelung sind eigentlich gar keine technischen Erfindungen, sind sie doch in den natürlichen Abläufen der Biologie, Ökologie und Physiologie, der Ökonomie und Soziologie seit jeher präsent. Allerdings ermöglichte erst die moderne System- und Regelungstheorie die Analyse auch dieser nichttechnischen Systeme und damit einen Einblick in ihre Funktionsweise.

1.2 Automatisierte Therapiesysteme

Selbstverständlich hat auch die Automatisierung Einzug in die Medizintechnik gehalten. Das betrifft zunächst die rein technische Ausstattung, beginnend bei einfachen automatischen Steuerungen für Messgeräte der **physiologischen Funktionsanalyse** und der **klinischen Diagnostik** bis hin zu vollautomatischen Analyse- und Auswertesystemen der Klinischen Chemie sowie vielfältigen Werkzeugen, Instrumenten und Geräten der **Therapie**. Die klassische medizinische **Laborautomatisierung** ist dadurch gekennzeichnet, dass in der Regel kein direkter Kontakt und Informationsaustausch mit dem Patienten und dem Arzt während der Analyse stattfindet. Die dort zum Einsatz kommenden Systeme sind im Allgemeinen während des Prozessablaufs weder interaktiv noch kooperativ.

> Ein ▶ **Kooperatives System** ist ein technisches System, das den Menschen (Operator, Fahrzeug- oder Prozessführer, Patienten, Arzt usw.) im Rahmen eines beidseitig gerichteten Informationsaustausches unterstützt.
>
> Ein ▶ **Autonomes System** ist ein technisches System, das völlig unabhängig und selbstständig den Menschen oder Teilfunktionen von ihm ersetzt.

Ausbildungs-, Trainings-, Assistenz- und Interventionssysteme (vgl. insbesondere ▶ Band 8), die in der medizinischen Ausbildung, zum Erlernen oder zum Training neuer Behandlungsmethoden sowie für die Planung und Durchführung therapeutischer Intervention eingesetzt werden, stehen in direkter Wechselwirkung mit dem Patienten und/oder dem medizinischen Personal. Diese Systeme sind in dem Sinne interaktiv, dass Information und Energie zwischen Mensch und System ausgetauscht werden, wobei der Vorgang durch den Menschen bestimmt wird. Sie sind insoweit auch kooperative Systeme, da sie den Menschen bei der Durchführung seiner Absichten unterstützen. Das gilt vor allem für die direkt im Operationsbereich eingesetzten Assistenz- und Robotiksysteme, die den Arzt nicht bevormunden und schon gar nicht ersetzen sollen, die ihn aber bei chirurgischen, namentlich auch minimalinvasiven Eingriffen interaktiv unterstützen können.

> **▶ Automatisierte Trainings- und Therapiesysteme** sind besonders anspruchsvoll in der Analyse und Synthese, da sie physiologische Funktionssysteme unterstützen oder im Extremfall ersetzen. Es kommt in der Regel zu einer Kooperation von technischen und physiologischen (Teil-)Systemen.

Der Entwurf und die Entwicklung automatisierter Trainings- und Therapiesysteme erfordern eine besonders enge Zusammenarbeit von Ingenieuren, Naturwissenschaftlern und Klinikern sowie weit überlappende Kenntnisse in den beteiligten Disziplinen. Es sind aktive Systeme, die mit den verbleibenden Körperfunktionen kooperieren und für unterschiedlich lange Intervalle, **auch autonom**, d. h. ohne Eingriff des Arztes oder des Patienten, den Gesamtprozess steuern und optimieren. Die Beschreibung der wichtigsten dieser Systeme ist Gegenstand des vorliegenden Bandes (▶ Band 9) der Lehrbuchreihe „Biomedizinische Technik".

1.3 Automatisierungstechnisches Ziel: Funktionswiederherstellung und Organersatz

An Systeme zur Funktionswiederherstellung und zum Organersatz sind erhöhte Anforderungen an Sicherheit und Zuverlässigkeit zu stellen, da sie oft lebenswichtige Funktionen erhalten oder ersetzen. Dabei ist die Zielsetzung des Entwurfs dieser Systeme nicht mehr ausschließlich Lebenserhaltung, sondern darüber hinausgehend die möglichst weitgehende Wiederherstellung der ursprünglichen physiologischen Funktion und damit einer normalen Lebensqualität. Den gegenwärtigen Ansätzen gemeinsam ist das Ziel, Produkte zu erzeugen, die eine optimale Kooperation in einem „hybriden" (d. h. physiologischen und technischen) Gesamtsystem gewährleisten.

> Das entspricht der Mehrschrittstrategie der klassischen Regelungstechnik:
> – Analyse des funktionellen und dynamischen Verhaltens des vorgegebenen Teilsystems
> – Entwurf geeigneter Steuer- und/oder Regelsysteme
> – Synthese und Optimierung der Kooperation des Gesamtsystems.

Auf diese Art und Weise gelingt es, Steuerungen, Regelungen und Automatisierungen für praktisch alle technischen und eben auch nichttechnischen Prozesse, unabhängig von ihrer physikalischen Erscheinungsform, zu realisieren. Es sind der Systemansatz und insbesondere die dynamische Systemanalyse als Denk- und Arbeitsmethodik, die es ermöglichen, sich auf sehr unterschiedlichen Feldern, so auch in der Medizintechnik, mit vergleichbarem Erfolg zu bewähren. Hierbei kommt dem in der System- und Regelungstechnik Ausgebildeten die inhärente Bereitschaft zugute, so tief wie möglich in die dynamischen Interaktionen der vorgegebenen Systeme einzudringen, um letztlich in Abstimmung mit den kooperierenden Ärzten auch Verantwortung für das biologisch-technische Hybridsystem zu übernehmen. Das ist ein essenzieller Unterschied zu vielen anderen Bereichen der Medizintechnik, in denen es darum geht, dem Arzt ein neues Offline-Werkzeug oder -Hilfsmittel zu übergeben, mit der Zielsetzung, deren Verwendbarkeit und Nützlichkeit *a posteriori* zu überprüfen und es ggf. in sein Instrumentarium einzuordnen. Die Zielsetzung, weitgehend autonome, selbstoptimierende, mit den Körpersystemen kooperierende Systeme zu entwickeln, die – sei es als aktive Implantate oder extrakorporale Systeme – durch den verantwortlichen Arzt in adäquaten Abständen zu überwachen und zu adaptieren sind, geht im Kern wesentlich darüber hinaus: Es wird eben nicht nur ein „Gerät" entwickelt, sondern ein medizinisches Problem, eine ärztliche Aufgabe, die Wiederherstellung einer Körperfunktion wird gemeinsam mit den Ärzten unter Einsatz ingenieurwissenschaftlichen und medizinischen Know-Hows gelöst.

1.4 Analogie Prozessführungssystem/Patient-Arzt-Maschine-System

Ein System, in dem der Arzt z. B. technische Geräte zur Diagnose und Therapie kontrolliert, interpretiert und bedient, lässt sich in praktisch vollständiger Analogie zum technischen Prozessführungssystem darstellen. In **Prozessführungssystemen** wird der Mensch in zunehmendem Maße durch Automatisierungssysteme entlastet (▸ Abb. 1.2 (a)). Neben der direkten Einwirkungsmöglichkeit des Menschen (**Human Operator**) auf den technischen Prozess (1) und der Rückkopplung von Information auf den Menschen (2) kommen Informationspfade vom Automatisierungssystem auf den Menschen (3) und auf den technischen Prozess (4) hinzu sowie sinnvoller- und notwendigerweise die Möglichkeit des Einwirkens des Menschen (5) und des technischen Prozesses (6) auf das Automatisierungssystem.

Im **Patient-Arzt-Maschine-System** (▸ Abb. 1.2 (b)) treten an die Stelle der technischen Prozesse physiologische/pathophysiologische Prozesse (oder der Patient als physiologisches Gesamtsystem). Die Automatisierungssysteme konkretisieren sich zu Diagnose- und/oder Therapiesystemen. Von besonderer Bedeutung sind, wie oben dargelegt, die Systembeziehungen und -interaktionen, die insbesondere ein Therapiesystem befähigen, (über längere Zeit) selbsttätig, d. h. ohne die Einwirkungen des Arztes, in einem Regelkreis mit dem Patienten oder einem seiner Organsysteme zu

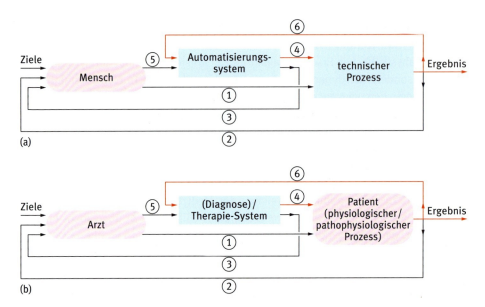

Abb. 1.2: Interaktion Mensch/Maschine und Analogien. (a): Prozessführungssystem. (b): Patient-Arzt-Maschine-System. Rote Signalpfade: weitgehend autonomes System (Beschreibung der Signalpfade (1 bis 6): s. Kapiteltext).

kooperieren. In diesem „Betriebszustand" sind nur die in ▸ Abb. 1.2 rot gezeichneten Informationspfade aktiv.

Die Entwicklung solcher Systeme erfordert eine **interdisziplinäre Bearbeitung**, die nicht sequenziell-additiv, sondern **integrativ-verzahnt** durchgeführt werden muss. Von der Automatisierungstechnik her ist fast das gesamte Instrumentarium einzusetzen. Es sind dies vornehmlich folgende Methoden (vgl. ▸ Kap. 2):

– Systemdynamische Analyse/Systemidentifikation
– Reglerentwurfstechnik
  – Analoge und digitale Regelung
  – *Fuzzy*-Steuerung und -Regelung
  – Neuronale Netze
– Stabilitätsanalyse
– Optimierung
– Simulation.

Verzeichnis der Quellen und der weiterführenden Literatur

Werner J. (Hrsg.): Kooperative und autonome Systeme der Medizintechnik. München: Oldenbourg Verlag 2005.

Werner J.: Automatisierte Therapiesysteme. In: Morgenstern U., Kraft M. (Hrsg.): Biomedizinische Technik, Band 1, Berlin: de Gruyter 2014.

Jürgen Werner

2 Grundlagen der System- und Regelungstechnik

Zusammenfassung: Das wichtigste theoretische Fundament der Automatisierungstechnik ist die System- und Regelungstheorie. Ihre Methoden sind unverzichtbare Werkzeuge für den Entwurf und die Entwicklung von automatisierten Therapiesystemen. Dieses Kapitel führt stark gestrafft in die Grundlagen der System- und Regelungstechnik ein. Es werden insbesondere der Systembegriff, die unterschiedlichen Eigenschaften von Systemen und die mathematischen Möglichkeiten der Beschreibung im Zeit- und im Frequenzbereich erläutert. Die Begriffe Steuerung und Regelung, die stationären und dynamischen Eigenschaften und mögliche Erweiterungen von Regelkreisen werden zusammenfassend skizziert.

Abstract: Systems and control theory is the most important theoretical fundament of automation engineering, and its methods are indispensable tools for the design and development of automated therapy systems. In a very concise manner, this chapter introduces the basics of systems and control engineering. In particular, the term "system", the different properties of systems, and the mathematical tools to describe systems in the time and frequency domain are outlined. Feedforward and feedback control, steady-state and dynamical properties, and additional components of control loops are summarized.

Dieses Lehrbuch behandelt eine ausgeprägt interdisziplinäre Thematik. Zum besseren Verständnis wird daher in den einzelnen Kapiteln in die jeweils notwendigen Grundlagen und Grundprozesse der Anatomie, Physiologie und Pathophysiologie des menschlichen Körpers eingeführt. Da aber auch die Methoden der System- und Regelungstechnik für praktisch jedes dieser Kapitel relevant sind, müssen die grundlegenden Begriffe und Werkzeuge ebenfalls bekannt sein. Dieses Kapitel führt somit in aller Kürze die nicht oder kaum mit den Grundlagen der **Regelungs- und Automatisierungstechnik** vertrauten Leser in die wichtigsten Begriffe und Methoden ein, um so ein grundsätzliches Verständnis der Vorgehensweise in den nachfolgenden Kapiteln sicherzustellen. Die außerordentlich kompakte Darstellung versucht, die Begriffe z. T. unter Verzicht auf mathematische Strenge und mit erhöhter Anschaulichkeit zu definieren. Allerdings kann auch sie nicht auf das Mittel der mathematischen Formel bzw. Operation verzichten. Der Leser möge diese nicht leicht verdauliche Komprimierung eines umfassenden theoretischen Rüstzeugs auf wenige Seiten tolerieren, wobei der in der Automatisierungstechnik versierte Leser ggf. ohne Informationsverlust zur Lektüre des folgenden Kapitels (▶ Kap. 3) übergehen kann.

2.1 Systeme: Definitionen und Eigenschaften

Unter einem ▶ **System** sei eine Funktionseinheit verstanden, die sich aus einer Anordnung von Komponenten zusammensetzt, die untereinander und nach außen Informationen austauschen. Die **Systemantwort** wird bestimmt durch
– die Eigenschaften der Komponenten oder Untersysteme,
– die Struktur und Art des Informationsaustausches der Komponenten untereinander,
– die Eingangssignale oder -variable (*Inputs*) (unabhängig oder ggf. abhängig von den Ausgangssignalen anderer Systeme).

Ergebnis der Systemoperation sind Ausgangssignale (*Outputs*). Als Signale kommen alle physikalisch/physiologischen Größen in Betracht, z. B. Spannungen, Temperaturen, Drücke, Durchflüsse, Konzentrationen etc.

Sofern alle Systemvariablen (Signale) sich zeitlich nicht verändern, handelt es sich um ein statisches System oder auch um ein **dynamisches System**, das sich im Ruhe- oder Beharrungszustand (stationärer Zustand, *steady state*) befindet.

Ein ▶ **dynamisches System** oder ein **Prozess** ist durch zeitliche Veränderungen des Verhaltens gekennzeichnet.

Die Signale, die dieses zeitliche Verhalten dokumentieren, können als mathematische Variable, die von der Zeit t abhängen, dargestellt werden. In ▶ Abb. 2.1 (a,b) wirken beispielsweise die **Eingangsgrößen** $u_1(t)$ bis $u_3(t)$ auf das System ein, das seinerseits mit zwei Ausgangsvariablen $y_1(t)$ und $y_2(t)$ antwortet. In Teil (a) der Abbildung ist die

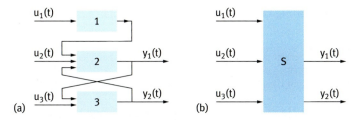

Abb. 2.1: Darstellung von Systemstrukturen durch Systemblöcke und Signalpfade, in (a) und (b) mit unterschiedlichem Abstraktionsgrad.

Systemstruktur ausführlicher, in Teil (b) zusammenfassend dargestellt. Von der physikalischen Erscheinungsform wird in der mathematischen Beschreibung abstrahiert, so dass es in diesem Sinne irrelevant ist, ob das System selbst ein elektrisches Gerät, eine mechanische Konstruktion, ein chemischer Prozess, ein sozioökonomisches System oder ein physiologisches Organsystem ist. Damit erweist sich die System- und Regelungstheorie als eine fachübergreifende Methodenwissenschaft.

Als Beispiel für ein dynamisches System sei hier kurz die lebende Zelle skizziert. Sie ist begrenzt durch eine Membran und zeichnet sich durch Untersysteme aus, wie z. B. den Zellkern oder die Mitochondrien. Der Informationsaustausch findet durch biochemische Reaktionen statt. Eingangsgrößen sind beispielsweise Konzentrationen der umgebenden Medien, Umgebungstemperatur und -druck. Ausgangsgrößen können z. B. sein: interne Konzentrationen, Stoffwechsel, Membranpotential, Ionenströme. Die Zelle selbst ist natürlich wieder ein Untersystem größerer Systeme wachsender Komplexität in folgender hierarchischer Struktur: Zelle, Organ (z. B. Herz, Lunge), Organsystem (z. B. Kreislauf, Atmung), Organismus (z. B. Mensch), Gemeinschaft (z. B. soziologisch, ökonomisch).

2.1.1 Zeitinvariante/zeitvariable Systeme

Eine Möglichkeit der Systembeschreibung sind Differentialgleichungen (vgl. ▶ Kap. 2.2.1), in denen Koeffizienten auftreten, die Kennwerte (Parameter) des Systems darstellen. Sofern sich auch diese Parameter – oder gar die ganze Systembeschreibung – zeitlich ändern, liegt ein **zeitvariables dynamisches System** vor. Technische Systeme können oft als **zeitinvariante dynamische Systeme** betrachtet und behandelt werden. Lebende Systeme sind zeitvariable Systeme, können aber oft für bestimmte Zeitabstände als zeitinvariante Systeme beschrieben und analysiert werden. Erstes Ziel der Systembeschreibung ist die Gewinnung der geltenden Differentialgleichungssysteme oder einer die Systemeigenschaften charakterisierenden Funktion, z. B. der Übertragungsfunktion (▶ Kap. 2.3.2).

2.1.2 Kontinuierliche/diskrete Signale und Systeme

> Ein ▸ **kontinuierliches Signal** existiert im allgemeinen Fall zu jedem Zeitpunkt und kann innerhalb eines bestimmten Wertebereichs beliebige Werte annehmen.

Allein schon aufgrund z. B. der Messgenauigkeit oder der vorgesehenen Verarbeitung in einem Digitalrechner liegen viele von Natur aus kontinuierliche Signale in der Amplitude in kleinen Stufen quantisiert vor, so dass man von quasikontinuierlichen oder wertdiskreten Signalwerten sprechen kann. Wird das Signal zusätzlich z. B. in einem digitalen Regelkreis zu bestimmten Zeitpunkten abgetastet, wird es ein zeitdiskretes (nur zu bestimmten Zeitpunkten existierendes) Signal.

> Ein ▸ **Abtastsystem** generiert und verarbeitet Signale, die nur zu bestimmten Zeitpunkten existieren: diskrete Signale.

Die Werte wertdiskreter Signale können in vielen Fällen nur symbolisch (z. B. „blau", „geöffnet", „fallend") benannt oder auch nur durchnummeriert werden. Der Wechsel zwischen diskreten Signalwerten wird dann als **Ereignis** bezeichnet und das signalverarbeitende System als **ereignisdiskretes System**. Ereignisdiskrete Systeme können z. B. durch PETRI-Netze (Anwendungsbeispiel in ▸ Kap. 13) beschrieben werden. In PETRI-Netzen werden parallel ablaufende Prozesse durch parallele Wege in der grafischen Darstellung repräsentiert. Es gibt zwei verschiedene Netzelemente (Knoten):
– Plätze oder Stellen, im Allgemeinen durch markierte Kreise dargestellt, die den Systemzustand beschreiben
– Transitionen, meist durch schwarze Rechtecke dargestellt, die Systemübergänge (Ereignisse) charakterisieren.

Stellen und Transitionen folgen in einem PETRI-Netz stets aufeinander. Die Menge aller (meist durch einen Punkt) markierter Plätze beschreibt den aktuellen Systemzustand.

Die meisten Körperprozesse arbeiten kontinuierlich bzw. quasikontinuierlich: Die entsprechenden Variablen, wie z. B. Körpertemperatur, Blutdruck, Blutzuckerkonzentration, liegen zeitlich kontinuierlich vor und können sich auch quasikontinuierlich verändern. Die Herzschlagfrequenz ist insofern ein zeitdiskretes Signal, als sie nur zu bestimmten Abständen, nämlich den Herzschlagintervallen, neu bestimmbar ist. Schon deshalb wird ein technisches Herzschrittmachersystem, das dieses Signal verarbeitet, ein (diskontinuierlich operierendes) ▸ **Abtastsystem** sein. Das menschliche Kreislaufsystem selbst kann hingegen als kontinuierliches System angesehen werden, da diskrete Aktionen des Herzens schon aufgrund der elastischen (Speicher-)Eigenschaften der großen Arterien in kontinuierliche Signale (Blutdruck, Blutfluss) umgewandelt werden.

Das Nervensystem arbeitet mit Impulsen (**Aktionspotentialen**), also mit diskreten Signalen, die allerdings, nicht wie in einem Computer digital, d. h. durch einen Zahlencode, verschlüsselt werden. Die Informationen im Nervensystem (z. B. Größe der sensorischen Reize) sind vielmehr aufgrund der aufsummierenden (integrativen) Eigenschaften der physiologischen Sensoren und der synaptischen Kontaktstellen zu anderen Neuronen in der Impulsdichte kodiert: Die Amplitude (Größe) des Eingangsreizes wird analog in die Amplitude der Aktionspotentialfrequenz umgewandelt, also: keine digitale Kodierung, sondern praktisch eine analoge Pulsdichtemodulation.

2.1.3 Mehrgrößensysteme

In der biologischen Realität haben wir es mit **Mehrgrößensystemen**, insbesondere mit gekoppelten Mehrgrößenregelungen (▶ Kap. 2.4.9) zu tun. Es gibt kaum ein als isoliert zu betrachtendes und isoliert arbeitendes Organ oder Organsystem in unserem Körper. Schon die „großen" Regelkreise des Körpers (Blutdruck, Blutvolumen, Temperatur, Blutgas- und Elektrolytkonzentrationen etc.) und die dazugehörigen Systeme (Herz-Kreislauf-System, Atmung, Stoffwechsel, Wasser- und Energiehaushalt; vgl. z. B. ▶ Kap. 3 und ▶ Band 2, Kap. 2.7) sind in sehr komplexer Weise auf vielen Ebenen miteinander gekoppelt. Das grundsätzliche Werkzeug zur mathematischen Behandlung derartiger Systeme ist in der System- und Regelungstheorie vorhanden.

2.1.4 Lineare/nichtlineare Systeme

Einschränkend muss gesagt werden, dass eine geschlossene und universell einsetzbare Theorie nur für **lineare Systeme** existiert. Solche Systeme lassen sich beispielsweise durch einen Satz von **linearen Differential- oder Differenzengleichungen** beschreiben.

> Der Begriff ▶ **„lineares System"** beruht auf dem Prinzip der Proportionalität zwischen Ursache und Wirkung und dem Überlagerungs- oder Superpositionsprinzip. Bei mehreren Eingangssignalen entspricht die Antwort eines linearen Systems der Summe der Antworten auf jedes der Eingangssignale.

Für zwei Eingangssignale ist dieses Prinzip in ▶ Abb. 2.2 dargestellt.

Eine solche Linearitätsbedingung ist für viele Systeme in der Technik und erst recht in der Biomedizin nicht erfüllt. Bereits eine einfache nichtlineare Beziehung zwischen Eingang und Ausgang (Reiz und Reaktion) (s. ▶ Abb. 2.3), verletzt diese Bedingung. Dennoch ist die Theorie der linearen Systeme von größter Bedeutung, da mit ihrer Hilfe viele grundlegende Systemeigenschaften untersucht werden können.

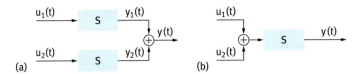

Abb. 2.2: Linearitätsbedingung für Systeme (Superpositionsprinzip).

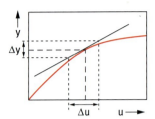

Abb. 2.3: Linearisierung um einen Arbeitspunkt.

Eine häufig mögliche und angewandte Vorgehensweise ist die Linearisierung um einen „Arbeitspunkt" eines Systems.

Die geometrische Deutung einer solchen Linearisierung ist in ▶ Abb. 2.3 zu sehen. In der Nähe eines Arbeitspunktes wird die nichtlineare Kennlinie durch die (lineare) Tangente ersetzt. Es ist offenkundig, dass diese Methodik nur für relativ kleine Auslenkungen Δu um den Arbeitspunkt gültige Ergebnisse erwarten lässt. Grundsätzlich kann aber um beliebig viele Arbeitspunkte linearisiert und das Systemverhalten analysiert und berücksichtigt werden.

2.1.5 Fuzzy Systems

Die ▶ *Fuzzy*-Logik (*engl. fuzzy* – fusselig, verschwommen, unscharf; *Fuzzy Logic*) ermöglicht durch Erweiterung der zweiwertigen BOOLEschen Logik die Behandlung von Systemen, deren Verhalten nur näherungsweise (unscharf) bekannt ist.

Häufig liegt das diesbezügliche Systemwissen in Form von Expertenwissen vor, das als eine Liste von **linguistischen Regeln** angegeben werden kann, die alle dem gleichen Muster gehorchen.

i **Linguistische Regel**
Wenn die Prozessgröße x zu „niedrig" ist und die Prozessgröße y „moderat hoch" ist, *dann* wird der Prozesseingang u auf „moderat hoch" gestellt.

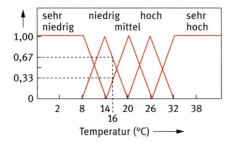

Abb. 2.4: Linguistische Variable „Temperatur" mit den linguistischen Werten „sehr niedrig, niedrig, mittel, hoch, sehr hoch" und Fuzzifizierung des „scharfen" Temperaturwertes 16°C.

Unscharf definierte Prozesse sind in der Biomedizin, generell auch im Zusammenhang mit der manuellen Steuerung und Regelung, sehr häufig. In einem ersten Schritt müssen „scharf" gemessene Prozessgrößen in **linguistische Variable** umgesetzt werden, die dann „unscharfe" **linguistische Werte** annehmen. Dieser als **Fuzzifizierung** (vgl. ▶ Abb. 2.4) benannte Vorgang ordnet z. B. den „scharfen", gemessenen Werten einer Raumtemperatur (Raumtemperatur als linguistische Variable) die linguistischen Werte „sehr niedrig, niedrig, mittel, hoch, sehr hoch" zu. Jeder linguistische Wert umfasst dann eine bestimmte Menge von exakten Werten, die aufgrund einer speziellen Zugehörigkeitsfunktion (▶ Abb. 2.4) dieser Menge zugeordnet werden. Dadurch kann ein quantitatives Maß (0…1) ermittelt werden, das über die Zugehörigkeit eines konkreten physikalischen Wertes der linguistischen Variablen zu einem der linguistischen Werte Auskunft gibt.

Eine Raumtemperatur von 16°C könnte umgangssprachlich als niedrig bis mittel oder eher niedrig bezeichnet werden. Aus ▶ Abb. 2.4 lassen sich die Werte der Zugehörigkeit zu den einzelnen linguistischen Werten ablesen: sehr niedrig = 0; niedrig = 0,67; mittel = 0,33; hoch = 0; sehr hoch = 0. Demnach wurde die Fuzzifizierung hier so angesetzt, dass deren Ergebnis unser Temperaturempfinden adäquat ausdrückt.

Auf solche *Fuzzy*-Mengen werden die klassischen Mengen- und Logikoperationen und -regeln in erweiterter Form angewandt. Das Ergebnis einer solchen Bearbeitung (**Inferenz**) ist eine („unscharfe") Konklusions-*Fuzzy*-Menge. Ein einfaches Inferenzschema folgt beispielsweise der o. a. Regel: wenn *x* niedrig, dann *y* hoch (Implikation). Die Gewinnung eines „scharfen" Wertes aus dem Inferenzergebnis, auf den reale Prozesse meist angewiesen sind, erfolgt durch **Defuzzifizierung**. Die hierzu am häufigsten angewandte Methode ist die sogenannte Schwerpunktmethode: Der „scharfe" Ausgang wird ermittelt als Abszissenwert des Schwerpunkts der Fläche unterhalb der aus der Inferenz resultierenden *Fuzzy*-Menge. *Fuzzy*-Methoden beschreiben rein stationäre Eigenschaften eines Systems (s. ▶ Kap. 2.4.3).

2.1.6 Lernende Systeme: Neuronale Netze

In künstlichen Neuronalen Netzwerken werden Struktur und Funktion des Neuronennetzes im menschlichen Gehirn abgebildet. Die Eigenschaften des Grundelementes eines künstlichen ▶Neuronalen Netzes (Anwendungsbeispiele in ▶Kap. 5 und 7), des **Neurons**, sind abgeleitet aus den Eigenschaften des Grundbausteins des Nervensystems:
- Das **Neuron** hat n Eingänge, $u_1 \ldots u_n$, die durch Gewichtungen mit Faktoren w_i zu einer Eingangsgröße e aufsummiert werden (▶Abb. 2.5 (a)).
- Das Neuron hat einen inaktiven Zustand (Ruhestand) und einen aktiven Zustand (Erregungszustand).
- Der Ausgang eines Neurons kann zu beliebig vielen Eingängen anderer Neurone führen.
- Der Zustand jedes einzelnen Neurons ist nur von den Eingangswerten abhängig.
- Der Ruhezustand eines Neurons geht in den Erregungszustand über, wenn die Summe der gewichteten Eingänge eine Schwelle überschreitet.

Aufgrund einer solchen Schwellencharakteristik S entsteht die Ausgangsfunktion y (▶Abb. 2.5 (a)). Dazwischen kann eine Aktivierungsfunktion A geschaltet werden, die z. B. durch PT_1-Verhalten (Dynamik des Erregungsprozesses, s. ▶Kap. 2.3.1) charakterisiert wird. Die Schwellencharakteristik S wird mit sprungartigem, mit linearem oder mit s-förmigem (Sigma-Funktion) Übergang programmiert.

Künstliche neuronale Netze arbeiten mit mehreren **Schichten** (▶Abb. 2.5 (b)), einer Eingangs-, einer Ausgangsschicht und einer bis vielen verdeckten Schichten (*Multi-Layer-Perceptron*, **MLP-Netz**), wobei jedes Element in ▶Abb. 2.5 (b) ein System nach ▶Abb. 2.5 (a) beinhaltet. Es sind in der Regel jeweils nur die Neurone zweier aufeinander folgender Schichten, und zwar vollständig, miteinander verbunden. Da strukturell keine Rückkopplungen existieren, spricht man von *Feedforward*-Netzen. Autoassoziative Netze haben die Aufgabe, unvollständige oder gestörte Eingangsinformationen zu vervollständigen oder zu korrigieren. Im allgemeineren Fall werden neuronale Netze als nichtlineare Abbildungseinheiten oder Funktionsapproximatoren betrieben, die Ein- und Ausgänge miteinander in Beziehung setzen, wie z. B.

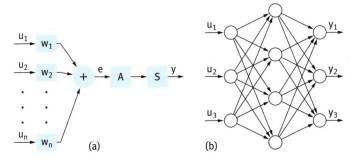

(a)   (b)

Abb. 2.5: (a) Blockdarstellung eines „Neurons" mit n Eingängen u_i und einem Ausgang y. (b) Dreischichtiges Neuronales Netz mit drei Eingängen und drei Ausgängen.

im konkreten Fall der **Mustererkennung**, indem das Netz die Eingangsinformation einer bestimmten Klasse zuordnet und die dieser Klasse spezifische Ausgangsinformation zur Verfügung stellt. Netzstruktur und Neuronentyp werden vorab festgelegt, die Gewichtungen w_i der Neuronenverbindungen werden im Verlauf eines **Lernprozesses** (Trainingsphase) verändert und optimiert. Dazu werden repräsentative Sätze von Eingangsgrößen, Eingangsmuster, auf das Netz gegeben. Aufgrund des Vergleichs der vom Netz generierten Ausgangsmuster mit den gewünschten Mustern werden die Gewichtungen so modifiziert, dass bei weiteren Durchläufen bessere Ergebnisse erzielt werden. Hier gibt es verschiedene Lernregeln und -strategien, z. B. die *(Error-)Backpropagation*-**Lernregel**, bei der die am Netzausgang aufgetretenen Fehler rückwärts Schicht für Schicht dazu verwendet werden, die Gewichte w_i einer jeden Schicht im Sinne einer Fehlerminimierung zu verbessern.

Neuro-*Fuzzy*-**System**e versuchen, die Stärken beider Ansätze, implementiertes Prozesswissen und Transparenz im *Fuzzy*-System auf der einen Seite und Lernfähigkeit des Neurosystems auf der anderen Seite, miteinander zu kombinieren.

2.2 Mathematische Beschreibung von dynamischen Systemen

Die folgenden Erläuterungen beziehen sich auf zeitinvariante kontinuierliche lineare Systeme. Während die Übertragung auf zeitvariante und zeitlich diskrete lineare Systeme relativ einfach ist, erfordert die Bearbeitung nichtlinearer Systeme, sofern keine Linearisierung möglich ist, eine besondere systemabhängige Behandlung, für die auf Spezialliteratur verwiesen werden muss (▶ Verzeichnis weiterführender Literatur).

2.2.1 Beschreibung durch Differentialgleichungen

> **Lineare Differentialgleichungen** mit konstanten Koeffizienten mit der Zeit t als unabhängige Variable sind die übliche mathematische Beschreibungsform für zeitinvariante kontinuierliche lineare dynamische Systeme.

Zur Beschreibung durch Differentialgleichungen muss auf die fundamentalen physikalischen und chemischen Gesetze zurückgegriffen werden. Als einfaches Einführungsbeispiel seien die Aufladung und die Entladung eines elektrischen Kondensators besprochen, die in ähnlicher Form z. B. bei Defibrillatorsystemen (▶ Kap. 5), aber auch für die Generierung von Schrittmacherimpulsen (▶ Kap. 4) eine große Rolle spielen. Der Input des Systems ist $u(t)$, der Output $y(t)$ (▶ Abb. 2.6 (a)). Es ergeben sich Gleichungen, Lösungen, Graphen und Schlussfolgerungen auf das dynamische Systemverhalten, die exakt auch für viele andere physikalische, chemische, physiologische und weitere Prozesse gelten.

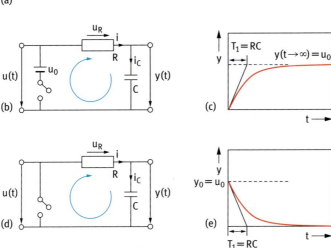

Abb. 2.6: Auf- und Entladung eines Kondensators. (a) Darstellung als dynamisches System mit Eingangs- und Ausgangssignal. (b) Schaltung für den Aufladevorgang. (c) Zeitverlauf der Kondensatorspannung beim Aufladen. (d) Schaltung für den Entladevorgang. (e) Zeitverlauf für den Entladevorgang.

---

i **Aufladung eines Kondensators**

Der Kondensator mit der Kapazität C wird üblicherweise über einen Schalter und einen Widerstand R geladen (▸ Abb. 2.6 (b)).

In einem geschlossenen Spannungsumlauf einer Netzwerkmasche muss entsprechend der 2. KIRCHHOFFschen Regel die Summe aller vorzeichen-bewerteten Spannungen (Berücksichtigung der Pfeilrichtungen in ▸ Abb. 2.6 (b)) null sein:

$$u_R(t) + y(t) - u(t) = 0\,. \tag{2.1}$$

Der Spannungsabfall u_R am Widerstand R folgt aus dem OHMschen Gesetz, wobei der Strom i fließt:

$$u_R(t) = R \cdot i(t)\,. \tag{2.2}$$

Für den Kondensator gilt das fundamentale physikalische Gesetz: Ladung q ist das Produkt aus Kapazität C und Spannung y:

$$q(t) = C \cdot y(t)\,. \tag{2.3}$$

Die Ladung q ist aber der zeitlich aufsummierte (integrierte) Strom i:

$$q(t) = \int i(t)dt\,. \tag{2.4}$$

Setzt man ▸ Gl. (2.4) in ▸ Gl. (2.3) ein, erhält man:

$$\int i(t)dt = C \cdot y(t)\,. \tag{2.5}$$

Die Differenziation beider Gleichungsseiten führt zur Beseitigung der Integraloperation und bei zeitlich konstanter Kapazität C zu:

$$i(t) = C\frac{dy(t)}{dt} \ . \tag{2.6}$$

Setzt man ▶ Gl. (2.6) in ▶ Gl. (2.2) und diese dann in ▶ Gl. (2.1) ein und ordnet die Gleichung neu, ergibt sich:

$$\frac{dy(t)}{dt} = -\frac{1}{RC}y(t) + \frac{1}{RC}u(t), \tag{2.7}$$

oder allgemeiner:

$$\frac{dy(t)}{dt} = ay(t) + bu(t). \tag{2.8}$$

$u(t)$ ist das Eingangssignal, die angelegte Ladespannung. Die lineare Differentialgleichung (DGL) erster Ordnung charakterisiert das System als ein lineares System 1. Ordnung. Zu der DGL (2.8) gehört eine Anfangsbedingung für die Kondensatorspannung y zum Zeitpunkt $t = 0$:

$$y(0) = y_0 \quad \text{(in diesem Beispiel: } y_0 = 0). \tag{2.9}$$

Lineare Differentialgleichungen beliebiger Ordnung haben eine Lösung, die sich aus zwei additiven Anteilen zusammensetzt. Der erste Teil charakterisiert die **Eigenbewegung** y_{eigen}, d. h. das dynamische Antwortverhalten ohne die „Anregung": $u(t) = 0$ (**homogene Lösung**). Damit fordert ▶ Gl. (2.8), dass die Funktion $y(t)$ und deren zeitliche Ableitung $dy(t)/dt$ bis auf den Faktor a gleich sind. Eine solche Bedingung wird nur erfüllt von der folgenden Exponentialfunktion:

$$y_{\text{eigen}}(t) = ke^{at} = ke^{-t/RC} = ke^{-t/T_1} \ . \tag{2.10}$$

Dabei ist k eine noch unbekannte Konstante und T_1 als **Zeitkonstante** die Abkürzung für das Produkt RC.

Sodann ist die **inhomogene Lösung** der DGL (2.8) für $u(t) \neq 0$, d. h. die **erzwungene Bewegung** y_{erzw} zu bestimmen, die natürlich von der Art des Zeitverlaufs der Anregung $u(t)$ abhängt. Abschließend wird durch Einsetzen der Anfangsbedingung ▶ Gl. (2.9) in die Gesamtlösung $y_{\text{eigen}}(t) + y_{\text{erzw}}(t)$ die Konstante k berechnet. Die allgemeine Gesamtlösung lautet:

$$y(t) = y_0 e^{at} + \int_0^t e^{a(t-\tau)} bu(\tau)d\tau \ . \tag{2.11}$$

Mit der Abkürzung $e^{at} = \Phi(t)$ ergibt sich die allgemeine **Bewegungsgleichung für ein System 1. Ordnung**, wobei der erste Summand die Eigenbewegung und der zweite Summand die erzwungene Bewegung wiedergibt:

$$y(t) = \Phi(t)y_0 + \int_0^t \Phi(t-\tau)bu(\tau)d\tau \ . \tag{2.12}$$

i Setzt man für das Beispiel der RC-Schaltung wieder

$$\Phi(t) = e^{at} = e^{-t/T_1} \quad \text{und} \quad b = 1/RC = 1/T_1 \,, \tag{2.13}$$

ergibt sich:

$$y(t) = e^{-t/T_1}y_0 + \frac{1}{T_1}\int_0^t e^{-(t-\tau)/T_1}u(\tau)d\tau \,. \tag{2.14}$$

Für die Aufladung des Kondensators durch Einschalten einer Gleichspannung gilt

$$y_0 = 0 \quad \text{und} \quad u(t) = u_0 \quad \text{für } t > 0 \,. \tag{2.15}$$

und damit ergibt sich als Lösung der DGL der Zeitverlauf der Kondensatoraufladung:

$$y(t) = u_0(1 - e^{-t/T_1}) \,. \tag{2.16}$$

Dieser ist in ▸ Abb. 2.6 (c) aufgetragen: Das System reagiert auf ein sprungförmiges Eingangssignal dergestalt, dass es diese Anregung nicht unmittelbar, sondern erst allmählich und asymptotisch umsetzt. Theoretisch gilt erst für $t \to \infty$:

$$y = u_0 \,. \tag{2.17}$$

Dann ist die Ausgangsgröße proportional, in diesem beispielhaften Fall sogar identisch mit der Eingangsgröße. Dieser Zustand wird als **stationärer Zustand** (*steady state*) bezeichnet. In welcher Art und Weise sich das System auf den stationären Zustand zubewegt, hängt von der Systemstruktur, d. h. von der Art der Differentialgleichung (hier 1. Ordnung) und der darin vorkommenden Parameter (hier nur T_1) ab. In diesem Beispiel haben wir es dementsprechend mit einem, bezogen auf den stationären Zustand proportional (*P*) reagierenden System, bezogen auf den transienten Vorgang mit einem Verzögerungssystem 1. Ordnung mit der Zeitkonstanten T_1 zu tun. Man spricht kurz von einem **PT$_1$-System** (vgl. ▸ Kap. 2.3.1).

i **Entladung eines Kondensators**
Für den Entladevorgang ist der Eingang der RC-Schaltung nicht mit der Ladespannung zu verbinden, sondern kurzzuschließen (▸ Abb. 2.6 (d)). Es gilt eine andere Anfangsbedingung und eine andere Art der Eingangsgröße $u(t)$:

$$y(0) = u_0 \quad \text{bzw.} \quad u(t) = 0 \,. \tag{2.18}$$

Die Lösung der DGL ergibt in diesem Fall entsprechend ▸ Gl. (2.14):

$$y(t) = u_0 e^{-t/T_1} \,, \tag{2.19}$$

d. h., der Entladevorgang ist wegen $u(t) = 0$ eine reine Eigenbewegung. Der Vorgang ist in ▸ Abb. 2.6 (e) dargestellt. Die Schnelligkeit des Auf- und Entladevorgangs wird in gleicher Weise bestimmt durch die Zeitkonstante T_1 und damit durch die Werte des Widerstandes R und des Kondensators C.

Derselbe Differentialgleichungstyp und dieselben Lösungen ergeben sich für viele andere, z. B. auch biologische Prozesse, so z. B. für Zerfalls-, Ausscheidungs- und Diffusionsprozesse sowie für Primärprozesse an physiologischen Sensoren, für die chemische Reaktion 1. Ordnung und für Wärmeübergangsprozesse. Die Zeitkonstante T_1 setzt sich dann jeweils aus anderen physiologischen und chemischen Kennwerten zusammen.

2.2.2 Zustandsraumdarstellung dynamischer Systeme

Im vorhergehenden Abschnitt wurde ein System mit nur einem Speicherelement, in diesem Beispiel einem Kondensator, behandelt. Die Anzahl der Speicherelemente bestimmt die Ordnung des Systems und damit die Ordnung der Differentialgleichung.

> **Differentialgleichungen *n*-ter Ordnung** werden vom Regelungstechniker im Allgemeinen in ein System von n Differentialgleichungen 1. Ordnung umgeformt. Er kommt so zu der ▸ **Zustandsraum-darstellung** von dynamischen Systemen. Entsprechend werden die n abhängigen Variablen des Differentialgleichungssystems als **Zustandsvariable** bezeichnet.

Statt nun mit n Gleichungen, mit n Komponenten x_i ($i = 1 \ldots n$) der Zustandsvariablen zu arbeiten, schreibt man die Zustandsvariable in Fettdruck als Spaltenvektor $\boldsymbol{x}$. Damit wird auch die Größe b (vgl. ▸ Gl. (2.8)) ebenfalls ein Spaltenvektor $\boldsymbol{b}$ und die Größe a eine **Matrix $\boldsymbol{A}$** mit n Zeilenelementen und n Spaltenelementen. Statt n Gleichungen ergibt sich damit nur eine (Matrix-)Gleichung:

$$\frac{d\boldsymbol{x}}{dt} = \boldsymbol{A}\boldsymbol{x}(t) + \boldsymbol{b}u(t)$$

$$\boldsymbol{x}(0) = \boldsymbol{x}_0 . \tag{2.20}$$

Im vorangegangenen einfachen Beispiel der RC-Schaltung ist die Ausgangsgröße y des Systems identisch gleich der Zustandsgröße x. Im allgemeinen Fall setzt sie sich aus einer Linearkombination der Zustandsgrößen x_i zusammen:

$$y(t) = \boldsymbol{c}^{\mathrm{T}}\boldsymbol{x}(t) . \tag{2.21}$$

Das hochgestellte T kennzeichnet $\boldsymbol{c}$ als Zeilenvektor.

Die ▸ Gleichungen (2.20) und (2.21) stellen die Zustandsraumbeschreibung eines linearen dynamischen Systems mit einer Eingangs- und Ausgangsgröße dar. Diese ist in ▸ Abb. 2.7 als Blockschaltbild gezeigt. Die allgemeine Lösungsgleichung ▸ Gl. (2.12) (**Bewegungsgleichung**) für das System 1. Ordnung kann vollständig übernommen werden, indem berücksichtigt wird, dass x, x_0 und b zu Spaltenvektoren $\boldsymbol{x}$, $\boldsymbol{x}_0$ und $\boldsymbol{b}$ werden und Φ zur Matrix $\boldsymbol{\Phi}$ wird. $\boldsymbol{\Phi}$ heißt dann **Übergangsmatrix**, **Transitionsmatrix** oder **Fundamentalmatrix**. Zu ihrer Berechnung existieren leistungsfähige Methoden, die hier jedoch nicht behandelt werden können. Wird zusätzlich ▸ Gl. (2.21)

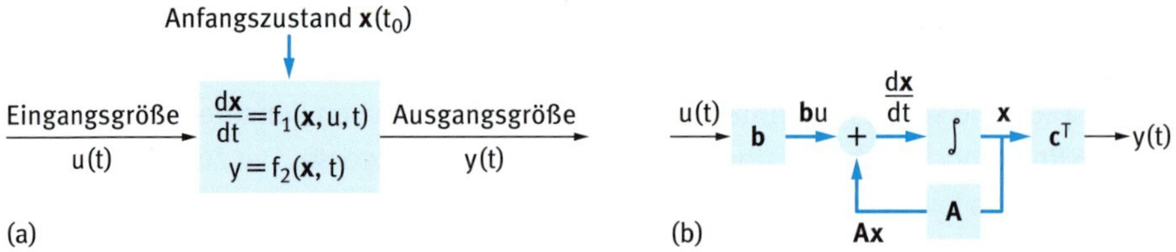

Anfangszustand $\mathbf{x}(t_0)$

Eingangsgröße $u(t)$ → $\dfrac{d\mathbf{x}}{dt} = f_1(\mathbf{x}, u, t)$ $y = f_2(\mathbf{x}, t)$ → Ausgangsgröße $y(t)$

(a)

$u(t)$ → $\mathbf{b}$ → $\mathbf{b}u$ → $+$ $\dfrac{d\mathbf{x}}{dt}$ → $\int$ → $\mathbf{x}$ → $\mathbf{c}^T$ → $y(t)$ $\mathbf{A}\mathbf{x}$ $\mathbf{A}$

(b)

Abb. 2.7: Zustandsraumdarstellung eines linearen dynamischen Systems. (Blaue Pfeile bzw. Fettbuchstaben: vektorielle Größen).

berücksichtigt, so ergibt sich die **Bewegungsgleichung** für die Ausgangsgröße y eines linearen Systems n-ter Ordnung:

$$y(t) = \mathbf{c}^T\boldsymbol{\Phi}(t)\mathbf{x}_0 + \int_0^t \mathbf{c}^T\boldsymbol{\Phi}(t-\tau)\mathbf{b}u(\tau)d\tau. \tag{2.22}$$

Natürlich lässt sich auch aus dieser allgemeinen Gleichung das Verhalten des einfachen Systems 1. Ordnung der Kondensatorschaltung berechnen. Zur Beschreibung von **Mehrgrößensystemen**, d. h. von Systemen mit mehreren Eingangsgrößen $u_i(t)$ und mehreren Ausgangsgrößen $y_i(t)$, gehen die Vektoren $\mathbf{b}$ und $\mathbf{c}$ in Matrizen $\mathbf{B}$ und $\mathbf{C}$ über.

2.3 Kennfunktionen von linearen dynamischen Systemen

Aus ▶ Gl. (2.22) kann für beliebige Eingangssignale $u(t)$ die Systemantwort $y(t)$ eines linearen dynamischen Systems berechnet werden. Sowohl zur experimentellen Analyse (**Identifikation**) als auch zur systemtheoretischen Beschreibung werden Testsignale benutzt, deren Systemantworten teils das Zeitverhalten, teils das (äquivalente) Frequenzverhalten des Systems charakterisieren.

2.3.1 Kennfunktionen im Zeitbereich

Die Antwort eines linearen Systems ausgehend vom Zustand $\mathbf{x} = \mathbf{0}$ auf eine sprungförmige Eingangsgröße (der Vergleichbarkeit halber normiert auf den Wert „1") wird als ▶ **Übergangsfunktion** $h(t)$ bezeichnet.

Die Übergangsfunktion kann aus ▶ Gl. (2.22) berechnet oder experimentell ermittelt werden. Dazu wurde in ▶ Kap. 2.2.1 ein einfaches Beispiel in Form des Einschaltvorgangs einer Gleichspannung auf eine RC-Schaltung vorgestellt. Die Übergangsfunktion im ▶ Abb. 2.6 (c) kennzeichnet ein **PT$_1$-System**, ein stationär proportionales und transient verzögerndes System 1. Ordnung. Für den Kennparameter

„**Systemverstärkung**" K, d. h., das *Steady-State*-Verhältnis ($t \rightarrow \infty$) von y_0/u_0, gilt in diesem Beispiel $K = 1$. Er ist sowohl aus der ▶ Gl. (2.16) als auch aus ▶ Abb. 2.6 (c) bzw. ▶ Abb. 2.8 zu identifizieren. Das gilt ebenso für den zweiten Kennparameter dieses Systems, die **Zeitkonstante** T_1.

Ein entsprechendes System, dessen Eigenverhalten durch eine Differentialgleichung 2. Ordnung bzw. im Zustandsraum (▶ Kap. 2.2.2) durch ein System zweier Differentialgleichungen 1. Ordnung beschrieben wird, ist ein **PT_2-System**. Es hat drei Kennparameter K, T_1 und T_2. Viele schwingungsfähige Systeme, Feder-/Masse-Systeme, elektrische Schwingkreise, Aktoren biologischer Regelkreise u. ä. folgen dieser Gesetzmäßigkeit. Die Übergangsfunktion beginnt im Nullpunkt, im Gegensatz zu einem PT_1-System mit waagerechter Tangente, also prinzipiell träger (vgl. ▶ Abb. 2.8). Das Einschwingverhalten und damit die Übergangsfunktion kann, je nach dem Verhältnis der Parameter T_1 und T_2, aperiodisch oder überschwingend asymptotisch in den Endwert übergehen.

Von Bedeutung, insbesondere für den Reglerentwurf, sind integrierende (I-)Systeme, deren Ausgangssignal das Integral des Eingangssignals abbildet. In ▶ Abb. 2.8 ist die Übergangsfunktion eines **IT_1-Systems** dargestellt.

Systeme, die die inverse Operation ausführen, heißen Differentialsysteme oder **D-Systeme**. Natürlich gibt es in Natur und Technik vielfältige Kombinationen der genannten Systeme. Differentialsysteme mit Proportionalanteil (**PD-Systeme**) und Verzögerung sind z. B. in der Physiologie sehr häufig: Fast alle physiologischen Sensoren zeigen PDT_2-Verhalten (vgl. ▶ Abb. 2.8).

In der Regelungstechnik wird sehr häufig als Universalregler der **PID-Regler** (▶ Kap. 2.4.2) eingesetzt. Seine Kennfunktionen sind ebenfalls in ▶ Abb. 2.8 dargestellt.

Weitere häufig vorkommende Systeme sind **Totzeitsysteme**, die das Eingangssignal unverändert lassen, aber um die Totzeit (Laufzeit) T_t verschieben. Sie entstehen z. B. dann, wenn Materie über eine räumliche Distanz von dem Ort der Entstehung zum Ort der Wirkung transportiert werden muss.

Totzeit   [i]

Totzeiten können beispielsweise beim Einschalten einer Heizungsanlage beobachtet werden, sofern die Raumtemperatur als Ausgangsgröße betrachtet wird, oder bei der neuronalen Informationsübertragung aufgrund der Übertragungszeiten an den Kontaktstellen (Synapsen) der Neurone. Markante Totzeiten sind auch hinsichtlich des hormonellen Systems anzusetzen (z. B. der Hormontransport von der Hypophyse zum Zielorgan über den Blutkreislauf).

Eine Sonderstellung nehmen **Allpass-Systeme** ein. Ein Allpass-System 1. Ordnung zeichnet sich z. B. durch ein Übergangsverhalten aus, das zunächst in die zum Eingangssignal entgegengesetzte Richtung reagiert (vgl. ▶ Abb. 2.8, letzte Zeile).

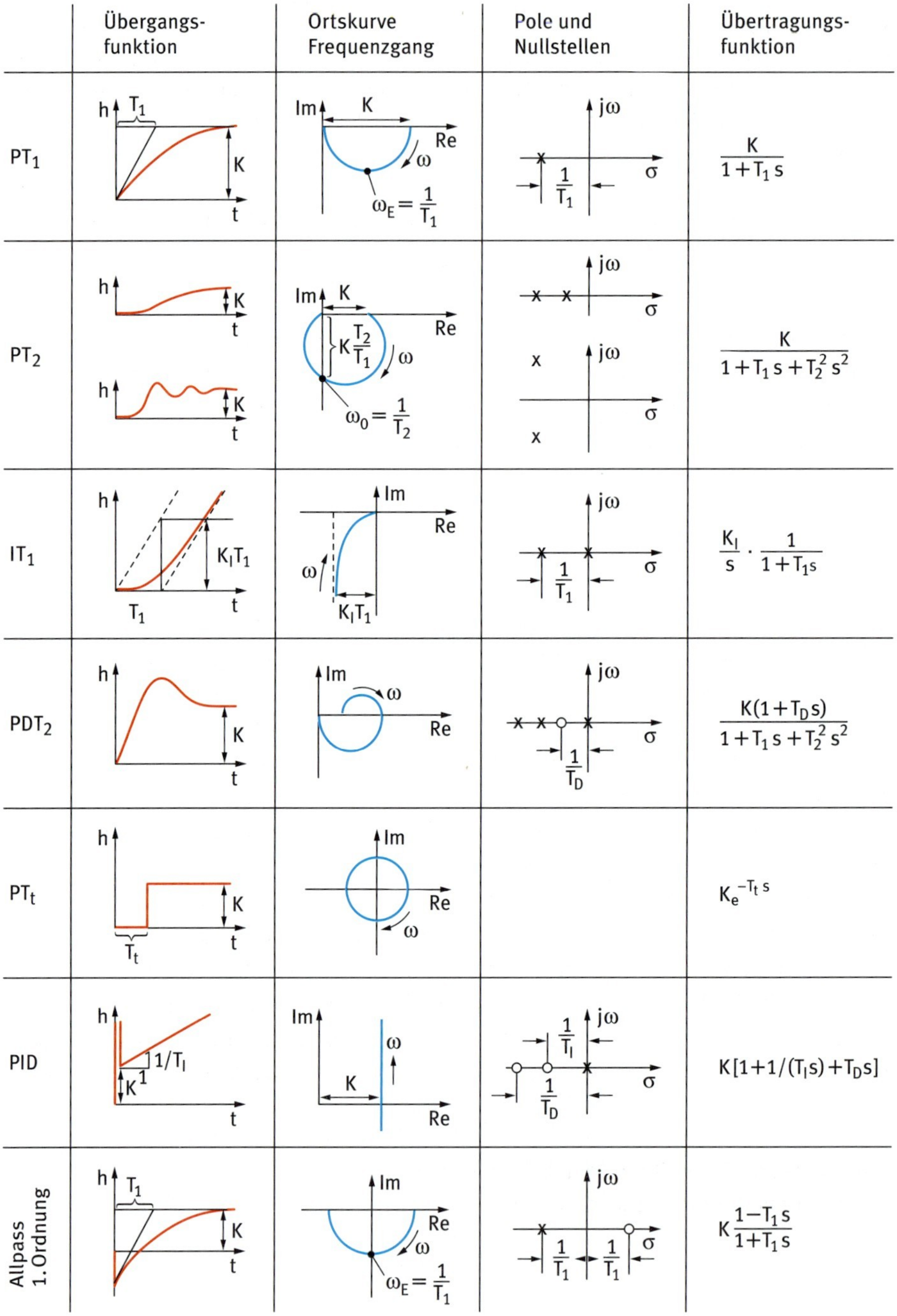

	Übergangsfunktion	Ortskurve Frequenzgang	Pole und Nullstellen	Übertragungsfunktion
PT_1		$\omega_E = \frac{1}{T_1}$	$\frac{1}{T_1}$	$\dfrac{K}{1+T_1 s}$
PT_2		$\omega_0 = \frac{1}{T_2}$		$\dfrac{K}{1+T_1 s + T_2^2 s^2}$
IT_1	T_1	$K_I T_1$	$\frac{1}{T_1}$	$\dfrac{K_I}{s} \cdot \dfrac{1}{1+T_1 s}$
PDT_2			$\frac{1}{T_D}$	$\dfrac{K(1+T_D s)}{1+T_1 s + T_2^2 s^2}$
PT_t	T_t			$K e^{-T_t s}$
PID	$1/T_I$		$\frac{1}{T_I}$, $\frac{1}{T_D}$	$K[1+1/(T_I s) + T_D s]$
Allpass 1. Ordnung	T_1	$\omega_E = \frac{1}{T_1}$	$\frac{1}{T_1}$, $\frac{1}{T_1}$	$K\dfrac{1-T_1 s}{1+T_1 s}$

Abb. 2.8: Beispiele häufiger dynamischer Systeme: Übergangsfunktionen, Frequenzgang-Ortskurven, Pol/Nullstellen-Darstellung (**x** – Pole, **o** – Nullstellen) und Übertragungsfunktionen.

Allpass-Systeme ℹ
Das Übergangsverhalten eines Allpass-Systems zeigt sich beispielsweise im Verhalten der Körpertemperatur bei Trainingsbeginn: Kühles Blut aus der Peripherie strömt in die zentralen Bereiche und
führt kurzzeitig zum Abnehmen der Kerntemperatur, bevor diese stoffwechselbedingt ansteigt.

Systeme ohne Allpassanteil werden als **minimalphasige Systeme** bezeichnet.

Gewichtsfunktion

Vor allem theoretische Bedeutung hat die Antwortfunktion von Systemen auf einen
– mathematisch – unendlich schmalen und hohen Impuls, den DIRAC-Impuls. Dieser
ist die mathematische Ableitung der Sprungfunktion. Dementsprechend ist auch die
Systemantwort auf einen DIRAC-Impuls, die man als **Gewichtsfunktion** bezeichnet,
die Ableitung der Übergangsfunktion.

2.3.2 Kennfunktionen im Frequenzbereich

Periodische Signale und Fourier-Reihe

Wird ein lineares System mit einer **harmonischen Schwingung** $u = \hat{u}\sin\omega t$ mit der
Kreisfrequenz ω angeregt, so antwortet es mit einer Schwingung derselben Frequenz
mit unterschiedlicher Amplitude $\hat{y}$ und Phasenlage φ: $y = \hat{y}\sin(\omega t + \varphi)$. Die Beschreibung und die Analyse linearer Systeme im Frequenzbereich gehen zunächst auf die
Tatsache zurück, dass sich Signale in Elementarsignale zerlegen lassen. Periodische
Signale lassen sich durch eine Summe von Komponenten verschiedener Frequenzen
(**FOURIER-Reihe**) darstellen. Diese beliebte und nützliche Technik versagt zunächst
bei nichtperiodischen Signalen. Unter der Voraussetzung, dass die Signalfunktionen
sich in endlich viele Intervalle aufteilen lassen, in denen sie stetig und monoton sind
und in denen sie für $t \to \infty$ gegen 0 streben, kann aber die Summe der FOURIER-Reihe
in ein kontinuierliches Integral, die FOURIER-Transformation, überführt werden.

Zur mathematisch vereinfachten Darstellung können harmonische Schwingungen durch die bekannte EULERsche Beziehung dargestellt werden:

$$\cos\omega t + j\sin\omega t = e^{j\omega t} \tag{2.23}$$

mit $j = \sqrt{-1}$ als Einheit der imaginären Zahlen.

Damit lautet die FOURIER-Reihe:

$$f(t) = \sum_{k=-\infty}^{+\infty} F_k e^{jk\omega_0 t}. \tag{2.24}$$

F_k ist der jeweilige FOURIER-Koeffizient für eine Schwingung mit der k-fachen Frequenz der Grundfrequenz ω_0. Die Funktion $f(t)$ wird also durch eine Summe von Spek-
trallinien der Höhe F_k und der Frequenz $\omega = k\omega_0$ dargestellt. Die beiden Darstellungen sind äquivalent.

Nichtperiodische Signale und Fourier-Transformation

Der Übergang auf nichtperiodische Signale $f(t)$ mit den genannten einschränkenden Bedingungen überführt die Summe der FOURIER-Reihe in das FOURIER-Integral:

$$f(t) \sim \int_{-\infty}^{+\infty} F(j\omega)e^{j\omega t}d\omega. \tag{2.25}$$

Diese Operation baut eine Funktion $f(t)$ aus einem kontinuierlichen Frequenz-Spektrum auf. Die Umkehrung, d.h. die Bestimmung des kontinuierlichen Spektrums aus der Zeitfunktion, erfolgt durch die Umkehrung des Integrals, die **FOURIER-Transformation**:

$$F(j\omega) = \int_{-\infty}^{+\infty} f(t)e^{-j\omega t}dt. \tag{2.26}$$

Frequenzgang und Ortskurve

Die FOURIER-Transformation hat in der Systemtheorie vor allem dadurch Bedeutung, dass fouriertransformierte Eingangssignale $u(t) \rightarrow U(j\omega)$ und Ausgangssignale $y(t) \rightarrow Y(j\omega)$ in einer einfachen multiplikativen Beziehung stehen (kein kompliziertes Integral wie bei den Zeitfunktionen, siehe z. B. ▶Gl. (2.22)):

$$Y(j\omega) = G(j\omega) \cdot U(j\omega). \tag{2.27}$$

Der ▶**Frequenzgang** $G(j\omega)$, ist der Quotient der Fouriertransformierten von Ausgangs- und Eingangssignal. Er ist darstellbar als Bahnkurve der Spitze eines Zeigers, dessen Länge und Winkellage (Phase) sich in Abhängigkeit der Frequenz ω ändern (vgl. ▶Abb. 2.8, Spalte 3), also als **Ortskurve.**

Bode-Diagramm

Die Ortskurve mit dem Parameter Frequenz ω lässt sich zerlegen und darstellen in zwei Kurven, die jeweils von ω abhängen, nämlich in

$$|G(j\omega)| = \frac{|Y(j\omega)|}{|U(j\omega)|}, \tag{2.28}$$

den **Amplitudengang** des Systems, also praktisch das Verhältnis der Maximalamplituden von Eingangs- und Ausgangssignal, und in

$$\arg G(j\omega) = \arg Y(j\omega) - \arg U(j\omega), \tag{2.29}$$

den **Phasengang**, also den Phasenwinkel φ zwischen Eingangs- und Ausgangssignal einer bestimmten Frequenz ω.

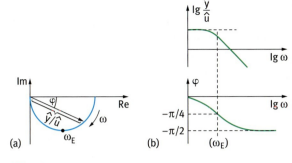

Abb. 2.9: Zusammenhang zwischen Ortskurve des Frequenzgangs (a) und Bode-Diagramm ((b), Amplituden- und Phasengang) für ein PT$_1$-System. $\omega_E = 1/T_1$, sog. Eckfrequenz. Das Dachsymbol ($\wedge$) kennzeichnet die Amplitude der harmonischen Schwingungen.

> Das ▸ **Bode-Diagramm** stellt den Logarithmus des Amplitudenverhältnisses und den Phasenwinkel jeweils in Abhängigkeit von $\lg \omega$ dar.

Da die Systembehandlungen im Zeit- und im Frequenzbereich äquivalent sind, lassen sich auch die Kennparameter des Systems im Frequenzgang (vgl. ▸ Abb. 2.8, 3. Spalte) oder im Bode-Diagramm ablesen. Der Frequenzgang ist mathematisch gesehen die Fourier-Transformierte der schon eingeführten Gewichtsfunktion.

Experimentell können der Frequenzgang, Ortskurve oder Bode-Diagramm bestimmt werden, indem sinusförmige Eingangssignale verschiedener Frequenzen ω auf das System gegeben werden, die Ausgangssignale registriert und die Amplitudenverhältnisse Ausgangs- zu Eingangssignal sowie die Phasenwinkel zwischen ihnen in Abhängigkeit der Frequenz ω bestimmt werden. ▸ Abb. 2.9 zeigt für ein PT$_1$-System in Teil A die Ortskurve und in Teil B das Bode-Diagramm.

Auf- und abklingende Signale und Laplace-Transformation

Die Fourier-Transformation unterliegt, wie schon erwähnt, Einschränkungen mit der Konsequenz, dass **aufklingende Signale**, wie sie in instabilen Systemen (▸ Kap. 2.4.4) auftreten, nicht fouriertransformiert werden können. Deshalb arbeitet die System- und Regelungstechnik vorzugsweise mit einer weiter entwickelten Transformation.

> Ersetzt man in der **Fourier-Transformation** das imaginäre Argument $j\omega$ durch ein komplexes Argument $s = \sigma + j\omega$ und setzt voraus, dass die Signale für $t < 0$ verschwinden, geht die Fourier-Transformations-Gleichung ▸ (2.26) in die (einseitige) ▸ **Laplace-Transformation** über:
>
> $$F(s) = \int\limits_{0}^{+\infty} f(t)\mathrm{e}^{-st}dt\,.\tag{2.30}$$
>
> Dabei werden analoge, kontinuierliche Signale aus dem Zeit- in den Frequenzbereich umgesetzt.

Für die in der System- und Regelungstechnik praktisch auftretenden Signale kann von einer Konvergenz des LAPLACE-Integrals ausgegangen werden. Die Darstellungen $f(t)$ im „**Originalbereich**" und $F(s)$ im „**Bildbereich**" sind äquivalent und durch Transformation bzw. Rücktransformation (wie bei der FOURIER-Transformation) ineinander überführbar. Während die FOURIER-Transformation die Zeitsignale aus einem kontinuierlichen Spektrum von harmonischen Schwingungen zusammensetzt, sind die Elementarsignale der LAPLACE-Transformation auf- und abklingende Schwingungen mit komplexer Amplitude. Trotz dieses offenkundigen Mangels an Anschaulichkeit führt die LAPLACE-Transformation zu essenziellen Vereinfachungen bei der Behandlung linearer dynamischer Systeme.

Übertragungsfunktion

Ähnlich wie in ▶Gl. (2.27) für den Frequenzgang, mit Anwendung auf periodische Signale, gilt für die allgemeinen LAPLACE-transformierten Ausgangs- und Eingangssignale $y(t) \rightarrow Y(s)$ und $u(t) \rightarrow U(s)$:

$$Y(s) = G(s) \cdot U(s) \,. \tag{2.31}$$

> Die Funktion $G(s)$ heißt ▶**Übertragungsfunktion** und ▶Gl. (2.31) bedeutet, dass jedes Ausgangssignal $Y(s)$ aus dem Eingangssignal $U(s)$ durch einfache Multiplikation mit $G(s)$ bestimmt werden kann.

Für die Behandlung und Berechnung verschalteter Systeme bedeutet das weiterhin, dass die Übertragungsfunktionen parallel geschalteter Subsysteme einfach addiert werden können, um die Gesamtwirkung auf eine Ausgangsgröße zu ermitteln, oder dass in Reihe geschaltete Subsysteme durch Multiplikation ihrer Übertragungsfunktionen zusammengefasst werden können. Das führt zu überschaubaren Rechenoperationen bei der Übermittlung der Übertragungsfunktion eines Gesamtsystems. Ferner gilt (vgl. ▶Gl. (2.30), dass eine Differenziation im Originalbereich in eine Multiplikation mit s im Bildbereich und eine Integration im Originalbereich in eine Multiplikation mit $1/s$ im Bildbereich übergeht. Somit ermöglicht also die Transformation der Funktionen in den Bildbereich eine einfache Systembehandlung mit Grundrechenoperationen. Das im Bildbereich erhaltene Ergebnis muss zum Schluss in den Zeitbereich zurücktransformiert werden. Die LAPLACE-Integrale (▶Gl. (2.30) brauchen natürlich nicht jedes Mal ausgeführt zu werden. Die LAPLACE-Transformierten aller praktisch vorkommenden Funktionen und die Übertragungsfunktionen der Grundsysteme (vgl. ▶Abb. 2.8, letzte Spalte) liegen tabellarisch vor.

Die Übertragungsfunktion ist im Übrigen auch die LAPLACE-Transformierte der Gewichtsfunktion. Die grafische Darstellung der Übertragungsfunktion im dreidimensionalen Raum ist wenig anschaulich.

Die Übertragungsfunktion $G(s)$ wird im Allgemeinen durch die folgende Gleichung wiedergegeben:

$$G(s) = \frac{Y(s)}{U(s)} = k \frac{\prod\limits_{i=1}^{q}(s - s_{0i})}{\prod\limits_{i=1}^{n}(s - s_i)} \; ; \quad q \le n \, .$$ (2.32)

k, s_i und s_{0i} sind die das System bestimmenden Parameter, wobei man s_{0i} als die **Nullstellen** der Übertragungsfunktion und s_i als die **Pole** des Systems bezeichnet. Dementsprechend ist ▶ Gl. (2.32) die **Pol-Nullstellen-Darstellung** der Übertragungsfunktion.

Das **Nennerpolynom** n-ten Grades charakterisiert entsprechend (▶ Gl. (2.32) das **Eigenverhalten** des Systems n-ten Grades. Es entspricht in der Darstellung durch Differentialgleichungen im Zeitbereich der Summe aller mit der Ausgangsgröße $y(t)$ behafteten Terme bis einschließlich zur Ableitung $d^n y/dt^n$. Dem Zählerpolynom entspricht im Zeitbereich die Summe aller mit der Eingangsgröße $u(t)$ behafteten Terme bis einschließlich zur Ableitung $d^q u/dt^q$. Die Pole und Nullstellen charakterisieren also zusammen mit der Konstanten k das Verhalten eines linearen Systems vollständig. Pole und Nullstellen können in einfacher Weise in die komplexe Ebene eingetragen werden (▶ Abb. 2.8, 4. Spalte). Diese Darstellung spielt eine wichtige Rolle bei der Stabilitätsanalyse (▶ Kap. 2.4.4).

Übertragungsfunktion und Zustandsraumdarstellung

Das ▶ Gleichungssystem (2.20) und (2.21) der Zustandsraumdarstellung kann durch LAPLACE-Transformation in den Bildbereich überführt und dann nach $Y(s)$ aufgelöst werden. Das führt zu:

$$Y(s) = c^T(sI - A)^{-1}b \cdot U(s) = G(s) \cdot U(s) \, .$$ (2.33)

Dabei ist I die **Einheitsmatrix** (alle Elemente auf der Hauptdiagonalen = 1; $sonst$ = 0). Die **Matrix** $(sI - A)^{-1}$ ist gleich der schon oben eingeführten **Fundamentalmatrix** Φ, nun aber im Bildbereich.

Abtastsysteme und Z-Transformation

In zeitdiskreten Systemen (sogenannte ▶ **Abtastsysteme**, vgl. ▶ Kap. 2.1.2), existieren die Signale nur zu bestimmten Zeitpunkten kT, ($k = 0 \dots \infty$). Wird die LAPLACE-Transformation auf eine derartige Impulsfolge angewendet, so ergibt sich:

$$F(s) = \sum_{k=0}^{\infty} f(kT)e^{-ksT} = \sum_{k=0}^{\infty} f(k)z^{-k} = F(z) \, .$$ (2.34)

In ▸Gl. (2.34) wurde e^{sT} durch z abgekürzt. Diese spezielle LAPLACE-Transformation führt deshalb den Namen **Z-Transformation**. Sie wird in ähnlicher Weise wie die LA-PLACE-Transformation für die Behandlung von Abtastsystemen eingesetzt.

2.4 Regelkreise

2.4.1 Steuerung und Regelung

Die Methoden und Werkzeuge der Regelungs- und Automatisierungstechnik ermöglichen, beliebige Prozesse in ihrem selbsttätigen Ablauf so zu gestalten, dass auch bei vorliegenden internen und externen Störungen vorgegebene Ziele erreicht werden.

Mit einer **Steuerung** (▸Abb. 2.10 (a)) in offener Wirkungskette, also einer Systembeeinflussung ohne Rückkopplung, kann ein solches Ziel nur erreicht werden, wenn das Verhalten der Störungen und Störprozesse vorab in seinem Zeitverlauf vollständig bekannt ist und daher in dem Steuerungsalgorithmus berücksichtigt werden kann.

Das Charakteristikum einer **Regelung** (▸Abb. 2.10 (b)) ist die **negative Rückkopplung** (*engl. feedback*), durch die ein geschlossener Regelkreis entsteht.

> Der ▸**Regelkreis** ist die untere Ebene eines Automatisierungskonzepts, auf der eine Regelgröße durch Messung und negative Rückkopplung einem Regler (Prozessor) zugeführt wird, der über eine Stellgröße die Regelgröße so beeinflusst, dass sie auch bei Störeinflüssen einer vorgegebenen Führungsgröße folgt bzw. einen Sollwert einhält.

Das Kompartiment, in dem eine bestimmte Variable, die **Regelgröße** (z. B. Temperatur, Druck, Volumen) geregelt, d. h. weitgehend unabhängig von externen oder inter-

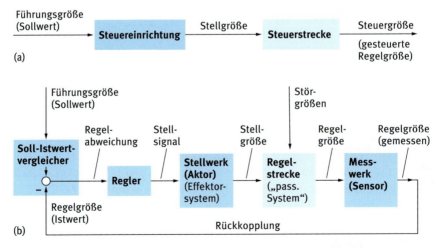

Abb. 2.10: Komponenten und Signale (a) in einer Steuerkette, (b) in einem Regelkreis.

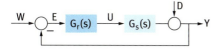

Abb. 2.11: Einschleifiger Regelkreis mit Übertragungsfunktionen des Reglers G_r und der Regelstrecke G_s. W – Führungsgröße (Sollwert), E – Regelabweichung, U – Stellgröße, D – Störgröße, Y – Regelgröße.

nen **Störgrößen** gehalten werden soll, wird als **Regelstrecke** bezeichnet (in der Regelungsphysiologie als „passives" System). Die Regelgröße wird dazu durch Sensoren erfasst. Über die entstehende **Regelabweichung** (Differenz von Ist- und Sollwert) wird der **Regler** aktiviert, der über Stellsignale und ein Stellwerk (**Aktor- oder Effektorsystem**) Veränderungen in der Regelstrecke vornimmt, die ihrerseits die Wirkungen der Störgrößen möglichst weitgehend kompensieren. Ein häufig realisierter Reglertyp ist der **PID-Regler**, der proportional, (mathematisch) integrierend und differenzierend auf die Regelabweichung reagiert. Aufgrund des Integralanteils vermeidet er die (meist geringe) **bleibende Regelabweichung** des **Proportionalreglers** (▶ Kap. 2.4.3). Der Differentialanteil ermöglicht eine schnellere Reaktion.

2.4.2 Übertragungsfunktionen des Regelkreises

Fasst man im Regelkreis der ▶ Abb. 2.10 (b) Stellwerk, Messwerk und Regler als „Regler" zusammen und trägt für die Regelstrecke und für den Regler die Übertragungsfunktion $G_s(s)$ bzw. $G_r(s)$ ein, ergibt sich ▶ Abb. 2.11 und daraus unter Benutzung der genannten einfachen Rechenregeln für Übertragungsfunktionen das Übertragungsverhalten der Führungsgröße W (Sollwert) auf die Ausgangsgröße Y, die **Führungsübertragungsfunktion** G_w:

$$\frac{Y}{W} = G_w = \frac{G_r G_s}{1 + G_r G_s} \ . \tag{2.35}$$

Entsprechend lässt sich die **Störübertragungsfunktion** aus ▶ Abb. 2.11 ableiten:

$$\frac{Y}{D} = G_d = \frac{1}{1 + G_r G_s} \ . \tag{2.36}$$

Das in beiden ▶ Gleichungen (2.35) und (2.36) vorkommende Produkt $G_r G_s$ ist die Übertragungsfunktion des geöffneten Regelkreises G_0. Setzt man den beiden Gleichungen gemeinsamen Nenner gleich null, ergibt sich folgende Gleichung:

$$1 + G_r G_s = 1 + G_0 = 0 \ . \tag{2.37}$$

Sie wird als die **charakteristische Gleichung** des Regelkreises bezeichnet. Mit ihr können Aussagen über das Stabilitätsverhalten (s. u.) getroffen werden.

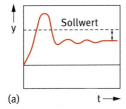 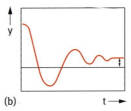

Abb. 2.12: Bleibende Regelabweichungen (Doppelpfeile) bei P-Regelung. (a) Regelgröße ≠ Führungsgröße, (b) Einfluss der Störgrößen auf Regelgröße ≠ 0.

2.4.3 Stationäres Verhalten

Im Folgenden sei angenommen, dass weder G_r noch G_s einen integralen Anteil besitzen und der geschlossene Regelkreis stabil ist. Setzt man einen Proportionalregler voraus und bezeichnet den Verstärkungsfaktor in der Übertragungsfunktion der Strecke mit k_s und den des Reglers mit k_r, erhält man die (stationäre) Kreisverstärkung $k_0 = k_r k_s$. Für den stationären Fall ($t \to \infty$) gehen die ▸Gleichungen (2.35) und (2.36) im Zeitbereich über in:

$$\left.\frac{y}{w}\right|_{t\to\infty} = \frac{k_r k_s}{1 + k_r k_s} = \frac{k_0}{1 + k_0} = \frac{1}{1/k_0 + 1}, \tag{2.38}$$

$$\left.\frac{y}{d}\right|_{t\to\infty} = \frac{1}{1 + k_r k_s} = \frac{1}{1 + k_0}. \tag{2.39}$$

Beide Gleichungen liefern den Beweis dafür, dass ein Proportional-(P-)Regler praktisch immer mit einer bleibenden Regelabweichung (▸Abb. 2.12) arbeitet, denn die ▸Gl. (2.38) nimmt nur dann den Wert 1 an (Ausgangsgröße y = Führungsgröße w), wenn die Kreisverstärkung k_0 gegen Unendlich geht. ▸Gl. (2.39) nimmt ebenso nur für $k_0 \to \infty$ den Wert 0 an (Ausgangsgröße y = 0 trotz Störgröße $d \neq 0$). Große Kreisverstärkungen ermöglichen also kleine, im Allgemeinen tolerierbare Regelabweichungen. Nach den bei der LAPLACE-Transformation eingeführten Rechenregeln ist die Übertragungsfunktion eines einfachen Integral-(I-)Systems $G_r = k_r/s$. Für diesen Fall kann gezeigt werden, dass für $t \to \infty$ die Regelabweichung tatsächlich immer null ist. Ein zusätzliches additives Differentialglied (D) eines Reglers (Übertragungsfunktion $k_r s$) hat zwar keine Auswirkung auf die stationäre Regelabweichung, ermöglicht dem Regler aber einen schnellen Eingriff, weil nicht nur proportional oder integral zur Eingangsgröße, sondern auch auf die Änderungsrate der Eingangsgröße (differenziell) reagiert wird. Die allgemeine Form eines einfachen Reglers stellt demzufolge der **PID-Regler** (Kennfunktionen s. ▸Abb. 2.8) dar, der die genannten Eigenschaften aller drei Teilkomponenten zum Zuge kommen lässt.

2.4.4 Dynamisches Verhalten und Stabilität

An einen Regelkreis werden – neben den Anforderungen bezüglich des stationären Zustands – natürlich auch spezielle Wünsche zum dynamischen Verhalten gerichtet. Die grundsätzlichen Ziele, die Störung in minimaler Zeit bei minimalem Überschwingen „auszuregeln" bzw. die Nachführung der Regelgröße entsprechend einer Führungsgröße in minimaler Zeit ebenso mit minimalem Überschwingen auszuführen, sind nur kompromisshaft erreichbar, weil sich die beiden Minimalbedingungen in der Realität dynamischer Systeme widersprechen. Dennoch lassen sich hierbei praktisch tolerierbare und – mit entsprechendem Aufwand – auch sehr ordentliche Ergebnisse erzielen.

Das Hauptproblem des Entwurfs und der Einstellung eines Regelkreises ist die Gewährleistung dynamischer Stabilität. Um den Stabilitätsbegriff rankt sich eine umfangreiche und anspruchsvolle mathematische Literatur, die vor allem auf den russischen Mathematiker A. M. LJAPUNOV zurückgeht. An dieser Stelle sei eine pragmatische und anschauliche Definition gegeben:

> **Stabilität** Ein System ist dynamisch stabil, sofern es auf eine beschränkte Erregung mit beschränkter Bewegung reagiert.

Eine solche Systemeigenschaft ist keineswegs selbstverständlich. Denn gerade die fundamentale Eigenschaft der permanenten Rückkopplung kann ein instabiles Verhalten begünstigen bzw. hervorrufen. Im Rahmen eines Regelvorgangs führt ein instabiles System, das prinzipiell unendlich große Amplituden anstrebt, natürlich sowohl in der Technik als auch in der Biologie in die Katastrophe. ▶ Abb. 2.13 zeigt ein monoton instabiles (a) und ein oszillatorisch instabiles (b) Verhalten.

Ein integrierendes System (**I-Regler**) ist als isoliertes System *per se* ein instabiles System. Solange ein Eingangssignal anliegt, wird dieses permanent aufintegriert. Die Übergangsfunktion in ▶ Abb. 2.8 (4. Zeile) zeigt deutlich, dass ein Einschaltvorgang durch ein I-System für $t \rightarrow \infty$ mit nach unendlich strebenden Reaktionen beantwortet wird. Der geschlossene Regelkreis mit einem I-Regler führt bei vernünftiger Auslegung allerdings nicht zu einem instabilen Gesamtsystem.

Die Regelungstechnik hat eine Vielzahl von praktisch anwendbaren Stabilitätskriterien und -prüfverfahren entwickelt. Diese beziehen sich teils auf die Gleichungen,

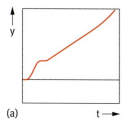
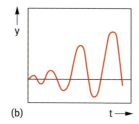

Abb. 2.13: Monoton (a) und oszillatorisch (b) instabiles Verhalten.

die für das System im Zeit- oder im Bildbereich gelten, teils auf grafische Darstellungen der Systemeigenschaften, wie z. B. Ortskurve, BODE-Diagramm oder Pol-Nullstellen-Darstellung (vgl. ▶ Kap. 2.3.2). Besonders nützlich sind Verfahren, die bereits anhand des noch offenen bzw. geöffneten Regelkreises, dessen Analyse natürlich viel einfacher ist als die des rückgekoppelten Systems, die Systembehandlung vornehmen. Hier sei insbesondere die Stabilitätsprüfung nach NYQUIST anhand der Ortskurve $G_0(j\omega)$ des geöffneten Regelkreises (der Steuerkette) erwähnt. Sie ist auch ein Kriterium, das nicht nur eine Ja/Nein-Entscheidung ermöglicht, sondern Auskunft darüber gibt, bei welchen Parametern das System wie nah oder fern der Stabilitätsgrenze arbeitet. Ein großer Abstand gewährleistet eine **Robustheit** gegenüber Parameter- oder Modellunsicherheiten oder -änderungen. (Robustheit wird natürlich auch häufig gefordert hinsichtlich der Erreichung der schon vorher genannten Ziele der Regelung: Störkompensation, Sollwertfolge und Einschwingverhalten (Dynamikverhalten)).

Wurzelortskurven-Verfahren

Andere Stabilitätskriterien beruhen auf der Tatsache, dass die Pole (vgl. ▶ Abb. 2.14) eines Systems in der linken komplexen Halbebene des Bildbereichs die abklingenden und die in der rechten Halbebene die aufklingenden Teilbewegungen der gesamten Eigenbewegung eines Systems charakterisieren. Die Pole eines geschlossenen Regelkreises müssen, um Stabilität zu gewährleisten, sämtlich in der linken komplexen Halbebene liegen. Die Pole des geschlossenen Regelkreises berechnen sich als Wurzeln (Lösungen) der charakteristischen ▶ Gl. (2.37). Sie verändern sich mit den Reglerparametern, insbesondere auch mit der Regelkreisverstärkung k_0. Daher ist es zweckmäßig, die Abhängigkeit der Lage der Wurzeln z. B. von k_0 explizit auf einer **Wurzelortskurve** (WOK) darzustellen. Zur Bestimmung der WOK des geschlossenen Regelkreises geht man von den einfach zu bestimmenden Polen und Nullstellen des geöffneten Regelkreises (▶ Abb. 2.8, ▶ Gl. (2.31)) aus. Die Wurzelortskurven (vgl. ▶ Abb. 2.14) nehmen in ihren verschiedenen Zweigen einen typischen regelhaften, insbesondere zur reellen σ-Achse symmetrischen Verlauf an. Die einzelnen Äste der WOK starten für $k_0 = 0$ immer in den Polstellen des offenen Regelkreises und enden für $k_0 \to \infty$ in den Nullstellen des offenen Regelkreises. Von Vorteil ist, dass der grundsätzliche typische Verlauf der WOK mithilfe einfacher Regeln skizziert werden kann. Der spezielle Verlauf und die konkreten Wurzelorte müssen dann meist nur für relativ wenige Werte des Parameters k_0 bestimmt werden. Von beson-

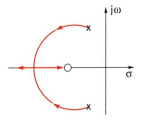

Abb. 2.14: Beispiel einer Wurzelortskurve (WOK) für einen PDT$_2$-Regelkreis (o – Nullstelle, x – Pole des geöffneten Systems). Der Parameter Kreisverstärkung k_0 läuft in Pfeilrichtung (0...∞). Wurzeln (Pole des geschlossenen Kreises) liegen immer in der linken Halbebene: immer stabiles System.

derem Interesse ist natürlich das Verhalten der Pole, die in der Nähe der imaginären Achse der komplexen Ebene, d. h. in der Nähe der Stabilitätsgrenze liegen. Das WOK-Verfahren gestattet also einen an das dynamische Verhalten und insbesondere an das Stabilitätsverhalten angepassten Reglerentwurf.

2.4.5 Steuerbarkeit und Beobachtbarkeit

Komplexere Systeme müssen auf **Steuerbarkeit** oder auf **Beobachtbarkeit** geprüft und ggf. durch Dekomposition in steuerbare und nicht steuerbare bzw. beobachtbare und nicht beobachtbare Anteile zerlegt werden.

> **Steuerbarkeit** Ein System ist vollständig steuerbar, wenn der Zustandsvektor x von einem beliebigen Anfangszustand x_0 durch einen geeignet gewählten Eingangsvektor u in endlicher Zeit in einen beliebig vorgebbaren Endzustand überführt werden kann.
>
> **Beobachtbarkeit** Vollständig beobachtbar ist ein System, wenn der Vektor des Anfangszustandes x_0 aus dem über ein endliches Intervall bekannten Verlauf des Eingangsvektors u und des Ausgangsvektors y bestimmt werden kann.

Schon theoretisch lässt sich einsehen, dass es nicht vollständig steuerbare und/oder beobachtbare Systeme gibt: Teilkomponenten von Eigenbewegungen, die sich nicht auf den Ausgangsvektor auswirken, sind natürlicherweise nicht beobachtbar. Zwei Teilsysteme, die parallel mit denselben dynamischen Eigenschaften auf einen Ausgangsvektor wirken, sind nicht vollständig beobachtbar. Wir greifen auf die allgemeine Darstellung der Übertragungsfunktionsgleichung ▶ Gl. (2.32) zurück: Wenn sich Pole gegen Nullstellen kürzen lassen, lässt sich das System nicht vollständig beobachten (bzw. steuern).

Die nicht vollständige Beobachtbarkeit im Sinne von Messbarkeit der Zustandsgrößen x ist bei komplexen technischen Anlagen und biologischen Systemen ein auf der Hand liegendes Problem. Dieses Problem kann mit einem **Beobachter** gelöst werden. Ein Beobachter ist ein (Computer-)Modell des realen Prozesses, das die gleichen Eingangssignale erhält wie der reale Prozess. Die Differenz der Ausgangsgrößen von Beobachter und realem Prozess ($y - \hat{y}$) wird dann mit einer adäquaten Gewichtung versehen auf den Eingang des Beobachters zurückgekoppelt. Dies führt dazu, dass der Beobachter dem realen Prozess folgt. Im Gegensatz zum realen Prozess sind im Beobachter jedoch alle Zustände messbar. Somit kann im Beobachter ein Schätzwert $\hat{x}$ für den realen Zustandsvektor x ermittelt und weiter verwendet werden. Der Beobachterentwurf entspricht praktisch dem eines Reglers, so dass sich das Beobachtungsproblem mit bekannten Reglerentwurfsverfahren lösen lässt.

2.4.6 Störgrößenaufschaltung und Regelkreise mit Hilfsstell- und Hilfsregelgrößen

Zahlreiche Erweiterungen des Regelkreises sind realisierbar, um die Automatisierung noch effizienter zu machen. Eine in Natur und Technik häufig angewandte Zusatzmaßnahme ist die **Störgrößenaufschaltung** (▶ Abb. 2.15 (a)). Wären die Art und der Zeitverlauf von Störungen von vornherein bekannt, wäre natürlich gar keine Regelung zur Erreichung der Steuerziele nötig, sondern eine einfache (Programm-)Steuerung, die die Störungen jeweils eliminiert. Solche günstigen Voraussetzungen liegen äußerst selten vor. In der konstruktiven Produktionstechnik und beim Betrieb von Werkzeugmaschinen und von Schweiß- und Montagerobotern werden Steuerungen häufig realisiert, in der chemischen Verfahrenstechnik oder Fahrzeug- und Flugzeugregelung, der Raumfahrttechnik und bei der Regelung physiologischer Prozesse sind sie nahezu undenkbar. Trotzdem gelingt es oft, eine oder mehrere der vielen Störungsgrößen näherungsweise zu messen und diese Information zusätzlich in die Reglerstrategie einzuspeisen. Fast jede Raumtemperaturregelung verfügt über eine Störgrößenaufschaltung, indem dem Regler sowohl die Messwerte der Raumtemperatur als auch der Außentemperatur zur Verfügung gestellt werden. Der Aktivitäts-Herzschrittmacher (s. ▶ Kap. 4) realisiert eine Störgrößenaufschaltung, allerdings nicht als Zusatzeinrichtung zu einer Regelung, sondern als isolierte und damit relativ ineffiziente Maßnahme.

Weitere Maßnahmen wie zusätzliche **Hilfsregelgrößen** (▶ Abb. 2.15 (b)) und **Hilfsstellgrößen** (▶ Abb. 2.15 (c)) sind denkbar. Solche Maßnahmen sind z. B. angezeigt, wenn keine der Störgrößen messbar ist und deshalb ersatzweise eine andere mit der Störung zusammenhängende Größe erfasst wird oder wenn eine weitere Größe durch die Regelung beeinflusst wird und so die Regelung unterstützt werden kann. Eine Regelung mit Hilfsgröße liegt z. B. bei der Regelung der menschlichen Körpertemperatur vor, indem außer der Messung der eigentlichen Regelgröße „Kerntemperatur" auch die Messung der Hauttemperatur, auf die sich die Störungen von außen (z. B. Lufttemperatur, und Luftgeschwindigkeit) viel eher als auf die Regelgröße auswirken, dem Regler im Hypothalamus gemeldet wird, so dass ein derartiges Konzept dynamisch effizienter arbeiten kann.

Ein Spezialfall der Regelung mit Hilfsregelgröße ist die **Kaskadenregelung** (▶ Abb. 2.15 (d), Anwendungsbeispiel in ▶ Kap. 7). Der Regler wird z. B. so in zwei Teile aufgespalten, dass ein äußerer Regelkreis den Sollwert für einen inneren Regelkreis liefert.

2.4.7 Internal Model Control

Häufig möchte man das Verhalten des geschlossenen Regelkreises in Form einer Führungs- oder Störungsübertragungsfunktion $G_w(s)$ oder $G_d(s)$ (▶ Kap. 2.4.2) direkt vorgeben. Dies kann beispielsweise dadurch erreicht werden, dass der Regler wie

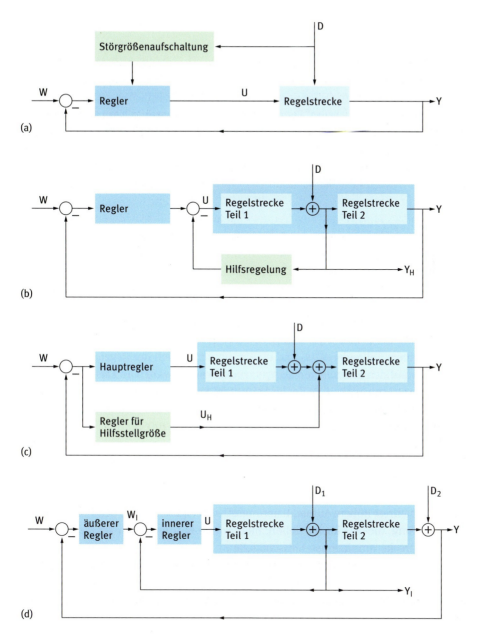

Abb. 2.15: Regelkreise mit (a) Störgrößenaufschaltung, (b) Hilfsregelgröße, (c) Hilfsstellgröße, (d) Kaskadenregelung.

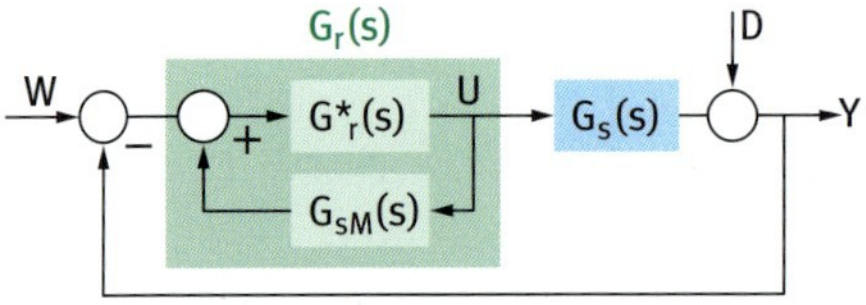

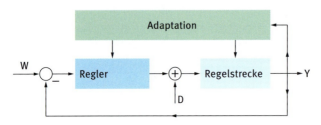

Abb. 2.16: *IMC*-Regler mit „innerem" Prozessmodell G_{sM}. Übertragungsfunktionen des ursprünglichen Reglers G_r^*, des IMC-Reglers G_r und der Regelstrecke G_s. W – Führungsgröße (Sollwert), U – Stellgröße, D – Störgröße, Y – Regelgröße.

```
                    ┌──────────────────────────────┐
                    │         Adaptation           │◄──────┐
                    └──────┬──────────────┬─────────┘       │
                           │              │                 │
   W         ┌──────────┐  │        ┌───────────────┐       │
   ──►(  )──►│  Regler  │──►(+)────►│  Regelstrecke │───┬──►Y
       ▲     └──────────┘    ▲      └───────────────┘   │
       │                     │ D                        │
       └─────────────────────┴──────────────────────────┘
```

Abb. 2.17: Adaptive Regelung.

in ▶ Abb. 2.16 aufgebaut wird. Demnach setzt sich der effektive Regler $G_r(s)$ zusammen aus einem Teilregler $G_r^*(s)$ und einem inneren Modell der Regelstrecke $G_{s,M}(s)$, das positiv auf den Eingang von $Gast_r(s)$ rückgekoppelt wird. Die Tatsache, dass ein Modell der Strecke explizit im Regler verwendet wird, wird auch als **Internal Model Control (IMC)** bezeichnet. Eine derartige Regelung ist z. B. für den dromotropen Schrittmacher (▶ Kap. 4) entworfen worden, vgl. [Werner 2005].

2.4.8 Adaptive Regelung

Eine oder mehrere höhere Automatisierungsebenen (vgl. ▶ Abb. 1.1) benötigt die **adaptive Regelung**, die bei substanziellen, nicht vorher bestimmbaren Veränderungen in der Regelstrecke vonnöten ist. Substanzielle Änderungen der Systeme des menschlichen Körpers sind selbst kurzfristig durchaus kein Ausnahmefall und langfristig meist der Normalfall. Die adaptive Regelung bedient sich mindestens einer Komponente zur Identifikation der Systemeigenschaften der Regelstrecke und einer weiteren Komponente, die daraus z. B. aufgrund von Optimierungskriterien Schlussfolgerungen für die Änderungen der Reglerparameter oder sogar der Reglerstruktur zieht und umsetzt (▶ Abb. 2.17). Derartige Regler sind nur mit hohem Softwareaufwand in einem Mikrorechner realisierbar.

2.4.9 Mehrgrößenregelung

Reale Prozesse in Technik und Biologie stellen sich häufig als verkoppelte Systeme, d. h. Systeme mit gegenseitigen Wechselwirkungen und mehreren Eingangs- und Ausgangsgrößen, dar und ggf. auch mit mehreren Regelgrößen. Beispiele sind die Regelung von Temperatur und Feuchte bei einer Klimaregelung, pH-Wert, Temperatur und Biomasseverteilung in einem Bioreaktor, die Blutdruck- und Blutvolumenregelung des Herz-Kreislauf-Systems (▶Kap. 3) oder Atmungs- (▶Kap. 7) und Narkose-Regelsysteme (▶Kap. 8). Viele der Begriffe und der Methoden für einschleifige Regelungen bleiben für **Mehrgrößensysteme** verwendbar. Als besonders zweckmäßig erweist sich die Zustandsraumdarstellung, die auch schon mit Hinweis auf Mehrgrößensysteme in ▶Kap. 2.2.2 eingeführt wurde. Sie arbeitet vorwiegend mit dem mathematischen Werkzeug der Matrizenoperationen, die sich trotz komplexer Systemstruktur in übersichtlicher Form durch Rechenprogramme ausführen lassen. Besondere Verfahren müssen ggf. angewandt werden, um die Mehrgrößensysteme so weit wie möglich zu **entkoppeln**.

2.4.10 Regelung von Systemen mit örtlich verteilten Parametern

Die bisherigen Ausführungen betrachten die Zustandsvariablen nur als Funktionen der Zeit, aber nicht des Ortes. Viele reale Systeme zeichnen sich aber dadurch aus, dass ihre Zustandsgrößen – man denke etwa an die Temperatur in einem langen Rohrreaktor oder innerhalb des menschlichen Körpers – ortsabhängig, d. h. auch Funktionen der ein- bis dreidimensionalen Ortskoordinate, sind. Das gleiche gilt für einige bis alle Kennparameter (Dichte, Leitfähigkeit, Elastizität etc.) solcher Systeme. Die Vorgehensweise der Behandlung derartiger Systeme besteht entweder darin, dass die Systeme aus unter Umständen sehr vielen Teilsystemen zusammengesetzt werden, in denen näherungsweise die Ortsunabhängigkeit gilt, oder dass sie mit den mathematischen Methoden für partielle (statt gewöhnliche) Differentialgleichungen behandelt werden, in denen außer den zeitlichen auch die örtlichen Differentialquotienten auftreten.

2.4.11 Fuzzy Control

Der in ▶Kap. 2.1.5 geschilderte *Fuzzy*-**Prozess (Fuzzifizierung – Inferenz – Defuzzifizierung)** ist in einen Regelkreis implementierbar. Er ist nichtlinear und rein statisch, so dass die Reglerdynamik durch klassische Zusatzelemente (z. B. PID-System) erzielt werden muss. *Fuzzy-Controller* müssen mit ähnlichen Methoden wie die klassischen Regler entworfen und optimiert werden, insbesondere sind die Regelkreise auf Stabilität zu prüfen. Ein vollständiger *Fuzzy-Control*-Entwurf ist z. B. für das künstliche

Herz vorgestellt worden [Werner 2005]. **Fuzzy-Controller** erhalten ihre Information nicht in quantitativer, sondern in qualitativer Form (▶ Kap. 2.1.5). Sie verfügen vorab über Prozesswissen, (das z. B. aufgrund von Expertenbefragungen gewonnen wird), allerdings besitzen sie per se keine Lernfähigkeit. Diese kann durch Kombination von *Fuzzy-Controllern* mit Neuronalen Netzen erreicht werden.

2.5 Computersimulation

Modellbildung und Simulation sind fundamentale Werkzeuge sowohl der Automatisierungstechnik als auch der Biomedizinischen Technik. Deshalb wird ihnen auch ein ganzer Band dieser Lehrbuchreihe gewidmet (s. ▶ Band 4). Wir beschränken uns daher in diesem Kapitel auf die Computersimulation als Entwurfsmethode von Patient-Maschine-Systemen (▶ Kap. 1.4) oder Organersatzsystemen. Dabei setzt die Simulation der physiologischen Prozesse intime Kenntnisse sowie deren Umsetzung und meist die Beschaffung weiterer Informationen durch experimentelle Studien voraus, will man nicht auf der Stufe sehr rudimentärer und insuffizienter Grobmodelle verharren. Deshalb sind grundlegende physiologische und pathophysiologische Prozesse auch in allen folgenden Kapiteln dieses Buches integriert.

2.5.1 Simulation physiologischer Systeme

Anders als bei der Teilsimulation zu entwerfender technischer Prozesse sind Strukturen und Parameter der physiologischen Prozesse nicht frei wählbar, sondern meist in komplexer und nicht vollständig identifizierter Weise vorgegeben. Die essenzielle Entscheidung bleibt dem Bearbeiter allerdings – wie bei allen Modellen – hinsichtlich der Wahl der Abstraktionsebene der Simulation. Es gilt der allgemeine Grundsatz der Simulationstechnik, das Modell möglichst einfach zu gestalten, jedoch in jedem Fall so, dass es die Lösung des gestellten Problems erlaubt. In diesem Sinne sind physiologische Modelle selten „einfach", aber dennoch immer bedeutend weniger komplex als die Realität.

Das klassische Simulationsinstrument, der Analogrechner, wird heute nur noch selten eingesetzt. Seinen Vorteilen, nämlich Anschaulichkeit und Interaktionsmöglichkeit sowie die prinzipielle Parallelverarbeitung, stehen vor allem die Nachteile des großen und teuren Hardwareaufwands entgegen. Die hohe Rechengeschwindigkeit und die Möglichkeit des Einsatzes von Parallelprozessoren haben dem Digitalrechner auch in der Simulationstechnik zum Durchbruch verholfen. Die mangelnde Anschaulichkeit aufgrund der sequenziellen Programmierung (und weitgehend auch Prozessierung) wird zudem wettgemacht durch die Programmierung in „blockorientierten" Sprachen und Simulationstools, wie z. B. MATLAB/SIMULINK. Weitere ausführlichere Informationen zu diesem Thema finden sich in ▶ Band 4.

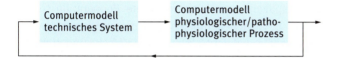

Abb. 2.18: Entwurfsmethode: vollständige Computersimulation.

2.5.2 Simulation von Patient-Maschine-Systemen

Die Simulation des Patienten-Maschine-Systems (▶Kap. 1.4) kann als vollständige Computersimulation im geschlossenen Kreis (▶Abb. 2.18), aber auch als „hybride" Simulation erfolgen, d. h. mit einem Computermodell des physiologischen Systems im Zusammenwirken mit dem realen technischen Gerät. Führt die vollständige oder hybride Computersimulation an einem verifizierten Simulationssystem zu befriedigendem Verhalten des Gesamtsystems – häufig nach vielen iterativen Schritten –, wird meist das technische System an einem Modell (Tiermodell) experimentell getestet, bevor es am oder im Original (Mensch) eingesetzt wird, und damit die Realisierung des Patient-Maschine-Systems ermöglicht.

> Der **Simulationsprozess** kann in sieben Stufen gegliedert werden:
> – Simulation des physiologischen Systems, seiner Struktur, Funktion und Dysfunktion im Kontext der zu treffenden Therapiemaßnahme
> – Validierung dieser Teilsimulation
> – Entwurf des physikalisch/technischen Systems auf der Simulationsebene
> – Validierung dieser Teilsimulation
> – Simulation der Interaktion/Kooperation der beiden Subsysteme
> – Validierung der Gesamtsimulation
> – Anpassung und Optimierung der Interaktion/Kooperation durch Modifikation des Systementwurfs.

Damit liefert die Simulation erst die Grundlage und Voraussetzung dafür, dass ein zu realisierendes Therapiesystem/-gerät die zu fordernde Zielsetzung, nämlich den maximal möglichen Therapieerfolg bzw. die optimale Kooperation des technischen und physiologischen Systems, weitestgehend erreicht. In einer verantwortungsvoll „handelnden" Medizintechnik ist dieser Prozess in der Regel dem Bau, der Produktion und dem Einsatz des realen Systems vorgeschaltet. Es ist evident, dass dies im Zuge der schnellen Markteinführung medizintechnischer Geräte und Systeme nicht immer oder nicht immer hinreichend geschieht. Die Modellierung und Simulation in der Medizintechnik setzt nicht nur die Beherrschung der mathematischen und informations-/automatisierungstechnischen Werkzeuge und der physikalischen und technischen Prozesse der Therapiemaßnahmen und -geräte voraus, sondern erfordert auch fundierte Kenntnisse und Einsichten in die funktionelle und operative Medizin. An die Stelle der Verantwortlichkeitsseparation durch Schnittstellen und weitgehend unabhängige Arbeitspakete muss eine verzahnte Kooperation treten, die vor Ort und in enger Absprache aller Beteiligten stattfindet und interaktiv und iterativ die Simulation mit der Realität abgleichen muss. Medizinische und nichtmedizinische Wissenschaftler müssen weit überlappende Kompetenzen besitzen bzw. erwerben und jeweils in der Lage sein, für die Ergebnisse auch Gesamtverantwortung zu übernehmen.

Unverzichtbarer und meist aufwändigster Bestandteil von Modellierung und Simulation ist die frühzeitige **Validierung** bereits vor der Überprüfung bzw. dem Einsatz am Patienten, d. h. vor klinischen Tests bzw. Prüfungen. Die Validierung kann in Ausnahmefällen durch einen ausgedehnten Plausibilitätstest erfolgen, der Regelfall sollte die sorgfältige Überprüfung durch bereits bekannte Ergebnisse und durch eigenständige experimentelle Studien sein. Dies muss sowohl auf der Stufe der physiologischen und technischen Teilmodelle als auch der simulierten Interaktion/Kooperation dieser Systeme geschehen (s. ▶ Band 4).

Trotz der großen und anerkennenswerten Erfolge der Apparatemedizin in der Lebenserhaltung müssen angesichts einer durchschnittlichen Lebensverlängerung von oft nur wenigen Jahren (wie z. B. bei der Dialyse, beim Kunstherzen und in der Onkologie) z. T. bei häufig sehr beschränkter Lebensqualität die Ziele weiter gesteckt werden. Langwierige Optimierungsprozesse dürfen nicht ausschließlich am Patienten erfolgen. Zeit- und kostenaufwändige Irrwege (klassisches Beispiel: die Suche nach einem das ursprüngliche physiologische Herz-Kreislauf-Funktionssystem wiederherstellenden frequenzadaptiven Herzschrittmacher, ▶ Kap. 4) sollte man sich nicht mehr leisten. Die Wege können beträchtlich abgekürzt und effizienter gestaltet werden, wenn in solchen Fällen vor der Produktion und dem Einsatz der Geräte und Implantate (z. B. die elektrophysiologischen, hämodynamischen und kreislaufregulatorischen) Aspekte der Kooperation mit den physiologischen Prozessen umfassend durch Simulation analysiert werden.

Verzeichnis der Quellen und der weiterführenden Literatur

Adamy J.: Nichtlineare Regelungen. Berlin: Springer 2009.
Kahlert J.: Fuzzy-Control für Ingenieure. Braunschweig: Vieweg-Verlag 1995.
Lunze J.: Regelungstechnik, Band 1 und 2, Berlin: Springer 2010.
Lunze J.: Automatisierungstechnik. München: Oldenbourg Verlag 2008.
Werner J. (Hrsg.): Kooperative und autonome Systeme der Medizintechnik. München: Oldenbourg Verlag 2005.

Testfragen

1. Was versteht die Systemtheorie unter dem Begriff „System"?
2. Wie ist ein Abtastsystem definiert?
3. Was ist ein lineares System?
4. Was sind „Fuzzy Systems"?
5. Welche Struktur und Eigenschaften haben neuronale Netze?
6. Welche beiden Komponenten enthält die Bewegungsgleichung eines Systems?
7. Was versteht der Regelungstechniker unter Zustandsraumdarstellung?
8. Wie ist die Übergangsfunktion definiert?
9. Welchen Sinn und Zweck hat die LAPLACE-Transformation?
10. Was versteht man unter dem Begriff Übertragungsfunktion?
11. Was ist eine Pol-Nullstellen-Darstellung?
12. Was ist der Unterschied zwischen Steuerung und Regelung?
13. Welche Eigenschaften haben die P-, D- und I-Komponenten eines PID-Reglers?
14. Was versteht man unter dynamischer Stabilität?
15. Worin besteht das Wurzelortskurven-Verfahren?
16. Erklären Sie die Begriffe Steuerbarkeit und Beobachtbarkeit!
17. Skizzieren Sie Regelkreise mit Störgrößenaufschaltung und mit Hilfsregelgrößen!
18. Was ist Internal Model Control?
19. Was ist eine adaptive Regelung?
20. Wodurch zeichnet sich eine Mehrgrößenregelung aus?

Jürgen Werner

3 Regelkreise des menschlichen Körpers

Zusammenfassung: Automatisierte Therapiesysteme kooperieren in der Regel mit den noch funktionsfähigen physiologischen Regelkreisen. Daher erläutert das Kapitel grundlegend die Analogien und die Unterschiede zwischen technischen und physiologischen Regelkreisen. Als zentrales Beispiel und als wichtige Grundlage für das Verständnis der folgenden Kapitel wird das kardiozirkulatorisch-renale System mit seinen zahlreichen Verkopplungen und Regelungen behandelt.

Abstract: Automated therapy systems usually cooperate with intact physiological control loops. This chapter illustrates the general analogies and special differences between technical and physiological control loops. The cardio-circulatory-renal system with its numerous couplings and control loops is presented as a central example and important basis for the understanding of the following chapters.

Der Entwurf automatisierter Therapiesysteme, die in der Regel mit physiologischen Regelkreisen kooperieren sollen, erfordert ein solides funktionelles Verständnis der Regelkreise des menschlichen Körpers. In diesem Kapitel werden daher zunächst einige grundsätzliche Charakteristika physiologischer Regelkreise behandelt. Analogien und Unterschiede zu technischen Regelungen werden herausgearbeitet. Als zentrales Beispiel wird sodann das kardiozirkulatorisch-renale System mit seinen zahlreichen Verkopplungen und Regelkreisen vorgestellt. Dies bildet eine wesentliche Grundlage zum Verständnis der meisten folgenden Kapitel.

Der menschliche Organismus ist im Allgemeinen durch einen dynamischen Gleichgewichtszustand (**Homöostase**) gekennzeichnet, an dem unzählige Regelungsmechanismen beteiligt sind. Sie überwachen eine Vielzahl physiologischer Variablen und halten diese innerhalb relativ enger Grenzen konstant. Wirkungsvolle Regulationen bestehen auf der Zellebene, der Organebene, der Ebene der Organsysteme und im Übrigen auch auf der psychosozialen Ebene, s. a. ▶ Band 2, Kap. 2.7. Das gemeinsame Charakteristikum derartiger Regelsysteme ist, wie bei technischen Regelsystemen, das Prinzip der negativen **Rückkopplung** (*Feedback*). Wenngleich das technische Regelkreisschema (▶ Abb. 2.9) im Prinzip für alle diese Prozesse herangezogen werden kann, erweist sich doch die Realität der physiologischen Regelsysteme als außerordentlich vielgestaltig und komplex. Die meisten dieser Systeme sind hochgradig nichtlineare, adaptive, gekoppelte Mehrebenensysteme, die zudem meist noch durch eine örtliche Verteilung ihrer Parameter und Variablen innerhalb des Körpers gekennzeichnet sind (Definitionen s. ▶ Kap. 2).

3.1 Proportionale Regelung und Regelabweichungen

Technische Regler (vgl. ▶ Kap. 2) reagieren im Allgemeinen nicht nur proportional auf die Regelabweichung (**P-Regler**), sondern zusätzlich differenziell (D-Verhalten), d. h. proportional zu deren zeitlicher Änderung, und auch integrativ, d. h. mit zeitlicher Aufsummierung der Regelabweichung (sogenannte **PID-Regler**). Vorteil der differenziellen Komponente, die auch in physiologischen Regelkreisen durchweg realisiert ist, ist die schnelle, wenn auch meist zunächst über den endgültigen Wert hinausschießende Reaktion der Regel- und Stellgrößen. Die zusätzliche integrative Komponente ermöglicht eine Ausregelung der Regelabweichung exakt auf null, während P- und **PD-Regler** grundsätzlich mit einer meist tolerablen Regelabweichung arbeiten.

> Der menschliche Organismus bedient sich vorwiegend proportional und differenziell wirkender Regelsysteme. Die bei Störgrößeneinwirkung entstehende bleibende Regelabweichung kann in den autonomen Regelkreisen, die vor allem im Dienste der ▶ **Homöostase** des inneren Milieus stehen, toleriert werden.

Im Falle der motorischen Regelungen (vgl. ▸ Kap. 13 und 14) zur Durchführung exakter Bewegungen sind besondere Zusatzmechanismen realisiert. Die Nachführung der Augen im Rahmen der Blickbewegung wird beispielsweise durch eine der kontinuierlichen Regelung überlagerte (diskontinuierliche) Abtastregelung unterstützt. Dies führt in unregelmäßigen Abständen zu einer ruckartigen Korrekturbewegung. Die exakte Ausführung komplexer motorischer Programme (Sprechen, Gehen, Schreiben etc.) wird durch vielfältige Kontrollen und Korrekturen auf den verschiedenen Ebenen dieses vielschichtig hierarchisch organisierten Systems gewährleistet.

Aufgrund der Eigenschaft der Proportionalregelung arbeiten die autonomen physiologischen Regelkreise abhängig von der Größe der Störeinwirkungen mit bleibenden **Regelabweichungen** (Istwert ungleich Sollwert). Sofern diese nach Ablauf der dynamischen Phase in einen stationären Zustand münden, gefährden sie im Allgemeinen nicht die physiologischen Funktionen des Körpers. Allerdings erzeugen sie mitunter beträchtliche Beanspruchungen, die nicht beliebig lange toleriert werden können.

Bei starker Arbeitsbelastung sinkt trotz Regulation das Plasmavolumen, z. B. durch andauernde Filtration von Plasma aus den Kapillaren in das Muskelgewebe und gegebenenfalls verstärkt durch den Flüssigkeitsverlust durch Schweißproduktion.

Hierdurch und durch die vermehrte Freisetzung von Erythrozyten (rote Blutkörperchen) aus den Blutbildungsstätten entfernt sich auch der Hämatokrit (Anteil der Blutkörperchen am Blutvolumen) von seinem Sollwert.

Die Regulation der Blutgaswerte (vgl. ▸ Kap. 7), also der Sauerstoff- und Kohlendioxidpartialdrücke, toleriert bei schwerer körperlicher Arbeit Regelabweichungen in der Größenordnung von 10 % vom Ruhewert. Die vermehrte Bildung von Laktat durch anaerobe Energiegewinnung (ohne Zufuhr von O_2) erzeugt eine metabolische Azidose (pH-Wert unterhalb des Sollwerts 7,4), die teilweise durch Erhöhung des Atemzeitvolumens respiratorisch kompensiert werden kann (vgl. ▸ Band 2, Kap. 2.7).

Ein Überschreiten der Regelkapazität wird durch eine laufende Vergrößerung der Regelabweichung und der entsprechenden Stellgrößen, die keinem stationären Zustand zustreben, angezeigt. Dies dokumentiert sich im kardiopulmonalen System vor allem durch den Ermüdungsanstieg, beispielsweise in Sättigungswerten der Herzschlagfrequenz und des Sauerstoffverbrauchs. Die Obergrenze dieser beiden Stellgrößen wird in kardiopulmonalen Leistungstests durch das *leveling off* (asymptotische Annäherung an den Maximalwert) bei fortlaufend gesteigerter mechanischer Leistungsanforderung evident. Dieses akute Erschöpfungsstadium führt bei Andauer der Belastung zu einer Überforderung der physiologischen Regulationen und damit zum Zusammenbruch. So stellt z. B. Hitzearbeit unter Umständen eine nichttolerable simultane externe und interne Belastung von Temperatur- und Kreislaufregulation dar. Bei Überschreitung der Regulationskapazität kommt es zum oft tödlichen Hitzschlag, der durch eine abnorm hohe Körpertemperatur gekennzeichnet ist.

Die Leistungsbegrenzung der Regelkreise ist also gekennzeichnet durch die beschränkte Kapazität der Stellgrößen, deren Überschreitung zur Destabilisierung notwendiger Gleichgewichte führt; hierbei vor allem zur Destabilisierung der Balance zwischen Wärmeproduktion und Wärmeabgabe, Energiebedarf und Energiebereitstellung sowie Sauerstoffbedarf und Sauerstoffversorgung.

Auch aufgrund von psychischen Leistungen steigt der Energieumsatz des Organismus an. (Ursache ist ein erhöhter Muskeltonus und nicht ein erhöhter Umsatz des Gehirns). Während bei überwiegend mentalen Belastungen der Einsatz der intellektuellen Fähigkeiten im Vordergrund steht, gehen überwiegend emotionale Belastungen mit deutlichen Reaktionen des neuronalen und hormonellen Systeme einher, so dass es zu erheblichen Störungen der autonomen Regulationen kommen kann, die typischerweise zum übermäßigen Anstieg der Adrenalinausschüttung, der Herzschlagfrequenz, des Atemzeitvolumens und der Schweißrate führen.

3.2 Sollwertverstellungen

Von den diskutierten Regelabweichungen aufgrund der Proportionalregelung oder der Überschreitung der Stellgrößen sind interne **Sollwertverstellungen** im Organismus zu unterscheiden. Diese werden zentral gesteuert.

Körperliche Arbeit bedingt z. B. außer der Regelabweichung, Erhöhung der Körpertemperatur, wegen des erhöhten Durchblutungsbedarfs der Muskulatur eine Erhöhung des mittleren arteriellen Blutdrucks. Der systolische Blutdruck muss unter Umständen auf über 200 mmHg gesteigert werden. Eine solche Erhöhung (von bis zu von 100 %) führte zur Annahme von bisher allerdings nicht identifizierten „Ergosensoren" in der Muskulatur, die auf dem Wege der Sollwertverstellung den Einfluss der den arteriellen Blutdruck messenden Pressosensoren im Regelzentrum überspielen.

Da sich die Ausschüttung zahlreicher Hormone mit dem Tagesrhythmus (zirkadianer Rhythmus), mit dem Menstruationszyklus und zum Teil auch mit dem Jahresrhythmus ändert, kommt es auch zu rhythmischem Verhalten einiger physiologischer Regelgrößen. Evident wird dieses vor allem in dem Verhalten der Körpertemperatur, die im zirkadianen Rhythmus eine nahezu sinusförmige Schwankung in der Größenordnung von 1°C und im monatlichen Rhythmus den mit der Ovulation (Eisprung) einhergehenden Temperatursprung von ca. 0,5°C aufweist. Das im Rahmen der Infektabwehr auftretende Fieber, u. U. in Form einer Körpertemperaturerhöhung von mehreren °C, ist ebenfalls als eine zentrale Sollwertverstellung zu interpretieren. Sofern nicht bei extremem Fieber die regulatorischen Stellgrößenkapazitäten überschritten werden, kann von einem normalen Regelkreisverhalten, allerdings auf angehobenem Temperaturniveau, ausgegangen werden. Adaptive Prozesse aufgrund von Training, Hitze-, Kälte- oder Höhenakklimatisation erzeugen langfristig Umstellungen im Regler- und Stellgrößenverhalten. Dadurch kann die Regelung entweder ökonomischer (Einsparung von Ressourcen, wie z. B. Stoffwechselenergie, Elektrolyte, Körperflüssigkeit) oder präziser (Reduktion der Regelabweichung) arbeiten. Solche physiologischen Maßnahmen führen regelungstechnisch gesehen ebenfalls zu Sollwertverstellungen.

3.3 Das Nervensystem als zentrale Regelschaltstelle

Intrazellulär finden Regulationen über Änderungen enzymkatalysierter Reaktionen statt. So steigt z. B. nach einer Mahlzeit mit der Zunahme des Blutzuckerspiegels (vgl. ▶ Kap. 12) auch die Insulinsekretion der Bauchspeicheldrüse (Pankreas). Da dadurch die Glukoseaufnahme durch das Gewebe erhöht wird, ist bereits eine negative Rückkopplung im Prinzip realisiert. In vielen Fällen wird durch chemische Substanzen, Prostaglandine, Histamin u. a. oder Stoffwechselprodukte (Metabolite), wie CO_2 und Laktat, lokal eingegriffen. Ein lokaler Konzentrationsanstieg von Stoffwechselprodukten durch vermehrte Muskelaktivität führt beispielsweise zur Erweiterung von Blutgefäßen. Die negative Rückkopplungsschleife wird dadurch geschlossen, dass mit infolgedessen ansteigender Durchblutung die O_2-Versorgung des Muskelgewebes ansteigt und das Auswaschen der lokalen Metaboliten gewährleistet ist. In einem solchen System der Autoregulation ergibt sich für jedes Niveau der Muskelaktivität eine entsprechende lokale Durchblutung.

> Zentral abgestimmte physiologische Regulationssysteme verfügen explizit über **Messfühler** (**Sensoren, Rezeptoren**) und bedienen sich der Informationsübertragung und -verarbeitung auf dem schnellen neuronalen und/oder dem langsamen hormonalen Weg. Die lokalen Regulationen sind ihnen untergeordnet.

Thermo-, Presso- und Chemosensoren (vgl. ▶ Kap. 4 bis 12) melden beispielsweise ihre Information über afferente (Informationstransfer: peripher→zentral) Nerven den Regelzentren im Hirnstamm und im Zwischenhirn (Hypothalamus). Fotosensoren der Netzhaut (vgl. ▶ Band 11) senden Signale in das Mittel-, Zwischen- und Großhirn. Informationen der Mechanosensoren der Haut, der Muskeln, der Sehnen und der Gelenke (vgl. ▶ Kap. 13, 14) werden im Kleinhirn, in verschiedenen Kortex-(Großhirn-)Arealen und subkortikalen Zentren des Gehirns verarbeitet. Efferent, d. h. für den nach peripher gerichteten Informationstransfer, bedienen sich die Regelkreise, sofern es sich um autonome, unbewusste Prozesse handelt, der Bahnen des **Autonomen (vegetativen) Nervensystems** und des **endokrinen Systems** (Hormontransport über den Blutweg). Soweit es sich um weitgehend bewusst gesteuerte Regelungen an der Skelettmuskulatur (Haltung und Bewegung) handelt, ist die gesamte Hierarchie des motorischen Systems vom Rückenmark bis zu den subkortikalen und kortikalen Arealen beteiligt (vgl. ▶ Kap. 14).

3.3.1 Neuronale Regulation: Das Autonome Nervensystem

> Die Integration und die Koordination von Zellgruppen und Organen im Rahmen von autonomen Regulationsvorgängen werden vom ▶**Autonomen (vegetativen) Nervensystem** (ANS) auf elektrisch-neuronalem bzw. vom endokrinen System auf hormonalem Wege gewährleistet (▶Abb. 3.1).

Sowohl das elektrisch-neuronale als auch das endokrine System dienen der Steuerung des Stoffwechsels, des Wachstums und der Fortpflanzung, der Steuerung und Regelung von Herz und Kreislauf, von pH-Wert, Körpertemperatur, Wasser- und Elektrolythaushalt etc. Die Hauptregelzentren liegen im **Hirnstamm** und im *Hypothalamus*.

> Das periphere ANS besteht aus zwei anatomisch und funktionell weitgehend getrennten Teilsystemen: dem **Sympathikus** und dem **Parasympathikus**.

Die dazugehörigen Schaltstellen liegen im Fall des Sympathikus im Brust- und Lendenbereich des Rückenmarks, im Fall des Parasympathikus im Hirnstamm und im Kreuzbeinbereich des Rückenmarks. Von diesen Stationen ziehen „präganglionäre"

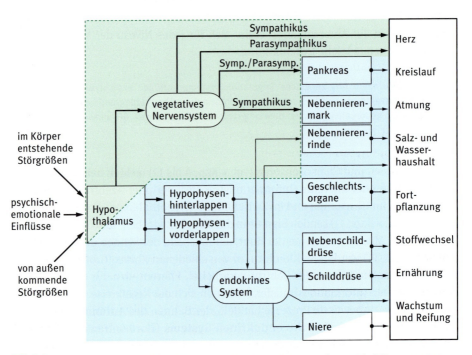

Abb. 3.1: Steuerung autonomer Körperfunktionen durch das Autonome (vegetative) Nervensystem (grün hinterlegt, dick gezeichnete Signalwege über Nervenfasern) und durch das endokrine System (hellblau hinterlegt, dünn gezeichnete Signalwege: Hormone in der Blutbahn).

Fasern zu Ansammlungen von Nervenzellkörpern (Ganglien), in denen sie auf „post-ganglionäre" Fasern umgeschaltet werden. Die Informationsübertragung an den Ganglien geschieht mithilfe des synaptischen Transmitterstoffes Acetylcholin, die Übertragung auf die End-Organe im Falle des Sympathikus durch **Noradrenalin**, im Falle des Parasympathikus wiederum durch **Acetylcholin**.

Die meisten Organe werden von den beiden vegetativen Teilsystemen gegensätzlich (**antagonistisch**) innerviert. Darüber hinaus kann der Sympathikus an den End-Organen verschiedenartige Wirkungen über dort in den Membranen angesiedelte α- bzw. β-Rezeptormoleküle erzeugen.

3.3.2 Hormonale Regulation: Das endokrine System

> Das ▸**endokrine System** ist in enger Abstimmung mit dem vegetativen Nervensystem an den meisten autonomen Regulationsprozessen beteiligt (vgl. ▸Abb. 3.1). Seine Botenstoffe sind die Hormone.

Sie stammen aus hormonproduzierenden Zellen und gelangen über den Blutweg (**humoral**) an ihre Zielorgane, die ihrerseits wieder – untergeordnete – Hormondrüsen sein können. Im Hypothalamus können neuronale Signale in hormonale Signale umgesetzt werden (**neuroendokrine Zellen**).

Im Zusammenhang mit Beanspruchungen des Organismus sind insbesondere zwei Hormonsysteme von Bedeutung:

– das **Sympathikus-Nebennierenmark-System** (vgl. ▸Abb. 3.1), das vor allem der Ausschüttung von Adrenalin dient, das seinerseits Glykogen-(Kohlenhydrat-) und Fettdepots mobilisiert und den Kreislauf stimuliert,
– das **Hypophysen-Nebennierenrinden-System**, das die Ausschüttung von ACTH (Adenokortikotropes Hormon) aus dem Vorderlappen der Hirnanhangdrüse (Adenohypophyse) und damit in der zweiten Stufe die Abgabe von Kortikosteroiden aus der Nebennierenrinde zwecks Glykogenmobilisierung anregt.

Die Tätigkeit der meisten endokrinen Drüsen ist durch Hormone der **Adenohypophyse** geregelt, deren Ausschüttung wiederum der Kontrolle durch Hormone, die von **hypothalamischen Neuronen** produziert werden (**stimulierende** bzw. **hemmende Releasing-Hormone**), unterliegt. Die Hormone der peripheren endokrinen Drüsen steuern via *Feedback* ihrerseits die Sekretion der hypothalamischen Neurone. Auf diese Weise entstehen vielfältige negative Rückkopplungssysteme zwischen **Hypothalamus**, **Hypophyse** (Hirnanhangdrüse) und endokrinen Drüsen. Andere Hormone werden in hypothalamischen Arealen gebildet und durch Transport über die Nervenfasern im Hypophysenhinterlappen (**Neurohypophyse**) in den Kreislauf freigesetzt, namentlich das **antidiuretische Hormon** (**ADH** , auch **Vasopressin** genannt), das eine entscheidende Rolle für die Nierenfunktion (▸Kap. 10) und die Kreislaufregulation spielt.

Die Bedeutung psychisch-emotionaler Einflüsse auf das Gesamtsystem wird dadurch deutlich, dass das neuroendokrine Steuerzentrum Hypothalamus seinerseits der Kontrolle des limbischen Systems unterstellt ist, also jenen subkortikalen Strukturen, die für das Emotions- und Motivationsgefüge des Menschen verantwortlich sind.

3.4 Kardiozirkulatorisch-renales System

3.4.1 Autoregulation des Herzens

> Das Herz ist bereits aufgrund der Eigenschaften seiner Muskulatur und interner Regulationsvorgänge in der Lage, seine Leistung an verschiedene Druck- und Volumenbelastungen anzupassen und die Funktion der beiden Herzhälften zu koordinieren (▸**Autoregulation**). Darüber hinaus unterliegt das Herz-Kreislauf-System zahlreichen neuronal und humoral (durch Botenstoffe im Blut) vermittelten zentralen Steuer- und Regelvorgängen.

Die lokale Anpassung an unterschiedliche Druck- und Volumenbelastungen sei anhand des **Arbeitsdiagramms** für das isolierte Herz (offenes System) erläutert (▸Abb. 3.2(a)). Maßgeblich für die Füllung ist die **Ruhedehnungskurve**, die die Eigenschaften der passiven Dehnbarkeit des Myokards beschreibt. Ausgehend von verschiedenen Arbeitspunkten (Füllungen auf den Ruhedehnungskurven) kann das Herz unter elektrischer Erregung bei verschiedenen Bedingungen bestimmte Drücke und/oder Volumina erzeugen. Sind z. B. alle Klappen geschlossen, arbeitet das Herz isovolumetrisch: Die maximalen Drücke, die je nach Ausgangsarbeitspunkt bei konstantem Volumen erreicht werden, liegen auf der **Kurve der isovolumetrischen Maxima**. Diese steigt bei größer werdender Vordehnung an, durchläuft dann jedoch ein Maximum. Wird das Herz unter der Bedingung konstanter Spannung („isotonisch") bzw. konstanten Druckes („isobarisch") maximal zur Kontraktion gebracht, werden Volumina ausgeworfen, die wiederum je nach Vordehnung (Arbeitspunkt) auf der **Kurve der isotonischen** bzw. **isobarischen Maxima** liegen.

Die **Systole** des Herzens (Anspannungsphase + Austreibungsphase) stellt näherungsweise eine **Unterstützungskontraktion** dar, die aus zwei Phasen besteht: 1. der isovolumetrischen Drucksteigerung und 2. der in erster Näherung isotonisch ablaufenden Volumenerzeugung. Nun kann für jeden Arbeitspunkt auf der **Ruhedehnungskurve** eine Kurve der möglichen Unterstützungsmaxima (in ▸Abb. 3.2(a) blau gestrichelt) ermittelt werden, die zwischen den zugehörigen Punkten E und F auf der Kurve der isotonisch bzw. der isovolumetrischen Maxima verläuft. Das Arbeitsdiagramm des Herzens beginnt in Punkt A mit der enddiastolischen Füllung auf der Ruhedehnungskurve, die sich entsprechend der **Vorlast** einstellt, es folgt die isovolumetrische Druckerzeugung, der sich bei Erreichen der ▸**Nachlast** (Punkt B), reprä-

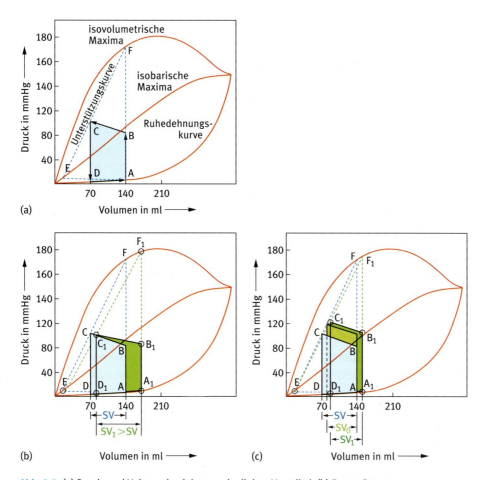

Abb. 3.2: (a) Druck- und Volumenbeziehungen im linken Ventrikel. (b) FRANK-STARLING-Mechanismus bei Volumenbelastung („*preload*"). (c) FRANK-STARLING-Mechanismus bei Druckbelastung („*afterload*"). Erklärung und Bezeichnungen im Text.

sentiert durch den enddiastolischen Aortendruck bzw. Pulmonalisdruck, die in sehr grober Näherung isotonisch verlaufende Volumenerzeugung (**Schlagvolumen** SV) bis zum Erreichen der Unterstützungskurve (Punkt C) anschließt. Die isovolumetrische Entspannungsphase bringt schließlich den Druck wieder auf den durch die passiven Eigenschaften (Ruhedehnungskurve) festgelegten Wert (Punkt D). Es ergibt sich das Arbeitsdiagramm ABCD (blau gefüllt). Je nach Vorbelastung aufgrund des venösen Angebots wandert es entlang der Ruhedehnungskurve, in ▸ Abb. 3.2 (b) z. B. von Punkt A nach A_1. Es steigt somit die enddiastolische Füllung entlang dieser Kurve. Dies führt jeweils zu unterschiedlichen Kurven der Unterstützungsmaxima (grün gestrichelt) und ohne Änderung der isovolumetrischen und isotonischen Maxima zu einem anderen Arbeitsdiagramm $A_1B_1C_1D_1$ (grün gefüllt), das als Antwort auf die Volumenbelastung ein größeres Schlagvolumen erzeugt ($SV_1 > SV$). Der Vorgang wird als ▸ FRANK-STARLING-**Mechanismus** bezeichnet. Er ist auch an der intrakardialen Anpassung an Druckbelastungen durch erhöhte Strömungswiderstände im Kreislaufsystem beteiligt (▸ Abb. 3.2 (c)): In diesem Fall führt in einem ersten Schritt eine erhöhte Druckbelastung ohne Änderung des Arbeitspunktes zu einer Reduktion des Schlagvolumens SV auf SV_0 (gelb gefülltes Arbeitsdiagramm) und damit zur Erhöhung des Restvolumens. Wird dann ein normales Füllvolumen aufgenommen, folgt daraus eine größere enddiastolische Füllung, d. h. eine Verschiebung des Arbeitspunktes auf der Ruhedehnungskurve von A nach A_1 und damit eine neue Kurve (grün gestrichelt) der Unterstützungsmaxima und ein neues Arbeitsdiagramm $A_1 B_1 C_1 D_1$ (grün gefüllt). Das ermöglicht dann, ein Schlagvolumen SV_1, das praktisch gegenüber SV unverändert ist, gegen einen erhöhten Druck auszuwerfen.

Über den FRANK-STARLING-Mechanismus stellt das Herz also ein Schlagvolumen (SV) und damit auch ein **Herzzeitvolumen** (HZV) in Abhängigkeit vom zentralen Venendruck (CVP) ein. Diese Beziehung ist als stationäre Kurve in ▸ Abb. 3.3 (a) eingezeichnet. Betrachtet man andererseits zunächst auch das Kreislaufsystem (Gefäßsystem) isoliert als offenes System (▸ Abb. 3.3 (b)), würde sich ohne venösen Rückstrom (Herzstillstand) in dem System ein statischer Druck von ca. 7 mmHg einstellen. Bei Herztätigkeit wird ein Druckgradient erzeugt, nämlich ein hoher arterieller Druck und ein niedriger zentraler Venendruck. Dies führt zu einer Zunahme des venösen Rückstroms (VR) bei abnehmendem Venendruck (CVP) (Kennlinie im Block „Gefäßsystem").

In vivo arbeiten das Herz und das Gefäßsystem in einem geschlossenen Kreis zusammen, d. h., Herzzeitvolumen und venöser Rückstrom müssen identisch werden. Damit können die beiden stationären Kennlinien in ein gemeinsames Diagramm gezeichnet werden (▸ Abb. 3.3 (c)), und es ist offenkundig, dass sich als Herzzeitvolumen (venöser Rückstrom) und als zentralvenöser Druck die aus dem Schnittpunkt der beiden Kurven ergebenden Werte HZV_1 und CVP_1 einstellen. Damit ist schon das nicht zentral kontrollierte Herz-Kreislauf-System als Proportionalregelkreis deutbar mit der stationären Kennlinie des P-Reglers „Herz". Kommt es zu einer „Störung" des Regelkreises, die z. B. eine Erhöhung des venösen Druckes um 2 mmHg bewirkt, verschiebt sich die Charakteristik des Gefäßsystems in ▸ Abb. 3.3 (c) um 2 mmHg nach rechts (gestrichelte Kurve). Es gilt nunmehr für den Regelkreis ein neuer Arbeitspunkt, nämlich der Schnittpunkt der unveränderten Reglerkennlinie („Herz") mit der neuen Kennlinie der Regelstrecke („Gefäßsystem"). Aufgrund des neuen Schnittpunktes wird ein erhöhtes Herzzeitvolumen $HZV_2 > HZV_1$ eingestellt, mit der Folge eines zentralvenösen Druckes CVP_2, der zwar oberhalb des ursprünglichen Wertes (bleibende Regelabweichung bei P-Regelung), aber unterhalb des Wertes ohne Regelung, CVP_0, liegt.

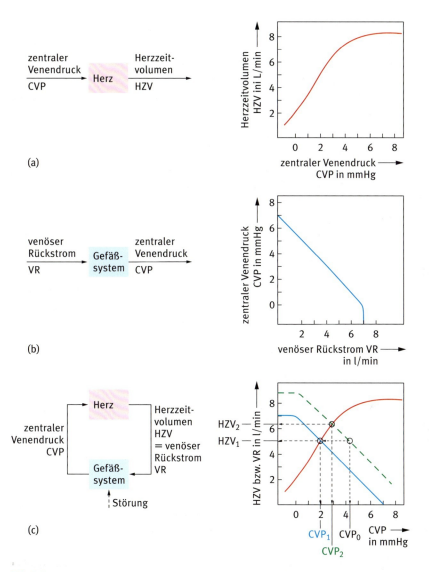

Abb. 3.3: (a) Herzzeitvolumen und zentraler Venendruck im offenen System „Herz". (b) zentraler Venendruck und venöser Rückstrom im offenen Gefäßsystem. (c) Herz und Gefäßsystem im geschlossenen Kreis: Herzzeitvolumen = venöser Rückstrom.

3.4.2 Steuerung kardialer Prozesse durch das Autonome Nervensystem

Derjenige Teil des Zentralen Nervensystems, der der Steuerung und Regelung der Körpervorgänge ohne willentliche Beeinflussung dient, wurde schon als Autonomes oder vegetatives Nervensystem eingeführt. Im peripheren Bereich kann das Autonome Nervensystem (ANS) in zwei antagonistisch/synergistisch arbeitende Teilsysteme aufge-

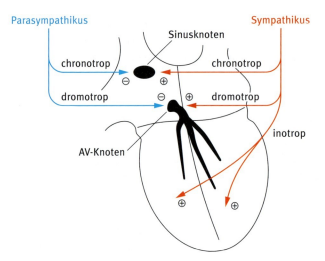

Abb. 3.4: Wichtigste Herzsteuerungsmechanismen durch das Autonome Nervensystem (ANS).

teilt werden; in den **Sympathikus** und den **Parasympathikus**. Beide bestehen wiederum aus einer parallelen Vielzahl von jeweils zwei (prä- bzw. postganglionärer) hintereinander geschalteten Neuronen.

> Die postganglionären Neurone erreichen auch die elektrisch erregbaren Fasern des **Erregungsbildungs- und Erregungsleitungssystems** und der Arbeitsmuskulatur (**Myokard**) des Herzens und modifizieren die dort ablaufenden Prozesse über Impulsfolgen (**Aktionspotentialfolgen**), die die Übertragungsprozesse an den Übergangsstellen (**Synapsen**) zu den Herzstrukturen durch Ausschüttung von **Transmittersubstanzen** (Sympathikus: Noradrenalin, Parasympathikus: Acetylcholin) beeinflussen.

Im Erregungsbildungssystem des rechten Herzvorhofs (**Atrium**) hat der **Sinusknoten** (▶Abb. 3.4) als primärer physiologischer Schrittmacher, ebenso wie die elektrische Überleitungsstelle zwischen Vorhöfen und Hauptkammern (**Ventrikel**), der **Atrioventrikular-Knoten (AV-Knoten)** und wie das Vorhof-Myokard sympathisch und parasympathisch innervierte synaptische Kontaktstellen. Das Arbeitsmyokard der Ventrikel ist darüber hinaus im Wesentlichen sympathisch innerviert. Die Sympathikus-Aktivierung führt am Sinusknoten zur Erhöhung der Herzfrequenz (**positiv-chronotrope Wirkung**), am Atrioventrikular-Knoten zur Verkürzung der Überleitungszeit der Aktionspotentiale (**positiv-dromotrope Wirkung**), am Vorhof und am Ventrikelmyokard zur Kontraktionssteigerung (**positiv-inotrope Wirkung**), während die Aktivierung des Parasympathikus die Reduzierung der Herzfrequenz (**negativ-chronotrop**), die Verlängerung der atrioventrikulären Überleitungszeit (**negativ-dromotrop**) und die Abschwächung der Vorhof-Kontraktion (geringe **negativ-inotrope Wirkung**) zur Folge hat. Über die direkte neuronale Vermittlung der synaptischen

Prozesse am Herzen hinaus spielt die durch den Sympathikus humoral veranlasste Ausschüttung eines Adrenalin/Noradrenalin-Gemisches aus dem Nebennierenmark, das auch die Herzstrukturen über den Blutweg erreicht, eine große Rolle.

3.4.3 Kardiozirkulatorisches System und Blutdruckregelung

Die interne Regulation des Herzens wird durch zentrale Schaltstellen im Zentralnervensystem (**Mittelhirn** und *Hypothalamus*) kontrolliert, mit dem Ziel, die Versorgung der Gewebe und Organe mit Blut, Sauerstoff und Substraten zu gewährleisten. Diesem Ziel dienen ein adäquates Blutvolumen und ein adäquater Blutdruck als Quelle für einen ausreichenden Blutstrom. Beide Variablen – Blutdruck und Blutvolumen – werden in gekoppelten Regelkreisen bei Störungen weitgehend konstant gehalten bzw. bei erhöhtem Bedarf im Sinne einer Führungsgrößenregelung angepasst. Zunächst sei der Blutdruckregelkreis besprochen (▶ Abb. 3.5).

> Der arterielle Blutdruck bleibt weitgehend unabhängig von Störgrößen konstant. Da darüber hinaus die Blutdrucksensoren in der Wand der Aorta bzw. in den Teilungsstellen der Halsschlagader (*A. carotis*), also im arteriellen System, liegen, ist der arterielle Blutdruck als Regelgröße im Blutdruckregelkreis zu betrachten.
>
> Die ▶ **Pressosensoren** (oft auch als ▶ **Pressorezeptoren** bezeichnet) reagieren auf Blutdruckzunahme mit einer Erhöhung ihrer Aktionspotentialfrequenz. Diese wird als afferentes Signal an die zentralen Schaltstellen (Regler) gemeldet und dort in eine efferente Aktionspotentialfrequenz umgewandelt, die die Stellgrößen dieses Regelkreises aktiviert.

Stellgrößen sind vornehmlich
1. die **Herzfrequenz**, die synaptisch am Sinusknoten modifiziert wird,
2. die **Kontraktionskraft** (die Kurve der isovolumetrischen Maxima (vgl. ▶ Abb. 3.2 (a)) verschiebt sich nach oben), also letztlich das **Schlagvolumen**, und
3. der **periphere Widerstand** (in Folge der Ansteuerung der glatten Muskulatur arterieller und venöser Gefäßwände).

Herzfrequenz multipliziert mit Schlagvolumen ergibt das Herzzeitvolumen. Dieses multipliziert mit dem arteriellen Widerstand ergibt den arteriellen Druck. Dieser hat, wie oben erläutert, als Nachlast Rückwirkungen auf das Schlagvolumen. Die Wirkung des Sympathikus auf Herzfrequenz, Schlagvolumen und peripheren Widerstand ist positiv in dem Sinne, dass eine Erhöhung der efferenten Aktionspotentialfrequenz eine Erhöhung der Stellgrößenwirkung erzeugt. In diesem Sinne beeinflusst der Parasympathikus die Herzfrequenz negativ. Damit ist die negative Rückkopplung in dem Regelkreis über die Parasympathikus-Aktivierung gewährleistet. Die negative Rückkopplung im Sympathikus-Zweig ist dadurch realisiert, dass eine ansteigende afferente Aktionspotentialfrequenz die sympathischen Regelzentren hemmt (fallende stationäre Kennlinie).

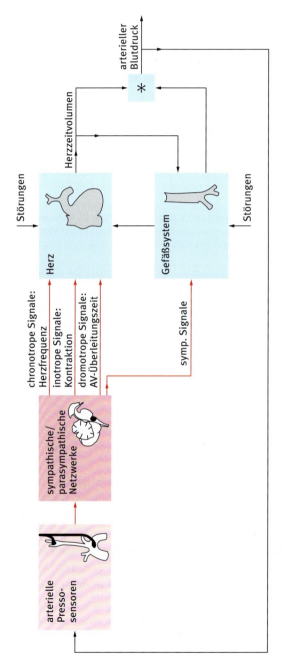

Abb. 3.5: Der Blutdruckregelkreis (neuronale Signalpfade).

Die Steuerung der Stellgrößen des Herzens erfolgt allerdings nicht ausschließlich auf dem „schnellen" Weg, sondern auch über Botenstoffe, also über den „langsamen" Blutweg (z. B. **Adrenalin/Noradrenalin** aus dem Nebennierenmark, **Renin** aus der Niere, **ADH** (**Vasopressin**) aus dem Hypophysen-Hinterlappen (**Neurohypophyse**) und **Atriopeptin** aus dem rechten Atrium). Das gilt auch für die Stellgröße „Gefäßwiderstand", der in seinen zahllosen Parallelzweigen maßgeblich ist für die Versorgung der einzelnen Gewebe und Organe. Er unterliegt neben der geschilderten zentralen Steuerung zahlreichen lokalen Steuerungen durch Stoffwechselprodukte (Metabolite) und körpereigene vasoaktive Substanzen (z. B. Histamin, Serotonin, Eicosanoide).

3.4.4 Kardiozirkulatorisch-renales System: Blutvolumenregelung

An der Einmündung der Hohlvenen in den rechten Vorhof des Herzens und in den Vorhöfen selbst sind Sensoren lokalisiert, die über den Dehnungszustand dieser Strukturen indirekt das thorakale Blutvolumen (▸**Volumensensoren**) erfassen, denn der Dehnungszustand im Niederdrucksystem ist ein gutes Maß für den Füllungszustand des thorakalen venösen Gefäßsystems und damit für das zentrale Blutvolumen (▸Abb. 3.6).

Volumensensoren hemmen mit ihren Aktionspotentialfrequenzen vor allem die zentralen sympathischen Kreislaufregler, die ihrerseits den Widerstand der präkapillaren Gefäße (kleine Arterien, Arteriolen) steuern. Dieser hat eine unmittelbare Wirkung auf den Kapillardruck, der eine maßgebliche Kraft für die Filtration von Flüssigkeit durch die Kapillarwand ins Gewebe und je nach Druckverhältnissen auch umgekehrt in die Blutbahn hinein darstellt.

Es ist leicht zu erkennen, dass sich Blutdruck- und Blutvolumenregelung derselben Stellgröße „**Peripherer Widerstand**" bedienen. Dies kann zu Konkurrenzsituationen der beteiligten Regelkreise führen. Mit der Änderung des Blutvolumens gehen in der Regel auch Änderungen des osmotischen Drucks einher, der von osmosensorischen Zellen des Hypothalamus überwacht wird. Dort sind neuronale Netzwerke, die Informationen sowohl von den ▸**Osmosensoren** (*griech. ōsmós* – Eindringen, Stoß, Schub) als auch von den ▸**Volumensensoren** erhalten, für die Auslösung von Durst zuständig, der über die Aktivierung von Großhirnarealen zur Flüssigkeitsaufnahme durch Trinken auffordert.

Neben ihrer Rolle als Stellgröße „Flüssigkeitsfiltration durch die Kapillarwände" spielt das eigentliche Filterorgan des Körpers, die Niere (s. a. ▸Kap. 10), bei der Volumenregulation natürlich eine ausgeprägte Rolle.

Die Filtration in den Glomeruli der Niere selbst wird zunächst maßgeblich durch den arteriellen Nierendruck bewirkt, so dass sich hier eine weitere Kopplungsstelle der

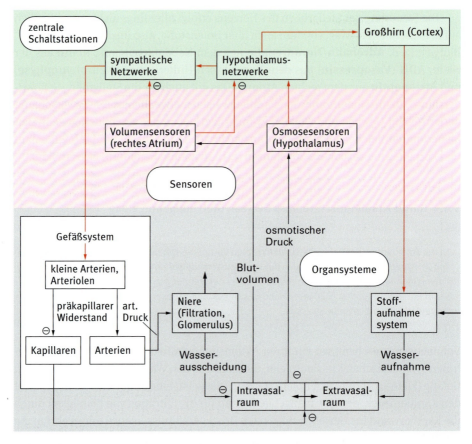

Abb. 3.6: Blutvolumenregelung I: Stellgrößen Wasserverschiebung zwischen Gefäß- und Gewebe-raum, Wasseraufnahme und Filtration in der Niere. Neuronale Signalpfade rot.

Regelkreise für Blutdruck und Blutvolumen ergibt. Das gilt umso mehr, als die Niere auch Ausgangspunkt für humorale Stellmechanismen ist (▶ Abb. 3.7).

Bei Volumenmangel wird dort aus Zellen in der Wand des jeweilig zuführenden Blutgefäßes (*Vas afferens*) die Substanz **Renin** freigesetzt. Dieses bewirkt die Bildung von **Angiotensin II** aus einer Substanz des Blutplasmas, was wiederum die Sekretion von (**ADH**) aus dem Hypophysen-Hinterlappen und von **Aldosteron** aus der Nebennierenrinde fördert. Beides führt zur Wiederauffüllung des Blutvolumens: ADH bewirkt die Wasserrücknahme aus dem Sammelrohr der Nierennephrone, Aldosteron steigert vor allem die Natriumresorption in den peripheren Nephronabschnitten der Niere (s. a. ▶ Kap. 10). Die Ausschüttung von ADH wird außer von Angiotensin II auch durch ▶ **Osmosensoren** aktiviert und durch die ▶ **Presso-** und ▶ **Volumensensoren** gehemmt. Zentrales *Interface* für die neuronale/humorale Kopplung ist der *Hypothalamus*.

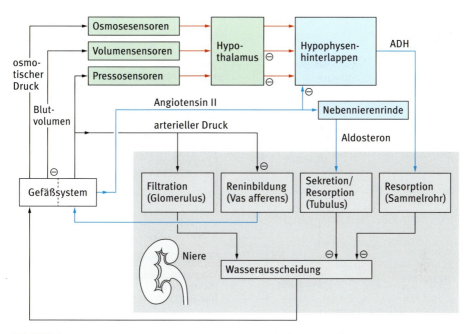

Abb. 3.7: Blutvolumenregelung II: Stellgröße Wasserausscheidung in der Niere. Neuronale Signale rot, hormonale blau.

Beanspruchungen, d. h. physiologische Störungen der Herz-Kreislauf-Regelungen, ergeben sich vor allem durch Lagewechsel von der Horizontalen in die Senkrechte (**Orthostase**), durch physische und emotionale Belastungen, durch thermische Belastungen und durch Flüssigkeitsmangel (Volumenmangel). Starker Volumenmangel führt durch positive Rückkopplungen zum Phänomen des Schocks. Pathophysiologische Störungen können durch Fehlfunktionen oder Kapazitätsüberschreitung aller am Gesamtgeschehen beteiligten Organe, Sensoren, Aktoren und neuronalen Netzwerke entstehen.

3.4.5 Verkopplung der Blutdruck-, Blutvolumen- und Temperaturregelung

Aus den vorangehenden Abschnitten ist offensichtlich, dass Blutdruck- und Blutvolumenregelung nicht isoliert voneinander betrachtet werden können, sie sind vielmehr Teile eines komplexen verkoppelten Systems. Eine wesentliche Schnittstelle ist die **Vasomotorik**, d. h. die Verstellung der Gefäße (**Vasokonstriktion** – Verengung, **Vasodilatation** – Erweiterung) mit der Wirkung der Veränderung des peripheren Widerstandes im Kreislaufsystem. Der Aktor oder Effektormechanismus „Vasomotorik" steht aber auch im Dienst der Temperaturregelung des Körpers, um mehr oder weniger Wärme nach außen abgeben zu können.

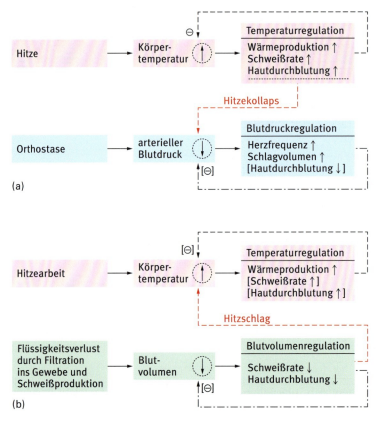

Abb. 3.8: (a) Konkurrenzsituation von Blutdruck- und Temperaturregelung. Folge: Hitzekollaps.
(b) Konkurrenzsituation von Blutvolumen- und Temperaturregelung. Folge: Hitzschlag.

Eine solche Verkopplung erschwert die Analyse der Funktionsprinzipien dieser Regelkreise außerordentlich und führt unter extremen Bedingungen zu Konkurrenzsituationen der verschiedenen Regelkreise. Die genannten Verkopplungen sind physiologisch, aber auch medizintechnisch z. B. im Rahmen der Dialyse (▸ Kap. 10) von großer Bedeutung.

In ▸ Abb. 3.8 sind jeweils zwei im Wettstreit stehende Regelkreise dargestellt. Negative Rückkopplungen sind durch das Minuszeichen symbolisiert. In Teil (a) zeigt das Bild, dass bei Hitzebelastung die Temperaturregulation mit einer Erhöhung der Schweißrate und der peripheren Durchblutung zur Aufrechterhaltung der **Körpertemperatur** reagieren muss. Beim Aufstehen von der liegenden oder sitzenden Position oder beim plötzlichen Stillstand nach erschöpfender sportlicher Tätigkeit kommt es zu einer gleichzeitigen Schwerkraftbelastung (Orthostase). Ein beträchtliches Blutvolumen versackt in den Beinen, so dass der arterielle Blutdruck abfällt, weil weniger Blut zum Herzen zurückfließt. Die Blutdruckregelung muss dieser Störung mit einer Erhöhung der Herzschlagfrequenz, des Herzschlagvolumens und – hier kommt es zum Konflikt! – mit einer Erniedrigung der peripheren Durchblutung durch Vasokonstriktion begegnen (vgl. unteren Teil der ▶ Abb. 3.8 (a)). Im Allgemeinen behält nun die Temperaturregulation die Oberhand, mit der Konsequenz, dass es zu einem weiteren Blutdruckabfall und damit zum **Hitzekollaps**, also einer kurzen Ohnmacht durch Mangeldurchblutung des Gehirns, kommen kann. Der Kollaps ist klinisch gesehen ein vergleichsweise harmloses Phänomen, da durch die nunmehr liegende Position automatisch die Störgröße „**Orthostase**" beseitigt wird. Sofern bei diesem Vorgang keine Sturzverletzungen auftreten und ein gesundes Kreislaufsystem vorliegt, sind beim klassischen Hitzekollaps keine schwerwiegenden Folgen zu erwarten.

Eine lebensbedrohliche Situation tritt hingegen auf, wenn bei extremer Hitzearbeit Temperaturregulation und Blutvolumenregulation in einen Wettstreit treten (▶ Abb. 3.8 (b)). Die beiden Stellgrößen „Schweißproduktion" und „Hautdurchblutung" werden in diesem Fall von beiden Regelkreisen in entgegengesetzter Wirkungsweise benötigt: Steigende Körpertemperaturen verlangen eine Erhöhung der Schweißproduktion und der Hautdurchblutung, abnehmendes Blutvolumen bei Hitzearbeit (durch Auswärtsfiltration aus den muskulären Kapillargefäßen und Flüssigkeitsverlust über die Haut) erfordert eine Reduktion beider Stellgrößen. Im Endstadium dieses Wettstreites setzt sich die Blutvolumenregulation durch, mit der Folge des Zusammenbruchs der Temperaturregulation. Die dadurch massiv erhöhte Körpertemperatur (**Hyperthermie**) führt in vielen Fällen sehr schnell zur Funktionsuntüchtigkeit sämtlicher Teilsysteme (**Hitzschlag**). Damit ist der Hitzschlag ein unmittelbar lebensbedrohendes Phänomen.

Damit sind die wesentlichen für fast alle Kapitel dieses Bandes bedeutsamen physiologischen Prozesse und Regelkreise einführend behandelt. Weitere notwendige physiologische Fakten und Systeme sind in den jeweiligen Kapiteln dargestellt.

Verzeichnis der Quellen und der weiterführenden Literatur

Schmidt R. F., Lang F., Heckmann M. (Hrsg.): Physiologie des Menschen. Berlin: Springer 2011.
Silbernagl S., Lang F.: Taschenatlas Pathophysiologie. Stuttgart: Thieme 2009.
Werner J. (Hrsg.): Kooperative und autonome Systeme der Medizintechnik. München: Oldenbourg Verlag 2005.

Testfragen

1. Nennen Sie Beispiele für bleibende Regelabweichungen in physiologischen Regelkreisen!
2. Nennen Sie Beispiele für Sollwertverstellungen in physiologischen Regelkreisen!
3. Skizzieren Sie die grundsätzliche Struktur der zentralen autonomen und endokrinen Steuerung!
4. Was versteht man unter Autoregulation des Herzens?
5. Wo sind die Angriffspunkte für die zentralnervöse Steuerung des Herzens?
6. Benennen Sie Regel-, Stell- und Störgrößen und die Sensoren im Blutdruckregelkreis!
7. Benennen Sie Regel-, Stell- und Störgrößen und die Sensoren im Blutvolumenregelkreis!
8. Welche Verkopplungen bestehen zwischen Blutdruck-, Blutvolumen- und Temperaturregelkreis des menschlichen Organismus?

Martin Hexamer

4 Elektrotherapie des Herzens mittels Herzschrittmacher

Zusammenfassung: Herzschrittmacher sind aktive Implantate, die bei bestimmten Erkrankungen die Erzeugung des Herzrhythmus übernehmen. Sie bestehen aus Messeinheiten zur Erfassung der herzeigenen Erregung und der körperlichen Aktivität. Eine intelligente Steuereinheit leitet aus diesen Informationen eine künstliche Herzfrequenz ab, mit der das Herz, bei Bedarf, vermittels elektrischer Stimulation künstlich erregt wird. Das Verständnis zur Funktionsweise eines solchen Systems erfordert Kenntnisse aus verschiedenen medizinischen und technischen Disziplinen. Das Kapitel erläutert Aufbau und Funktion von implantierbaren Herzschrittmachern sowie die wesentlichen Grundlagen bezüglich der natürlichen Rhythmusbildung des Herzens und des Ablaufs des mechanischen Herzzyklus. Des Weiteren werden Rhythmusstörungen vorgestellt, die durch Elektrotherapie, also mit Herzschrittmachern oder Defibrillatoren, behandelt werden können.

Abstract: Cardiac pacemakers are active implants that are able to generate the heart rhythm in the event of certain diseases. They consist of measurement units for the intrinsic electrical activity of the heart as well as the physical activity of the heart and the body. An intelligent control unit uses this information to generate an artificial heart rate that electrically stimulates the heart. The understanding of pacemaker systems requires knowledge from several medical and technological disciplines. This chapter explains the design and functionality of implantable artificial pacemakers as well as the basics of the natural, intrinsic generation of the heart rhythm and the mechanical contraction cycle. Additionally, some cardiac arrhythmias that can be treated either by artificial pacemakers or defibrillators are presented.

4.1 Das Herz-Kreislauf-System im Überblick

Aufgabe des **Herz-Kreislauf-Systems** (HKS) ist die Zirkulation von Blut innerhalb des Körpers (▶ Abb. 4.1). Mit dem Blut werden darin enthaltene Substanzen vom Ort der Aufnahme bzw. Produktion zum Ort des Verbrauchs oder der Ausscheidung transportiert. Die Verteilfunktion übernimmt das Kreislaufsystem, das in **Körper-** und **Lungenkreislauf** unterteilt wird. Der Körperkreislauf durchblutet parallel das Gehirn, die Bauchorgane, die Skelettmuskulatur und die Haut. Seriell zum Körperkreislauf liegt der Lungenkreislauf. In der Lunge findet der **Gasaustausch** statt, d. h., das Blut wird mit Sauerstoff aus der Atemluft aufgefrischt und im Gegenzug wird Kohlendioxid an die Atemluft abgegeben.

Zentraler Antrieb des Blutstroms ist das Herz, ein aus zwei Hälften bestehender Hohlmuskel. Jede Hälfte unterteilt sich, getrennt durch die **Atrioventrikular-Klap-**

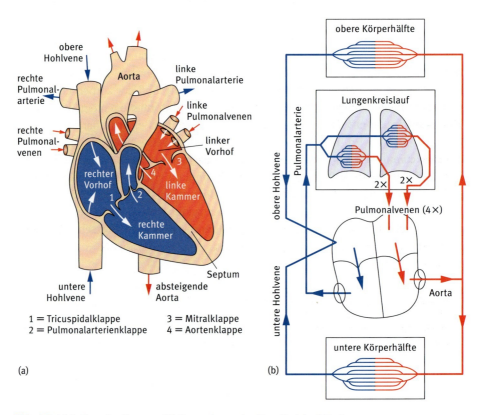

Abb. 4.1: (a) Aufbau des Herzens. (b) Flussschema des Herz-Kreislauf-Systems.

pen (**AV-Klappen**), in je einen **Vorhof** (**Atrium**) und eine **Hauptkammer** (auch **Kammer** oder **Ventrikel**). Weitere Klappen, die sogenannten **Taschenklappen**, befinden sich am Übergang zwischen den Hauptkammern und den großen fortleitenden Gefäßen **Pulmonalarterie** (rechts) und **Aorta** (links). Die Pumpfunktion des Herzens, d. h. ein gerichteter Blutstrom, resultiert aus den zyklischen Kontraktion des Herzen im Zusammenspiel mit den Klappen, die Blut, druckgesteuert, nur in eine Richtung passieren lassen – von den Vorhöfen in die Kammern und von den Kammern in Pulmonalarterie bzw. Aorta. Vom Körperkreislauf gelangt das Blut über die untere und obere **Hohlvene** zum rechten Vorhof. Im Lungenkreislauf erfolgt die Rückleitung zum linken Vorhof über insgesamt vier **Pulmonalvenen**.

Die rhythmischen Kontraktionen des Herzmuskels (**Myokard**) werden initiiert durch rhythmische elektrische Erregungen, die im Herzen selbst entstehen und dieses als Ganzes erfassen. Dafür verantwortlich zeichnet das **Erregungsbildungs-** und **Erregungsleitungssystem** (EBLS), das den elektrischen Rhythmus des Herzmuskels vorgibt und damit den von mechanischer Kontraktion und Erschlaffung. Bestimmte Erkrankungen des EBLS und des Herzmuskels führen zu Unregelmäßigkeiten bei der Erregungsbildung und -fortleitung (▶**Herzrhythmusstörungen**) mit negativen Auswirkungen auf Kontraktion und Erschlaffung – und damit auf die Pumpleistung. **Bradykarde Rhythmusstörungen** äußern sich in einer zu niedrigen oder unregelmäßigen Herzschlagfrequenz. Sie werden oft mit **implantierbaren Herzschrittmachern** (HSM) behandelt.

> Implantierbare ▶**Herzschrittmacher** (HSM) sind intelligente elektrische Impulsgeneratoren, die bei Rhythmusstörungen niederenergetische, nicht fühlbare Spannungsimpulse im Herzen applizieren, um so das Herz künstlich zu erregen.

Im Falle **tachykarder Rhythmusstörungen** ist die Herzschlagfrequenz stark erhöht. Diese Störungen können mitunter mit **implantierbaren Defibrillatoren** (▶Kap. 5) therapiert werden.

> Implantierbare ▶**Defibrillatoren** sind intelligente elektrische Impulsgeneratoren, die hochenergetische Spannungsimpulse am Herzen applizieren, mit dem Ziel, Herzmuskel und EBLS in einen Grundzustand zu versetzen, von dem ausgehend wieder ein regulärer Herzrhythmus entstehen kann.

4.2 Physiologische Grundlagen

4.2.1 Zelluläre Erregbarkeit

Membranruhepotential

Bei jeder lebenden Zelle existiert zwischen Extrazellulärraum und Intrazellulärraum eine elektrische Spannung, die sogenannte **Membranspannung** (auch **Membranpotential** oder Membranruhepotential)[1] . Sie beruht auf Konzentrationsunterschieden zwischen Extrazellulär- und Intrazellulärraum für bestimmte Ionen sowie der Existenz spezieller Ionenkanäle in der Zellmembran, die für die Ionen durchlässig sind. Relevante Ionen sind die Kationen Natrium (Na^+), Kalium (K^+) und Calcium (Ca^{2+}) sowie Chlorid- und Eiweiß-Anionen (Cl^-, Pr^-). Auch die membranständigen **Natrium-Kalium-Pumpen**, die für die Aufrechterhaltung stabiler Ionenkonzentrationen sorgen, beeinflussen das Membranruhepotential. Bei einer Myokardzelle beträgt es ca. $-80\,mV$.

Aktionspotential

Nerven- und Muskelzellen sind erregbare Zellen. Wird durch äußere Einflüsse, z. B. elektrische Reizung, das intrazelluläre Membranpotential einer Herzmuskelzelle in Richtung positiver Werte verschoben und dabei eine charakteristisches Schwellenpotential überschritten, wird ein ▶**Aktionspotential** ausgelöst.

▶Abb. 4.2 (a) zeigt den zeitlichen Verlauf der elektrischen Erregungen auf einer **Myokardzelle** und, schematisch, die dadurch ausgelösten Kontraktionen, die quasi zeitgleich erfolgen. Den dargestellten Erregungsablauf, das sogenannte **monophasische Aktionspotential**, erhält man durch Messung der Spannung zwischen Extrazellulär- und Intrazellulärraum (▶Abb. 4.2 (b)), wobei dem Extrazellulärraum das Potential 0 V zugeordnet wird. Man beachte, dass Zellen des Arbeitsmyokards ein **stabiles Membranruhepotential** besitzen. Hinsichtlich der Unterschiede zum Skelettmuskel sei auf ▶Band 10, Kap. 13.2.1 verwiesen.

Wird durch einen geeigneten elektrischen Reiz das Membranpotential vom Ruhepotential aus in Richtung positiver Werte verschoben und dabei ein bestimmtes **Schwellenpotential** überschritten, wird die K^+-Leitfähigkeit, die für das MRP wesentlich ist, vermindert, und es öffnen spannungsgesteuerte Na^+-Kanäle, so dass, getrieben vom Na^+-Konzentrationsgradienten und dem Potentialgradienten, das Zellinnere von Na^+ überflutet wird und das Membranpotential während der **Aufstrichphase** sehr schnell in Richtung positiver Werte **depolarisiert**. Die Aufstrichphase bis zum

---

[1] In der Physiologie wird der Begriff elektrisches Potential oft gleichgesetzt mit Potentialdifferenz und Spannung. Dies wird hier beibehalten, um mit der Literatur kompatibel zu bleiben. Man ersetze gegebenenfalls gedanklich Potential durch Potentialdifferenz oder Spannung. Dem Extrazellulärraum wird das Potential 0 V zugeordnet (= Bezugspotential).

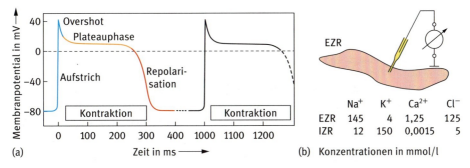

Abb. 4.2: (a) Zeitverlauf des monophasischen Aktionspotentials einer Myokardzelle. (b) Messung des Membranpotentials mittels intrazellulärer Ableittechnik (Extrazellulärraum EZR, Intrazellulärraum IZR). Die intrazelluläre Elektrode besteht meist aus einem feinen elektrolytgefüllten Glasröhrchen mit eingetauchtem Platindraht, die Bezugselektrode ist eine metallische Flächenelektrode. Typische intra- und extrazelluläre Konzentrationen der wichtigsten membrangängigen Ionen. Das Voltmeter steht symbolisch für eine geeignete Spannungsmesstechnik. Würde man das Voltmeter durch eine Spannungs- oder Stromquelle ersetzen (+-Pol im IZR), könnte bei genügend starker Reizung ein Aktionspotential ausgelöst werden.

Overshot dauert ca. 1 ms. Schon in dieser Phase werden die Na^+-Kanäle wieder inaktiviert. In der Aufstrichphase beginnen sich spezielle Ca^{2+}-Kanäle zu öffnen, so dass getrieben durch den Ca^{2+}-Konzentrationsunterschied Ca^{2+} in die Zelle einströmt. Dieser Einstrom entfaltet zwei Wirkungen in der Zelle. Zum einen triggert (*engl. to trigger* – auslösen) das einströmende Ca^{2+} im Rahmen der **elektromechanischen Kopplung** die Kontraktion der Herzmuskelzellen, zum anderen führt er zu einer funktionell bedeutsamen **Plateauphase**, während der das Aktionspotential für 200 … 300 ms bei ca. 0 mV verharrt (s. ▶ Abb. 4.2 (a)). Die **Repolarisation** wird durch den Rückgang der Ca^{2+}-Leitfähigkeit und den allmählichen Wiederanstieg der K^+-Leitfähigkeit herbeigeführt. Für langfristig stabile Konzentrationsverhältnisse sorgt u. a. die membranständige Natrium-Kalium-Pumpe.

Während der Plateauphase ist die Zelle **absolut refraktär**, d. h. sie kann nicht wiedererregt werden. Ursache dafür ist die Inaktivierung der Na^+-Kanäle, die schon in der Aufstrichphase einsetzt und erst mit zunehmender Negativierung des Aktionspotentials während der Repolarisationsphase allmählich wieder aufgehoben wird. In der Repolarisationsphase ist die Zelle **relativ refraktär**. Sie kann nun prinzipiell zwar wieder erregt werden, allerdings ist die Reizschwelle erhöht und solchermaßen früh ausgelöste Aktionspotential weisen einen anderen zeitlichen Verlauf auf.

Auf der **Refraktärzeit** (*lat. refractarius* – widerspenstig, halsstarrig, nicht beeinflussbar, unempfänglich) basiert eine wichtige funktionelle Konsequenz, nämlich der Schutz des Herzmuskels vor zu schneller Wiedererregung: Da Herzmuskelzellen zeitgleich zur absoluten Refraktärzeit kontrahieren und mit Beginn der relativen Refraktärzeit schon wieder erschlafft sind, kann keine Dauerkontraktion entstehen, die die erneute Füllung des Herzens behindern würde.

4.2.2 Das Erregungsbildungs- und Erregungsleitungssystem des Herzens

Das **Erregungsbildungs- und Erregungsleitungssystem** (ELBS) besteht aus spezialisierten Myokardzellen, die sich von denen des Arbeitsmyokards abgrenzen lassen. Hier entstehen die rhythmischen Aktionspotentiale, die jeder Kontraktion vorausgehen (**Autorhythmie**, oft auch mit dem Begriff **Automatie** belegt), ohne äußeres Zutun (**Autonomie**).

Der **Sinusknoten** ist ein Zellverband an der Innenseite des rechten Vorhofs, dessen Zellen zyklisch Aktionspotentiale generieren. Diese breiten sich vermittels spezieller Fasersysteme über die Vorhöfe aus und erreichen so auch den **Atrioventrikular-Knoten** (**AV-Knoten**), der an der Grenze zwischen Vorhöfen und Hauptkammern lokalisiert ist. Am AV-Knoten nimmt das **His-Bündel** seinen Anfang, das die Erregung Richtung Hauptkammern fortleitet. Es teilt sich im Weiteren auf in rechten und linken **Kammerschenkel**, die ihrerseits weiter verzweigen und als **Purkinje-Fasern** die Erregung im Arbeitsmyokard fein verteilen. Dort erfolgt die Weiterleitung dann von Zelle zu Zelle über *Gap Junctions*. Das sind besondere Kanäle, die eine durchgehende elektrische Verbindung zwischen den Zellinnenräumen benachbarter Zellen herstellen. Zwischen Zellen des EBLS existieren besonders viele *Gap Junctions*, was der Grund für die höhere Leitungsgeschwindigkeit und die bevorzugte Erregungsausbreitung auf dem EBLS ist.

Die Existenz von Gap Junctions zwischen den Zellen des Herzens hat zur Konsequenz, dass eine überschwellige Erregung, die irgendwo im Herzen entsteht, das ganze Herz erfasst (**Alles-oder-Nichts-Gesetz**). Allerdings kann keine Erregung die bindegewebige Barriere der Ventilebene zwischen Atria und Ventrikel überwinden. In diesem Bereich ist die Erregungsausbreitung auf das EBLS, speziell auf **AV-Knoten** und **His-Bündel**, angewiesen.

Hierarchie der Erregungsbildung

Typisches Merkmal von Zellen, die zur spontanen rhythmischen Erregung befähigt sind (**Automatie** oder **Autorhythmie**), ist die langsame diastolische Depolarisation (▶ Abb. 4.3 (b)). In solchen Zellen verharrt das Membranpotential nach erfolgtem Aktionspotential nicht auf einem konstanten negativen Wert wie beim Arbeitsmyokard (s. ▶ Abb. 4.2 (a)), sondern wird langsam positiver. Wenn die zelltypische Erregungsschwelle überschritten wird, erfolgt die Auslösung eines neuen Aktionspotentials.

Es existiert eine **Hierarchie der Erregungsbildung**: Der **primäre Schrittmacher** ist der Sinusknoten, der spontan mit einer Frequenz von $60\ldots80\,\text{min}^{-1}$ depolarisiert. Darüber hinaus können weitere Strukturen des EBLS potentiell die Erregungsbildung übernehmen, da auch sie eine langsame diastolische Depolarisation aufweisen. Sollte der primäre Schrittmacher ausfallen, kann der AV-Knoten als **sekundärer Schritt-**

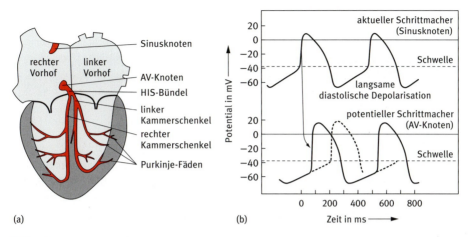

(a)
(b)

Abb. 4.3: (a) Das spezielle Erregungsbildungs- und Erregungsleitungssystem des Herzens (rot). (b) Zeitliche Verläufe des Membranpotentials von Schrittmacherzellen. Die langsame diastolische Depolarisation führt nach Überschreitung des Schwellenpotentials zum Aktionspotential. Der potentielle Schrittmacher (z. B. AV-Knoten) wird vor Erreichen seiner Schwelle vom fortgeleiteten Aktionspotential des aktuellen Schrittmachers (normalerweise der Sinusknoten) depolarisiert.

macher die Rhythmusbildung übernehmen. Allerdings ist dessen Spontanfrequenz mit $40 \ldots 50 \, \text{min}^{-1}$ bedeutend niedriger. Schließlich sind auch die Zellen des **His-Bündels** und der Kammerschenkel spontan aktiv (**tertiäre Schrittmacher**, Eigenfrequenz $30 \ldots 40 \, \text{min}^{-1}$). Die langsame diastolischen Depolarisation im spontanaktiven Schrittmachergewebe beruht auf einer besonderen Ausstattung mit Ionenkanälen, weswegen der Aufstrich des Aktionspotentials hier auch von einem Ca^{2+}-Einstrom getragen wird.

Erregungsleitung

Geht die Erregung vom **Sinusknoten** aus, dauert es ca. 60 ms, bis sie via Vorhöfe den AV-Knoten erreicht. Die atriale Leitungsgeschwindigkeit beträgt ca. 0,5 m/s.

> Im **AV-Knoten** ist die Leitungsgeschwindigkeit mit 0,1 m/s relativ gering, so dass hier die Erregung vor der Überleitung auf die Kammern *de facto* verzögert wird. Diese Verzögerung ist funktionell wichtig, da sie den geordneten Kontraktionsablauf (Vorhöfe vor Kammern) garantiert.

Aufgrund der hohen Leitungsgeschwindigkeit ($1 \ldots 3$ m/s) wird die Distanz vom His-Bündel zu den Purkinje-Fasern sehr schnell durchlaufen (ca. 20 ms). Die Ausbreitung über das Kammermyokard erfolgt dann mit ca. 0,5 m/s und dauert etwa 60 ms. Auf Vorhöfen und Kammern ist die Ausbreitungszeit (60 ms) bedeutend geringer als die jeweilige Refraktärzeit (200 bzw. 300 ms), so dass ein und dieselbe Erregung das Herz nur einmal erfasst und dann erlischt.

Die lange **Refraktärzeit** der **Purkinje-Fasern** (> 300 ms) hat zwei wichtige funktionelle Konsequenzen: Sie garantiert, dass eine Erregung vom ventrikulären Arbeitsmyokard nicht ins Erregungsleitungssystem zurücklaufen kann und begrenzt gleichzeitig die maximal mögliche Erregungsfrequenz der Ventrikel.

Zeichen der elektrischen Herzaktivität – das EKG

Ausbreitung und Rückbildung der Herzerregung erzeugen ein zeitlich veränderliches elektrisches Strömungsfeld im Körper, das auf der Körperoberfläche messbare Spannungen erzeugt. Deren zeitliche Registrierung ist das ▸ **Elektrokardiogramm (EKG),** wobei zur Messung geeignete Kontaktelektroden und elektronische Verstärker verwendet werden müssen.

▸ Abb. 4.4 dokumentiert eine Registrierung, bei der die Spannung zwischen rechtem Arm und linkem Fuß gemessen wurde. Abweichungen von der Nulllinie werden als **Wellen** oder **Zacken** bezeichnet, denen man die Buchstaben P bis T zuordnet. Zeitliche Abschnitte auf der Nulllinie nennt man **Strecken. Intervalle** sind zeitliche Abschnitte, die Wellen, Zacken und Strecken zusammenfassen. Dem Signalverlauf lassen sich Ereignisse im Erregungsprozess zuordnen: Die P-Welle ist Ausdruck der Vorhoferregung. Während der PQ-Strecke durchläuft die Erregung den AV-Knoten und das His-Bündel, wobei sich die beginnende Erregung des Septums (Herzscheidewand) in der Q-Zacke niederschlägt. Die ablaufende Ventrikelerregung führt zum QRS-Komplex und die ST-Strecke zeigt an, dass die Ventrikel voll erregt sind. Als T-Welle zeichnet sich dann die Erregungsrückbildung der Ventrikel ab. Manchmal

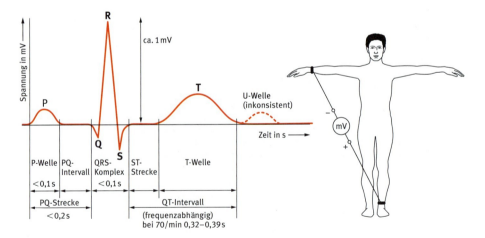

Abb. 4.4: Zeitlicher Verlauf einer typischen EKG-Ableitung (Einthoven II) mit wichtigen Bezeichnungen und der zugrunde liegenden Messanordnung. Das Voltmeter steht symbolisch für eine geeignete Spannungsmesstechnik.

wird auch eine U-Welle registriert, die der späten Erregungsrückbildung in den Purkinje-Fasern zugeordnet werden kann. Die Erregungsrückbildung der Vorhöfe läuft
zeitgleich zur Kammererregung und produziert nur ein schwaches Signal im EKG, das
vom starken QRS-Komplex überdeckt wird.

Erkrankungen des EBLS, teilweise auch des Arbeitsmyokards, manifestieren sich
im EKG, weshalb dieses ein wichtiges diagnostisches Werkzeug ist. Es sei explizit darauf hingewiesen, dass das EKG Ausdruck der Herzerregung ist und nicht der Kontraktion.

4.2.3 Herzmechanik

Pumpzyklus
Die folgenden Erläuterungen für das linke Herz gelten analog für die rechte Herzhälfte,
mit dem Unterschied, dass dort die Drücke insgesamt niedriger sind. Der Pumpzyklus

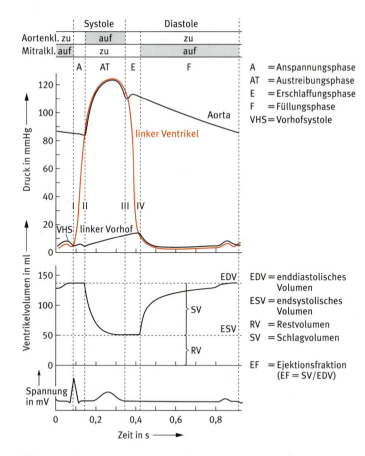

Abb. 4.5: Zeitliche Verläufe wichtiger hämodynamischer Größen am linken Herzen.

des Ventrikels wird in vier Phasen eingeteilt. In der **Anspannungsphase** sind Mitral- und Aortenklappe geschlossen und der Ventrikel spannt sich um das eingeschlossene Blut an. Da sich bei geschlossenen Klappen das Volumen nicht ändert, verläuft die Anspannung **isovolumetrisch**. Es kommt in dieser Phase zu einem raschen Anstieg des Ventrikeldruckes. Sobald er den Aortendruck übersteigt, öffnet druckgesteuert die Aortenklappe und die **Austreibungsphase** beginnt. Unter zunächst weiterem Druckanstieg wird Blut in die Aorta ausgeworfen. Wenn der linksventrikuläre Druck den Aortendruck wieder unterschreitet, schließt sich die Aortenklappe und die Austreibungsphase ist beendet. In der darauf folgenden **Entspannungsphase** erschlafft das Myokard. Sie verläuft isovolumetrisch, da Mitral- und Aortenklappe geschlossen sind. Erst wenn der Ventrikeldruck den Druck im Vorhof unterschreitet, öffnet sich die Mitralklappe und die **Füllungsphase** beginnt. Anspannungs- und Austreibungsphase bilden zusammen die **Systole**, Entspannungsphase und Füllungsphase die **Diastole**. Während der Austreibung wird nie das gesamte Blutvolumen ausgeworfen, sondern nur das **Schlagvolumen** (SV), so dass im Ventrikel immer ein **Restvolumen** (RV) verbleibt. Die in der Minute geförderte Blutmenge ist das **Herzzeitvolumen** (HZV): $HZV = SV \cdot HF$; Herzfrequenz HF; Schlagvolumen SV: $HZV \approx 5,5\,l/min$ bei Erwachsenen in körperlicher Ruhe. ▶ Abb. 4.5 zeigt, dass die diastolische Füllung initial sehr rasch verläuft und der Ventrikel schon nach kurzer Zeit fast vollständig wiederbefüllt ist. Der Beitrag der Vorhofsystole, die kurz vor der Kammersystole stattfindet, ist eher marginal. Tatsächlich ist dieser Beitrag zur Füllung am jungen gesunden Herzen weniger wichtig. Mit zunehmendem Alter werden die Ventrikel jedoch steifer und relaxieren schlechter. In dieser Situation ist dann eine reguläre Vorhofkontraktion bedeutend, da sie nun bis zu 40 % des SV beiträgt. Es zeigt sich auch, dass in der Diastole der Vorhofdruck stets größer als der Ventrikeldruck ist und die Mitralklappe entsprechend geöffnet ist. Erst mit erfolgter Vorhofsystole kehren sich die Verhältnisse um. Der Ventrikel ist nun prall gefüllt und sein Druck übersteigt jetzt den Druck im Vorhof. In Folge schließt sich die Mitralklappe, so dass bei regulärer **Vorhof-Kammer-Synchronisation**, die Mitralklappe schon vor der Ventrikelsystole verschlossen ist. Wäre dem nicht so, würde während der Anspannungsphase des Ventrikels Blut zurück in den Vorhof verlagert werden, was zumindest ineffizient wäre.

4.2.4 Steuerung des Herz-Kreislauf-Systems durch das Autonome Nervensystem

Das **Autonome bzw. vegetative Nervensystem** (ANS) passt über seine peripheren Bestandteile, Parasympathikus und Sympathikus, die Herz-Kreislauf-Funktion an die wechselnden Bedürfnisse des Körpers an. Die genauen Mechanismen sind in ▶ Kap. 3 dargestellt.

4.3 Herzrhythmusstörungen

Schon in körperlicher Ruhe variiert die Herzfrequenz (HF) als Folge **physiologischer Arrhythmien**. Beispielsweise führt die respiratorische Arrhythmie, die auf einer zentralen Verkopplung von Atmungs- und Herz-Kreislauf-Regulation beruht, zu einer atemsynchronen Modulation der HF.

> ▶ **Herzrhythmusstörungen** sind pathologische Arrhythmien. Sie liegen vor, wenn das Herz zu langsam (**Bradykardie**, HF < 60 min^{-1}), zu schnell (**Tachykardie**, HF > 100 min^{-1}) oder unregelmäßig schlägt. Eine Arrhythmie ist immer dann gefährlich, wenn die Durchblutung der Organe, insbesondere aber die des Herzens und des Gehirns, beeinträchtigt ist.

Die Ursachen von Arrhythmien sind mannigfaltig. Oft entstehen sie aufgrund einer Mangelversorgung, einer degenerativen Erkrankung oder aus Vernarbungen nach einem Herzinfarkt. Des Weiteren sind viele extrakardiale Auslöser bekannt: z. B. Elektrolytstörungen, Infektionen, Vergiftungen, Schilddrüsenfehlfunktionen. Viele Medikamente wirken pro-arrhythmisch – insbesondere auch viele anti-arrhythmische, also solche, die eigentlich zur Behandlung von Rhythmusstörungen eingesetzt werden. Bei der Therapie wird immer zunächst versucht, die Grunderkrankung zu heilen.

4.3.1 Extrasystolen

> **Extrasystolen (ES)** sind Extraschläge, die in einen vorliegenden Grundrhythmus vorzeitig einfallen und diesen stören.

Supraventrikuäre Extrasystolen haben ihren Ursprung in den Vorhöfen und im EBLS oberhalb der Aufzweigung in die Tawara-Schenkel. Im EKG sieht man eine vorzeitig einfallende, mitunter veränderte P-Welle, gefolgt von einem regelhaften QRS-Komplex. **Ventrikuläre Extrasystolen** können in jedem Teil des Kammermyokards entstehen. Da sie sich dort auf abnormen Wegen ausbreiten, ist der Kammerkomplex (QRS-Komplex) im EKG stark deformiert. Hämodynamisch sind Extrasystolen weniger effektiv, da sie die reguläre diastolische Füllung stören. Am gesunden Herzen haben einzelne supraventrikuläre oder ventrikuläre Extrasystolen keinen Krankheitswert. Erst wenn sie gehäuft vorkommen, besteht die Gefahr, v. a. bei Patienten mit kardialer Schädigung, dass aus Extrasystolen gefährliche Tachykardien entstehen.

4.3.2 Bradykarde Rhythmusstörungen

> ▶ **Bradykarde Rhythmusstörungen** (Bradykardie) sind die Folge einer Störung der Erregungsbildung oder der Erregungsleitung. Die Herzfrequenz ist zu gering ($< 60\,min^{-1}$).

Sinusknotendysfunktion

Die Sinusknotendysfunktion (Sinusknotensyndrom, *Sick Sinus Syndrome*) umfasst verschiedene elektrophysiologische Störungen der Erregungsbildung im Sinusknoten und der Erregungsleitung in den Vorhöfen:

– Bei einer **Sinusbradykardie** liegt die HF zwischen 50 und $60\,min^{-1}$. Solche Frequenzen können auch bei Gesunden vorkommen. Erst wenn Symptome auftreten und weitere klinische Kriterien vorliegen, wird sie behandlungsbedürftig.
– Wenn die Rhythmusbildung im Sinusknoten aussetzt, liegt ein **Sinusarrest** vor. Beschwerden treten meist erst auf, wenn die Pause länger als 3 s andauert.
– Im Falle eines **sinuatrialen Blocks** wird eine normale Depolarisation des Sinusknotens nur verzögert oder gar nicht auf das Vorhof-Myokard weitergeleitet.
– Nicht selten wird bei der Sinusknotendysfunktion ein häufiger Wechsel zwischen bradykarden und tachykarden Phasen beobachtet, **Bradykardie-Tachykardie-Syndrom**. Während der langsamen Episoden besteht vorwiegend eine Sinusbradykardie, die tachykarden Phasen basieren auf Vorhofflimmern, Vorhofflattern oder atrialen Tachykardien (▶ Kap. 4.3.3).
– Eine *Bradyarrhythmia absoluta* kann bei chronischem Vorhofflimmern und gleichzeitig verzögerter AV-Überleitung auftreten. Letzteres bewirkt, dass nur sporadisch Erregungen auf die Ventrikel übergeleitet werden, so dass die Ventrikelfrequenz gering und unregelmäßig ist.
– Kennzeichen der **chronotropen Inkompetenz** ist ein verminderter Herzfrequenzanstieg unter Belastung, der die allgemeine Leistungsfähigkeit einschränkt.

Karotissinussyndrom

Hier liegt eine Überempfindlichkeit der in der Halsschlagader (im Karotissinus, *Sinus caroticus*) gelegenen Pressorezeptoren vor. Schon beim Gesunden bewirkt die äußere Massage dieser Halsregion reflektorisch einen geringen Abfall der Herzfrequenz. Beim kardioinhibitorischen Typ des Karotissinussyndroms ist diese Antwort übersteigert, so dass schon ganz normale Lebensumstände (z. B. Rasieren, Kopfdrehung, enger Hemdkragen) zu einem Sinusarrest und Ohnmacht führen können.

Atrioventrikuläre (AV-)Blockierungen

Wenn die Vorhoferregung nicht oder nur verzögert auf die Kammern übergeleitet wird, liegt eine **AV-Blockierung** vor. Die Leitungsstörung kann irgendwo im Bereich der Vorhöfe, des AV-Knotens und/oder des HIS-PURKINJE-Systems liegen. AV-Blockierungen werden in die Grade I–III eingeteilt.

– Beim **AV-Block I. Grades** werden atriale Erregungen verlangsamt auf die Ventrikel übergeleitet. Ausdruck dessen ist ein konstant verlängertes PQ-Intervall (> 200 ms).
– **AV-Blockierungen II. Grades** treten in zwei Ausprägungen auf: Beim Typ Wenckebach verlängert sich die PQ-Zeit bis zu einem plötzlichen Block der atrioventrikulären Überleitung mit Ausfall eines QRS-Komplexes. Beim Typ Mobitz fällt bei konstanten PP- und PQ-Intervall die Überleitung regelmäßig aus. Es kann z. B. nur jede 2., 3. oder 4. Vorhoferregung übergeleitet werden, was man als 2 : 1-, 3 : 1- oder 4 : 1-Block bezeichnet.
– Die Extremform ist der **AV-Block III. Grades** (totaler AV-Block). Hier liegt eine vollständige atrioventrikuläre Leitungsunterbrechung vor, mit der Folge, dass Vorhöfe und Kammern asynchron depolarisieren. Der Kammerrhythmus wird dann von einem sekundären oder tertiären Schrittmacher vorgegeben und ist entsprechend niedriger als der Sinusrhythmus.

> Nicht alle Patienten mit ▸**bradykarden Rhythmusstörungen** leiden unter Beschwerden. Diese treten erst auf, wenn die Blutversorgung wichtiger Organe (Gehirn!) definitiv beeinträchtigt ist. Allgemeine Symptome sind unregelmäßiger Puls, Schwindel, Atemnot, Müdigkeit, Herzschmerzen, physische und intellektuelle Leistungsminderung, Kreislaufkollaps etc. Ob ein HSM implantiert werden soll, wird von den einschlägigen Leitlinien reguliert [DGK 2012].

4.3.3 Tachykarde Rhythmusstörungen

> Bei ▸**tachykarden Rhythmusstörungen** ist die Ruhefrequenz größer 100 min^{-1}, mit regelmäßigen oder unregelmäßigen Rhythmus (▸**Tachyarrhythmie**).

Die folgenden Auslösemechanismen für tachykarde Rhythmusstörungen existieren:
– Störungen bei der Erregungsbildung (**gestörte Automatie**): Die Aktivität des Sinusknotens oder anderer Teile des EBLS ist abnormal gesteigert
– Störungen bei der Erregungsrückbildung (**getriggerte Aktivität**): Hierbei führen pathologische Nachdepolarisationen am Ende der Repolarisationsphase zur erneuten Auslösung (Triggerung) einer Erregung oder Salven von Erregungen
– **Kreisende Erregungen** (*Reentry*-**Mechanismen**). Diese beruhen auf strukturellen und/oder funktionellen Veränderungen des leitenden Gewebes, mit der Folge, dass verschiedene Leitungsbahnen mit unterschiedlichen Ausbreitungseigenschaften entstehen. Auf dieser Grundlage können kreisende Erregungen entstehen (s. ▸Abb. 4.6). Die meisten klinisch relevanten Tachyarrhythmien werden über einen *Reentry*-Mechanismus ausgelöst.

Supraventrikuläre Tachykardien (SVT)

Supraventrikuläre Tachykardien entstehen im oder oberhalb des HIS-Bündels, teilweise auch unter Beteiligung von ventrikulären Strukturen. Meist ist ein **Reentry-Mechanismus** die Grundlage. Typische Vertreter sind Vorhofflattern und -flimmern. Beim typischen **Vorhofflattern** besteht ein Makro-*Reentry*-Kreis im Bereich des rechten Vorhofs um die Trikuspidalklappe herum. In einigen EKG-Ableitungen finden sich charakteristische sägezahnartige **Flatterwellen**. Die Vorhoffrequenz liegt zumeist bei $250...350\,min^{-1}$. Da nicht jede atriale Erregung vom AV-Knoten übergeleitet wird, ist die Kammerfrequenz geringer. Gefährlich wird es bei einer 1:1-Überleitung, da so lebensbedrohliches Kammerflimmern (s. u.) induziert werden kann. Bei **Vorhofflimmern** existieren nur noch chaotische Kreiserregungen in den Vorhöfen. Im EKG fehlen deshalb die P-Wellen, stattdessen sieht man hochfrequente **Flimmerwellen** ($> 350\,min^{-1}$) niedriger Amplitude und unregelmäßig auftretende QRS-Komplexe. Letzteres ist Zeichen einer **absoluten ventrikulären Arrhythmie**, die darauf beruht, dass der AV-Knoten Erregungen nur sporadisch auf die Kammern weiterleitet. Die Pumpfunktion der Ventrikel wird durch diese atrialen Irregularitäten mitunter nur wenig beeinflusst. Große Gefahren resultieren aus der potentiellen Induktion ventrikulärer Tachykardien und der Bildung von **Blutgerinnseln** (Thromben) in den Vorhöfen aufgrund des dort vorliegenden irregulären/chaotischen Kontraktionsmusters. Wenn sich Teile eines Gerinnsels lösen, führt dies unweigerlich zu einem Verschluss von Blutgefäßen, was v. a. in der Lunge oder im Gehirn gefährlich ist (Lungenembolie oder Schlaganfall). Einige hier nicht genannte SVT werden medikamentös oder chirurgisch behandelt.

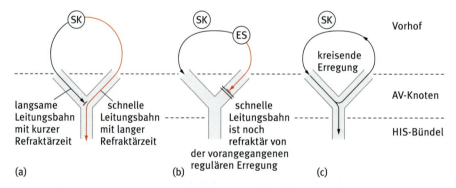

Abb. 4.6: Zur Entstehung von Reentry-Tachykardien am Beispiel einer AV-Knoten-Reentry-Tachykardie. (a) Normale Erregung durch den Sinusknoten (SK) mit Fortleitung zum HIS-Bündel über die schnelle Leitungsbahn. Die verzögert eintreffende „schwarze Erregung" trifft auf refraktäres Gewebe und erlischt. (b) Eine durch eine Extrasystole (ES) ausgelöste Erregung trifft in der schnellen Leitungsbahn auf noch refraktäres Gewebe vom vorherigen regulären Zyklus und erlischt. Die langsame Leitungsbahn wird ebenfalls von der ES erfasst. (c) Wenn die langsame Erregung die schnelle Leitungsbahn erfasst, ist diese nicht mehr refraktär, so dass die Erregung nach oben weitergeleitet wird. Wenn dort das Gewebe nicht mehr refraktär ist, kann die Erregung kreisen.

Ventrikuläre Tachykardien (VT)

Ventrikuläre Tachykardien entstehen im Ventrikel ab der dem His-Bündel folgenden Verzweigung. Auch hier sind ***Reentry*-Mechanismen** die häufigsten Auslöser. Von einer VT spricht man bei drei oder mehr konsekutiven, schenkelblockartig deformierten und verbreiterten (> 0,12 s) QRS-Komplexen mit einer Frequenz > 120 min^{-1}, wobei P und QRS unabhängig voneinander auftreten können (AV-Dissoziation). Die klinische Symptomatik hängt v. a. von der Frequenz und der **Ejektionsfraktion** (Definition ▶ Abb. 4.5) ab. Sie reicht von unangenehmem Herzklopfen über Schwindel, Ohnmacht, bis zu kardiogenem Schock und Tod. **Kammerflattern** ist eine hochfrequente VT (> 250 min^{-1}) mit einer schenkelblockartigen Deformation des QRS-Komplexes. Kammerflattern geht häufig in **Kammerflimmern** über. In diesem Zustand erfolgt nur eine **chaotische Erregung**, so dass im EKG nur noch unregelmäßige Flimmerwellen hoher Frequenz (> 300 min^{-1}) auftreten. Beide, Kammerflattern und Kammerflimmern, sind unmittelbar lebensbedrohlich, da die reguläre Pumpfunktion der Ventrikel erlischt. Der **Plötzliche Herztod** beruht zumeist auf VT und Kammerflimmern.

4.4 Aufbau von Herzschrittmachern

4.4.1 Einleitender Überblick

> ▶**Herzschrittmacher** (HSM) sind **intelligente Impulsgeneratoren**. Moderne Systeme bestehen aus einem Mikroprozessor, mehreren Stimulationskanälen, mit denen Teile des Herzens selektiv elektrisch stimuliert werden können, und Messverstärkern zur Erfassung der elektrischen Eigenaktivität des Herzens (▶ **Intrakardiales Elektrogramm**; engl. *intracardiac electrogram*, IEGM). Dazu kommen eine Batterie sowie eine Telemetrieschnittstelle zum bidirektionalen Datenaustausch mit einem externen HSM-Programmiergerät.

Manche HSM verfügen über eine zusätzliche Messtechnik zur Erfassung von Größen, die mit der körperlichen Belastung/Aktivität korreliert sind. Die genannten Komponenten befinden sich in einem etwa streichholzschachtelgroßen Titangehäuse (**Aggregat**), das unter die Haut implantiert wird. Vom Aggregat führen hochbiegsame isolierte Kabel (▶**Herzschrittmacherelektroden**) ins rechte Herz. An ihren Enden befinden sich metallische **Elektrodenkontakte** (z. B. aus Platin-Iridium), die in direktem Kontakt zum Myokard oder Blut stehen. Über die Elektroden erfolgt die Stimulation (*pacing*) des Myokards und die Messung (Wahrnehmung, *sensing*) des IEGM.

> ▶**Stimulation** bedeutet Applikation von niederenergetischen, elektrischen Impulsen mit dem Ziel, die Erregung (Depolarisation) und nachfolgend die Kontraktion des Herzens herbeizuführen. Der ▶ **Stimulator** ist der Teil des ▶**Herzschrittmachers**, der die elektrischen Impulse generiert. Unter ▶ **Wahrnehmung** versteht man die Erfassung der elektrischen Eigenaktivität des Her-

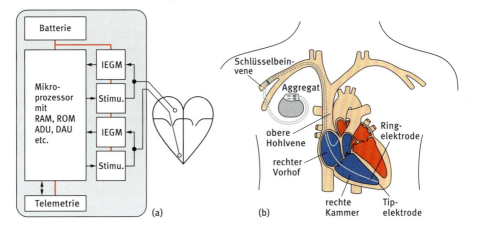

Abb. 4.7: (a) Blockschaltbild eines HSM mit wesentlichen Komponenten. (b) Lage des Aggregats in der Brust und der Sonden im Herzen. Das Aggregat kann auch auf der linken Brustseite implantiert werden.

zens und die Bereitstellung eines binären Signals, das eine reguläre intrinsische (körpereigene) Erregung anzeigt. Die ▸**Wahrnehmungseinheit** ist damit auch ein Teil der Funktionalität des ▸**Herzschrittmachers.**

Die Kabel mit den zugehörigen Elektrodenkontakten werden alternativ **Sonde**, (Herz-) **Schrittmacherelektrode** oder einfach nur **Elektrode** genannt.

Implantation

Das Aggregat wird in eine kleine, operativ präparierte Tasche unter die Haut implantiert, meist unterhalb des Schlüsselbeins. Vom Aggregat ausgehend werden die Kabelsonden in die Schlüsselbeinvene eingeführt und im Weiteren über die obere Hohlvene ins rechte Herz geschoben. Eine Vorhofelektrode wird an einer bestimmten Stelle in der Wand des Vorhofs fixiert, so dass die metallische Spitze in direktem Kontakt zum Muskelgewebe ist. Eine eventuell vorhandene Ringelektrode (▸Abb. 4.7) „schwimmt" dann im Blut. Um die rechte Kammer zu erreichen, wird ein Kabel durch die Trikuspidalklappe geführt, was in der Regel deren Funktion nicht beeinträchtigt. Fixiert wird die Elektrodenspitze in der rechten Herzspitze.

Die bevorzugte Technik zur Implantation der Elektroden ist der ▸**transvenöse Zugang**. Die Elektroden werden durch eine Vene ins rechte Herz geschoben und dort dauerhaft fixiert. Am anderen Ende werden die Elektroden durch eine kleine Punktionsstelle aus der Vene geführt und mit dem implantierten Herzschrittmacher verbunden. Der transvenöse Zugang vermeidet die chirurgisch aufwändige Eröffnung des Teils des Brustkorbs, in dem sich das Herz befindet.

Tab. 4.1: NASPE/BPEG-Schrittmachercode.

1. Buchstabe	2. Buchstabe	3. Buchstabe	4. Buchstabe	5. Buchstabe
Ort der Stimulation	Ort der Wahrnehmung	Betriebsart	Frequenz-adaption	Multifokale Stimulation
0 = keine A = Atrium	0 = keine A = Atrium	0 = keine T = getriggert	0 = keine R = Frequenzad-aptation (Rate Modulation)	0 = keine A = Atrium
V = Ventrikel D = Dual (A + V) S = Single (A oder V)	V = Ventrikel D = Dual (A + V) S = Single (A oder V)	I = Inhibiert D = Dual (T + I)		V = Ventrikel D = Dual (A + V)

Schrittmachertypen und der Schrittmachercode

Ein **Einkammerschrittmacher** verfügt über einen Stimulationskanal und einen Messkanal für das IEGM. Die Elektrodenlage ist *per se* nicht festgelegt, so dass ein solcher HSM als rein atriales oder rein ventrikuläres System betrieben werden kann. Entsprechend verfügen **Zweikammerschrittmacher** über zwei Stimulations- und zwei Messkanäle. Neben der grundsätzlichen Hardware-Ausstattung sind die Konfiguration und die einstellbaren Betriebsarten wesentlich.

Der ▶ **NASPE/BPEG²-Schrittmachercode** ist ein eindeutiges Kodierschema für die Ausstattung und den Betrieb von ▶ **Herzschrittmachern**. Es besteht aus maximal fünf Buchstaben, die den ▶ **Stimulationsmodus** bzgl. Konfiguration und Betriebsart charakterisieren, vgl. ▶ Tabelle 4.1.

Auf diesem Code basierend werden Schrittmacheraggregate mit einer Lasergravur versehen, die über ihre Hardware-Ausstattung und die verfügbaren Betriebsarten Auskunft gibt: **SSIR** bedeutet Einkammerschrittmacher mit der Betriebsart Inhibition und der Möglichkeit zur Frequenzadaption. **DDDR** charakterisiert einen Zweikammerschrittmacher, der beide Betriebsarten (Inhibition und Triggerung, s. ▶ Kap. 4.5.1) ermöglicht und mit einer Frequenzadaption ausgestattet ist. Ein DDDR-HSM ermöglicht sehr viele unterschiedliche Konfigurationen (z.B. AAIR, VVIR, DVI) und damit Stimulationsmodi (Der Begriff Konfiguration ist im klinischen Sprachgebrauch nicht so geläufig, dort spricht man meist von ▶ **Stimulationsmodus**). Vermittels des Programmiergerätes können Konfiguration und Betriebsart auch im bereits implantierten Zustand noch verändert werden. Das kann u. U. auch autonom durch den Schrittmacher erfolgen, wenn sich medizinische Randbedingungen ändern ((automatischer) *mode switch*).

---

2 NASPE, North American Society of Pacing and Electrophysiology; BPEG, British Pacing and Electrophysiology Group

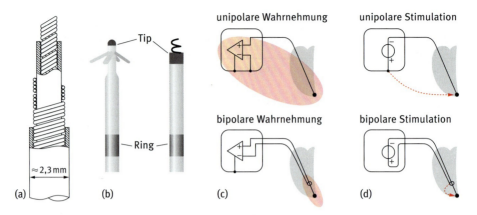

Abb. 4.8: (a) Aufbau eines bipolaren Elektrodenkabels mit koaxialen Drahtwendeln. (b) Mögliche Ausführungen der Elektrodenkontakte mit Verankerungshilfen. (c) Wahrnehmungsschemata. Die Ellipsen stilisieren den räumlichen Empfindlichkeitsbereich. (d) Stimulationsschemata mit angedeutetem Stromfluss.

4.4.2 Funktionseinheiten von Herzschrittmachern

Schrittmacherelektroden

Über die Schrittmacherelektroden erfolgt die Stimulation (*pacing*) des Myokards und die Messung (Wahrnehmung, *sensing*) des IEGM. Hat ein Kabel nur einen Elektrodenkontakt an der Sondenspitze, handelt es sich um eine **unipolare Elektrode**. Bei einer **bipolaren Elektrode** befindet sich zusätzlich ein ringförmiger Kontakt (**ring**) in geringem Abstand vor der **Tip-Elektrode** (*engl. tip* - Spitze).

Schrittmacherelektroden folgen der Herzbewegung und müssen daher ohne Funktionsbeeinträchtigung viele Millionen Biegewechsel aushalten. Daher werden sie als Mehrfachwendeln aus dünnem Stahldraht gefertigt. Bei bipolaren Elektroden sind zwei Mehrfachwendeln koaxial gewickelt und durch eine Isolationsschicht aus Silikon oder Polyurethan elektrisch isoliert (▶ Abb. 4.8 (a)). Auch die äußere, dem Körper zugewandte Isolation besteht aus diesen alternativen Materialien, die drei wesentliche Anforderungen erfüllen: hohe Flexibilität, lange Standzeiten und Biokompatibilität. Die Kontaktierung der Elektrode mit dem Aggregat erfolgt über eine ein- oder zweipolige Steckverbindung mit Schraubensicherung. Zur Befestigung der Sonden im Myokardgewebe sind die Sondenspitzen besonders ausgeformt. Häufig verwendet werden **Ankerelektroden mit Widerhaken** oder korkenzieherähnliche **Schraubelektroden** (▶ Abb. 4.8 (b)). Üblicherweise befindet sich in der Sondenspitze auch ein Reservoir mit einem Medikament (Steroidhormon), das allmählich frei gesetzt wird. Es reduziert Entzündungsreaktionen und sorgt für eine langfristig stabile und niedrige Reizschwelle.

> Bei unipolaren Elektroden wird über die Tip-Elektrode sowohl stimuliert als auch wahrgenommen, wobei das Aggregat jeweils als **Gegenelektrode** dient. Bipolare Elektroden ermöglichen die ▶ **Stimulation** und die ▶ **Wahrnehmung** auch zwischen Tip und Ring. In modernen HSM kann eine bipolare Elektrode auch unipolar betrieben werden.

Die bipolare Wahrnehmung ist unempfindlicher bezüglich elektrischer Störsignale, da diese als **Gleichtaktsignale** auf beide Pole/Zuleitungen wirken und durch **Differenzbildung** im HSM wirksam unterdrückt werden können (▶ Abb. 4.8 (c)). Dies gilt sowohl für Störsignale aus externen Quellen als auch für Muskelpotentiale. Auch ist das *far field sensing* aufgrund des geringeren räumlichen Empfindlichkeitsbereiches reduziert. Darunter versteht man die unerwünschte Wahrnehmung ventrikulärer Signale durch die atriale Elektrode oder, umgekehrt, die Wahrnehmung atrialer Signale durch die ventrikuläre Elektrode.

Die **bipolare Stimulation** vermindert, wegen der geringeren räumlichen Ausdehnung des Stromflusses (▶ Abb. 4.8 (d)), das Risiko der **Stimulation von Skelettmuskeln**, was unangenehme Zuckungen hervorrufen kann. Mitunter wird kritisiert, dass bipolare Stimulationsimpulse im Oberflächen-EKG kaum sichtbar sind. Nachteile bipolarer Elektroden sind der größere Durchmesser und die höhere Steife.

Grundlagen der elektrischen Stimulation des Herzens

Um am Herzen ein Aktionspotential auszulösen, muss das intrazelluläre Membranpotential an irgendeiner Stelle über die **zelltypische Schwelle** von ca. −70 mV gehoben werden. Entscheidend dafür ist eine kurzfristige Veränderung der Ladungsverteilung bzw. des elektrischen Feldes über der Zellmembran. Erreicht wird dies durch externe Reizung/Stimulation mit einem **rechteckförmigen Strom- oder Spannungsimpuls** – bei HSM immer mit einem Spannungsimpuls.

> Bei rechteckförmigen Impulsen gilt die **hyperbolische Reizschwellenbeziehung** (**Lapicque**-Funktion, ▶ Abb. 4.9), mit der Mindestwerte für Amplitude (U_Stim) und Dauer (T_Stim) eines Spannungsimpuls ermittelt werden können, die zur Auslösung eines Aktionspotential notwendig sind (Stromimpulse entsprechend). Der Amplitudenwert, der asymptotisch nach „unendlich" langer Zeit zu einem AP führt, ist die **Rheobase** (U_R) (griech. *rheo* – Strom/Strömung, *base* – Grundlage, vermutlich Schwelle, *Rheobase* – Schwellenstrom, Reizschwelle). Er darf unter keinen Umständen unterschritten werden. Als **Chronaxie** (T_C) (griech. *chronós* – Zeit und *axia* – Wert, *Chronaxie* – Zeitdauer) bezeichnet man die Impulsdauer, die bei doppelter Rheobase eingehalten werden muss, um erfolgreich zu stimulieren (Stromimpulse entsprechend).

Mit diesen Parametern können für beliebige T_Stim die Schwellenwerte $U_\text{S}(T_\text{Stim})$ berechnet werden:

$$U_\text{S}(T_\text{Stim}) = U_\text{R}\left(1 + \frac{T_\text{C}}{T_\text{Stim}}\right).\tag{4.1}$$

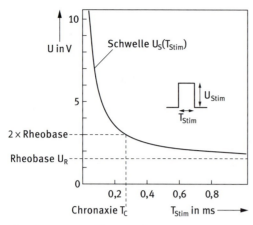

Abb. 4.9: Hyperbolische Reizschwellenbeziehung für rechteckförmige Spannungsimpulse.

Eine Stimulation löst ein Aktionspotential aus, wenn $U_{Stim} \geq U_S$ gilt. Mit anderen Worten, Wertepaare (T_{Stim}, U_{Stim}) oberhalb der Schwellenkennlinie sind erfolgreich. Bei HSM wird immer kathodisch gereizt, d. h., die aktive Tip-Elektrode wird bei der **Impulsabgabe** als **Kathode** (Minuspol) geschaltet und die indifferente (Aggregat oder Ring) als **Anode**. Bei entgegen gesetzter Polarität ist die Reizschwelle höher.

Da die eigentliche **reizwirksame Größe** die Strom- bzw. Ladungsdichte unter der aktiven Elektrode ist, leuchtet es ein, dass die resultierende **Übergangs- oder Elektrodenimpedanz**, die der Stimulationsgenerator sieht, eine wichtige Rolle spielt. Ihr Wert hängt von vielen Faktoren ab: z. B. Zuleitung, Lagestabilität, Material und Geometrie der eigentlichen Elektrode in Kontakt zum Gewebe, aber auch von der Medikation und vom Hormonstatus des Patienten. Demnach ist die Übergangsimpedanz nicht konstant, sondern ändert sich v. a. auch in den ersten Wochen nach der Implantation, während des Einwachsens ins Gewebe. Entsprechend variiert die Reizschwellenkurve, so dass für jeden Patienten **individuelle Stimulationsparameter** bestimmt werden müssen, die es dann regelmäßig zu überprüfen und gegebenenfalls anzupassen gilt. In der Praxis werden üblicherweise T_C und $U_{Stim} = 2 \cdot U_S(T_C)$ als Impulsparameter gewählt, d. h. man stimuliert mit Sicherheit. Die Ermittlung und Anpassung von Stimulationsparametern kann auch automatisch durch den HSM durchgeführt werden (*autocapture*).

Elektrische Eigenschaften einer Elektrode: Die Phasengrenze Elektrode-Myokard

In Metallen wird der Stromfluss durch die Bewegung von Elektronen getragen. Im Körpergewebe, das ein ▶ **Elektrolyt** ist, erfolgt die Stromleitung durch die Bewegung positiver und negativer Ionen. An der Grenzschicht zwischen Metall und Elektrolyt, der sogenannten **Phasengrenze**, erfolgt ein Übergang von Elektronen- auf Ionenleitung (und umgekehrt). Die Vorgänge sind im Detail komplex. Hier werden nur ein

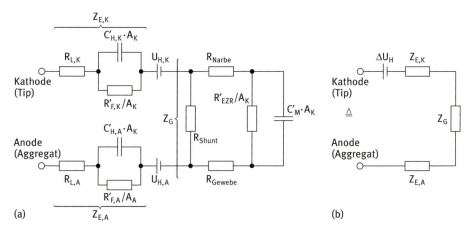

Abb. 4.10: (a) Elektrisches Ersatzschaltbild der Stimulationsimpedanz. Einige „Bauteile" hängen von der wirksamen Elektrodenfläche ab. Um das zu verdeutlichen werden sie als Produkt eines flächenbezogenen Bauteils (gestrichene Größe) und der wirksamen Oberfläche dargestellt. (b) Komprimierte Darstellung des Ersatzschaltbildes.

paar grundsätzliche Aspekte aufgezählt, die zum Verständnis des elektrischen Ersatzschaltbildes (▶ Abb. 4.10) notwendig sind:

- An der Phasengrenze entsteht eine Gleichspannung (**Halbzellenspannung** U_H), die auf einer Ladungsumverteilung beruht. Richtung und Betrag von U_H hängen entscheidend von der Materialpaarung ab. Halbzellenspannungen entstehen sowohl an der Tip- als auch an der Gegenelektrode (Aggregat oder Ring). Sie sind in der Regel verschieden, was in ▶ Abb. 4.10 (b) in Gestalt von ΔU_H berücksichtigt wird.
- Die Phasengrenze besitzt ausgeprägte **kapazitive Eigenschaften** (HELMHOLTZ-**Kapazität** C_H). Dies folgt aus o. a. Ladungsumverteilung in Verbindung mit einer Lage Wassermoleküle zwischen den Ladungszonen im Metall und im Elektrolyt. Das ganze ähnelt einem Plattenkondensator, mit extrem kleinem Plattenabstand.
- Der Übergang von Ladungsträgern erfolgt im Rahmen **chemischer Redoxreaktionen**. Je nach Paarung Metall/Elektrolyt und Stromdichte kann es bei diesen Reaktionen zu Korrosion und Gasbildung kommen und es können toxische Reaktionsprodukte entstehen. Bei **reversiblen Reaktionen** können die Prozesse durch Änderung der Stromrichtung umgekehrt werden. Deshalb sollten **Gleichstromanteile** bei der Stimulation vermieden werden. Der Ladungsübergang läuft nicht ungehindert ab, was im Ersatzschaltbild seinen Niederschlag im sogenannten FARADAY-Widerstand (R_F) findet.
- Die Widerstände der Zuleitungen (R_L) müssen ebenfalls berücksichtigt werden.
- Die **Gewebeimpedanz** setzt sich zusammen aus der effektiven Membrankapazität der Myokardzellen im Einflussbereich der Tip-Elektrode (C_M), und ohmschen

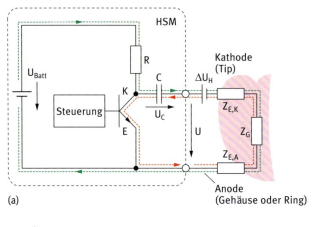

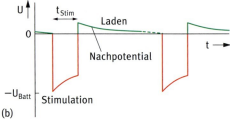

Abb. 4.11: (a) Einfache Stimulationsschaltung. (b) Spannungsverlauf am Herzen.

Anteilen des Gewebes: R_{EZR} steht für den Extrazellulärraum parallel zu den Myokardzellen im Einflussbereich der Tip-Elektrode, R_{Narbe} repräsentiert das Gewebe direkt unter der Tip-Elektrode, R_{Gewebe} ist der Widerstand zwischen Stimulationsort und Gegenelektrode und R_{Shunt} repräsentiert Gewebe, das Strom am Herzen vorbei leitet.

– Einige „Bauteilewerte" hängen stark von der Elektrodenoberfläche ab.

Die Stimulationseinheit

Der für die Stimulation erforderliche rechteckförmige Spannungsimpuls wird durch eine **Kondensatorentladung** erzeugt. ▶ Abb. 4.11 zeigt eine Schaltung, die dieses Prinzip verwirklicht. Für die folgenden Erläuterungen sei der npn-Transistor initial gesperrt und der Kondensator auf $U_C = U_{Batt}$ aufgeladen. Zur Stimulation wird der Transistor von der Stimulationslogik durchgeschaltet, so dass Kollektor (K) und Emitter (E) verbunden werden und am Herzen die negative Batteriespannung anliegt ($U = -U_{Batt}$). Der Kondensator wird nun so lange über die Elektrodenkontakte ($Z_{E, K} + Z_{E, A}$) und Herz (Z_G) entladen (roter Strompfad), bis der Transistor nach abgelaufener Stimulationszeit T_{Stim} wieder durch die Logik gesperrt wird. Sodann wird der Kondensator über R, $Z_{E, K}$, $Z_{E, A}$ und Z_G aufgeladen (grüner Strompfad), maximal bis

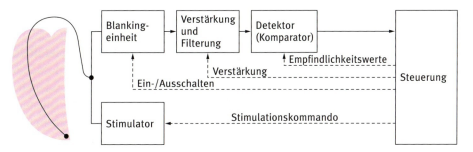

Abb. 4.12: Blockschaltbild der Wahrnehmungseinheit.

auf $U_C = U_{Batt}$. Da der damit verbundene Stromfluss über das Herz aufgrund des hochohmigen Kollektorwiderstandes R bedeutend geringer ausfällt und das Herz in dieser Phase ohnehin refraktär ist, löst der Ladestrom keine erneute Stimulation aus. Bei dieser Schaltung fließt keine Gleichstromkomponente über das Herz, so dass keine Elektrolyse im Gewebe stattfindet. Der Stimulationsimpuls hat keine ideale Rechteckform, sondern zeigt den für eine Kondensatorentladung typischen **exponentiellen Abfall** der Spannung. Mithin gilt die o. a. hyperbolische Reizschwellenbedingung nur unter Vorbehalt [Irnich 2008]. Der Abfall könnte durch Vergrößerung der Kapazität zwar verringert werden, dem sind jedoch aus Platzgründen Grenzen gesetzt.

Mit der Stimulation werden die Ladungsverteilungen an den beiden Phasengrenzen nachhaltig gestört. Das führt dazu, dass die Elektrodenspannungen für eine gewisse Zeit von ihrem Ruhewert (thermodynamisches Gleichgewicht) abweichen. Da Material und Geometrie von Tip- und Gegenelektrode unterschiedlich sind, resultiert eine mit der Zeit abklingende Spannung zwischen den Anschlüssen, die als **Nachpotential** bezeichnet wird. Sie wirkt störend auf die Messung des ▸ **IEGM**, die über die gleichen Elektrodenkontakte erfolgt. Auch der Ladestrom des Kondensators liefert einen Beitrag zum Nachpotential. Mit verschiedenen Maßnahmen wurden in der Vergangenheit Ausmaß und Auswirkungen dieser Nachpotentiale verringert [Laudon 1995; Schaldach 1990, 1992]

Die Wahrnehmungseinheit

Die Erfassung intrakardialer Signale erfolgt durch die Wahrnehmungseinheit in Verbindung mit den Elektroden. Aufgabe dieser Signalverarbeitungskette ist die sichere Erkennung elektrischer Aktionen des Myokards. ▸ Abb. 4.12 zeigt die wesentlichen Komponenten einer Wahrnehmungseinheit in einem Blockschaltbild.

Da Stimulation und Wahrnehmung über die gleichen Elektrodenkontakte erfolgen, besteht die Gefahr, den empfindlichen Eingangsverstärker durch den Stimulationsimpuls zu übersteuern, mit der Folge, dass unmittelbar danach die Wahrnehmung für eine gewisse Zeit unmöglich ist. Um dies zu verhindern, trennen Steuerlogik und

Blanking-**Einheit** den **Eingangsverstärker** sowohl während der Impulsabgabe, als auch nach einer erkannten Eigenaktion für eine definierte Zeit von der Elektrode.

Der wichtigste Teil der Signalerfassung ist die **Filter- und Verstärkungseinheit**. Die Filter weisen sowohl im Vorhof- als auch im Kammerkanal eine **Bandpasscharakteristik** auf. Die Mittenfrequenz liegt herstellerabhängig zwischen 20 und 40 Hz [Ellenbogen 2002], Frequenzen unterhalb 10 Hz und oberhalb 100 Hz werden stark gedämpft [Alt 1997]. Die Filtercharakteristik ist so gewählt, dass die zur Erkennung kardialer Aktionen relevanten Signalanteile, das sind die P-Welle und die R-Zacke, selektiv angehoben werden. Hingegen werden niedrige Frequenzen gedämpft, um ein **T-Wellen-***Sensing* zu vermeiden (irrtümliches Ansprechen des ventrikulären Kanals auf die T-Welle) und um o. a. Nachpotentiale zu unterdrücken. Die Dämpfung hoher Frequenzen soll verhindern, dass z. B. **Muskelpotentiale** fälschlicherweise als Herzaktionen wahrgenommen werden. In der Filterkennlinie nach GREATBATCH, s. [Webster 1995] wird durch ein **Kerbfilter** der Bereich um 53 Hz stark gedämpft, um zusätzlich **netzfrequente Störungen** (50 oder 60 Hz) selektiv zu unterdrücken.

Während der Implantation werden die Signale, die eine Elektrode liefert, fortlaufend überprüft. Die Elektrodenlagen werden gegebenenfalls so lange korrigiert, bis die gemessenen Amplituden der R-Zacken bzw. P-Wellen in bestimmten Wertebereichen liegen, z. B. $R = 5...25$ mV; $P = 1...6$ mV. Gleichzeitig wird darauf geachtet, dass die **Anstiegsgeschwindigkeit** (*slew-rate*) gewisse Mindestwerte erreicht, z. B. $dR/dt > 1$mV/ms; $dP/dt > 0.5$ mV/ms [Fischer 1997, Haddad 2006]. Die Erfüllung dieser Kriterien garantiert, dass relevante kardiale Aktionen im **Detektor** (s. ▶ Abb. 4.12) als solche erkannt werden. Die Erkennung basiert auf einem **Komparator**, der die aufbereiteten Signale mit einer **programmierbaren Referenzspannung** vergleicht. Dazu stehen fest vorgegebene Werte, die sogenannten **Empfindlichkeitswerte**, zur Auswahl (z. B. 0,15; 0,25; 0,5...10 mV). Ergebnis ist ein binäres Signal, das eine gültige Aktion anzeigt. Der Empfindlichkeitswert ist mit Bedacht zu wählen, wobei auch die Elektrodenkonfiguration (uni- oder bipolar) zu beachten ist. Ist er zu hoch, d. h. die Empfindlichkeit zu gering, besteht die Gefahr, dass relevante Aktionen nicht erfasst werden (***undersensing***). Im umgekehrten Fall können Störsignale fälschlicherweise als kardiale Aktionen gewertet werden (***oversensing***). Häufig verfügen HSM über die Möglichkeit des *autosensing*, d. h. der fortlaufenden automatischen Anpassung der Empfindlichkeit.

Moderne HSM sind bis auf wenige Ausnahmen unempfindlich gegenüber **elektromagnetischer Beeinflussung**. Probleme beim regulären Umgang mit Alltagsgeräten sind eher selten [Webster 1995], v. a. wenn räumliche Distanz zum HSM gewahrt wird (Mobiltelefon am Ohr gegenüber) oder die Exposition nur kurzfristig ist (Durchschreiten einer Diebstahlsicherung im Kaufhaus). Kritisch gesehen werden Situationen, in denen der Körper starken elektromagnetischen Feldern oder einem direkten Stromfluss ausgesetzt ist: z. B. Lichtbogenschweißen, Sendeanlagen, Kernspintomographie, Defibrillation.

Energieversorgung

Als Energiequelle werden ausschließlich **Batterien** vom Lithium/Iod-Typ verwendet. Sie erfüllen die wesentlichen Anforderungen: hohe Kapazität (**Energiedichte**), geringe **Selbstentladung**, geringe **Gasentwicklung** und die Existenz eines verlässlichen Indikators für eine mittelfristig bevorstehende Erschöpfung. Ihre **Leerlaufspannung** beträgt voll geladen 2,8 V bei einer Kapazität bis zu 3 Ah und einem Innenwiderstand von ca. 100 Ω. Während der Entladung steigt er auf 10 kΩ und mehr. Entsprechend nimmt die Klemmenspannung ab, zunächst linear bis auf ca. 2,4 V (bei einer Kapazitätsausschöpfung von 90 %) und danach exponentiell bis zur vollständigen Erschöpfung. Klemmenspannung und Innenwiderstand werden beide als **Austauschindikatoren** verwendet (z. B. 2,4 V). Ausgetauscht wird immer das gesamte Aggregat, noch intakte Elektroden werden weiter verwendet. In HSM ist die Elektronik konsequent auf niedrigen Stromverbrauch ausgelegt, wobei die Stimulationseinheit der größte Verbraucher ist – u. a. weil zur Erzeugung der notwendigen Stimulationsspannungen Spannungsverdoppler/Ladungspumpen integriert sein müssen, die die relative niedrige Batteriespannung hochsetzen. Abhängig von der Stimulationshäufigkeit werden **Betriebszeiten** von über zehn Jahren erreicht.

Externes Programmiergerät und bidirektionaler Datenaustausch

Entscheidende Betriebsparameter eines HSM können mit einem externen Programmiergerät individuell eingestellt werden (z. B. Stimulationsamplitude, Empfindlichkeit, maximale und minimale Stimulationsfrequenzen). Umgekehrt können diese aus dem HSM zurückgelesen werden – neben weiteren Informationen (z. B. Batteriespannung und -innenwiderstand, Elektrodenimpedanz, Anzahl stimulierter und erfasster Aktionen, Frequenzhistogramme, ja sogar komplette IEGM). Die Datenübertragung basiert auf einer **induktiven Kopplung** zwischen HSM und dem „Programmierkopf", der an eine Computermaus erinnert und Teil des Programmiergerätes ist. Übertragen werden serielle, binär kodierte Daten. Als Modulationsverfahren wird **Amplituden**- oder **Frequenzmodulation** verwendet.

> Das ▶ **Programmiergerät** ist ein externes Zusatzgerät, mit dessen Hilfe die Arbeitsweise eines implantierten ▶ **Herzschrittmachers** festgelegt bzw. geändert werden kann. Es dient auch zur Abfrage von im Herzschrittmacher gespeicherter Daten. Der bidirektionale Datenaustausch zwischen Programmiergerät und implantiertem Herzschrittmacher erfolgt induktiv.

Die computergestützten Programmiergeräte verfügen über komfortable Benutzerschnittstellen und viele Sicherheitsmechanismen hinsichtlich der Programmierung und Datenübertragung. Neuere HSM verfügen über die Möglichkeit, via Nahfeldfunk mit einem externen Zusatzgerät (auf dem Nachttisch) zu kommunizieren, das über das Internet Verbindung zu einem klinischen Servicezentrum aufnehmen kann, um z. B. potentiell kritische Zustände zu melden.

Steuerlogik und zusätzliche Komponenten

In frühen Systemen, d. h. um 1960, wurde fest verdrahtete Logik verwendet – z. B. drei Transistoren und einige passive Bauelemente in freier Verdrahtung [Schaldach 1992]. Heute basieren alle HSM auf Mikroprozessoren in CMOS-Technologie in Verbindung mit zusätzlicher spezifischer Hardware.

4.5 Der Betrieb von Herzschrittmachern

In den folgenden Unterkapiteln werden klinisch relevante Konfigurationen/Stimulationsmodi und Betriebsarten erläutert und sukzessive wichtige *Timing*-Parameter eingeführt. Parallel dazu werden wichtige klinische und elektrophysiologische Randbedingungen erörtert.

4.5.1 Einkammerschrittmacher

A00/V00-Schrittmacher

Hierbei handelt es sich um eine Stimulation mit **fester Frequenz** (z. B. 70 min^{-1}) ohne Wahrnehmung und Berücksichtigung eines eventuell noch vorhandenen Eigenrhythmus. Diese Betriebsart ist sehr problematisch, da es bei noch vorhandenem Eigenrhythmus zu hohen effektiven Erregungsfrequenzen kommen kann. Des Weiteren besteht die Gefahr, Vorhof- oder Kammerflimmern auszulösen, wenn in bestimmte Phasen eines Eigenrhythmus hinein stimuliert wird [Alt 1999]. Diese Betriebsart findet nur noch im Notfall Verwendung: Jeder HSM kann durch äußere Auflage eines starken Magneten in diesen starrfrequenten ▶ **Stimulationsmodus** gebracht werden, was in bestimmten Situationen sinnvoll sein kann. Der erste implantierte HSM war ein V00-HSM.

VVI-Schrittmacher

Stimulation und Wahrnehmung erfolgen im rechten Ventrikel. Sofern ein regulärer Eigenrhythmus vorliegt, wird eine HSM-induzierte Stimulation **inhibiert** (verhindert). Es wird also nur bei Bedarf stimuliert, weswegen solche Systeme auch **Bedarfs- oder Demand-HSM** heißen. Einige wesentliche Gesichtspunkte werden an Hand von ▶ Abb. 4.13 erläutert. Die oberste Spur ist der **Markerkanal**. Er zeigt an, ob ein ventrikuläres Ereignis stimuliert wurde (*Ventricular Pacing*, VP) oder auf einem Eigenrhythmus beruht (*Ventricular Sensing*, VS). Diese Informationen werden HSM-intern für eine gewisse Zeit gespeichert und können bei Bedarf abgerufen werden. Die unterste Spur zeigt das dazugehörige Oberflächen-EKG, in der sich die Stimulation als schmaler negativer Impuls niederschlägt, auf den die ventrikuläre Depolarisation folgt. Letztere ist deformiert und verbreitert, da der gesamte Ventrikel irregulär von der rechten Herzspitze ausgehend erregt wird.

Der interne Zähler wird nach jedem Zeittakt (z. B. 1 ms) vermindert (dekrementiert). Wird die 0 erreicht, folgen die Stimulation und das Laden des Zählers mit dem SI-Wert. SI steht für **Stimulationsintervall** (auch **Grundintervall** oder *pacing interval*) und ist die Zeit zwischen zwei konsekutiven Stimulationsimpulsen. Davon leitet sich dann die **Stimulationsfrequenz** (f_{Stim}) ab. Wird vor Zählerablauf eine Eigenaktivität wahrgenommen, wird die Stimulation inhibiert und der Zähler mit dem **Auslöse-Intervall** (AI), auch *Escape*-**Intervall** (EI) geladen. AI ist die Zeit, die der HSM nach vorangegangener wahrgenommener Eigenaktion wartet, bis er stimuliert. Beide, AI und SI, sind programmierbar. In der Regel wird AI > SI gewählt, die Differenz HI = AI − SI ist das **Hysterese-Intervall**.

> Sinn des größeren **Auslöse-Intervalls (AI)** ist es, einen eventuell vorhandenen Eigenrhythmus möglichst lange zu erhalten und so den natürlichen Erregungsablauf zu ermöglichen. Das ist physiologischer und schont die Batterie.

In ▸ Abb. 4.13 wird das erste Intervall mit einer Stimulation eingeleitet, so dass der Zähler mit SI geladen wird. Nach Ablauf von SI wird wieder stimuliert (2). Im Folgenden kommt es zu einer spontanen Depolarisation des Sinusknotens (P-Welle). Die P-Welle selbst wird in der Kammer nicht wahrgenommen, wohl aber die übergeleitete Kammerdepolarisation (3). Der Zähler wird nun mit AI geladen, ohne dass stimuliert wird – die unmittelbar bevorstehende Stimulation wird also inhibiert. Die nächste Stimulation (4) kann jetzt erst nach AI erfolgen. Bei (5) tritt eine ventrikuläre Extrasystole auf, die als kammereigene Aktion wahrgenommen wird. Sie inhibiert die folgende Stimulation. Der HSM kann also nicht zwischen einer regulären Erregung und einer Extrasystole unterscheiden.

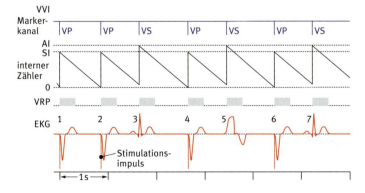

Abb. 4.13: Timing beim VVI-Schrittmacher.

Eine wichtige Funktion kommt der **ventrikulären Refraktärperiode** (VRP) zu. Sie setzt sich zusammen aus dem *Blanking Interval* (BLI), während dessen die Wahrnehmung blind ist, und dem folgenden *Noise Sampling Interval* (NSI), in dem wieder wahrgenommen wird, ohne dass ein Zählerneustart erfolgt. VRP (= BLI + NSI) soll verhindern, dass **Nachpotentiale** einer Stimulation, die T-Welle oder Störsignale den Zähler fortlaufend neu starten und so den HSM langfristig inhibieren. Das wird folgendermaßen erreicht: Ein überschwelliges Ereignis während NSI führt zu einem Neustart von VRP, aber ohne Zählerneustart. Falls das Ereignis auf der gerade ablaufenden Stimulation beruht, hat das im Weiteren keine Auswirkungen. Es wird irgendwann vorbei sein, so dass kein Neustart von VRP erfolgt. Bei anhaltenden Störungen wird VRP aber immer wieder neu gestartet. Der Zähler wird dann irgendwann null und löst eine Stimulation aus – eine Stimulation ist also garantiert. BLI und NSI sind programmierbar, abhängig davon beträgt VRP = 200...350 ms.

Mit der Betriebsart VVI sind einige **klinische Probleme** verbunden, die v. a. darauf beruhen, dass Vorhofaktionen nicht wahrgenommen werden. Mithin besteht keine **AV-Synchronisation**, so dass Vorhöfe und Kammern auch asynchron kontrahieren können. Dies hat u. a. zur Folge, dass keine wirksame Vorhofsystole zur Füllung der Kammern beiträgt und damit das HZV zu gering ist. Des Weiteren kontrahieren die Vorhöfe mitunter gegen die geschlossenen AV-Klappen, wodurch es zu einem Druckanstieg in den Vorhöfen und den vorgelagerten Gefäßsystemen kommt. Der Druckanstieg behindert den venösen Rückstrom zum Herzen, was sich ebenfalls negativ auf das HZV auswirkt. Zudem wird bei erhöhtem rechten Vorhofdruck dort das Peptidhormon ANP (atriales natriuretisches Peptid) freigesetzt, das die peripheren Blutgefäße weit stellt. Damit sinkt der totale periphere Widerstand, und es kommt zu einem Abfall des arteriellen Blutdruckes und einer dadurch bedingten Minderversorgung von Organen mit typischen Symptomen (Mattigkeit, Schwindel etc.). Ein weiterer Nachteil ist, dass bei vorhandener AV-Blockierung eine vom Sinusknoten initiierte physiologische Frequenzerhöhung keine Auswirkungen auf die Kammerfrequenz hat – somit fehlt ein wichtiger physiologischer Anpassungsmechanismus. VVI wird heutzutage nur noch verwendet bei Vorhofflimmern in Verbindung mit einer symptomatischen Bradykardie, bei AV-Block III. Grades und beim Karotissinussyndrom.

AAI-Schrittmacher

Bei Problemen mit der Rhythmusbildung im Sinusknoten (z. B. Sinusarrest oder -bradykardie) und intakter AV-Überleitung kann die Betriebsart AAI verwendet werden. Hier stimuliert der HSM im Vorhof, wenn dort nach Ablauf des SI-Intervalls keine Eigenaktion wahrgenommen wurde. Falls ein Eigenrhythmus besteht, wird inhibiert. Von Vorteil ist, dass die natürliche **AV-Synchronisation** erhalten bleibt und der Erregungsablauf über die Ventrikel vollkommen natürlich ist. An Stelle der VRP tritt hier die atriale **Refraktärperiode** (ARP, programmierbar), die auf atrialer Ebene das Gleiche bewirken soll, wie die VRP auf Ventrikelebene.

4.5.2 Zweikammerschrittmacher

VAT-Schrittmacher

Dieser HSM ist heute zwar obsolet, er verdeutlicht aber einen wichtigen Entwicklungs-schritt, nämlich das Prinzip der **AV-sequentiellen Stimulation**, und zeigt einige Probleme auf, die auch für den heute vorwiegend verwendeten DDD-HSM gelten bzw. durch diesen gelöst wurden. Zur Vereinfachung wird im Folgenden Hysterese vernach-lässigt (AI = SI). Die Stimulation im Ventrikel wird bei VAT durch den Vorhof getriggert; das „T" in der Bezeichnung VAT steht für „Trigger".

Wenn eine P-Welle wahrgenommen wird (Zyklus 1), erfolgen der Restart des AI-Intervalls und der ARP (▸ Abb. 4.14). Des Weiteren wird das sogenannte **AVD-Intervall** (*Atrio Ventricular Delay*, programmierbar) gestartet, das die **atrioventrikuläre Über-leitungszeit** des gesunden Herzens nachbildet. Nach Ablauf dieses Intervalls wird im Ventrikel stimuliert, unabhängig davon, ob eine ventrikuläre Spontanaktion vorlag oder nicht. Wird innerhalb AI keine P-Welle wahrgenommen, erfolgt mit Zähler = 0 der Neustart von AI, ARP und AVD. In den Zyklen 1 bis 3 triggern die erkannten P-Wellen den Neustart der Intervalle. Nach Ablauf von AVD wird dann im Ventrikel stimuliert. Offensichtlich folgt in den Zyklen 1 bis 3 die Ventrikelfrequenz dem Sinusrhythmus. Bei Zyklus 4 erfolgt mit Zähler = 0 der Neustart der Intervalle, die vorhandene P-Welle erscheint hier zu spät. Sie wird jedoch natürlich weitergeleitet, was am regulären Kam-merkomplex zu erkennen ist. Trotz natürlicher Ventrikeldepolarisation wird aber auch hier ventrikulär stimuliert. Es folgt eine **supraventrikuläre Extrasystole** (Zyklus 5), die im Vorhof nicht wahrgenommen wird, so dass nach Ablauf von AI und AVD wieder ventrikulär stimuliert wird; hier in eine bestimmte Phase der Ventrikelrepolarisation (T-Welle) hinein. Im Zyklus 6 erscheint eine **ventrikuläre Extrasystole**, mit vergleich-barer Reaktion des HSM wie zuvor. Abgeschlossen wird die dargestellte Sequenz durch eine reguläre Vorhoferregung und der dadurch getriggerten Stimulation.

> Die ▸**Betriebsart VAT**, bzw. die **AV-sequentielle Stimulation**, hat im Vergleich zu einem rein ventrikulären System (VVI) den Vorteil, dass sie eine **AV-Blockierung** überwindet und einen künst-lichen Ersatz (AVD) für die natürliche AV-Überleitungszeit schafft. Außerdem folgt die Ventrikelfre-quenz einem noch vorhandenen Sinusrhythmus, so dass ein belastungsinduzierter Frequenzan-stieg auch auf Ventrikelebene möglich ist. Um den physiologischen Erregungsablauf zu imitieren, kann AVD mit wachsender Erregungsfrequenz verkürzt werden.

Es existieren aber auch einige eklatante Probleme: VAT-HSM verbrauchen viel wertvol-le Batteriekapazität, da fortlaufend stimuliert wird. Klinisch problematisch ist, dass aufgrund der fehlenden ventrikulären Wahrnehmung eine Stimulation in die vulne-rable Phase des Ventrikels (Anstiegsphase der T-Welle) möglich ist, wodurch gefähr-liche Kammertachykardien ausgelöst werden können. Auch ist eine **schrittmacher-induzierte Tachykardie** möglich: Wenn ein AV-Block nur in Vorwärtsrichtung vor-liegt und gleichzeitig eine langsame Leitung in Rückwärtsrichtung möglich ist, kann

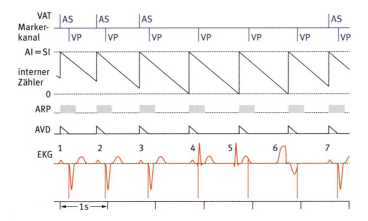

Abb. 4.14: Timing beim VAT-Schrittmacher (zur Übersichtlichkeit ohne Hysterese, d. h. AI = SI). AS (*Atrial Sensing*) zeigt eine wahrgenommene Vorhofdepolarisation an.

es zu einer ständigen Selbsttriggerung kommen. Schließlich muss dafür gesorgt werden, dass zu hohe atriale Frequenzen nicht 1 : 1 auf die Ventrikel übergeleitet werden. Diese Funktion (Frequenzsieb) übernimmt am gesunden Herzen der AV-Knoten und das HIS-PURKINJE-System. Beim VAT-HSM erreicht man es durch eine lange ARP, was im Übrigen auch die Frequenz einer eventuellen schrittmacherinduzierten Tachykardie begrenzen würde.

DDD-Schrittmacher

Beim **DDD-HSM** wird sowohl im Ventrikel als auch im Vorhof stimuliert und wahrgenommen. Als Betriebsarten kommen Triggerung und Inhibition zum Einsatz: Eine Vorhofstimulation wird nach einem spontanen Vorhof- oder Ventrikelereignis inhibiert. Ebenso wird eine Ventrikelstimulation nach einem spontanen Ventrikelereignis inhibiert. Unterbleibt eine natürliche Ventrikeldepolarisation, wird der Ventrikel vom Vorhof getriggert stimuliert.

Wie beim VAT-HSM erfolgt eine Triggerung des Ventrikels erst nach Ablauf einer **AVD**. Als Besonderheit werden im DDD-HSM jedoch zwei unterschiedliche Intervalle, $AVD_{p(aced)}$ und $AVD_{s(ensed)}$, verwendet, da abhängig davon, ob eine Vorhoferregung stimuliert oder natürlich war, die Vorhoferregung über unterschiedliche Ausbreitungswege zum Ventrikel gelangt. Um der natürlichen zeitlichen Abfolge von Vorhof- und Ventrikelkontraktion nahe zu kommen, müssen die Laufzeitunterschiede kompensiert werden. In Folge ist, patientenabhängig, AVD_p einige zehn Millisekunden größer als AVD_s.

In ▸ Abb. 4.15 ist der erste Zyklus regulär, der HSM muss nicht eingreifen. Im 2. Zyklus wird nach Ablauf von AVD_s im Ventrikel stimuliert, da die reguläre Vorhoferre-

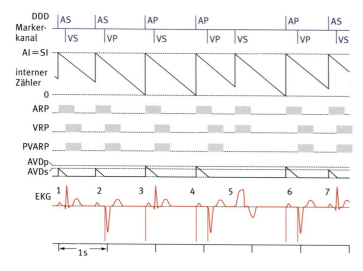

Abb. 4.15: Timing beim DDD-Schrittmacher (ohne Hysterese, AI = SI). AP (*Atrial Pacing*) zeigt eine stimulierte Vorhofdepolarisation an.

gung nicht rechtzeitig übergeleitet wurde. Bei Zyklus 3 wird die stimulierte Vorhoferregung vor Ablauf von AVD_p übergeleitet, so dass eine natürliche Ventrikeldepolarisation erfolgt und die Stimulation inhibiert wird. Im 4. Zyklus ist der Extremfall dargestellt, d. h. atriale und ventrikuläre Stimulation. Bei Zyklus 5 wird eine ventrikuläre Extrasystole erkannt, was den Neustart von AI, ARP, und VRP bewirkt. In Zyklus 6 wird wieder auf atrialer und ventrikulärer Ebene stimuliert, wohingegen Zyklus 7 vollkommen spontan abläuft.

Während der **postventrikulären atrialen Refraktärzeit** (PVARP) ist der Vorhof blind geschaltet. Dieses Intervall, das mit einem ventrikulären Ereignis startet, verhindert, dass ventrikuläre Ereignisse auf Vorhofebene wahrgenommen werden, insbesondere wenn diese auf den Vorhof zurückgeleitet werden sollten. Ohne PVARP bestände die Gefahr einer schrittmacherinduzierten **Tachykardie**, also der fortlaufenden Triggerung einer Vorhofstimulation durch ventrikuläre Ereignisse. Die Summe AVD + PVARP ist die **totale atriale Refraktärzeit** (TARP).

Begrenzung der ventrikulären Stimulationsrate

Bei vorhofsynchronen Zweikammerschrittmachern (z. B. VAT oder DDD) muss die ventrikuläre Stimulationsrate nach oben begrenzt sein, was durch die Existenz der TARP aber automatisch gegeben ist: Sollte innerhalb der TARP, in der die Vorhofwahrnehmung ja blind ist, eine erneute reguläre, spontane Vorhofdepolarisation stattfinden, wird diese ignoriert. Entsprechend wird im Ventrikel dann auch nicht stimuliert. Bei steigender Vorhoffrequenz hat dies zur Folge, dass die Ventrikelfrequenz zunächst der

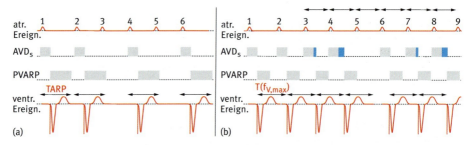

Abb. 4.16: (a) Begrenzung der Ventrikelfrequenz durch TARP. Das atriale Intervall 1 bis 2 ist länger als TARP, die darauf folgenden Intervalle sind alle kürzer. Das 3. und 5. atriale Ereignis fällt in die PVARP bzw. TARP, so dass keine ventrikuläre Stimulation erfolgt. (b) Begrenzung der Ventrikelfrequenz durch ein künstliches WENCKEBACH-Verhalten. Das atriale Intervall 1 bis 2 ist länger als $T(f_{V,max})$, die darauf folgenden sind alle kürzer. Die blauen Kästchen an AVD_s markieren die künstliche Verlängerung. Das 5. atriale Ereignis fällt noch in die PVARP und wird deshalb ignoriert.

Vorhoffrequenz folgen kann, bis eine Vorhoferregung in die TARP fällt und die ventrikuläre Stimulation unterbleibt. Infolge sinkt die Ventrikelfrequenz abrupt auf die Hälfte, was sicher unphysiologisch ist (s. ▶ Abb. 4.16 (a)). Eine Verminderung der TARP (durch Reduktion von PVARP) verschiebt die maximale ventrikuläre Frequenz zwar nach oben, beugt aber auch der Entstehung schrittmacherinduzierter Tachykardien weniger wirksam vor.

Die bessere Alternative liegt in der Definition einer expliziten Obergrenze für die Ventrikelfrequenz ($f_{V,\,max}$) in Verbindung mit einem künstlichen WENCKEBACH-Verhalten (s. ▶ Abb. 4.16 (b)). Der schwarze Doppelpfeil markiert dort das Intervall $T(f_{V,max}) = 1/f_{V,\,max}$, das mindestens gewartet werden muss, bevor eine neue ventrikuläre Stimulation stattfinden darf. Erfolgt die atriale Depolarisation so früh, dass nach Ablauf von AVD_s, die nächste ventrikuläre Stimulation noch in $T(f_{V,\,max})$ fallen würde, wird AVD_s entsprechend verlängert. Bei konstanter atrialer Frequenz oberhalb $f_{V,\,max}$ führt dies dann zu einer sukzessiven Verlängerung von AVD_s, bis eine Überleitung unterdrückt wird. Mit diesem Verfahren wird der abrupte Abfall der ventrikulären Frequenz auf die Hälfte verhindert und eine gewisse AV-Synchronität aufrechterhalten.

4.6 Sensorgesteuerte Herzschrittmacher

Bei **chronotroper Inkompetenz** unterbleibt in Belastungssituationen, v. a. bei körperlicher Arbeit ein adäquater Anstieg der HF, was in der Regel leistungslimitierend ist und von entsprechenden Symptomen (Schwindel, Schwächegefühl etc.) begleitet wird.

Zur Wiederherstellung der beeinträchtigten physiologischen Frequenzanpassung kommen bei ▸**chronotroper Inkompetenz** ▸**sensorgesteuerte oder frequenzadaptive HSM** (FAHSM) zum Einsatz. Deren Grundprinzip beruht darauf, mit einem zusätzlichen, in den HSM integrierten **Sensorsystem** eine Körpervariable zu messen, die mit der Belastung korreliert ist, und vermittels dieser Information, die **Stimulationsfrequenz** an die Belastung anzupassen.

Obgleich einige Körpervariablen diese Voraussetzung erfüllen, wird deren Anzahl im Hinblick auf die Verwendung in FAHSM dadurch eingeschränkt, dass ein diesbezügliches Sensorsystem ins Aggregat oder die Elektroden integrierbar sein muss und bei niedrigem Energieverbrauch genau und langzeitstabil arbeitet. Im Folgenden wird (idealisierend) angenommen, dass die jeweils betrachtete belastungsabhängige Körpervariable durch das Sensorsystem im HSM fehlerfrei gemessen wird, so dass gilt: Sensorgröße = Körpervariable = Körpersignal.

4.6.1 Steuerung durch das Autonome Nervensystem: ANS-gesteuerte Herzschrittmacher

Das Konzept des ANS-HSM beruht darauf, nur solche Körpersignale als Sensorgrößen für die Frequenzsteuerung zu nutzen, die mit der herzgerichteten Stellaktivität des Autonomen Nervensystems (ANS) korrelieren. Sie verfügen daher über das Potential, die bei ▸**chronotroper Inkompetenz** unterbrochene Einflussnahme des ANS auf die Herzfrequenz zu restaurieren und den (teilweise) unterbrochenen kardialen Regelkreis wieder zu schließen – weswegen diese FAHSM auch Closed-Loop-HSM genannt werden.

▸Abb. 4.17 erläutert das Prinzip anhand einer reduzierten Version des in ▸Kap. 3.4.3 dargestellten **autonomen Blutdruckregelkreises** (s. ▸Abb. 3.5). Zur Erinnerung: Das ANS passt vorwiegend vermittels neuronaler Signale die Förderleistung des Herzens (HZV = SV · HF) so an, dass der arterielle Blutdruck in der Nähe seines Sollwertes bleibt, unabhängig von eventuellen Störungen, die auf das Herz-Kreislauf-System wirken. Das gilt gleichermaßen in Ruhe und bei körperlicher Belastung. Mit einem ANS-HSM wird der verloren gegangene **chronotrope** Einfluss des ANS auf die Herzfrequenz ersetzt durch **inotrope** oder **dromotrope** Steuerung der Frequenz.

Der ideale ANS-Herzschrittmacher

Wäre es möglich, die sympathischen und parasympathischen Nervenfasern, die chronotrope Signale zum Sinusknoten leiten, „anzuzapfen", könnte ein HSM vermittels dieser Information die pathologische Lücke schließen und den Einfluss des ANS auf die Herzfrequenz restaurieren (s. ▸Abb. 4.17, Alternative a). Das Verfahren ist nicht realisierbar, da zurzeit keine langzeitstabile Registrierung der neuronalen Aktivität vegetativer Nervenfasern möglich ist.

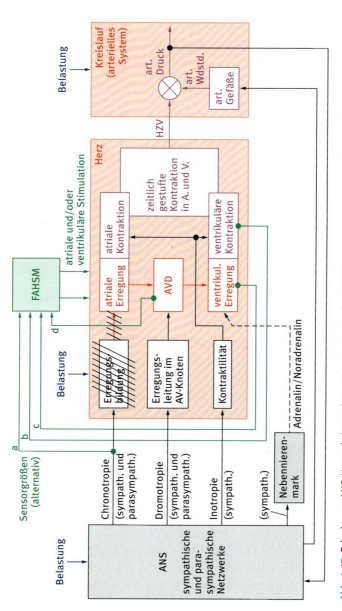

Abb. 4.17: Prinzip von ANS-Herzschrittmachern. Komponenten des FAHSM sind in grün dargestellt. Mit a bis d werden alternative Möglichkeiten zur ANS-basierten Frequenzsteuerung unterschieden (weitere Erklärungen im Text).

Inotrope Herzschrittmacher

Inotrope HSM basieren auf der indirekten Messung der **Kontraktilität** des Herzens, die, beeinflusst vom Sympathikus, bei Belastung ansteigt. Ein System nutzt die **intrakardiale Impedanz**. Dazu wird nach einem ventrikulären Ereignis zwischen Aggregat und rechtsventrikulärem Tip kurzfristig ein Wechselstrom (4 kHz, 40 μA) eingespeist und der Spannungsabfall gemessen. Das daraus ableitbare Impedanzsignal wird maßgeblich vom Blutvolumen in der Nähe der Sondenspitze beeinflusst. Da sich dieses Volumen im Kontraktionszyklus ändert und der ganze Ablauf von der **sympathischen gesteuerten Kontraktilität** abhängt, kann durch eine spezielle Signalverarbeitung aus dem Zeitverlauf des Impedanzsignals ein indirektes Maß für die Kontraktilität bzw. sympathische Aktivierung extrahiert werden, der **ventrikuläre Inotropieparameter** (VIP). Auf ihm basiert die Frequenzsteuerung (▶ Abb. 4.17, Alternative b).

Bei einem anderen System ist im Bereich der rechtsventrikulären Elektrodenspitze ein **Beschleunigungssensor** integriert. Die so erfasste intrakardiale Beschleunigung korreliert mit der **maximalen Druckänderungsgeschwindigkeit** (dP/dt_{max}) des rechten Ventrikels – einem weiteren exzellenten Kontraktilitätsparameter. Das wirft natürlich die Frage auf, warum nicht gleich dP/dt z. B. vermittels einer Druckmessung erfasst wird. In der Tat wurde dies in der Vergangenheit auch versucht, was damals aber an der Langzeitstabilität der verwendeten Drucksensoren scheiterte. In jüngerer Zeit wird dieser Ansatz wieder verfolgt [Kaszala 2010].

StimT-Herzschrittmacher

Sensorgröße beim **StimT**- oder **QT-HSM** ist das Zeitintervall zwischen einem ventrikulären Stimulationsimpuls und der folgenden T-Welle. Dieses Zeitintervall verkürzt sich bei Belastung aufgrund einer dann erhöhten **Adrenalinkonzentration** im Herzen (▶ Abb. 4.17, Alternative c). Ursächlich für diesen Konzentrationsanstieg ist die sympathisch induzierte, gesteigerte Freisetzung von Adrenalin aus dem Nebennierenmark ins Blut, mit dem es dann auch zum Herzen gelangt. Freisetzung und Transport zum Herzen benötigen jedoch relativ viel Zeit, so dass die Sensorgröße vergleichsweise träge auf Belastungsänderungen reagiert. Anzumerken ist, dass das StimT-Intervall sich nicht nur mit steigender Belastung, sondern auch mit steigender Stimulationsfrequenz verkürzt.

Dromotroper Herzschrittmacher

Durch die bisher dargestellten ANS-basierten Systeme kann nur der sympathische Einfluss auf die Stimulationsfrequenz restauriert werden. Diesen Nachteil überwindet der sogenannte dromotrope HSM (s. ▶ Abb. 4.17, Alternative d). Belastungsabhängige Sensorgröße ist hier die **atrioventrikuläre Überleitungszeit** (AVCT), ein im IEGM leicht messbares Zeitintervall, das mit dem atrialen Stimulationsimpuls beginnt und der folgenden ventrikulären Depolarisation (R-Zacke) endet. AVCT beruht auf der natürlicherweise vorhandenen Verzögerung im AV-Knoten, die sowohl vom Sympathikus als auch vom Parasympathikus beeinflusst wird (Dromotropie). AVCT verkürzt sich mit steigender Belastung und steigt mit wachsender Stimulationsfrequenz. Wesentliche Voraussetzung für die Anwendung des dromotropen HSM ist eine **intakte atrioventrikuläre Überleitung**, d. h. es dürfen keine AV-Blockierungen vorliegen. Der dromotrope HSM wurde bisher nur unter Laborbedingungen realisiert [Hexamer 2004].

4.6.2 Steuerung durch Körpervariablen: Nicht-ANS-gesteuerte Herzschrittmacher

Einleitend sollen Kriterien für eine ideale Sensorgröße postuliert werden [Irnich 1988]: Eine ideale Sensorgröße bzw. Körpervariable sollte von der Belastung und dem HZV abhängen, dergestalt, dass auf jedem Belastungsniveau die Sensorgröße maximal (minimal) wird, wenn das HZV den tatsächlichen hämodynamischen Anforderungen entspricht. Ein Frequenzsteueralgorithmus muss dann die Stimulationsfrequenz so variieren, dass das gemessene Sensorsignal immer maximal (minimal) ist. Damit wäre dann gleichzeitig das HZV optimal. Dieses Prinzip wäre sowohl für Nicht-ANS- als auch ANS-Sensorgrößen dienlich. Eine solche Sensorgröße/Körpervariable existiert leider nicht.

Viele Teilsysteme des Körpers reagieren auf Belastung, so dass diesbezügliche Körpervariablen, die eindeutig mit der Belastung korrelieren, für eine Frequenzsteuerung in Frage kämen. ▶ Abb. 4.18 verdeutlicht, wie sich eine solche Frequenzsteuerung in das kardiale Regulationssystem einfügt. Einige wenige Sensorgrößen hängen zusätzlich auch vom HZV ab – leider nicht in dem oben postulierten idealen Sinn.

Atmungsgesteuerte Herzschrittmacher

Grundlage ist der belastungsabhängige Anstieg des **Atemminutenvolumens** (AMV). Das ist die mittlere Flussrate, die während der Einatmung in die Lunge gesaugt wird bzw. während der Ausatmung wieder heraus gepresst wird. Dieser Wert kann durch einen HSM nicht direkt gemessen werden, sondern nur indirekt über die **transthorakale Impedanz**. Dazu werden über das HSM-Gehäuse und die ventrikuläre Ring-Elektrode in regelmäßigen Abständen (50 ms) unterschwellige Stromimpulse ins Gewebe eingespeist und die Spannung zwischen Gehäuse und Tip-Elektrode gemessen. Bei konstanter Stromstärke ist diese Spannung proportional zur im Rhythmus der Atmung variierenden ▶ **Thoraximpedanz**. Über im Detail nicht offengelegte Signalverarbeitungsalgorithmen wird daraus ein AMV-abhängiges Sensorsignal berechnet. Der Frequenzanpassungsalgorithmus ist (wie in fast allen Systemen) meist ein einfaches lineares Stellgesetz (s. u.). Diese Sensorgröße hängt faktisch nicht vom HZV ab, so dass mit einem atmungsgesteuerten HSM eine reine Frequenzsteuerung durchgeführt wird, die sich nicht am tatsächlichen hämodynamischen Bedarf orientiert.

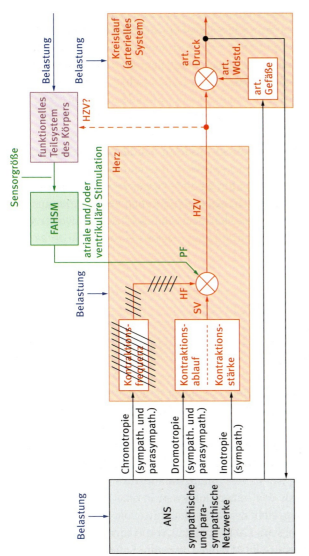

Abb. 4.18: Prinzip von Nicht-ANS-Herzschrittmachern.

Aktivitätsbasierte Herzschrittmacher

Am häufigsten verwendet werden aktivitätsgesteuerte Herzschrittmacher. Als Sensoren dienen **Vibrations- oder Beschleunigungssensoren** im Aggregat. Über spezielle Algorithmen wird ein relatives Aktivitätssignal berechnet, auf dem die Frequenzsteuerung basiert. Diese Systeme reagieren zwar schnell, ihre Frequenzantwort ist jedoch ungenau und oft sogar inadäquat – man denke an das Befahren einer Holperstrecke mit dem Kraftfahrzeug.

Vibrations- oder **Beschleunigungssensoren** werden häufig gemeinsam mit einem anderen Sensorsystem implementiert. In einem solchen FAHSM basiert die Stimulationsfrequenz dann auf beiden Sensorgrößen, um partielle Mängel wechselseitig zu kompensieren: Die impedanzbasierten AMV-Sensoren sind in mittleren und hohen Lastbereichen relativ genau, dafür mangelt es ihnen bei niedriger Belastung an Empfindlichkeit. Dort sind Aktivitätssensoren ausreichend empfindlich, dafür sind sie ungenau bei höherer Last. Aus ähnlichen Gründen findet man Aktivitätssensoren auch in StimT- und inotropiebasierten VIP-HSM.

Historische Sensorkonzepte

Neben den vorgestellten, klinisch etablierten Ansätzen wurden weitere Sensorkonzepte untersucht: rechtsventrikulärer Druck, pH-Wert, Bluttemperatur und gemischt-venöse Sauerstoffsättigung im Blut; weiterhin kardiale Parameter, die direkt aus dem intrakardialen EKG oder der intrakardialen Impedanz oder einer Kombination aus beiden abgeleitet wurden. Letztlich haben sie sich nicht durchgesetzt, da entweder technische Probleme vorlagen (z. B. Sauerstoffsättigung) oder die Sensorgröße *per se* problematisch ist (z. B. Bluttemperatur).

Auch wurde versucht, durch die Kombination mehrerer Sensoren, die Frequenzsteuerung zu verbessern. Umfassendere Darstellungen zu dieser Thematik finden sich in der angegebenen weiterführenden Literatur.

4.6.3 Frequenzsteueralgorithmen

Häufig ist der Steueralgorithmus ein **lineares Stellgesetz** der Form

$$f_{Stim} = k_{HSM} \cdot (S - S_0) + f_{Stim0} \,. \tag{4.2}$$

S und S_0 sind der aktuelle Sensorwert bzw. derjenige, der in körperlicher Ruhe vorliegt. f_{Stim} ist die aktuell einzustellende Stimulationsfrequenz und f_{Stim0} ist diejenige, die in Ruhe vorliegen soll. k_{HSM} ist ein Verstärkungsfaktor (***rate response***), mit der Abweichungen des Sensorsignals von seinem Ruhewert in eine Frequenzerhöhung umgesetzt werden. f_{Stim0} und k_{HSM} stellt der Arzt, unterstützt vom Programmiergerät, ein. Des Weiteren können Anstiegs- und Abfalldynamik von Frequenzänderungen getrennt spezifiziert werden sowie absolute Frequenzgrenzen. Sofern die Sensorgröße linear von der körperlichen Belastung abhängt, resultiert im stationären Zustand, wie beim Gesunden, ein linearer Zusammenhang zwischen Stimulationsfrequenz und Belastung. Die körperliche Belastung wird in diesem Zusammenhang quantifiziert durch Messung der Sauerstoffaufnahme des Patienten oder der, auf einem Fahrrad- oder Laufbandergometer erbrachten, mechanischen Leistung.

Es werden auch nichtlineare Stellgesetze verwendet oder es wird, statt f_{Stim}, der Kehrwert, also das Stimulationsintervall, durch das Stellgesetz (linear oder nichtlinear) berechnet.

4.6.4 Rückkopplung durch frequenzadaptive Herzschrittmacher

Im Falle chronotroper Inkompetenz ist die **Rückkopplung** des intrinsischen **Blutdruckregelkreises** (s. ▶ Abb. 4.17) partiell unterbrochen. ANS-HSM schließen die pathologische Lücke (mehr oder weniger gut), so dass der Regelkreis (die natürliche Rückkopplung) prinzipiell wieder geschlossen ist, weshalb diese Systeme sinnigerweise auch ***Closed-Loop*-HSM** genannt werden. Über einen FAHSM kann eine zusätzliche Rückkopplung entstehen. ▶ Abb. 4.19 verdeutlicht diesen Sachverhalt:

> Die primär belastungsabhängige **Sensorgröße**, die in einem Teilsystem des Körpers generiert wird, wird durch den HSM in eine Stimulationsfrequenz bzw. im Herzen in ein HZV umgesetzt. Eine schrittmacherinduzierte Rückkopplung entsteht, wenn die Sensorgröße auch von der Stimulationsfrequenz oder dem HZV abhängt.

Keine Rückkopplung in diesem Sinne existiert bei inotropen, aktivitäts- und atmungsgesteuerten HSM sowie bei einigen historischen Konzepten. Rückgekoppelte Systeme sind der StimT- und der dromotrope HSM, da beide Sensorgrößen auch von der Stimulationsfrequenz abhängen. Auch die gemischtvenöse Sauerstoffsättigung und andere historische Sensorgrößen erzeugen eine Rückkopplung. Die Existenz einer solchen Rückkopplung ist für die in ▶ Kap. 4.6.2 postulierte, ideale Sensorgröße notwendig und von Vorteil für die Frequenzsteuerung, sofern die dort postulierte Abhängigkeit der Sensorgröße von der Belastung und dem HZV besteht. Grundsätzlich darf aber nicht davon ausgegangen werden, dass eine schrittmacherinduzierte Rückkopplung Vortei-

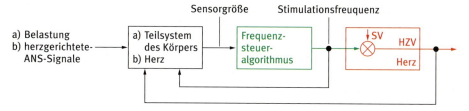

Abb. 4.19: Rückkopplung durch den Herzschrittmacher.

le bringt – sie kann sogar problematisch sein, da rückgekoppelte Systeme auch instabil werden können. Beispielsweise wird beim StimT-HSM eine positive Rückkopplung
erzeugt, die destabilisierend wirkt und in frühen Versionen von StimT-HSM zu Problemen führte (Stangl 1990, Alt 1997). Weitere Ausführungen zu rückgekoppelten HSM
findet man in der Literatur (Werner 2005; Hexamer 2004, 2005).

4.7 Elektrotherapie der Herzinsuffizienz

4.7.1 Kardiale Resynchronisationstherapie

▶ **Kardiale Resynchronisationstherapie** (*Cardiac Resynchronisation Therapy*, **CRT**) ist eine unabhängige Stimulation von rechtem und linkem Ventrikel (biventrikuläre Stimulation) mit dem Ziel,
den ventrikulären Erregungsablauf und damit auch den Kontraktionsablauf zu optimieren. Die unabhängige Stimulation der Atria (biatriale Stimulation) ist auch möglich, wird jedoch seltener angewendet.

Diese Systeme verfügen über insgesamt drei Stimulations- und Wahrnehmungskanä-
le sowie erweiterte Timingfunktionen. Sie arbeiten alternativ als biatriale oder, häufiger, als biventrikuläre Systeme. Die dritte Elektrode (Spezialanfertigung) wird vom
rechten Vorhof aus in das dort mündende venöse Blutgefäßsystem (*Sinus coronarius*)
eingeführt und in eine Herzvene vorgeschoben, so dass sie entweder mehr über dem
linken Atrium oder dem linken Ventrikel liegt.

Von **Biventrikulären Systemen** profitieren insbesondere Patienten mit einer
schweren **Herzinsuffizienz** (dilatative Kardiomyopathie – Erkrankung des Herzmuskels) und gestörter Erregungsausbreitung. Durch eine pünktliche linksventrikuläre
Stimulation kann die Pumpfunktion entscheidend verbessert werden.

4.7.2 Kardiale Kontraktionsmodulation

▶ **Kardiale Kontraktionsmodulation** (*Cardiac Contraction Modulation*, **CCM**) ist ein Verfahren, bei
dem das Stimulationssystem zur Steigerung der Kontraktionskraft des Herzens beiträgt. Es wird
zur Behandlung von Herzinsuffizienz eingesetzt.

Solche Systeme bestehen aus dem implantierten Aggregat und drei Schrittmacherelektroden, die transvenös ins rechte Herz eingebracht werden. Zwei dienen der Wahrnehmung in Atrium und Ventrikel und die dritte der rechtsventrikulären Stimulation.
Das besondere bei diesem Verfahren ist die Stimulation: ca. 30 ... 60 ms nach dem
Start der rechtsventrikulären Depolarisation werden zwei biphasische Rechteckimpulse relativ hoher Amplitude (7,7 V) und langer Dauer (10 ms) abgegeben – sie fallen
damit in die Refraktärzeit der Ventrikel. Der Impuls löst also keine Stimulation aus,

sondern verändert nur das Membranpotential, wodurch intrazelluläre Prozesse angestoßen werden, die, vereinfacht ausgedrückt, den intrazellulären Ca^{2+}-Haushalt und folglich die ventrikuläre Kontraktilität und Pumpfunktion positiv beeinflussen. Diese Behandlung erfolgt diskontinuierlich, z. B. in insgesamt sieben 1 h-Perioden, gleichmäßig über den Tag verteilt. Von CCM profitieren Patienten mit **chronischer Herzinsuffizienz**.

4.7.3 Vagusstimulation

Die chronische Herzinsuffizienz ist vergesellschaftet mit einer Dysbalance des ANS mit reduzierter Parasympathikus- und erhöhter Sympathikus-Aktivität. Beides beeinflusst die Lebenserwartung von herzinsuffizienten Patienten negativ, insbesondere auch die ständig erhöhte Herzfrequenz. Neben medikamentösen Interventionen, z. B. zur Hemmung des Sympathikus, kann durch elektrische Stimulation des **Vagusnerven** (Nerv des parasympathischen Nervensystems, der verschiedene Teile des Herzens innerviert) der Verlauf der Insuffizienz positiv beeinflusst werden (Verbesserung von allgemeiner Belastbarkeit und linksventrikulärer Funktion). Die diesbezüglichen Wirkungsmechanismen sind komplex, aber die Reduktion der Herzfrequenz, die Wiederherstellung einer erhöhten Herzfrequenzvariabilität und bestimmte zelluläre Prozesse auf Ventrikelebene scheinen von Bedeutung zu sein.

> ▶ **Vagusstimulation** ist die elektrische Stimulation des Vagusnervs mit dem Ziel, die Dysbalance zwischen Sympathikus- und Parasympathikus-Aktivität bei Herzinsuffizienz zu vermindern.

Ein derzeit verfügbares System besteht aus dem Aggregat, einer normalen Wahrnehmungselektrode im rechten Ventrikel und der eigentlichen Stimulationselektrode. Sie ist als Manschetten-Elektrode ausgebildet mit innen liegenden Kontakten. Die Manschette wird im Halsbereich um den Vagusnerv gelegt und das Verbindungskabel unter der Haut in den Brustbereich zum Aggregat vorgeschoben und dort konnektiert. Die Stimulation erfolgt 70...325 ms (programmierbar) nach wahrgenommener R-Zacke. Die Stimulationsamplitude liegt bei 5 mA. Es wird nicht durchgehend stimuliert, sondern phasenweise, max. 25 % in 24 h.

4.8 Ausblick

Für viele bradykarde Rhythmusstörungen sind implantierbare HSM die wichtigste therapeutische Option. Dies wurde durch zahlreiche Studien nachgewiesen. Sind HSM im Hinblick auf ihre Grundfunktionen kaum noch verbesserungswürdig, so gibt es dennoch eine Ausnahme: die Frequenzsteuerung. KASZALA und ELLENBOGEN analysieren die Ergebnisse mehrerer klinischer Studien zur Frequenzsteuerung. Offensichtlich lässt sich mit den gegenwärtig verfügbaren Systemen ein klinischer Nutzen nicht eindeutig belegen. Die Autoren liefern Erklärungsansätze warum das so sein könnte und wie man die frequenzadaptive Therapie dadurch verbessern könnte, dass „vollautomatische, sogenannte *Closed-Loop*-Systeme entwickelt werden, die dazu in der Lage sind, das Systemverhalten auf der Basis von augenblicklichen (*real-time*) Veränderungen kardiovaskulärer und physiologischer Parameter anzupassen" [Kaszala 2010]. Offensichtlich besteht weiterhin Forschungs- und Entwicklungsbedarf.

Quellenverzeichnis

Alt E., Heinz S.: Schrittmacher- und Defibrillatortherapie des Herzens. Balingen: Demeter Verlag 1997.

Bolz A., Urbaszek W.: Technik in der Kardiologie. Berlin, Heidelberg, New York: Springer 2002.

DGK Deutsche Gesellschaft für Kardiologie: Pocketleitlinien Herzschrittmachertherapie. http://www.dgk.org/ Stand: 01.05.2012.

Ellenbogen K. A., Wood M. A.: Cardiac Pacing and ICDs. Malden M. A.: Blackwell Publishing 2002.

Fischer W., Ritter P.: Praxis der Herzschrittmachertherapie. Berlin, Heidelberg, New York: Springer 1997.

Hoppe U. C.: Rhythmusstörungen des Herzens. In: Erdmann E. (Hrsg.): Klinische Kardiologie. Heidelberg: Springer Medizin 2011.

Irnich W.: The terms "Chronaxie" and "Rheobase" are 100 years old. PACE 33(2010): 491–496.

Klinke R., Pape H. C., Silbernagl S.: Physiologie. Stuttgart: Thieme 2005.

Lindgren A., Jansson S.: Heart physiology and stimulation. Solna (Sweden): Siemens-Elema AB 1992.

Schaldach M.: Herzschrittmacher-Technologie. In: Hutten H. (Hrsg.): Biomedizinische Technik 2. Berlin, Heidelberg, New York: Springer 1992.

Schmidt R. F., Lang F.: Physiologie des Menschen mit Pathophysiologie. Heidelberg: Springer Medizin 2007.

Sutton R., Bourgeois I.: The foundations of cardiac pacing, Part I: An illustrated practical guide to basic pacing. Mount Kisco (NY): Futura Publishing Company 1991.

Sutton R., Rydén L., Bourgeois I.: The foundations of cardiac pacing, Part II: An illustrated practical guide to rate variable pacing. Armonk (NY): Futura Publishing Company 1999.

Werner J.: Kooperative und autonome Systeme der Medizintechnik. München: Oldenbourg Verlag 2005.

Webster J. G.: Design of Cardiac Pacemakers. Piscateway (NJ): IEEE Press 1995.

Verzeichnis weiterführender Literatur

Aquilina O.: A brief history of cardiac pacing. Images Paediatr. Cardiol. 8(2006)2: 17–81.

Hadad S. A. P., Houben R. P. M., Serdijn W. A.: The evolution of pacemakers. IEEE Engineering in Medicine and Biology Magazine (2006)Mai/Juni: 38–48.

Hexamer M., Werner J.: Gemischtvenöse Sauerstoffsättigung als Steuergröße für die Herzschrittmacherfrequenz: Optimierung des Regelalgorithmus. Biomed. Tech. 41(1996) Erg.-Band: 440–441.

Hexamer M., et al.: Rate responsive pacing using the atrio-ventricular conduction time: Design and test of a new algorithm. Med. Biol. Eng. Comp. 42(2004): 688–697.

Hexamer M.: Analyse und Synthese frequenzadaptiver Herzschrittmacher am Beispiel des Dromotropen Herzschrittmachers. Habilitationsschrift Medizinische Fakultät der Ruhr-Universität Bochum 2005.

Irnich W., Conrady J.: A new principle of rate adaptive pacing in patients with sick sinus syndrome. PACE 11(1988): 1823–1828.

Irnich W.: The hyperbolic strength-duration relationship of defibrillation threshold. IEEE Trans. Biomed. Eng. 55(2008)8: 2057–2062.

Kaszala K, Ellenbogen KA.: Device sensing: Sensors and algorithms for pacemakers and implantable cardioverter defibrillators. Circulation 122(2010)13: 1328–1340.

Kuschyk J, Borggrefe M.: Vagusstimulation. Herzschr. Elektrophys. 22(2011): 21–6.

Lemke B, Nowak B, Pfeiffer D. Leitlinien zur Herzschrittmachertherapie. Z. Kardiol. 94(2005): 704–720.

Pappone C. et. al.: First human chronic experience with cardiac contractility modulation by nonexcitatory electrical currents for treating systolic heart failure: Mid-term safety and efficacy results from a multicenter Study. J. Cardiovasc. Electrophysiol. 15(2004): 418–427.

Stangl K, Heuer H, Wirtzfeld A.: Frequenzadaptive Herzschrittmacher. Darmstadt: Steinkopff Verlag, 1990.

Auswahl von Herstellerfirmen

Herzschrittmacher und Kardiale Resynchronisationstherapie (Biventriluläre HSM)

BIOTRONIK	http://www.biotronik.de/
BOSTON SCIENTIFIC	http://www.bostonscientific.com/de/
MEDTRONIC	http://www.medtronic.de/
SORIN GROUP	http://www.sorin.com/
ST. JUDE MEDICAL	http://www.sjm.de/

Externer Herzschrittmacher

OSYPKA	http://www.osypka.de/

Kardiale Kontraktionsmodulation

IMPULSE DYNAMICS	http://www.impulse-dynamics.de/

Vagusstimulation

BIOCONTROL MEDICAL	http://www.biocontrol-medical.com/

Testfragen

1. Erläutern Sie den natürlichen Erregungsablauf des Herzens!
2. Skizzieren Sie den Verlauf des Aktionspotentials beim aktuellen Schrittmacher, bei einem potentiellen Schrittmacher und beim Arbeitsmyokard!
3. Beschreiben Sie den Ablauf des mechanischen Herzzyklus!
4. Benennen Sie bradykarde Rhythmusstörungen!
5. Aus welchen Bestandteilen besteht ein Herzschrittmacher?
6. Wie ist der NASPE/BPEG-Schrittmachercode aufgebaut?
7. Erläutern Sie die Unterschiede zwischen uni- und bipolarer Stimulation bzw. uni- und bipolarer Wahrnehmung!
8. Berechnen Sie auf Basis der hyperbolischen Reizschwellenbeziehung (▶ Gl. (4.1)) die Stimulationsparameter für eine energieoptimale Stimulation! Nehmen Sie dazu eine konstante, rein resistive Elektrodenimpedanz an.
9. Beschreiben Sie Aufbau und Funktion eines VVI-Schrittmachers!
10. Beschreiben Sie Aufbau und Funktion eines DDD-Schrittmachers!
11. Wann ist eine Frequenzsteuerung angebracht? Über welche Komponenten muss ein HSM dann zusätzlich verfügen? Nennen Sie Sensorgrößen!
12. Was ist kardiale Kontraktionsmodulation?
13. Wie ist ein System zur vagalen Stimulation aufgebaut?

Ferdinand Kerl

5 Elektrotherapie des Herzens mittels Defibrillatoren

Zusammenfassung: Ein Defibrillator ist ein elektrotherapeutisches Gerät für die Notfallmedizin, mit dem man versucht, lebensbedrohliche Arrhythmien des Herzens zu behandeln. Neben den physiologischen und medizinischen Herausforderungen bietet sich den Ingenieuren der Biomedizinischen Technik hier ein breites Feld an Disziplinen der Elektrotechnik und Informatik – von der Kleinsignalverarbeitung in der Sensorik eines EKGs bis zur Leistungselektronik bei der Hochspannungs- und Hochstromtechnik sowie den Algorithmen in der EKG-Auswertung.
In diesem Kapitel werden Gerätearten und Impulse, die historische Entwicklung und die aktuellen Theorien zu den Defibrillationsmechanismen beschrieben. Wichtige Faktoren für die Defibrillation, wie die Thoraximpedanz und deren Auswirkung, werden erläutert und ein Überblick über die Impulsoptimierung gegeben.

Abstract: A heart defibrillator is an electrotherapeutical medical emergency device that is used to treat life-threatening arrhythmias. Along with physiological and medical challenges, biomedical engineers face a wide range of electrotechnical disciplines – from small signal sensor technology used in ECG to power electronics used for high-voltage and high-current applications or algorithms for ECG analysis.
This chapter describes the different devices and impulses as well as the historical background and today's known defibrillation mechanisms. Important factors such as chest impedance and its implication for defibrillation are explained, and an overview of impulse optimization is given.

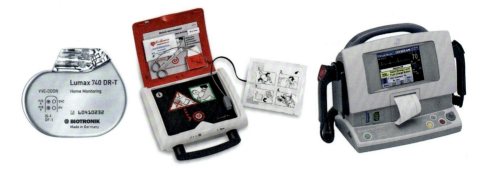

Abb. 5.1: Von links: ICD Lumax 740 (Biotronik SE & Co. KG), AED Meducore Easy (Weinmann Geräte für Medizin GmbH + Co. KG), professioneller externer Defibrillator Responder 2000 (GE Healthcare).

Die elektrische ▸ **Defibrillation** (im weiteren Defibrillation) ist die effektivste Methode, ein flimmerndes Herz wieder in den normalen Sinusrhythmus zurückzuführen. Während die herkömmliche Defibrillation überwiegend bei Arrhythmien der Ventrikel (z. B. Ventrikuläre Fibrillation) eingesetzt wird, behandelt man bei der **Kardioversion** (auch synchrone Defibrillation) Arrhythmien der Vorhöfe (Atrien), bei denen eine R-Zacke im EKG, also eine koordinierte Aktion der Ventrikel, noch erkennbar ist. Hierbei wird der ▸ **Defibrillationsimpuls** auf die R-Zacke des EKGs synchronisiert.

Ventrikuläre Fibrillation (VF) ist ein chaotisches Verhalten der Ventrikel und Hauptursache für den Plötzlichen Herztod (***Sudden Cardiac Death***, SCD). Die Pumpfunktion des Herzens ist bei VF außer Kraft gesetzt, der Blutdruck sinkt, und die lebenswichtigen Organe werden nicht mehr mit Sauerstoff versorgt. Die Überlebenswahrscheinlichkeit sinkt um 10 % pro Minute, so dass bei einem Wiederbelebungsversuch nach zehn Minuten kaum eine Chance auf Erfolg besteht. Je länger die Sauerstoffunterversorgung anhält, desto größer ist auch die Wahrscheinlichkeit für bleibende Hirnschäden.

Defibrillatoren werden in externe und interne Geräte unterteilt. **Interne** ▸ **Defibrillatoren** (***Automatic Implantable Cardioverter Defibrillator***, **AICD**; kurz **ICD**) werden implantiert und vom Patienten dauerhaft getragen, während **externe Defibrillatoren** nur für kurze Zeit angewendet werden und das Gerät außerhalb des Patienten angeordnet ist.

ICDs werden weiterhin nach dem **NASPE/BPEG**[1] ***Defibrillator Code*** (NBD) klassifiziert [Bernstein 1993].

---

1 NASPE, North American Society of Pacing and Electrophysiology; BPEG, British Pacing and Electrophysiology Group

Tab. 5.1: NASPE/BPEG *Defibrillator Code* nach [Bernstein 1993].

1. Buchstabe	2. Buchstabe	3. Buchstabe	4. Buchstabe
Schockkammer	Antitachykardie-Pacing Kammer	Tachykardie Erkennung	Antibradykardie-Pacing Kammer
0 = keine	0 = keine	E = intrakardiales Elektrogramm	0 = keine
A = Atrium	A = Atrium	H = Hämodynamik (inklusive Elektrogramm)	A = Atrium
V = Ventrikel	V = Ventrikel		V = Ventrikel
D = Dual (A + V)	D = Dual (A + V)		D = Dual (A + V)

Bei der Art der Anwendung lässt sich unterscheiden zwischen der **internen Defibrillation**, wobei hier die Elektroden direkt am Herzen anliegen, und der **externen (transthorakalen) Defibrillation**, bei der die Elektroden auf dem Brustkorb angelegt werden. Dementsprechend gibt es auch externe Defibrillatoren, welche für eine interne Defibrillation am offenen Brustkorb geeignet sind.

Externe Defibrillatoren werden weiterhin nach dem Grad der Automatisierung unterschieden. **Manuelle Defibrillatoren** sind für den professionellen Einsatz ausgelegt, wobei hier der Arzt selbst das EKG-Signal auswertet und entscheidet, ob ein Schock notwendig ist oder nicht.

Bei automatischen Defibrillatoren (**automatischer externer ▶ Defibrillator**, AED) wird das EKG vom Gerät analysiert und ausgewertet. **Halbautomaten** geben lediglich eine Schockempfehlung ab, überlassen die Schockabgabe aber dem Anwender. **Vollautomaten** geben den Schock automatisch nach einer Schockentscheidung ab.

Vollautomaten werden vor allem bei PAD-Programmen (***Public-Access-Defibrillation***) als „**Defibrillatoren für Laien**" bevorzugt eingesetzt, da die Scheu vor dem Knopfdruck bei Laien in extremen Situationen zu einer verzögerten oder im schlimmsten Falle zu gar keiner Schockabgabe führen kann [Monsieurs 2005].

Frühdefibrillation bezeichnet die frühzeitige Defibrillation durch geschulte (*First Responder*) oder ungeschulte (*Public Access*) Laien, bevor Arzt oder Rettungswagen eintrifft.

Die rechtliche Situation der **Frühdefibrillation** durch ungeschultes Personal ist länderspezifisch unterschiedlich geregelt. In Deutschland wird der Weg einer *Public-Access*-Defibrillation durch ungeschulte Laien vermieden. Die Empfehlung der Bundesärztekammer zur Defibrillation mit automatisierten, externen Defibrillatoren durch Laien von 2001/2007 verlangt eine Ausbildung im Sinne des Medizinproduktegesetzes, um ein solches Gerät zu bedienen (***First-Responder*-Strategie**).

Dementsprechend muss bei der Anschaffung von Defibrillatoren in öffentlichen Gebäuden und im Heimbereich darauf geachtet werden, dass die potentiellen Bediener geschult werden [Trappe 2005].

5.1 Historische Entwicklung der Defibrillation

Erste wissenschaftliche Untersuchungen zur Defibrillation begannen 1850 mit der Entdeckung von CARL LUDWIG und MORITZ HOFFA, dass durch einen elektrischen Stromimpuls das Herz in einen chaotischen Zustand versetzt werden kann. Der Terminus **Fibrillation** wurde von EDME VULPIAN 1874 geprägt und verbreitete sich danach allmählich. JEAN-LOUIS PREVOST und FREDERIC BATTELLI beobachteten 1899, dass Impulse mit kleiner Intensität das Herz in Fibrillation versetzen und Schocks mit höherer Intensität dieses Fibrillieren wieder auslöschen können. Erst in den 1920er Jahren forschten zwei Gruppen um WILLIAM KOUWENHOVEN und L. P. FERRIS erneut an der Entwicklung eines Defibrillators und konnten in den 1930er Jahren erste Erfolge in Tierversuchen erzielen. Die erste erfolgreiche interne Defibrillation am Menschen wurde 1947 von CLAUDE BECK durchgeführt. Die erste erfolgreiche transthorakale Defibrillation wird im allgemeinen PAUL ZOLL 1956 zugeschrieben.

Während die Defibrillatoren in den westlichen Ländern sich bis zu dieser Zeit auf Wechselstrom (**AC-Defibrillation**) beschränkten, experimentierten NAUM GURVICH und G. S. YUNIEV in der UdSSR bereits seit 1939 mit Kondensatorentladungen (**DC-Defibrillation**). In den USA entwickelte der Arzt BERNARD LOWN und der ungarische Ingenieur BAROUH BERKOVITS 1961 einen externen DC-Defibrillator. LOWN führte 1962 auch die **Kardioversion** ein. Parallel dazu entwickelte KARL EDMARK nach eigenen Experimenten ebenfalls einen DC-Defibrillator.

FRANK PANTRIDGE, JOHN GEDDES und JOHN ANDERSON gelang es 1967 aus den damals sehr großen und schweren Defibrillatoren ein transportierbares Gerät mit nur 3 kg Gewicht zu konstruieren, welches nun auch für Krankenwagen geeignet war. Ein weiterer Schritt war die Automatisierung der Analyse. FRED ZACOUTO hatte bereits 1953 mit seinem BLOC REANIMATEUR einen automatischen Defibrillator/Pacemaker vorgestellt, doch sein Gerät war stationär. ARCH DIACK, STANLEY WELBORN und ROBERT RULLMAN entwickelten den ersten transportablen **automatischen externen Defibrillator** in den 1970er Jahren.

Die bisher letzten großen Meilensteine in der Defibrillator-Technologie waren die erste Implantation eines **ICDs** von MICHEL MIROWSKI 1980 und der generelle Umschwung zu **biphasischen Impulsen** gegen Ende der 1990er Jahre. Ausführliche Berichte über die Geschichte der Defibrillation finden sich in [Efimov 2009] und [Eisenberg 1997].

5.2 Elektrophysiologie der Defibrillation

5.2.1 Fibrillation und Defibrillation

Tachykardien wie Kammerflattern oder -flimmern entstehen durch eine gestörte Erregungsbildung (z. B. zu viele ektope, nicht am üblichen Ort befindliche, Schrittma-
cherzentren) oder eine gestörte Erregungsausbreitung (z. B. durch vernarbtes oder ab-
gestorbenes Gewebe). Die heutigen Erklärungen zur Entstehung solcher Arrhythmien
gehen vor allem auf die Theorie des *Reentry*-Mechanismus [Lewis 1920] und der **multiplen *Pacemaker*** [Scherf 1949] zurück (s. a. ▸ Kap. 4). Heute wird von multiplen Wel-
lenfronten ausgegangen, die sich an Hindernissen (z. B. refraktäres oder vernarbtes
Gewebe) brechen und Wirbel bilden [Efimov 2009]. Die Defibrillation versucht diese
Arrhythmien zu unterbrechen, indem sie eine möglichst große, sogenannte **kritische
Masse** (ca. 75…90 %) der Herzzellen depolarisiert, so dass sich diese gleichzeitig in
ihrer **Refraktärzeit** (s. ▸ Kap. 4) befinden und eine erneute Erregung nicht möglich ist
(*Critical Mass Hypothesis*) [Zipes 1975]. Danach kann sich ein normaler Sinusrhyth-
mus, getriggert vom Sinusknoten, wieder einstellen.

> PREVOST und BATTELLI zeigten bereits, dass ein elektrischer Impuls das Herz in einen Zustand des
> Flimmerns versetzen, wie auch defibrillieren kann. Der Unterschied liegt lediglich in der Stromhö-
> he. Die Grenze, ab der ein Impuls kein Flimmern mehr erzeugt nennt man *Upper Limit of Vulnera-
> bility* (ULV).

Die ULV bringt eine neue Anforderung für den Defibrillationsimpuls, und zwar in der
Form, dass die Schockstärke groß genug sein muss, um die fibrillierenden Wellen-
fronten am Herzen zu stoppen, der Impuls aber gleichzeitig auch kein erneutes Anflimmern bewirken darf [Walcott 1995].

Einige neue Theorien versuchen den Mechanismus der Defibrillation mithilfe
einer Änderung der Refraktärzeit zu erklären. JONES und TOVAR halten eine Verlängerung der Refraktärzeit für die Defibrillationsursache [Jones 1996], während die
Progressive Depolarisation Hypothesis eine Art Synchronisierung der Refraktärzeit
durch den Defibrillationsimpuls prognostiziert [Dillon 1998].

Die Theorie der virtuellen Elektrode (*Virtual Electrode Polarisation*, VEP) und
die daraus folgende Hypothese zur Defibrillation bietet bisher die umfangreichste,
wenn auch noch nicht vollständige Beschreibung der Defibrillation. Eine Virtuelle
Elektrode entsteht während der Defibrillation, entfernt von der eigentlichen Stimulationselektrode. Die Hypothese beschreibt das Verhalten von depolarisierten und hy-
perpolarisierten (entgegengesetzt polarisierten) Regionen, welche durch ein externes
Feld induziert werden. Der Erfolg einer Defibrillation hängt von der Feldkonfiguration
und der Zellstruktur ab [Efimov 2009].

Die Mechanismen der Defibrillation sind bis heute noch nicht vollständig geklärt.
Das Verfahren des **optischen Mappings**, bei dem spannungsabhängige Farbparti-

kel die Potentialverteilung während einer Defibrillation anzeigen, und ein komplexes Modell der Zellen aus RC-Gliedern (***Bidomain Model***) gewähren jedoch einen immer tieferen Einblick in die Zusammenhänge [Efimov 2009].

5.2.2 Indikation einer Defibrillation (Schockbare Arrhythmien)

Defibrillation wird bei **tachykarden Arrhythmien** wie **ventrikulärer Fibrillation** (VF) und pulsloser **ventrikulärer Tachykardie** (VT) angewandt. Nicht defibrilliert wird bei **Bradykardie** (s. ▶Kap. 4), **pulsloser elektrischer Aktivität** (PEA) und **Asystolie** [Kerber 1997]. Bei einer Asystolie gibt es keine elektrische Aktivität mehr im Herzen, und somit hätte eine Defibrillation keinen Effekt. Hier wird die Anwendung einer **Herz-Lungen-Wiederbelebung** (***Cardiopulmonary Resuscitation***, CPR) empfohlen.

Die Kardioversion wird bei atrialem Flimmern (***Atrial Fibrillation,*** **AF**) und Flattern eingesetzt. Der Impuls darf dabei maximal 60 ms nach der R-Zacke abgegeben werden, um nicht in die **vulnerable Phase** (s. ▶Kap. 4) des Herzens zu kommen.

5.3 Automatisierte EKG-Analyse in AEDs

Der erste AED benutzte für eine Schockentscheidung eine kombinierte Auswertung von EKG und Luftstrom in die Lunge über eine spezielle Oropharyngeal- (über den Mund in den Rachen eingebracht) und eine Apex-Elektrode [Diack 1979]. Wurde die damalige Analyse noch komplett in einer diskreten Hardware-Schaltung implementiert, analysieren heute **Software-Algorithmen** auf schnellen Prozessoren das EKG.

Über die Defibrillatorelektroden wird das EKG aufgenommen und dann **vorverarbeitet**, um Störungen zu reduzieren, welche die Analyse beeinträchtigen könnten. Ein analoger Tiefpassfilter verhindert Aliasing und entfernt störende hochfrequente Anteile aus dem Nutzsignal (Aliasing: bei der analog-digital Umsetzung muss das Abtasttheorem eingehalten werden. Das Signal darf keine spektralen Anteile oberhalb der halben Abtastfrequenz beinhalten, sonst tritt eine Verfremdung des Originals ein). Die elektromagnetischen-Einflüsse der Netzspannung werden mit einem schmalen Bandstoppfilter (in Deutschland z. B. 50 Hz) minimiert. Ein Hochpassfilter (ab ca. 0,6 Hz) verhindert Offsetspannungen und verringert das Wandern der Nulllinie des EKGs. Dies kann durch Bewegen des Körpers oder einer Offset-Drift der Elektroden hervorgerufen werden. Eine gleichzeitige **Impedanzmessung** über die Elektroden kann Bewegungsartefakte identifizieren und die Analyse ergänzen. Durch die Änderung der Impedanz lässt sich z. B. auch eine Herzdruckmassage (CPR hinterlässt starke Artefakte im EKG) oder eine Atmung des Patienten erkennen.

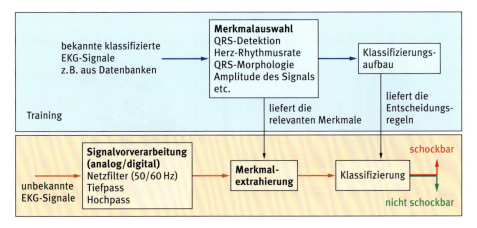

Abb. 5.2: Entstehung und Aufbau eines AED-Algorithmus.

Das EKG wird in Abschnitte von 2,4…4 s unterteilt, welche zur Analyse weitergegeben werden. Eine Entscheidung (schockbar/nicht schockbar) wird getroffen, nachdem mehrere nacheinander liegende Segmente klassifiziert wurden [Tacker 1994].

Für den Entwurf des Algorithmus werden **Referenz-Datenbanken** mit schockbaren und nicht schockbaren EKG-Signalen benutzt (z. B. *Creighton University* – CU, *Massachusetts Institute of Technology* – *Beth Israel Hospital* – MIT-BIH, *American Heart Association* – AHA). Aus diesen Signalen werden nun relevante Merkmale aus dem Zeit- und Frequenzbereich ausgewählt, die beispielsweise mit einer Hauptkomponentenanalyse auf eine möglichst geringe Zahl unabhängiger Parameter reduziert werden. Als Merkmale eignen sich z. B. die Herzfrequenz, die Amplitude des Signals, die QRS-Breite wie auch andere morphologische Details der QRS-Komplexe. Ein **Klassifikationsalgorithmus** wertet die ermittelten Parameter aus und teilt das Eingangssignal in die Klasse der schockbaren oder nicht schockbaren Rhythmen ein. Typische Methoden zur Klassifikation sind Entscheidungsbäume, Neuronale Netze (s. ▶ Kap. 2) oder *Support Vector Machines* (SVM). Eine hohe Erkennungsrate wird dann durch Training der Algorithmen mit den EKG-Datenbanken erreicht [Tchoudovski 2005].

Die Entstehung eines Algorithmus mit zwei Parametern und einer SVM als Klassifikator wird im folgenden Beispiel näher betrachtet. Das Merkmal PTABT (*Percentage of Time Above or Below Threshold*) gibt die Dauer des Signals oberhalb und unterhalb zweier Schwellwerte an, welche über das EKG gelegt werden. Bei VT und breiten Flimmerwellen liegen z. B. wesentlich größere Bereiche des Signals außerhalb der Schwellwerte als bei einem normalen Sinusrhythmus. In der statistischen PTABT-Auswertung in ▶ Abb. 5.3 (a) wird deutlich, dass bei diesem Parameter starke Überlappungen der schockbaren und nicht schockbaren Bereiche eintreten können (dunkelrote Bereiche). Die Berücksichtigung eines zweiten Merkmals (hier die Herzrate) erlaubt eine wesentlich bessere Klassifizierung. In ▶ Abb. 5.3 (b) repräsentiert jeder Punkt im Diagramm (blau oder rot) einen Merkmalsvektor, der die Information der Herzrate, des

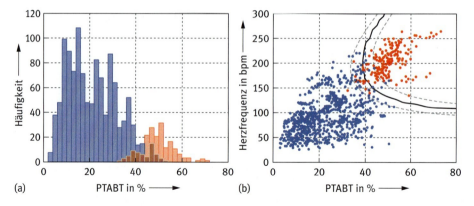

Abb. 5.3: (a) Histogramm zur statistischen Auswertung des Parameters PTABT. (b) Verteilung der schockbaren und nicht schockbaren Merkmalsvektoren im zweidimensionalen Vektorraum mit trennender Hyperebene. Rot – schockbar; blau – nicht schockbar; dunkelrot – überlappende Bereiche. Quelle der analysierten-EKG Daten: CU-Datenbank [Jones 2011].

PTABTs und der Schockbarkeit beinhaltet. Diese Vektoren werden als Trainingsvektoren benutzt und daraus mithilfe einer SVM eine Trennlinie (Hyperebene) gewonnen, welche schockbare und nicht schockbare Signale klassifizieren kann. Das Verfahren kann auf beliebig viele Parameter erweitert werden, jedoch ist die Unabhängigkeit zu prüfen, da bestimmte Kombinationen keine zusätzliche Information beinhalten. Auch ist die Zeit für eine Analyse beschränkt, da die Herzdruckmassage nur so kurz wie nötig unterbrochen werden sollte. Die neuen ERC Richtlinien fordern deshalb bereits sehr kurze Analysezeiten von ca. 5 s und Algorithmen, die das EKG auch mit den Artefakten einer Herzdruckmassage analysieren können [ERC 2010].

> Die Qualität der Analyse von **schockbaren Arrhythmien** wird vor allem durch die Parameter
> ▶ **Sensitivität** (die Fähigkeit, eine Arrhythmie richtig zu erkennen) und ▶ **Spezifität** (die Fähigkeit
> der Vermeidung einer unnötigen Defibrillation) angegeben.

Sensitivität und Spezifität werden mit EKG-Daten ausgewertet, welche sich von den Trainingssignalen unterscheiden sollten. Ein richtig positives Ergebnis bedeutet, der Algorithmus hat ein schockbares Signal richtig erkannt. Falsch positiv bedeutet, ein nicht schockbares Signal wurde als schockbar klassifiziert. Im richtig negativen Fall wird ein nicht schockbares Signal auch als ein solches eingeordnet, im falsch negativen Fall würde ein schockbares Signal nicht als solches erkannt.

$$\text{Sensitivität} = \frac{\text{Anzahl richtig positiv}}{\text{Anzahl richtig positiv} + \text{Anzahl falsch negativ}} \tag{5.1}$$

$$\text{Spezifität} = \frac{\text{Anzahl richtig negativ}}{\text{Anzahl richtig negativ} + \text{Anzahl falsch positiv}} \tag{5.2}$$

Die IEC 60601-2-4:2010 schreibt für den **Rhythmus-Erkennungs-Detektor** eines AEDs mindestens eine Sensitivität für VF von 90 % und für VT von 75 % vor. Die Spezifität muss größer 95 % sein.

5.4 Gerätetechnologie

5.4.1 Aufbau eines Defibrillators

Ein Defibrillator besteht prinzipiell aus einem Hochspannungsteil, dem EKG, der Energieversorgung, der Benutzerschnittstelle und einem Prozessormodul (s. ▶Abb. 5.4). Eine rudimentäre Energieversorgung beinhaltet lediglich einen Akku oder eine Batterie. Diese kann durch einen AC/DC Umsetzer für den 230 V AC-Betrieb und einen 12 V DC-Bordnetzanschluss für den Anschluss an einen Rettungswagen erweitert werden. AEDs besitzen als Benutzereingabe meist nur einen Ein-/Ausschalter und einen Schockknopf. Die Benutzerführung wird über LEDs, Sprachausgabe und Symbole möglichst einfach gehalten, und die Schockenergien sind bereits voreingestellt. Manuelle Defibrillatoren haben zusätzlich einen Bildschirm zur Visualisierung des EKGs und eine Möglichkeit zur Auswahl der gewünschten Energie. Die Umschaltung vom EKG zum Hochspannungsteil für die Abgabe des Impulses wird meist noch mithilfe eines Relais ausgeführt. Dieses Sicherheits-Relais dient auch zum Abhalten gefährlicher Ableitströme vom Patienten. Der Stromimpuls selbst wird durch die Halbleiter im Hochspannungsteil geschaltet. Der Hochspannungsteil besteht aus einem Hochspannungsgenerator, welcher den Speicherkondensator auflädt, einer Ausgangsstufe mit eventueller Impulsformung und dem Sicherheitsrelais. Um nicht abgegebene Energie aus dem Speicherkondensator abzuführen, muss eine Möglichkeit bestehen, diese intern zu entladen.

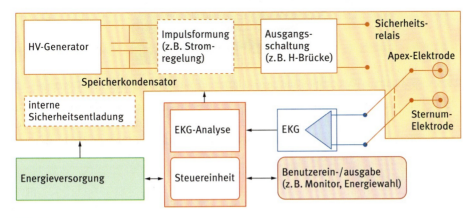

Abb. 5.4: Blockschaltbild eines Defibrillators.

> Damit Anwender und Patienten keiner unnötigen Gefahr ausgesetzt werden, muss das
> ▶**Anwendungsteil** des Defibrillators (der Bereich der Schaltung, welcher über die Elektroden mit
> dem Patienten in Verbindung ist) vom Erdpotential getrennt sein.

Nach der Höhe der zulässigen Ableitströme, welche über den Patienten fließen können, werden Anwendungsteile für die interne Defibrillation kategorisiert als **Typ CF** (*Cardiac Floating*) und für die externe Defibrillation als **Typ BF** (*Body Floating*).

Defibrillatoren im professionellen Bereich haben meist noch zusätzliche Funktionen wie Mehrkanal EKG, Kapnographie, Pulsoxymetrie, Temperatur-, Blutdruckmessung und können so als Multi-Parameter-Monitor benutzt werden. Neue Technologien und die Notwendigkeit einer möglichst schnellen und präzisen Ersten Hilfe lassen den Grad der Automatisierung der Geräte, und damit auch der Wiederbelebung, immer weiter ansteigen. Drahtlose Kommunikation über *Wireless Local Area Network* (WLAN) oder Bluetooth kann dem Arzt wichtige Patienten- und Gerätedaten (z. B. das aufgezeichnete EKG) früher zugänglich machen. Weitere Schnittstellen lassen das Gerät mit anderen Geräten kommunizieren und den Ablauf synchronisieren: z. B. CPR-Feedback zur Eindrucktiefe und Rhythmusgebung bei der Herz-Lungen Wiederbelebung, wie auch eine mechanische, automatisierte Herzdruckmassage oder Beatmung (s. ▶Abb. 5.5).

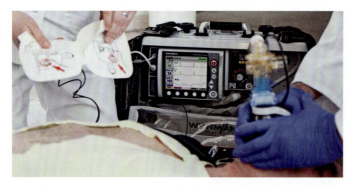

Abb. 5.5: Kopplung von Defibrillation und Beatmung (Meducore Standard, Medumat Easy) auf Tragesystem.

5.4.2 Impulsformen

Die anfängliche Defibrillation mit Wechselstrom gilt heute als veraltet, so dass fast alle Defibrillationsimpulse mit **Kondensatorentladungen** realisiert werden.

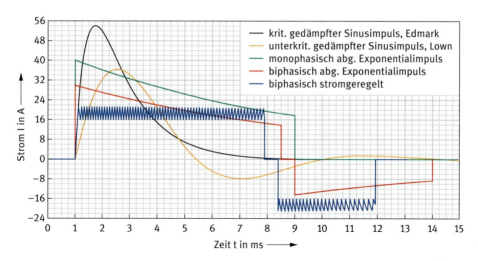

Abb. 5.6: Verschiedene Impulsformen.

Die Entladung eines Kondensators über einen Widerstand mithilfe eines Relais führt zu dem bekannten exponentiellen Verlauf mit ausklingendem, niedrigem Strom, welcher jedoch eine Refibrillation, ein erneutes Anflimmern des Herzens, begünstigt [Schuder 1971]. Deshalb wurde die Kondensatorentladung nach ca. 20...40 ms mit z. B. einem Thyristor unterbrochen (**Monophasic Truncated Exponential Pulse Form**, MTE. Als Beschreibung für den Abschaltpunkt wurde der Begriff ▶ **Tilt** eingeführt:

$$\text{Tilt} = \frac{U_{\text{Anfang}} - U_{\text{Ende}}}{U_{\text{Anfang}}} \times 100 \, ; \quad [\text{Tilt}] = \% \tag{5.3}$$

U_{Anfang} ist die Anfangsspannung des Impulses und U_{Ende} die Spannung am Abschaltzeitpunkt. Eine vollständige Kondensatorentladung würde also einen Tilt von 100 % bedeuten.

Das Einfügen einer Induktivität in die Schaltung (s. ▶ Abb. 5.7) führt zu einer gedämpften Schwingung. Man unterscheidet bei den gedämpften Sinus-Defibrillatorimpulsen zwischen der **kritischen Dämpfung**, welche zu einem monophasischen Impuls führt (**Monophasic Damped Sinusoid Pulse Form**, MDS), und einer **unterkritischen Dämpfung**, welche bereits biphasische Charakteristika aufweist. Diese Impulse werden häufig nach deren Erfindern benannt. So werden monophasisch kritisch gedämpfte Sinusschwingungen auch Edmark-Impulse (oder Pantridge-Geddes-Impulse) und unterkritisch gedämpfte Sinusimpulse Lown-Impulse (oder Gurvich-Impulse) genannt.

Schuder zeigte in den 1980er Jahren, dass ein **biphasischer Impuls** weniger Energie für eine erfolgreiche Defibrillation benötigt als ein monophasischer Impuls, wenn die zweite Phase wesentlich kleiner als die erste ist [Schuder 1984]. Der biphasische Stromverlauf wird heute mithilfe einer **H-Brücke**, bestehend aus vier Schaltern (*Insulated Gate Bipolar Transistors*, IGBTs oder *Metal Oxide Semiconductor Field Effect Transistor*, MOSFET) erreicht (s. ▶ Abb. 5.8).

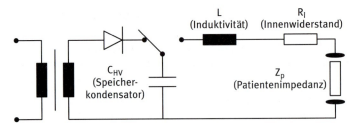

Abb. 5.7: Schema eines Defibrillators für monophasische und gedämpfte Sinusimpulse.

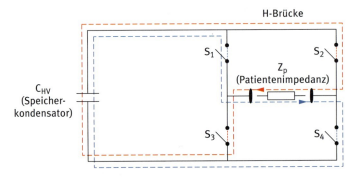

Abb. 5.8: Schema einer H-Brücke. Stromfluss: 1. Phase S1 und S4 geschlossen (blau), 2. Phase S2 und S3 geschlossen (rot.)

> Die Mehrzahl der heutigen Impulse sind biphasische, abgeschnittene Kondensatorentladungen (*Biphasic Truncated Exponential*, BTE), wobei beide Phasen entweder aus demselben Kondensator gespeist werden oder auch für jede Phase ein separater Kondensator benutzt werden kann. Dies hat den Vorteil, dass der Strom in der zweiten Phase unabhängig von der Restspannung auf dem ersten Kondensator eingestellt werden kann.

Multiphasische Impulse wie tri- oder quadrophasische aber auch sequentielle Impulse haben heutzutage noch experimentellen Charakter und werden in der Praxis eher selten eingesetzt.

Dem Erfolg der biphasischen Defibrillationsimpulse folgten mehrere Theorien, weshalb eine zweite Phase von Vorteil ist. Beispielsweise können elektrophysiologische Vorgänge während des ersten Impulses die Zellen vorbereiten oder vorbehandeln, damit der zweite Impuls eine bessere Wirkung erzielen kann [Jones 1987]. Die aktuell am meisten diskutierte Theorie ist die *Charge-Burping*-**Hypothese** von KROLL, welche besagt, dass die Ladung der ersten Phase die Zellmembranspannung anhebt und die zweite Phase die Ladung wieder abbaut, um keine Refibrillation zu erzeugen [Kroll 1994].

Der Defibrillationsstrom bei einer einfachen Kondensatorentladung hängt stark vom Patientenwiderstand ab. Um dies zu vermeiden, versuchen **stromgeregelte Im-**

pulse einen Konstantstrom abzugeben. Mithilfe einer Schaltregelung wird der Strom unabhängig vom Patientenwiderstand. Der abgegebene Strom wird gemessen, und die Impulsformung erfolgt durch Regelung des Stromes mit einer Hysterese um den Sollwert (z. B. durch das Prinzip eines Tiefsetzstellers, dem Abschalten von Widerständen im Entladepfad oder dem Zuschalten von geladenen Kondensatoren). Der limitierende Faktor der Stromregelung ist die Spannung am Kondensator, welche durch die Spannungsfestigkeit der Bauelemente begrenzt wird. Deshalb haben alle stromgeregelten Impulse heute die Eigenschaft, dass bei einer zu großen Impedanz der Strom nicht aufrechterhalten werden kann und der Impuls sich dann ähnlich einer exponentiellen Kondensatorentladung verhält. Deshalb kann auch von einer strombegrenzenden Regelung gesprochen werden, da Patienten mit niedriger Impedanz vor der Schädigung durch zu großen Strom geschützt werden.

5.5 Wichtige Faktoren für die Defibrillation

5.5.1 Elektroden

Die **Elektroden** bilden den Übergang von der Elektronenleitung im Defibrillator zur Ionenleitung im Körper. Deswegen ist es wichtig, dass der Elektroden-Übergangswiderstand möglichst gering gehalten wird, damit die therapeutische Energiedosis an das Herz gelangen kann und nicht bereits an den Elektroden verbraucht wird. Implantierte Elektroden wurden früher über den geöffneten Brustkorb auf das Epikard aufgebracht. Heutige Elektroden werden transvenös am Endokard angebracht. Externe Defibrillatoren zur internen Anwendung haben löffelartige Elektroden (*Spoons*). Für die transthorakale Defibrillation benutzt man Edelstahlelektroden mit Handgriffen oder selbstklebende Einwegelektroden. Die handgeführten Elektroden (*Paddles*) werden fast ausschließlich bei manuellen Defibrillatoren eingesetzt. Um den Übergangswiderstand zum Körper zu verringern, wird ein spezielles Gel aufgetragen. Die Klebeelektroden (*Pads*) bestehen meist aus Zinn oder Silberchlorid und haben eine leitfähige Hydrogelschicht. Die minimale Größe einer Elektrode muss bei Erwachsenen mindestens $50\,cm^2$ und bei Kindern $15\,cm^2$ betragen. Solche Kennwerte, wie z. B. auch Groß- und Kleinsignalimpedanz der Elektroden, sind in der Norm für Defibrillatoren festgelegt [IEC60601-2-4:2010, 3. Ausgabe].

Die externen Elektroden sind mit „**APEX**" und „**STERNUM**" gekennzeichnet und werden normalerweise in einer anterolateralen Position angesetzt (precordial, anterioapical). Die APEX-Elektrode ist hier in der Höhe der Herzspitze am linken Brustkorb angebracht, die STERNUM-Elektrode am rechten oberen Brustkorb unterhalb des Schlüsselbeins (s. ▶ Abb. 5.9) [Bolz 2002].

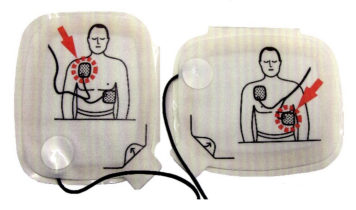

Abb. 5.9: Einweg-Klebeelektroden (Pads) mit aufgemalter anteriolateraler Platzierung der Elektroden am Körper: links Sternum, rechts Apex.

5.5.2 Transthorakale Impedanz

Die ▶ **transthorakale Impedanz** (TTI, die zwischen den Elektroden liegende Impedanz) bestimmt bei ungeregelten Defibrillatorimpulsen die Stromstärke. Bei den hohen Spannungen und Strömen einer Defibrillation verhält sich diese Impedanz fast als reiner Wirkwiderstand mit einem vernachlässigbaren Phasenwinkel.

Untersuchungen ergaben eine Verteilung der Impedanz von 20...125 Ω mit einer maximalen Häufung bei ca. 58 Ω [Machin 1978]. 50 Ω wird als Standardwiderstand bei Defibrillatortests angenommen. Neuere Aufzeichnungen aus biphasischen Defibrillatoren zeigen eine Verschiebung zu höheren Impedanzen mit Maxima bei ca. 75 Ω [Medtronic 2002], was an der Spannungsabhängigkeit der Thoraximpedanz liegen kann. Während ältere monophasische Defibrillatoren mit 5 kV arbeiten, liegen die Spannungen bei biphasischen Geräten heute bei 1,7...3 kV.

Neben der Spannungsabhängigkeit zeigt sich eine leichte Korrelation der Impedanz zum Brustumfang, jedoch fast keine Korrelation zum Körpergewicht. Die Impedanz wird geringer bei größeren Elektroden und bei stärkerem Anpressdruck der Elektroden. Es wurde auch eine Verringerung der Impedanz bei hintereinander abgegebenen Impulsen beobachtet [Kerber 1981]. Während des Stromflusses eines Defibrillationsimpulses zeigt sich eine relativ starke Nichtlinearität der Impedanz, die sich nicht alleine durch die Spannungsänderungen während des Impulses erklären lässt [Al Hatib 2000].

5.5.3 Dosis

Die ERC-Richtlinien aus dem Jahr 2010 empfehlen eine Anfangsdosis von 360 J bei monophasischen und von 150 J bei biphasischen Impulsen. Die folgenden Schocks sollten bei monophasischen Defibrillatoren ebenfalls mit 360 J abgegeben werden. Bei biphasischen Defibrillatoren wird kein Unterschied gesehen zwischen einer Strategie mit gleichbleibender oder mit eskalierender Energie bis 360 J [ERC 2010].

Die physikalische Größe „**Energie**" hat sich als einfachster Parameter zur Charakterisierung von Impulsen etabliert, erlaubt jedoch keine wirkliche Aussage über andere wichtige Impulsparameter wie Form (mono- oder biphasisch), Impulsdauer oder Stromstärke. Deshalb sind unterschiedliche Impulse schwer über die Energie vergleichbar, wie das folgende Beispiel verdeutlicht. Zwei Impulse werden an einer Impedanz von 50 Ω abgegeben. Der erste Impuls lässt einen Strom von 20 A für 10 ms fließen, der zweite Impuls 0,5 A für 16 s. Beide Impulse haben eine Energie von 200 J, jedoch ist der zweite Impuls zu lang und hat eine zu geringe Stromstärke für eine Defibrillation.

Mehrere Untersuchungen bestätigten die Aussagen der **LAPICQUE-Funktion** (s. ▶ Kap. 4) über den Zusammenhang zwischen der Dauer eines Stimulationsimpulses (T_Stim) und dessen Stromstärke (I_av) auch für die Defibrillation [Bourland 1978, Koning 1975]. Neben dieser empirisch gefundenen Funktion gibt es noch eine analytische *Strength-Duration*-**Funktion**, welche die Zellaufladung mithilfe eines RC-Modells und dessen Zellzeitkonstanten τ beschreibt [Geddes 1989]:

$$I_\text{av}(T_\text{Stim}) = \frac{I_\text{Rheobase}}{\left(1 - e^{-\frac{T_\text{Stim}}{\tau}}\right)} . \tag{5.4}$$

Die LAPICQUE-Kurve gilt als das bessere Model [Irnich 1990]. Obwohl AYERS bei beiden Kurven Abweichungen in der Krümmung der Kurve zum realen Verhalten gefunden hat, welche er durch einen Exponenten α an der Impulsdauer T_Stim wesentlich verringerte (T_Stim^{α}) [Ayers 1986], werden meist die ursprünglichen Kurven benutzt. Die theoretische Zeitkonstante der analytischen Funktion $\tau = RC$ ist dabei nicht äquivalent zur **Chronaxie** T_c, welche ein physiologischer Wert ist. Man nimmt für die Defibrillation heutzutage einen Chronaxiewert T_c von ca. 3...4 ms an. Dieser Wert ist jedoch abhängig von diversen Faktoren wie z. B. Temperatur und Elektrodengröße [Geddes 1989, Irnich 1980].

Der Strom I_av der Kurve muss als integraler Mittelwert des Impulsstromes interpretiert werden, dann lässt sich daraus mathematisch die Beziehung zur benötigten Ladung (WEISS-Kurve) und der Energie ableiten. Die benötigte Energie eines Defibrillationsimpulses hat danach ein Minimum bei einer Impulszeit von der Länge der Chronaxie [Geddes 1989].

In der LAPICQUE-Funktion nicht berücksichtigt sind Eigenheiten der Defibrillation wie ein erneutes Anflimmern bei zu langer Impulsdauer oder der Umstand, dass ein zu hoher Strom auch Verbrennungen und Schädigungen des Myokards bewirken kann.

Eine Möglichkeit, einen geeigneten Strom für die Defibrillation zu finden, entwickelte KROLL mit dem **effektiven Strom zur Defibrillation**. BOURLAND zeigte bereits 1978, dass Impulse, unabhängig von ihrer Impulsform am besten über den Mittelwert ihres Stromes verglichen werden können [Bourland 1978]. Die LAPICQUE-Funktion muss man grafisch so interpretieren, dass jeglicher Mittelwert eines Stromimpulses oberhalb der Funktion eine erfolgreiche Defibrillation hervorruft. KROLL stellt dies in einer Ungleichung (▶Gl. (5.5)) dar und formt diese nach dem **Rheobasenstrom** um (▶Gl. (5.6):

$$I_{av} \geq I_{Rheobase} \left(1 + \frac{T_c}{T_{Stim}}\right), \tag{5.5}$$

$$I_{Rheobase} \leq \frac{I_{av}}{\left(1 + \frac{T_c}{T_{Stim}}\right)} = I_{effektiv\_def}. \tag{5.6}$$

Den rechten Term interpretiert er nun als effektiven Strom zur Defibrillation. Dieser sagt aus, dass mit ihm eine Defibrillation immer erfolgreich sein muss, wenn der Rheobasenstrom des Patienten kleiner oder gleich diesem Wert ist. Experimentell lässt sich der Rheobasenstrom jedoch nur schwer ermitteln [Kroll 1993].

In der Praxis werden Impulse nach ihrer ▶**Defibrillationsschwelle** (*Defibrillation Threshold*, DFT) verglichen, welche normalerweise als Energie angegeben wird. Eine einheitliche Definition dieses Schwellwertes gibt es jedoch nicht [McDaniel 1987]. Deswegen wird eine sigmoidförmige Kurve in Prozent erfolgreicher Defibrillation angegeben (***Dose Response Curve***). Meist wird dann der DFT als die 50 oder 90%ige Schwelle angegeben (DFT^{50}, DFT^{90}).

5.6 Impulsdimensionierung

Jeder Impuls mit unterschiedlichen Parametern (z. B. Impulsdauer, Kondensator-Kapazität, Spannung des Kondensators, Impedanz der Schaltung und des Patienten) hat andere Eigenschaften. Aufgrund der niedrigeren Defibrillationsschwelle von biphasischen Impulsen, lässt sich zeigen, dass Energie nicht unbedingt die beste Wahl für einen Impulsvergleich ist. Eine einheitliche Beschreibung verschiedener Impulse beschäftigt die Experten schon länger, jedoch ist noch keine Lösung in Sicht [White 1998]. Der ERC sieht z. B. einen entscheidenden Vorteil für eine **strombasierende Defibrillation** im Gegensatz zur vorherrschenden **energiebasierenden Defibrillation** [ERC 2010].

Die auf maximal 20…30 ms begrenzten Impulse bei externen Defibrillatoren haben die Eigenschaft, dass sie bei festen Impulsparametern (Spannung, Kapazität oder Zeit) an unterschiedlichen Impedanzen unterschiedliche Energien abgeben (s. ▶Abb. 5.10 (b)).

Normalerweise wird z. B. bei einem BTE-Impuls die abgegebene Energie kleiner, je größer der Patientenwiderstand ist. Um dies zu vermeiden, wird eine **Impedanzkom-**

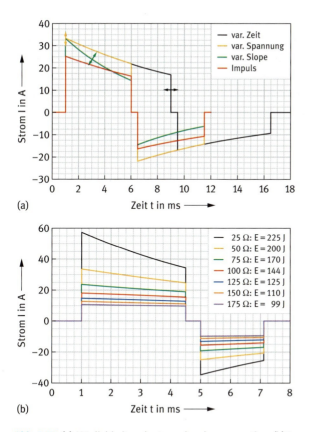

(a)

(b)

Abb. 5.10: (a) Möglichkeiten der Impedanzkompensation. (b) Impedanzabhängigkeit eines nicht kompensierten Impulses.

pensation eingeführt. Bei dieser wird die Impedanz des Patienten gemessen und die Impulsparameter so eingestellt, dass immer die gleiche (eingestellte) Energie abgegeben wird. Die Messung geschieht bei vielen Herstellern vor dem Impuls mit niedrigen und ungefährlichen Strömen oder durch einen kurzen Messimpuls mit großer Stromstärke vor dem eigentlichen Impuls. Aufgrund der diversen Nichtlinearitäten ist es jedoch am besten, die Impedanz während des Impulses aus den Strom- und Spannungswerten zu berechnen. Die Einstellung des Impulses erfolgt dann durch Veränderung von bis zu drei Parametern (s. ▶ Abb. 5.10 (a)).

Die Impulszeit kann verlängert oder verkürzt werden. Bei einer Verlängerung wird mehr Energie abgegeben, jedoch muss berücksichtigt werden, dass die maximale Impulszeit nicht überschritten wird und der Strom bei einer exponentiellen Entladung nicht zu klein (kleiner als die Rheobase) wird. Die Kondensatorspannung und damit auch die Stromstärke kann variiert werden. Die Steigung des exponentiellen Abfalls der Spannung (*Slope*) kann verändert werden, indem man die Kapazität verändert (durch Zu- und Abschalten mehrerer Kondensatoren) oder Widerstände einfügt.

Physiologisch könnte eine Impedanzanpassung mit einer ansteigenden Energie bei höheren Impedanzen vor allem bei der Laiendefibrillation von Vorteil sein. Dies wird bei einem **stromgeregelten Impuls** mit gleichbleibenden Parametern automatisch erreicht. Die abgegebene Energie berechnet sich nach $E = I^2Rt$. Alle Patienten bekommen immer denselben Strom in derselben Zeit, somit wird an eine höhere Impedanz auch eine höhere Energie abgegeben [Schönegg 2008].

Zur **Optimierung** von Defibrillationsimpulsen werden Vergleichsstudien wie auch theoretische Modelle herangezogen. So benutzt IRNICH z. B. die LAPICQUE-Kurve, um eine optimale Kapazität und einen optimalen ▶**Tilt** zu berechnen [Irnich 1995]. GEDDES untersuchte mithilfe einer Multistudie das **Ladungsverhältnis** zwischen erster und zweiter Phase und kam auf einen optimalen Wert von $q_2/q_1 = 0{,}38 \pm 0{,}17$ [Geddes 2000].

Die **Charge Burping Hypothese** von KROLL verwendet ein Model, bestehend aus einer RC- Kombination, welches die Zeitkonstante τ repräsentiert. Ein Parallelwiderstand davor beschreibt den Strompfad durch den Thoraxwiderstand. Die erste Phase des Impulses lädt den Kondensator des RC-Gliedes auf ein bestimmtes Potential auf. Eine optimale biphasische Defibrillation erfolgt, wenn der Impuls so eingestellt wird, dass nach der zweiten Phase der Kondensator komplett entladen wird und somit das Restpotential der Membran auf das Ausgangspotential zurückgeführt wird [Kroll 1994].

Während die *Charge-Burping*-Hypothese eine Optimierung nach einem theoretischen Modell darstellt, ist das optimale Ladungsverhältnis von GEDDES ein statistisch ermittelter Wert. Auch wenn heutige Modelle bereits gute Ergebnisse erzielen, werden praktische Studien unerlässlich sein, um neue Erkenntnisse für bessere Modelle zu gewinnen.

5.7 Ausblick

Neuere, experimentelle Methoden der Defibrillation, wie sequentielle Impulse oder Multielektrodenverfahren, versprechen bei weit geringeren Energien noch eine effektive Defibrillation (z. B. LEAP – *Low Energy Antifibrillation Pacing*, Antifibrillations-Pacing mit geringer Energie [Luther 2011]). Solche Verfahren wurden erst durch Methoden wie dem optischen Mapping und neuen Theorien und Modellen möglich. Die Entwicklung der Defibrillation ist noch lange nicht abgeschlossen, und die Automatisierung der Geräte und des Umfeldes der Defibrillation wird weiter zunehmen, um eine noch effizientere Hilfe zu ermöglichen.

Quellenverzeichnis

Al Hatib F., Trendafilova E., Daskalov I.: Transthoracic electrical impedance during external defibrillation. Physiological Measurement 21(2000)1: 145–153.

Ayers G. M., Aronson S. W., Geddes L. A.: Comparison of the ability of the Lapicque and exponential strength-duration curve to fit experimentally obtained perception threshold data. Australasian Physical & Engineering Science in Medicine 9(1986)3: 111–116.

Bernstein A. D., Fischer A. J., Fletcher R. D., Mead R. H., Nathan A. W., Parsonnett V., Rickards A. F., Smyth N. P. D., Sutton R, Tarjan P. P.: The NASPE /BPEG Defibrillator Code. Pacing and Clinical Electrophysiology 16(1993)9: 1776–1755.

Bolz A., Urbaszek W.: Technik in der Kardiologie. Berlin: Springer 2002.

Bourland J. D., Tacker W. A., Geddes L. A.: Strength-duration curves for trapezoidal waveforms of various tilts for transchest defibrillation in animals. Medical Instrumentation 12(1978)1: 38–41.

Diack A. W., Welborn S. W., Rullman R. G., Walter C. W., Wayne M. A.: An automatic cardiac resuscitator for emergency treatment of cardiac arrest. Medical Instrumentation 13(1979)2: 78–83.

Dillon S. M., Kwaku K. F.: Progressive depolarization: a unified hypothesis for defibrillation and fibrillation induction by shocks. Journal of Cardiovascular Electrophysiology 9(1998)5: 529–552.

Eisenberg M. S.: Life in balance. New York: Oxford University Press 1997.

Efimov I. R., Kroll M. W., Tchou P. J.: Cardiac Bioelectric Therapy. New York: Springer 2009.

ERC European Resuscitation Council: Guidelines for Resuscitation 2010; Sections 2 & 3. Resuscitation 81(2010)10: 1277–1304.

Geddes L. A., Baker L. E.: Principles of applied biomedical instrumentation. New Jersey: John Wiley & Sons 1989.

Geddes L. A., Havel W.: Evolution of the optimum bidirectional (±biphasic) wave for defibrillation. Biomedical Instrumentation & Technology 34(2000)1: 39–54.

Irnich W.: The chronaxie time and its practical importance. Pacing and Clinical Electrophysiology 3(1980)3: 292–301.

Irnich W: The fundamental law of electrostimulation and its application to defibrillation. Pacing and Clinical Electrophysiology 13(1990)11/1: 1433–1447.

Irnich W: Optimal truncation of defibrillation pulses. Pacing and Clinical Electrophysiology 18(1995)6: 673–688.

Jones J.: Entwurf und Realisierung eines modulbasierten Analysealgorithmus zur Erkennung defibrillierbarer EKG-Rhythmen. Bachelorarbeit, Hochschule Fulda 2011.

Jones J. L., Jones R. E., Balasky G.: Improved cardiac cell excitation with symmetrical biphasic defibrillator waveforms. The American Journal of Physiology 253(1987)6/2: 1418–1424.

Jones J. L., Tovar O. H.: The mechanism of defibrillation and cardioversion. Proceedings of the IEEE 84(1996)3: 392–403.

Kerber R., Grayzel J., Hoyt R., Marcus M., Kennedy, J: Transthoracic resistance in human defibrillation. Circulation 63(1981)3: 676–682.

Kerber R., Becker, L. B., Bourland J. D., Cummins R. O., Hallstrom A. P., Michos M. B., Nichol G., Ornato J. P. Thies W. H., White R. D., Zuckerman B. D.: Automatic external defibrillators for public access defibrillation. Circulation 95(1997)6: 1677–1682.

Koning G., Schneider H., Hoelen A. J., Reneman R. S.: Amplitude-duration relation for direct ventricular defibrillation with rectangular current pulses. Medical & Biological Engineering 13(1975)3: 388–395.

Kroll M. W.: A minimal model of the monophasic defibrillation pulse. Pacing and Clinical Electrophysiology 16(1993)4/1: 769–777.

Kroll M. W.: A minimal model of the single capacitor biphasic defibrillation waveform. Pacing and Clinical Electrophysiology 17(1994)11/1: 1782–1792.

Lewis T.: Observations upon flutter and fibrillation. Heart 7(1920): 191–245.

Luther S., Fenton F. H., Kornreich B. G., Squires A., Bittihin P., Hornung D., Zabel M., Flanders J., Gladuli A., Campoy L., Cherry E. M., Luther G., Hasenfuss G., Krinsky V. I., Pumir A., Gilmor R. F. Jr., Bodenschatz E.: Low-energy control of electrical turbulence in the heart. Nature 475(2011): 235–239.

Machin W.: Thoracic impedance of human subjects. Medical & Biological Engineering & Computing 16(1978)2: 169–178.

McDaniel W. C., Schuder J. C.: The cardiac ventricular defibrillation threshold: inherent limitations in its application and interpretation. Medical Instrumentation 3(1987): 170–176.

Medtronic Physio-Control: Defibrillation with ADAPTIV biphasic technology Firmenschrift 2002.

Monsieurs K. G., Vogels C., Bossaert L. L., Meert P., Calle P. A.: A study comparing the usability of fully automatic versus semi-automatic defibrillation by untrained nursing students. Resuscitation 64(2005)1: 41–47.

Scherf D., Terranova R.: Mechanism of auricular flutter and fibrillation. American Journal of Physiology 159(1949)1: 137–142.

Schönegg M.: Impedanzunabhängige Defibrillation mit physiologischer Impulsform. Doktorarbeit, Universität Karlsruhe 2008.

Schuder J. C., Stoeckle H., West J. A., Keskar P. Y.: Transthoracic ventricular defibrillation in the dog with truncated and untruncated exponential stimuli. IEEE Transactions on Bio-medical Engineering 18(1971)6: 410–415.

Schuder J. C., McDaniel W. C., Stoeckle H.: Defibrillation of 100 kg calves with asymmetrical bidirectional, rectangular pulses. Cardiovascular Research 18(1984)7: 419–426.

Tacker Jr. W. A.: Defibrillation of the heart. St. Louis: Mosby-Year Book 1994.

Tchoudovski I.: Automated analysis of electrical signals of the human body for detecting of life-threatening cardiac abnormalities. Dissertation Universität Fridericiana Karlsruhe: Berlin: Mensch & Buch Verlag 2005.

Trappe H.-J.: Positionspapier zur „Automatisierten Externen Defibrillation". Zeitschrift für Kardiologie 94(2005): 287–295.

Walcott G. P., Walcott K. T., Ideker R. E.: Mechanisms of defibrillation. Critical points and the upper limit of vulnerability. Journal of Electrocardiology 28(1995)Suppl.1: 1–6.

White R. D.: External defibrillation: the need for uniformity in analyzing and reporting results. Annals of Emergency Medicine 3(1998)2: 234–236.

Zipes D. P., Fischer J., King R. M., de Nicoll A. B., Jolly W. W.: Termination of ventricular fibrillation in dogs by depolarizing a critical amount of myocardium. American Journal of Cardiology 36(1975)1: 37–44.

Verzeichnis weiterführender Literatur

Efimov I. R., Kroll M. W., Tchou P. J.: Cardiac Bioelectric Therapy. New York: Springer 2009.

Ellenbogen K. A., Wilkoff B. L. Kay G. N. Lau C-P.: Clinical Cardiac Pacing Defibrillation and Resynchronization Therapy. Philadelphia: Saunders 2011.

Fröhlig G., Carlsson J., Jung J., Koglek W., Lemke B., Markewitz A., Neuzner J.: Herzschrittmacher- und Defibrillator-Therapie. Stuttgart: Thieme 2005.

Kroll M. W., Lehmann M. H.: Implantable Cardioverter Defibrillator Therapy. Norwell: Kluwer 1996.

Tacker Jr. W. A.: Defibrillation of the Heart. St. Louis: Mosby-Year Book 1994.

Valentinuzzi M. E.: Cardiac Fibrillation-Defibrillation. Singapore: World Scientific Publishing 2011.

Standards

IEC 60601-2-4, 3. Ausgabe: Medical electrical equipment – Part 2-4: basic safety and essential performance of cardiac defibrillators.

Abbildungsquellen

- – ▸Abb. 5.1 mit freundlicher Genehmigung durch WEINMANN GERÄTE FÜR MEDIZIN, BIOTRONIK und GE HEALTHCARE.
- – ▸Abb. 5.3 mit freundlicher Genehmigung durch Jennifer Jones.
- – ▸Abb. 5.5 und ▸Abb. 5.9 mit freundlicher Genehmigung durch WEINMANN GERÄTE FÜR MEDIZIN.

Auswahl von Herstellerfirmen

BIOTRONIK	http://www.biotronik.de
CORPULS – GS ELEKTROMED. GERÄTE G. STEMPLE	http://www.corpuls.com
CORSCIENCE	http://www.corscience.de
GE HEALTHCARE	http://www.gehealthcare.com
MEDTRONIC	http://www.medtronic.de/
PHILIPS	http://www.healthcare.philips.com
PHYSIO CONTROL	http://www.physio-control.com
SCHILLER	http://www.schiller.ch
ST. JUDE MEDICAL	http://www.sjm.com
WEINMANN GERÄTE FÜR MEDIZIN	http://www.weinmann.de
ZOLL MEDICAL CORPORATION	http://www.zoll.com

Testfragen
1. Warum darf bei der Kardioversion der Impuls nicht wie bei der Defibrillation zu einem beliebigen Zeitpunkt abgegeben werden?
2. Welche Arrhythmien dürfen defibrilliert werden, und welche müssen kardiovertiert werden?
3. Warum implementiert man in einem AED-Algorithmus nicht beliebig viele Parameter, um die Genauigkeit anzuheben?
4. Skizzieren Sie den grundsätzlichen Aufbau eines AED-Algorithmus. Welche drei Hauptstufen beinhaltet dieser?
5. Warum darf ein Defibrillationsimpuls nicht beliebig lang sein?
6. An einem offenen Herzen wird eine Chronaxie von 4 ms gemessen. Ein Impuls mit 4 ms Dauer hat eine DFT^{90} von 100 J. Was erwarten sie in Bezug auf die DFT bei einem Impuls mit gleicher Charakteristik, jedoch von 10 ms Dauer?

Andreas Arndt, Francesco Moscato

6 Kreislaufunterstützungssysteme und Künstliches Herz

Zusammenfassung: Kreislaufunterstützungssysteme und Künstliche Herzen sind komplexe aktive Implantate, die die Funktion des Herzens bei Herzinsuffizienz bis zur Herztransplantation oder gar dauerhaft unterstützen oder vollständig übernehmen müssen. Das Verständnis der Interaktion zwischen Implantat und Herz-Kreislaufsystem ist Voraussetzung für die physiologische Anpassung der künstlichen Pumpe an sich ständig ändernde Kreislaufzustände. Konzepte, die diese Interaktion veranschaulichen, werden in diesem Kapitel ebenso vorgestellt wie Regelungsverfahren, die die physiologischen Anpassungsmechanismen eines gesunden Herzens bei geringstmöglichen Anforderungen an die Sensorik nachbilden.

Abstract: Ventricular assist devices and total artificial hearts are active implants of great complexity that must support or replace the function of a failing heart until heart transplantation or for life-time. Understanding the interaction between implant and blood circulation is of key importance to obtain a physiological adaptation of the artificial pump to the continuously changing circulatory conditions. This chapter presents principles that illustrate this interaction along with automatic control concepts that embed the physiological adaptation mechanisms of a healthy heart with minimal sensor requirements.

Herzinsuffizienz ist die häufigste Todesursache in den Industrieländern. Terminale Herzinsuffizienz ist eine fortgeschrittene, strukturelle Herzerkrankung, bei der schwere Herzinsuffizienzsymptome in Ruhe trotz maximaler medikamentöser Therapie zu verzeichnen sind. Die Inzidenz der Herzinsuffizienz in den USA beträgt für den Beobachtungszeitraum von einem Jahr etwa 10 zu 1000. Im Jahr 2008 wurde bei 57 000 Patienten Herzinsuffizienz als primäre Todesursache diagnostiziert [Roger 2012]. Wenn die medikamentösen, elektrophysiologischen (vgl. ▶ Kap. 4 und 5) und chirurgischen Optionen der Herzinsuffizienztherapie ausgeschöpft sind, stehen derzeit als Alternativen nur die Herztransplantation und/oder der Einsatz von mechanischen Kreislaufunterstützungssystemen (*Mechanical Circulatory Support Systems*, MCSS) zur Verfügung. Neue Technologien wie die Regenerierung des Herzmuskelgewebes durch Stammzellapplikation oder die Modellierung von ganzen Herzen durch Gewebssynthese (*Tissue Engineering*) sind momentan Gegenstand der Forschung und klinisch bisher kaum einsetzbar.

> Ein ▶ **Künstliches Herz** (*Total Artificial Heart*, TAH) wird anstelle des herausgetrennten natürlichen Herzens implantiert. Das TAH übernimmt die Pumpfunktion beider Herzkammern vollständig. Ein ▶ **Herzunterstützungssystem** (*Ventricular Assist Device*, VAD) unterstützt die Funktion einer oder beider Kammern des erkrankten Herzens und kann diese oft auch nahezu vollständig übernehmen. Das kranke natürliche Herz wird dabei nicht entfernt.

In allen Fällen verrichtet das MCSS die Pumparbeit in der Regel durch direkte, seltener auch indirekte, mechanische Einwirkung auf das Blut.

6.1 Therapieformen und Therapiegeräte

Mechanische **Kreislaufunterstützung** lässt sich hinsichtlich der Unterstützungsdauer, des Therapieziels, der Lokalisierung des MCSS, des Zugangsweges, des Unterstützungsgrades und des konstruktiven Prinzips des MCSS klassifizieren. Ein Überblick über diese Kategorien findet sich in [Hetzer 2010] und [Spillner 2009].

6.1.1 Therapieformen

Die Therapieformen mechanischer Kreislaufunterstützung werden im Folgenden nach der Dauer der Anwendung sowie des Therapieziels unterschieden.

Dauer der Anwendung mechanischer Kreislaufunterstützung
Die **kurzfristige** mechanische Kreislaufunterstützung reicht von der intraoperativen Nutzung von Blutpumpen in **Herz-Lungen-Maschinen** (vgl. ▶ Kap. 9) über die

perioperative Verwendung von minimal-invasiven Systemen bei chirurgischen oder perkutanen kardiovaskulären Interventionen bis zur Stabilisierung von Patienten nach kardiogenem Schock oder nach Herzoperationen. Während in Herz-Lungen-Maschinen vor allem **Rollerpumpen** verwendet werden, kommen in den übrigen Fällen Rotationspumpen und **Intraaortale Ballonpumpen** zum Einsatz. Die kurzfristige Nutzung von MCSS kann sich etwa bis zu zwei Wochen erstrecken und ist durch die mangelnde Hämokompatibilität der verwendeten Geräte begrenzt. Dafür zeichnen sich diese Systeme durch eine geringe Invasivität, gute Explantierbarkeit und geringe Kosten aus.

Die **mittelfristige** mechanische Kreislaufunterstützung deckt einen Zeitraum von mehreren Wochen bis zu mehreren Monaten ab. Die Grenzen zur kurzfristigen Unterstützung sind dabei oft fließend. Die Indikationen sind Stabilisierung von Patienten nach Herzoperation, temporäre Unterstützung des rechten Ventrikels nach Implantation eines **Linksherzunterstützungssystems** (*Left Ventricular Assist Device*, LVAD), Unterstützung bis zur endgültigen Festlegung der Therapie oder auch die Unterstützung von Kindern mit **parakorporalen Assistenzsystemen**. Die hämokompatiblen Eigenschaften der verwendeten Systeme sind besser als die der Kurzzeitsysteme, was jedoch durch die invasivere chirurgische Implantationsweise der vergleichsweise größeren Geräte erkauft werden muss.

Die **langfristige** mechanische Kreislaufunterstützung erstreckt sich über mehrere Monate bis hin zu einigen Jahren. In dieser Kategorie werden Patienten mit chronischer Herzinsuffizienz behandelt. Diese Systeme sind meist implantierbar, selten auch parakorporal. Sowohl an die hämokompatiblen Eigenschaften als auch die Haltbarkeit der verwendeten Systeme werden sehr hohe Anforderungen gestellt. Derzeit werden die meisten Patienten dieser Kategorie mit LVAD behandelt. In einigen Fällen kommen auch biventrikuläre VAD zum Einsatz.

Therapieziele

Heute werden vier Therapieziele mechanischer Kreislaufunterstützung unterschieden. Wenn die endgültige Therapie noch nicht festgelegt werden kann, werden Kurzzeitsysteme als Überbrückung bis zu einer Entscheidung implantiert (***Bridge to Decision***, BTD). Kommt ein Patient für eine **Herztransplantation** in Frage, muss oft die Wartezeit bis zum Eintreffen eines geeigneten Spenderorgans überbrückt werden (***Bridge to Transplant***, BTT). Diese Form war lange die klassische Aufgabe der mechanischen längerfristigen Herzunterstützung. Da sich zum einen das Angebot an Spenderherzen nicht vergrößert, zum anderen die Prävalenz der Herzinsuffizienz zunimmt, werden MCSS zunehmend als dauerhafte Therapie (***Destination Therapy***, DT) eingesetzt. In einigen Fällen erholt sich der kranke Herzmuskel unter mechanischer Entlastung soweit, dass das VAD wieder entfernt werden kann. Kann diese Prognose vor Implantation des MCSS gestellt werden, spricht man von der Überbrückung bis zur Herzerholung (***Bridge to Recovery***, BTR) [Hetzer 1999, Klotz 2008].

Grad der Unterstützung

Während beim **Herzersatz** die Pumpleistung des MCSS der des natürlichen Herzens (zumindest in Ruhe) entsprechen muss, ist der Unterstützungsgrad von VAD verschiedenen Therapiezielen und Stadien der **Herzinsuffizienz** anpassbar. Ein Schema zur Einteilung von Herzinsuffizienz wurde von der *New York Heart Association* (NYHA) veröffentlicht. Die Einteilung erfolgt in vier verschiedenen Stadien, die der Leistungsfähigkeit des Patienten und den Symptomen bei körperlicher Tätigkeit entsprechen [Hahn 2006]. Im Stadium NYHA I hat der Patient eine normale körperliche Belastungsfähigkeit und ist ohne Beschwerden. Im Stadium NYHA II hat der Patient Beschwerden nur bei stärkerer Belastung. In den Stadien NYHA I und II werden MCSS nicht eingesetzt. Im Stadium NYHA III leidet der Patient unter den Herzinsuffizienzsymptomen schon bei geringer körperlicher Aktivität, aber nicht in Ruhe. Somit reicht es aus, nur einen Teil der Pumparbeit durch das MCSS verrichten zu lassen (*Partial Assist*), um in der Summe auf eine physiologische Perfusionsleistung zu kommen. Bei Patienten des Stadiums NYHA IV treten die Herzinsuffizienzsymptome schon in Ruhe auf und der Unterstützungsgrad des MCSS muss entsprechend hoch sein (*Full Assist*).

6.1.2 Therapiegeräte

Extrakorporale MCSS

Zu dieser Gruppe zählen die Herz-Lungen-Maschine und die extrakorporale Membranoxygenierung (*Extracorporeal Membrane Oxygenation*, **ECMO**). Diese zur Kurzzeitunterstützung verwendeten Geräte werden ausführlich in ▶ Kap. 9 behandelt.

Katheterbasierte Systeme

Katheterbasierte Systeme werden in der Regel perkutan durch eine periphere Arterie retrograd in die Aorta vorgeschoben. Die älteste und am weitesten verbreitete Ausführung ist die **Intraaortale Ballonpumpe** (IABP) (▶ Abb. 6.1). Der Ballon ist an der Spitze des Katheters befestigt und über einen Luftschlauch mit einem extrakorporalen pneumatischen Antrieb verbunden. Durch Inflation in der ventrikulären Diastole (Erschlaffungs- und Einströmungsphase) und Deflation in der ventrikulären Systole (Anspannungs- und Ausströmungsphase) wird sowohl der systolische Aortendruck gesenkt als auch der diastolische Aortendruck als treibende Kraft der Koronardurchblutung erhöht.

Mittels ▶ **Intraaortaler Ballon(gegen)pulsation** kann eine insuffiziente (unzureichende) Herztätigkeit kurzzeitig unterstützt werden. Das dazu verwendete Gerät ist die **Intraaortale Ballonpumpe (IABP)**.

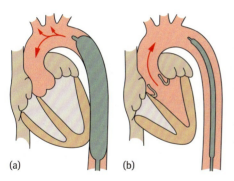

Abb. 6.1: Intraaortale Ballonpumpe. (a) In der Diastole wird der Ballon gefüllt und das Blut aus der *Aorta descendens* wird weiter antegrad verdrängt. Dabei steigt auch der Druck in der *Aorta ascendens* sowie in den Koronargefäßen. (b) In der Systole ist der Ballon leer, und das vom linken Ventrikel ausgestoßene Blut kann in die zuvor teilentleerte *Aorta descendens* fließen.

Als Alternative zur IABP werden **Mikroaxialpumpen** eingesetzt (z. B. Impella von ABIOMED). Eine elektrisch betriebene, miniaturisierte Axialpumpe befindet sich an der Katheterspitze und ist über eine elektrische Leitung im Katheter mit einem externen Steuergerät verbunden (▶Abb. 6.2). Der Pumpenkopf wird im Bereich der Aortenklappe positioniert. Er saugt so Blut aus dem linken Ventrikel und pumpt dieses in die *Aorta ascendens*. Aktuell wird versucht, bei gleichem oder kleinerem Einführdurchmesser den wirksamen Pumpendurchmesser durch Einsatz faltbarer Pumpen zu erhöhen. Geräte dieser Gruppe werden zur Kurzzeitunterstützung eingesetzt.

Para- und extrakorporale Systeme

In diese Kategorie fallen sowohl die geschichtlich älteren pulsatil arbeitenden **Verdrängerpumpen** als auch die neueren Zentrifugalpumpen. Die **pulsatilen Systeme** bestehen aus einem Hohlraum, in welchem sich eine Membran bewegt (▶Abb. 6.3). Auf der einen Seite befindet sich das Blut, auf der anderen die antreibende Luft. Durch periodische Füllung und Entleerung der Blutseite wird so die Pumpfunktion ähnlich der natürlichen Herzkammer realisiert. Zwei künstliche Herzklappen richten dabei den Blutstrom. Die Verbindung zum Herzen und zum Gefäßsystem erfolgt über perkutane großlumige Kanülen. Pulsatile Systeme werden kurz- oder mittelfristig (AB5000 von ABIOMED) oder mittel- bis langfristig (EXCOR von BERLIN HEART, PVAD von THORATEC) eingesetzt. Diese Systeme spielen heute noch eine wichtige Rolle in der pädiatrischen mechanischen Kreislaufunterstützung.

Zentrifugalpumpen enthalten einen Rotor, der das parallel zur Rotationsachse eintretende Blut tangential aus dem Pumpgehäuse heraus fördert. Diese Pumpen werden über großlumige Kanülen mit dem Herzen oder dem peripheren Gefäßsystem verbunden. Die Systeme bestehen in der Regel aus Pumpenköpfen zur Einmalverwendung und wiederverwendbaren Antrieben (CENTRIMAG von LEVITRONIX, ROTAFLOW von MAQUET, TANDEMHEART von CARDIACASSIST). Sie werden zur kurz- bis mittelfristigen Unterstützung eingesetzt.

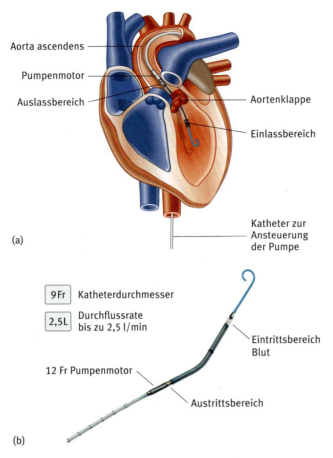

Aorta ascendens

Pumpenmotor

Auslassbereich

Aortenklappe

Einlassbereich

Katheter zur
Ansteuerung
der Pumpe

(a)

9 Fr | Katheterdurchmesser

2,5 L | Durchflussrate
bis zu 2,5 l/min

12 Fr Pumpenmotor

Eintrittsbereich
Blut

Austrittsbereich

(b)

Abb. 6.2: (a) Katheterbasierte Mikroaxialpumpe IMPELLA. (b) Die Einlasszone befindet sich im linken Ventrikel, die Auslasszone in der *Aorta ascendens*. Der Katheter wird über die Femoralarterie retrograd durch die Aortenklappe eingeführt.

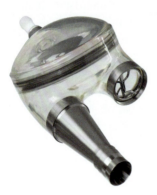

Abb. 6.3: Darstellung der Pumpenkammer der pulsatilen Membranblutpumpe EXCOR mit entferntem Einlasskonnektor und sichtbarer Einlassklappe.

Intrakorporale Systeme

Zur chronischen Herzunterstützung und zum Herzersatz kommen ausschließlich implantierbare Systeme zum Einsatz. Implantierbare **VAD** sind **Rotationsblutpumpen** (*Rotary Blood Pumps*, RBP) (▶ Abb. 6.4).

> ▶ **Rotationsblutpumpen** gehören zur Kategorie der Strömungsmaschinen. Sie werden eingeteilt in Axial-, Zentrifugal- und Diagonalmaschinen. Sie zeichnen sich durch eine kontinuierliche Förderung aus. Bei **Axialpumpen** wird das Blut durch den Rotor längs zu seiner Drehachse gefördert. Der Einlass in die Pumpe erfolgt achsparallel. Der Auslass kann ebenfalls achsparallel oder bei Verwendung einer Spiralkammer auch rechtwinklig zur Drehachse des Rotors erfolgen. Bei **Zentrifugalpumpen** fördert der Rotor das Blut radial aus dem Zentrum zum Außenradius hin, wo es in eine umlaufende Kammer mündet, die mit dem Pumpenauslass verbunden ist. Der Einlass erfolgt hier parallel zur Drehachse des Rotors und der Auslass rechtwinklig zu ihr.
>
> Axialpumpen weisen im Allgemeinen eine höhere Drehzahl auf als Zentrifugalpumpen. Da der Durchmesser des Rotors von Axialpumpen kleiner als der von Zentrifugalpumpen ist, sind die Umfangsgeschwindigkeiten des Rotors beider Pumpentypen vergleichbar.
>
> **Diagonalpumpen** sind eine Mischform zwischen den beiden vorgenannten Pumpentypen. Die Förderung erfolgt in einem spitzen Winkel zur Drehachse des Rotors.

Pumpen aller drei Kategorien bestehen aus einem blutführenden Gehäuse, das mit Öffnungen für den Bluteinlass und den Blutauslass versehen ist. In diesem Gehäuse bewegt sich der **Rotor**, der von einem permanentmagneterregten Elektromotor angetrieben wird. Der Stator des Motors befindet sich außerhalb des blutführenden Gehäuses und wird von einem äußeren Gehäuse umschlossen. Der Permanentmagnet ist in den Rotor integriert. Die Lagerung des Rotors erfolgt entweder durch blutgeschmierte Kontaktlager (HeartMate II von Thoratec, Jarvik 2000 von Jarvik Heart), durch hydrodynamische Lager bzw. einer Kombination aus hydrodynamischen und passiv magnetischen Lagerkomponenten (HVAD von HeartWare) oder durch rein magnetische Lager (INCOR von Berlin Heart). Durch die kompakte Bauform können diese Pumpen nah am bzw. teilweise im Herzen platziert werden. Die resultierende kleine Oberfläche der körperfremden Materialien im Blutkontakt führt zu einer besseren Hämokompatibilität dieser Pumpen im Vergleich zu parakorporalen Systemen. Auch sind die strömungsmechanischen Komponenten dieser Pumpen hinsichtlich geringer Scherbelastungen optimiert und verursachen deutlich weniger Blutschädigung als etwa katheterbasierte Kurzzeitsysteme.

Implantierbare VAD sind gegenwärtig ausschließlich als LVAD zugelassen. Eine Erweiterung der Anwendung auf biventrikuläre Unterstützung wird durch Einsatz zweier Pumpen zukünftig auch möglich sein.

Künstliche Herzen (TAH) sind gegenwärtig als pulsatile Systeme mit externem pneumatischem Antrieb (CardioWest von SynCardia) oder integriertem elektromechanischem Antrieb (AbioCor von Abiomed) ausgeführt. Die Verwendung von Rotationsblutpumpen als TAH ist gegenwärtig Gegenstand der Forschung.

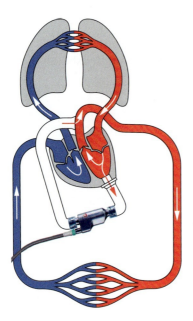

Abb. 6.4: Implantierbare Axialpumpe INCOR zur chronischen Linksherzunterstützung.

6.2 Modellbildung des unterstützten Herz-Kreislauf-Systems

6.2.1 Herz-Kreislauf-Modellierung

Die Kreislauffunktionen des Menschen stellen ein komplexes dynamisches System dar, dessen Verständnis durch die Entwicklung von Modellen erleichtert wird. Diese Modelle werden zur Analyse der physiologischen Zusammenhänge sowie zur Entwicklung und zum Test von Regelungsalgorithmen genutzt.

> Für das Design von Regelungskonzepten wird das Herz-Kreislauf-System als ▶ **Modell mit konzentrierten Parametern** (lumped parameter model, vgl. ▶ Kap. 2) dargestellt. In diesem Modellsystem ist die Zeit die einzige unabhängige Variable. Druck und Volumenstrom werden als räumlich uniform (ortsunabhängig) in den verschiedenen Kompartimenten betrachtet.

In Folgenden wird ein sehr vereinfachtes Modell dargestellt. Die **Herzkammern** sind das zentrale Element der Modellierung. Der Zusammenhang zwischen Druckaufbau und **Füllungszustand** wurde in ▶ Kap. 3 qualitativ anhand des ▶ **FRANK-STARLING-Mechanismus** beschrieben. Das Modell der ventrikulären Dynamik, d. h. der Zusammenhang zwischen ventrikulärem Druck $p_V(t)$ und Volumen $Q_V(t)$, kann mit einem Speicher, dessen Steifigkeit (**Elastanz**) $E_V(t)$ mit der Zeit variiert, dargestellt werden.

> Die **zeitabhängige** ▶ **Elastanz** (*engl. elastance*) ist die zeitlich veränderliche Steifigkeit einer Herzkammer während der Systole. Der Druck in der Kammer ist das Produkt aus Elastanz und Füllvolumen abzüglich Volumen im drucklosen Zustand. Die zeitabhängige Elastanz ist auch als Aktivie-

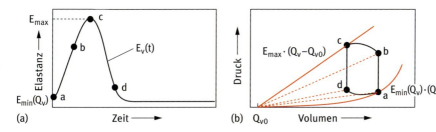

Abb. 6.5: (a) Elastanz-Funktion $E_V(t)$. (b) Druck-Volumen-Diagramm mit korrespondierenden Zeitpunken zum $E_V(t)$.

rungsfunktion des Herzmuskels interpretierbar. Im technischen Sinne stellt sie eine zeitabhängige Verstärkung dar.

Zusätzlich wird ein hydraulischer Widerstand R_{visk} in Reihe geschaltet [Sagawa 1988] (▶ Gl. (6.1)). Es ist zu beachten, dass der hydraulische Widerstand R_{visk} nur in der Auswurfphase von Bedeutung ist

$$p_V(t) = E_V(t) \cdot [Q_V(t) - Q_{V0}] - \begin{cases} R_{visk} \cdot \dfrac{dQ_V(t)}{dt}, & \dfrac{dQ_V(t)}{dt} < 0 \\ 0, & \dfrac{dQ_V(t)}{dt} \geq 0 \end{cases} . \tag{6.1}$$

In ▶ Gl. (6.1) steht der Parameter Q_{V0} für das Kammervolumen im drucklosen Zustand ($p_V = 0$). Das $E_V(t)$ variiert zwischen einem Minimum $E_{min}(Q_V)$ und einem Maximum E_{max} (▶ Abb. 6.5 (a)). Dabei entspricht $E_{min}(Q_V)$ der (statischen) Steifigkeit des Ventrikels im nicht kontrahierten Zustand und E_{max} der Steifigkeit der Maximalkontraktion am Ende der Systole (▶ Abb. 6.5 (b)). Das $E_V(t)$ wird häufig normiert auf eine Funktion $E_{V, norm}(t)$ mit dem Wertebereich $[0, 1]$ dargestellt:

$$E_V(t) = [E_{max} - E_{min}(Q_V)] \cdot E_{V, norm}(t) + E_{min}(Q_V). \tag{6.2}$$

In einer vereinfachten Approximation ist $E_{V, norm}(t)$ eine halbe Sinuswelle für 1/3 der **Herzperiode** und gleich null für die restliche Zeit. Eine genauere Darstellung von $E_{V, norm}(t)$, z. B. durch eine bi-exponentielle oder polynomiale Funktion, kann aus gemessenen ventrikulären Druck- und Volumenkurven abgeleitet werden [Senzaki 1996]. Das $E_{min}(Q_V)$ ist eine nichtlineare Funktion des Ventrikelvolumens [Burkhoff 2005]. Dies stellt bei höheren Füllungszuständen (d. h. höheres Q_V) eine Versteifung des Ventrikels dar – d. h. höheres $E_{min}(Q_V)$

$$E_{min}(Q_V) = \alpha + \beta \cdot \frac{e^{\gamma \cdot [Q_V(t) - Q_{V0}]}}{Q_V(t) - Q_{V0}} . \tag{6.3}$$

Die Koeffizienten α, β und γ dienen zur Parametrisierung der Funktion $E_{min}(Q_V)$.

Der Vorhofdruck $p_A(t)$ ist ebenfalls eine Funktion des Volumens im **Vorhof** $Q_A(t)$ und der Elastanz des Vorhofes $E_A(t)$. Dabei ist zu beachten, dass die Kontraktion des

Vorhofes vor der ventrikulären Kontraktion stattfindet:

$$p_A(t) = E_A(t) \cdot Q_A(t) . \qquad (6.4)$$

Sowohl Ventrikel- als auch $Q_V(t)$ und $Q_A(t)$ lassen sich als Integral der Differenz zwischen Ein- und Auslassvolumenstrom berechnen.

Die **Herzklappen** können mit der Funktion einer Diode verglichen werden. Der Zusammenhang zwischen der Druckdifferenz $p_i(t) - p_o(t)$ und dem Volumenstrom durch die Herzklappe $\dot{Q}(t)$ kann mittels eines nichtlinearen Widerstandes dargestellt werden. Die Größe dieses Widerstandes ist von der Strömungsrichtung abhängig: Sie ist klein (R_+), wenn $\dot{Q}(t)$ positiv ist (d. h. für die Aortenklappe, Blut strömt vom Ventrikel in die Aorta), oder sie ist groß (R_-), wenn $\dot{Q}(t)$ negativ ist (d. h. für die Aortenklappe, Blut strömt von der Aorta zurück in den Ventrikel):

$$p_i(t) - p_o(t) = \begin{cases} R_- \cdot \dot{Q}(t), & \dot{Q}(t) < 0 \\ R_+ \cdot \dot{Q}(t), & \dot{Q}(t) \geq 0 \end{cases} . \qquad (6.5)$$

Die **arteriellen Gefäße** lassen sich mit dem **Windkessel-Modell** darstellen. Hier wird der Zusammenhang zwischen arteriellem Druck $p_a(t)$, venösem Druck $p_v(t)$ und ventrikulärem Auswurf $\dot{Q}_{oV}(t)$ durch eine Parallelschaltung zwischen der Elastanz E_a der herznahen Arterien (vor allem der Aorta bzw. der Pulmonalarterie) und einem Widerstand R_a, der Kapillaren dargestellt [Westerhof 2009]:

$$\frac{dp_a(t)}{dt} = E_a \cdot \left(\dot{Q}_{oV}(t) - \frac{p_a(t) - p_v(t)}{R_a} \right) . \qquad (6.6)$$

Auch die **venösen Gefäße** lassen sich mit einer Parallelschaltung zwischen einer Elastanz E_v und einem Widerstand R_v abbilden. E_v stellt dabei die Speicherfunktion der Venen und R_v den Widerstand des venösen Rückstromes zum Herzen dar [Guyton 1973].

> Der ▶ **venöse Rückstrom** ist der Blutvolumenstrom aus dem systemischen bzw. pulmonalen venösen Gefäßsystem zum rechten bzw. linken Vorhof.

Der Zusammenhang zwischen venösem Druck $p_v(t)$, Vorhofdruck $p_A(t)$ und Volumenstrom aus den Arterien über die Kapillaren in die Venen wird mit ▶ Gl. (6.7) dargestellt:

$$\frac{dp_v(t)}{dt} = E_v \cdot \left(\frac{p_a(t) - p_v(t)}{R_a} - \frac{p_v(t) - p_A(t)}{R_v} \right) . \qquad (6.7)$$

Zur Initialisierung der Simulation ist der Druck bei Zeit $t = 0$ zu definieren. Dieser Druck wird als p_{mc} gekennzeichnet und entspricht dem Druck, der im Herz-Kreislauf-System beim Herzstillstand herrschen würde [Guyton 1973].

Die ▶ Gleichungen (6.1) bis (6.7) beschreiben sowohl den systemischen Kreislauf als auch den pulmonalen Kreislauf, auch wenn die Parameterwerte, die die beiden Kreisläufe charakterisieren, unterschiedlich sind.

Um eine realistische Darstellung des Herz-Kreislauf-Systems zu erreichen, sollten Mechanismen zur kurzzeitigen Regulation des Aortendruckes (**Baroreflex**) in die Modellbildung einbezogen werden. Zur Modellierung werden Regelkreise verwendet, die im Wesentlichen proportional wirken. Diese Regelkreise halten den arteriellen Druck im systemischen Kreislauf (p_a) mit einer bestimmten Regelabweichung auf einem Referenzniveau durch Steuerung der **Herzrate** (*HR*), der maximalen ventrikulären Elastanz (E_{max}), des arteriellen Widerstandes im systemischen Kreislauf (R_a) und des Volumens beim Ruhetonus der venösen Elastanz im systemischen Kreislauf (E_v) [Ursino 1998, Magosso 2002].

Herzversagen kann mit denselben Gleichungen, jedoch anderen, krankheitsspezifischen Parametern simuliert werden. Um eine systolische **Herzinsuffizienz** zu modellieren, sollte man niedrigere Werte für die maximale ventrikuläre Elastanz E_{max} wählen. Weiterhin sollte *HR* auf einen höheren Wert eingestellt und die **autonome Steuerung** beider Parameter *HR* und E_{max} vernachlässigt werden. Bei der Darstellung einer Klappen-Insuffizienz sollten kleinere Werte für den Widerstand R_- gewählt werden, um den pathologischen Blutrückstrom durch die geschlossene Klappe zu simulieren. Für detailliertere Beschreibungen von Herz-Kreislauf-Modellen wird an dieser Stelle auf folgende Literatur verwiesen: [Santamore 1992, Sun 1997, Ursino 1998, Lu 2001, Magosso 2002, Vollkron 2002, Schima 2004, Liang 2006, Arndt 2008, Lim 2010, Moscato 2010].

Eine typische Parametrisierung für Herz-Kreislauf-Modell (▶ Gleichungen (6.1) bis (6.7)) beim Links- **i** herzversagen ist in ▶ Tab. 6.1 gelistet. Es ist zu beachten, dass die Werte der Modellparameter sich stark zwischen verschiedenen Modellen unterscheiden können, da die Werte von der Modellstruktur und dem Krankheitszustand abhängig sind.

6.2.2 Modellierung von Rotationsblutpumpen

In der klinischen Praxis werden hauptsächlich Rotationspumpen als LVAD für die langfristige Unterstützung verwendet. Die Pumpe wird zwischen dem Apex des linken Ventrikels (LV) sowie an der Aorta angeschlossen und pumpt das Blut aus dem Ventrikel in die Aorta. Der Volumenstrom $\dot{Q}_p$ hängt sowohl von der Druckdifferenz Δp zwischen Auslass und Einlass der Pumpe (inklusive Kanülen) und der Drehzahl n ab. Dabei ist Δp die Differenz zwischen Aortendruck und dem linksventrikulären Druck:

$$\Delta p(t) = p_{ao}(t) - p_V(t).$$

Der Zusammenhang zwischen Δp und $\dot{Q}_p$ bei jeder Drehgeschwindigkeit des Rotors wird durch das ▶**Kennfeld** $\Delta p(\dot{Q}_p, n)$ beschrieben (▶ Abb. 6.6). Grundsätzlich sinkt $\dot{Q}_p$ bei steigendem Δp. Durch Drehzahlerhöhung wird die Kennlinie $\Delta p(\dot{Q}_p)$ zu höheren Drücken und Volumenströmen verschoben. Der funktionale Zusammenhang kann linear oder höherer Ordnung sein.

Tab. 6.1: Typische Parametrisierung für ein Herz-Kreislauf-Modell (Linksherzversagen)

Parameter	Einheit	Linkes Herz und systemischer Kreislauf	Rechtes Herz und pulmonaler Kreislauf
HR	bpm		90
p_{mc}	mmHg		10
Q_{V0}	ml	10	50
$E_{max(V)}$	$\text{mmHg} \cdot \text{ml}^{-1}$	0,6	0,75
$\alpha_{(V)}$	$\text{mmHg} \cdot \text{ml}^{-1}$	0,1	0,025
$\beta_{(V)}$	mmHg	0,0083	0
$\gamma_{(V)}$	ml^{-1}	0,0334	–
R_{visk}	$\text{mmHg} \cdot \text{s} \cdot \text{ml}^{-1}$	0,0375	0,03
$E_{max(A)}$	$\text{mmHg} \cdot \text{ml}^{-1}$	0,12	0,3
$\alpha_{(A)}$	$\text{mmHg} \cdot \text{ml}^{-1}$	0,10	0,1
$\beta_{(A)}$	mmHg	0	0
R_-	$\text{mmHg} \cdot \text{s} \cdot \text{ml}^{-1}$	50	50
R_+	$\text{mmHg} \cdot \text{s} \cdot \text{ml}^{-1}$	0,01	0,005
R_a	$\text{mmHg} \cdot \text{s} \cdot \text{ml}^{-1}$	1	0,03
E_a	$\text{mmHg} \cdot \text{ml}^{-1}$	0,83	0,17
R_v	$\text{mmHg} \cdot \text{s} \cdot \text{ml}^{-1}$	0,045	0,01
E_v	$\text{mmHg} \cdot \text{ml}^{-1}$	0,02	0,14

Erklärung der verwendeten Parameter im Text. Index $(_A)$ steht für atriale Parameter (Vorhofparameter) und $(_V)$ für Ventrikelparameter (Kammerparameter).

Bei nichtstationärer Strömung sind dynamische Verluste durch Trägheit des Blutes L_p in Pumpe und Kanülen zu beachten [Moscato 2009]. Ein allgemeines vereinfachtes RBP-Modell kann in der Form einer Differentialgleichung dargestellt werden:

$$\Delta p(t) = p_{ao}(t) - p_V(t) = a \cdot n^2 - \Delta p\left(\dot{Q}_p(t)\right) - L_p \cdot \frac{d\dot{Q}_p(t)}{dt}, \tag{6.8}$$

mit den experimentell oder rechnerisch zu bestimmenden Koeffizienten a und L_p sowie einer Funktion $\Delta p(\dot{Q}_p)$. Dabei ist a ein Proportionalitätsfaktor zwischen Drehzahl und Druckdifferenz der Pumpe.

---

i Eine typische Parametrisierung für das einfache Modell in ▶ Gl. (6.8) ist in ▶ Tab. 6.2 gelistet. In der Praxis empfiehlt es sich, die Pumpencharakteristik durch Messungen zu identifizieren.

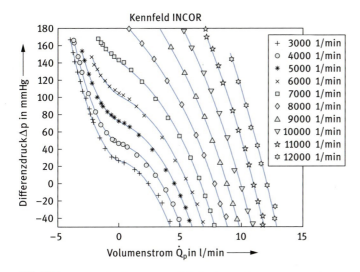

Abb. 6.6: Kennfeld der Axialpumpe INCOR. Die Druckdifferenz Δp über der Pumpe wird bei variierendem Drosselungszustand über dem Volumenstrom durch die Pumpe $\dot{Q}_p$ aufgetragen. Die Pumpendrehzahl n ist dabei der Parameter.

Tab. 6.2: Typische Parametrisierung für Axial- und Radialblutpumpen

Parameter	Einheit	Axialpumpe	Radialpumpe
Δp	mmHg	0...150	
$\dot{Q}_p$	ml · s^{-1}	0...200	
n	min^{-1}	7000...12 000	2000...4000
a	mmHg · min^2	$9{,}4 \cdot 10^{-7}$	$1{,}7 \cdot 10^{-5}$
$\Delta p(\dot{Q}_p)$	mmHg	$0{,}6 \cdot |\dot{Q}_p|$	$4{,}0 \cdot 10^{-3} \cdot \dot{Q}_p^2$
L_p	mmHg · s^2 · ml^{-1}	$2{,}0 \cdot 10^{-2}$	$1{,}8 \cdot 10^{-2}$

Erklärung der verwendeten Parameter im Text.

6.2.3 Hämodynamik bei Herzunterstützung mit Rotationspumpen

Da das **Herzunterstützungssystem** das Blut kontinuierlich aus dem linken Ventrikel in die Aorta pumpt, ist die **Hämodynamik** bei solchen Patienten auffällig. Einige wichtige Eckpunkte werden anhand eines Simulationsbeispiels präsentiert.

In ▶ Abb. 6.7 sind Simulationsergebnisse der Hämodynamik von Linksherzversagen ohne als auch mit einer Pumpenunterstützung zusammengefasst. Es werden die Drücke im linken Ventrikel p_V, im linken Vorhof p_A und der Aorta p_{ao}, sowie der Volumenstrom durch die Pumpe $\dot{Q}_p$, durch die Einstrom- $\dot{Q}_{iV}$ sowie die Ausstromklappe $\dot{Q}_{oV}$ dargestellt. Ohne Unterstützung des geschädigten Herzens beträgt das **Herzzeitvolumen** (HZV) nur 4 l/min. Weiterhin kommt es zu einem sehr hohen Druck im linken Vorhof (Mittelwert von 25 mmHg), der auf einen Rückstau des Blutes in der Lunge zurückzuführen ist. Die systolischen/diastolischen Werte des Aortendruckes

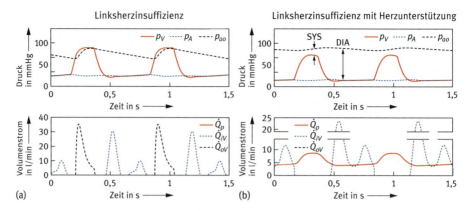

Abb. 6.7: Numerische Simulation der Hämodynamik bei Linksherzinsuffizienz. (a) ohne und (b) mit Herzunterstützung. p_V – Druck im linken Ventrikel; p_A – Druck im linken Vorhof; p_{ao} – Druck in der Aorta; $\dot{Q}_p$ – Volumenstrom Pumpe; $\dot{Q}_{iV}$ – Volumenstrom durch die Einstromklappe; $\dot{Q}_{oV}$ – Volumenstrom durch die Ausstromklappe; SYS – Systole; DIA – Diastole.

liegen nur bei 90/70 mmHg und im Mittelwert um 80 mmHg. Mit der Unterstützung durch eine Rotationspumpe steigt in der Simulation das HZV bis zu 5,2 l/min mit einhergehender Entlastung des Lungenkreislaufes und einer Senkung des linken Vorhofdruckes (Mittelwert von 12 mmHg). Der Aortendruck kann zwar erhöht werden (Mittelwert von 91 mmHg), doch durch das kontinuierliche Pumpen sinkt die ▶ **Pulsatilität** (systolische/diastolische Druckwerte von 94/88 mmHg). Bei höheren Pumpendrehzahlen oder bei sehr schwachen linken Ventrikeln (wie in diesem Beispiel), wird der Volumenstrom durch die Aortenklappe gleich null sein. Der ventrikuläre Druck übersteigt den Aortendruck nicht und somit bleibt die Aortenklappe während des gesamten Herzzyklus geschlossen (▶ Abb. 6.7 (b)). Es sei darauf hingewiesen, dass auch der Volumenstrom durch die Pumpe eine gewisse Pulsatilität besitzt, die auf die Pulsatilität der Druckdifferenz Δp zurückzuführen ist. Die Druckdifferenz ändert sich zwischen der Systole und der Diastole und führt zu einer Änderung des Volumenstromes $\dot{Q}_p$ (s. ▶ Abb. 6.7 (b) und ▶ Gl. (6.8)).

6.3 Regelung von Systemen zur Langzeitunterstützung

6.3.1 Bedeutung der automatischen Regelung für Rotationsblutpumpen

Implantierbare Rotationsblutpumpen zur chronischen Linksherzunterstützung haben aus automatisierungstechnischer Sicht die größte Relevanz im Spektrum der klinisch eingesetzten MCSS. Sie wurden klinisch als LVAD ohne jegliche physiologische Regelung eingeführt. Dies lag u. a. in der komplexen regelungstechnischen Problemstellung begründet. Dabei erzielten die Rotationsblutpumpen auch ohne eine Regelung bessere klinische Resultate als die pulsatilen Systeme [Slaughter 2009]. Dieser Erfolg ist aber der geringen Größe und der verbesserten Haltbarkeit der Systeme zu verdanken und darf nicht darüber hinwegtäuschen, dass viele Probleme, die sich bei den behandelten Patienten beobachten lassen, durch eine physiologische Regelung vermieden werden könnten.

Eine Reihe von **Komplikationen** lassen sich auf eine zu hohe Förderleistung des LVAD zurückführen. Dazu gehören **Rechtsherzversagen** durch pathologische Verschiebung der Herzscheidewand und **Trikuspidalklappeninsuffizienz**, Arrhythmien durch Ansaugen endokardialer Strukturen [Vollkron 2007], **thromboembolische Komplikationen** durch eine permanent geschlossene Aortenklappe [Crestanello 2009], **Aortenklappeninsuffizienz** durch einen hohen Druckgradienten über der Aortenklappe [Mudd 2008, John 2010] und **Aortenklappenstenose** [May-Newman 2010]. Die Pumpensteuerung muss also das **Leersaugen des linken Ventrikels** verhindern und kontinuierlich dem venösen Rückstrom zum linken Ventrikel angepasst werden. Gründe für einen verminderten venösen Rückstrom können rechtsventrikuläres Versagen, Dehydratation, intrathorakale Druckerhöhung z. B. beim Husten, Lageänderungen, z. B. beim Aufstehen und zirkadiane Rhythmen sein.

Eine zu niedrige Förderleistung führt hingegen zu Herzinsuffizienzsymptomen und verminderter Leistungsfähigkeit des Patienten verbunden mit niedrigerer Lebensqualität. Somit muss ein Kompromiss zwischen diesen beiden unerwünschten Zuständen gefunden werden. Diese Zusammenhänge sind in ▸ Abb. 6.8 dargestellt.

> Eine automatische physiologische **Pumpenregelung** kann dazu beitragen, die Häufigkeit von Rechtsherzversagen, Arrhythmien und thromboembolischen Komplikationen zu senken und die Lebensqualität der Patienten durch Anpassung an den Perfusionsbedarf zu steigern. Damit könnten die Systeme schon in einem früheren Stadium der Erkrankung und somit in einer größeren Patientenpopulation eingesetzt werden.

6.3.2 Eingriff in die natürliche Kreislaufregulation

Das menschliche Herz hat die Aufgabe, das venös zugeführte Blut unter Erhöhung des Druckniveaus in das arterielle System zu pumpen. Die Füllungsdrücke, gemessen als rechter und linker Vorhofdruck, bleiben dabei nahezu konstant, während die arteriellen Drücke in Ruhe ebenfalls auf einem nahezu konstanten Wert gehalten werden.

> Unter ▸ **Füllungsdruck** versteht man den mittleren Druck des rechten bzw. linken Vorhofs als bestimmenden Druck zur Füllung der Herzkammern.

Bei körperlicher Belastung steigt insbesondere der Aortendruck an. Das HZV variiert erheblich, um dem wechselnden Durchblutungsbedarf des Körpers gerecht zu wer-

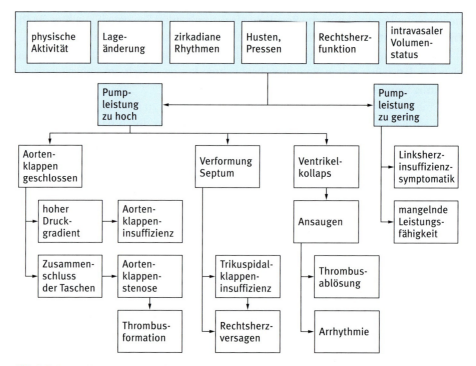

Abb. 6.8: Übersicht über die möglichen Komplikationen bei Verwendung einer RBP als LVAD ohne automatische Anpassung der Pumpleistung an den Bedarf.

den. Die Regelung der Herzfunktion ist komplex (vgl. ▶Kap. 3), kann aber zu drei Hauptmechanismen zusammengefasst werden [Katz 2011].

1. Inhärente Abhängigkeit des Schlagvolumens vom ▶**Füllungsdruck**. Diese Abhängigkeit wird nach ihren Entdeckern als ▶**Frank-Starling-Mechanismus** bezeichnet. Sie ist hauptsächlich für die schnelle Adaptierung an wechselnde Füllungsdrücke und die Synchronisierung des Schlagvolumens der linken und rechten Herzhälfte verantwortlich.
2. **Inotrope nervöse Stimulation** des Herzens (vgl. ▶Kap. 3 und 4). Durch positiv oder negativ ▶**inotrope Stimulation** des Herzens erhöht bzw. erniedrigt sich dessen kontraktiler Zustand (gekennzeichnet hauptsächlich durch die maximale endsystolische Elastanz E_{max}).
3. ▶**Chronotrope Stimulation** (vgl. ▶Kap. 3 und 4). Sie beeinflusst die Herzfrequenz und mit ihr die Zeitverläufe der Aktivierung und Deaktivierung.

Diese Zusammenhänge sind vereinfacht im oberen Teil der ▶Abb. 6.9 dargestellt. Im Falle der Herzinsuffizienz, insbesondere bei Vorliegen systolischen Herzversagens, funktionieren diese Regelungsmechanismen nicht mehr wie gefordert. Wie in ▶Kap. 6.2.1 erläutert wurde, ist bei Patienten mit systolischem Herzversagen der Maximalwert der Elastanz (E_{max}) als Maß der Kontraktilität herabgesetzt. Die Kontraktilität ist die vom Füllvolumen unabhängige Fähigkeit des Ventrikels, Druck aufzubauen.

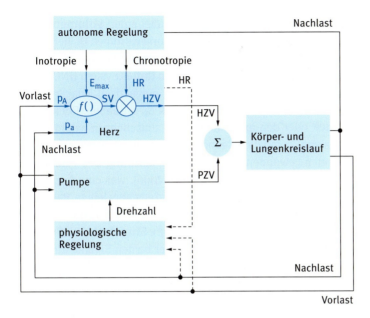

Abb. 6.9: Steuerung der Herzleistung durch Vorlast und Nachlast sowie durch das Autonome Nervensystem und idealisierte Steuerung der Unterstützungspumpe (Herzrate HR, Herzzeitvolumen HZV, Pumpzeitvolumen PZV).

Durch die geminderte Kontraktilität sinkt gleichsam der Verstärkungsfaktor des Regelkreises. Um das gleiche HZV zu fördern, muss ein höherer Vorhofdruck anliegen.

Fügt man eine Unterstützungspumpe in das System ein, sollte diese auch die Regelfunktionen des zu unterstützenden Ventrikels imitieren oder wenigstens mit ihnen kooperieren. Dazu sollte die Regelung der Pumpe im Idealfall dieselben Signale erhalten wie das Herz, also eine Information zur Vorlast, zur Nachlast sowie zur chronotropen und inotropen Stimulation. Diese Messpfade sind in ▶ Abb. 6.9 als gestrichelte Linien gezeichnet.

> Unter ▶ **Vorlast** versteht man den venösen Druck vor den Vorhöfen: zentralvenöser Druck für das rechte Herz, pulmonalvenöser Druck für das linke Herz.
>
> Unter ▶ **Nachlast** versteht man den arteriellen Druck am Ausgang der Ventrikel: Druck der Pulmonalarterie bzw. Druck der Aorta.

6.3.3 Mess- und Regelungsproblem für Rotationsblutpumpen

Von den in ▶ Abb. 6.9 dargestellten Messpfaden sind in der Praxis nicht alle verfügbar. Regelungen für die meisten bislang klinisch eingesetzten Rotationsblutpumpen müssten ohne Kenntnis des Eingangs- und Ausgangsdruckes auskommen. Ein klinisch eingesetztes System (HEARTASSIST 5 von MICROMED) beinhaltet einen **Volumenstrom-sensor**, der ein zeitlich hoch aufgelöstes Signal des Volumenstromes $\dot{Q}_p$ liefert. Ein zweites System (HVAD von HEARTWARE) liefert eine **Schätzung** des $\dot{Q}_p$ anhand der Drehzahl- und Motorstrommessung [Granegger 2012]. Ein drittes System (INCOR von BERLIN HEART) kann aus dem Axialschub, der auf den magnetisch gelagerten Rotor wirkt, sowohl auf $\dot{Q}_p$ als auch auf den Differenzdruck Δp schließen. Rückschlüsse auf den ▸**Füllungsdruck** oder den arteriellen Druck sind nicht in jedem Pumpzustand aus den Pumpensignalen möglich, jedoch können aus den Pumpensignalen viele nützliche Informationen gewonnen werden. Eine **Erkennung des ventrikulären Ansaugens** ist möglich [Vollkron 2004, Karantonis 2006], was eine Anpassung der Pumpendrehzahl erlaubt. Die **Herzfrequenz** und daraus abgeleitete Parameter (z. B. Herzfrequenzvariabilität) können ermittelt werden [Moscato 2013], die dann Aufschluss über die chronotrope und zum Teil auch ▸**inotrope Stimulation** liefern können. Außerdem ist durch geeignete Auswertung eines der beiden Signale auch eine **Schätzung der Kontraktilität bzw. Relaxation** (isovolumetrische Erschlaffungsphase der Diastole) möglich [Naiyanetr 2010, Moscato 2012] sowie eine Aussage zum **Status der Aortenklappe** (offen bzw. geschlossen) [Granegger 2013].

Sollen mit einem rotierenden VAD sowohl der ▸**Füllungsdruck** (Vorhofdruck) als auch der arterielle Druck geregelt werden, steht dafür nur eine Stellgröße zur Verfügung. Somit ist nur ein Kompromiss aus diesen beiden Größen regelbar. Dies ist mit der HZV-Anpassung des natürlichen Herzens durchaus vergleichbar. Liegt im Rahmen dieses Kompromisses das Hauptgewicht auf der Regelung des Füllungsdruckes, muss der arterielle Druck als Störgröße ausgeregelt werden.

6.3.4 Regelungsziele für Rotationsblutpumpen im Einsatz als chronische Herzunterstützungssysteme

Nach ihrer Förderleistung sind diese Pumpen in die Gruppe der *Full-Assist*-Systeme einzuordnen. Für ihre Regelung gelten folgende grundlegende Regelungsziele [Arndt 2008, 2010]:

> Grundlegende Regelungsziele:
> - Das LVAD darf nicht mehr Blut aus dem linken Herzen entnehmen, als das rechte Herz in dieses hinein fördert. Ein **Leersaugen des linken Ventrikels** ist grundsätzlich zu verhindern.
> - Das LVAD sollte im Rahmen des Angebotes der rechten Herzhälfte so viel Blut fördern, dass die Perfusion der End-Organe und die **Sauerstoffversorgung** des Körperkreislaufes adäquat sind.
> - Das LVAD sollte einer **Verschiebung des Septums** durch eine zu starke Entlastung des linken Ventrikels vorbeugen.

Darüber hinaus gibt es in Abhängigkeit vom Therapieziel Anforderungen, die mit den grundlegenden Anforderungen harmonieren müssen und diese ergänzen sollten:

– Das LVAD sollte die Rückbildung der strukturellen Umwandlung des Myokards fördern (***Reverse Remodelling***).
– Das LVAD sollte die **Scherbelastung des Blutes** minimieren.
– Das LVAD sollte die **Stagnation des** Blutes in der linken Herzkammer minimieren.
– Das LVAD sollte die **Öffnung der Aortenklappe** zumindest zeitweise zulassen.

Somit muss bei der Formulierung der Regelungsstrategie das Zusammenspiel der Pumpe sowohl mit dem rechten als auch mit dem linken Ventrikel beachtet werden.

Der Pumpenbetrieb kann in die folgenden 4 Betriebszustände eingeteilt werden:

1. Rückfluss infolge zu niedriger Drehzahl für die vorherrschenden Druckverhältnisse
2. Teilentlastung (*Partial Assist*) mit öffnender Aortenklappe
3. Vollentlastung (*Full Assist*) mit geschlossener Aortenklappe
4. Kollaps des LV und Ansaugen der Einlasskanüle.

Der zulässige Arbeitsbereich umfasst also nur die Zustände 2 und 3, um die oben genannten Anforderungen zu erfüllen. Die Detektion des Betriebszustandes und die Auswahl bzw. Rekonstruktion der Regelgrößen stellen die größte Herausforderung bei der automatischen Regelung von RBP als LVAD dar. Im Folgenden wird eine allgemein anerkannte Strategie vorgestellt.

Füllungsdrucksensitive Regelung

Die ▶ **FRANK-STARLING-Funktion** eines gesunden linken Ventrikels führt im Ruhezustand zu einem HZV von 5 l/min mit einem Füllungsdruck (linker Vorhof) von 5 mmHg (Punkt A in ▶ Abb. 6.10). Bei einer Linksherzinsuffizienz ist das HZV nur sehr wenig vom Füllungsdruck abhängig (abgeflachte FRANK-STARLING-Funktion, rote Kurve in ▶ Abb. 6.10). Aus diesem Grund ist ein erhöhter Füllungsdruck nötig, um ein HZV im Ruhezustand von 4 bis 5 l/min zu erreichen (Punkt B in ▶ Abb. 6.10). Mit einer RBP, die mit konstanter Drehzahl angetrieben wird, kann man einen physiologischen hämodynamischen Zustand in Ruhe erreichen (Punkt C in ▶ Abb. 6.10). Da RBP kaum eine inhärente Abhängigkeit des Volumenstromes vom Füllungsdruck besitzen, können sie lediglich eine Parallelverschiebung der FRANK-STARLING-Funktion längs der Y-Achse bewirken. Die Steigung bleibt zu klein (blaue Kurve in ▶ Abb. 6.10). Bei Änderungen des venösen Rückstromes kommt es zur Abweichung vom optimalen Zustand und zur pathologischen Veränderung des Füllungsdruckes (Ansaugen bzw. zu wenig Unterstützung in ▶ Abb. 6.10).

Wenn es also gelingt, den Füllungsdruck zu messen oder aus verfügbaren Messgrößen zu generieren, ließe er sich als Regelgröße verwenden. Mit dieser Methode ließen sich die grundlegenden Regelungsziele erreichen, indem die physiologische Stei-

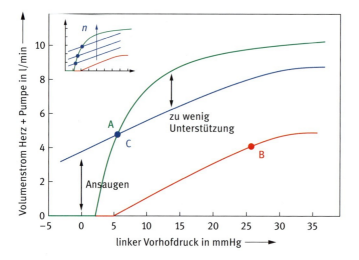

Abb. 6.10: Frank-Starling-Funktionen im gesundem Zustand (grün), mit Linksherzinsuffizienz (rot) und mit Linksherzunterstützungssystem (blau). A, B und C sind die Arbeitspunkte im Ruhezustand. Im Einsatzbild ist der Einfluss der Drehzahl (n) über den Frank-Starling-Mechanismus mit Linksherzunterstützung dargestellt.

gung der Frank-Starling-Funktion durch Drehzahländerung wieder hergestellt wird (6.10 Einsatzbild).

Da bislang keine klinisch eingesetzte Blutpumpe über einen **Sensor** zur direkten Messung des Druckes im linken Ventrikel oder am Eingang der Pumpe verfügt, sind Verfahren entworfen worden, die die füllungsabhängige Kontraktion des LV als Messgröße nutzen. Die systolische Kontraktion des LV ist sowohl im Differenzdrucksignal als auch im Volumenstromsignal der Pumpe als Puls sichtbar (▸ Abb. 6.7 (b)).

Die Amplitude des Pulses von Δp und $\dot{Q}p$ ist ein Maß für den **Füllungszustand** des LV. Über eine geeignete Berechnungsvorschrift lässt sich ein ▸ **Pulsatilitätsindex** (PI) bestimmen, der als **Regelgröße** genutzt werden kann. Ist PI zu klein, muss die **Drehzahl** gesenkt werden, ist PI zu groß, muss die Drehzahl erhöht werden.

Als problematisch bei diesem Verfahren hat sich die Abhängigkeit des PI nicht nur vom linken Vorhofdruck, sondern auch vom Aortendruck sowie von der ventrikulären Kontraktilität erwiesen. Somit ist ein einmal vorgegebener Sollwert bei sich änderndem **Aortendruck** oder Änderung der **Kontraktilität** durch ▸ **inotrope Stimulation** nicht mehr gültig. Weiterhin hat sich als ungünstig erwiesen, dass PI nicht mehr wie erwartet durch die Drehzahl der Pumpe beeinflusst werden kann, sobald die Aortenklappe öffnet. Und schließlich steigt PI mit steigender Drehzahl, wenn die Pumpe sich im 4. Betriebszustand, also im Ansaugen befindet. Dann täuschen die negativen Druckspitzen im LV eine falsche Pulsatilität vor. Deshalb wurden

Verfahren entwickelt, die weitere Kenngrößen aus dem Zusammenhang zwischen Differenzdruck bzw. Volumenstrom und Pumpendrehzahl gewinnen, um mit deren Hilfe den Pumpenzustand zu detektieren und **Arbeitspunkte** automatisch vorzugeben [Arndt 2008, 2010a, 2010b; Choi 2001; Vollkron 2005]. Im 2006 wurde eines dieser Regelungskonzepte auch erstmalig klinisch untersucht [Schima 2006].

6.4 Sicherheitsaspekte und Zulassung

Automatische Regelungen von Medizingeräten lassen sich nach [Löser 1998] in drei Kategorien einteilen. In der ersten Kategorie werden nur technische Größen des Medizinproduktes geregelt. Es gibt keine Beeinflussung dieser Größen durch eine physiologische Größe. In der zweiten Kategorie ist diese Beeinflussung nicht mehr ausgeschlossen. In der dritten Kategorie wird mindestens eine physiologische Größe geregelt.

Implantierbare VAD gehören zur dritten Kategorie, da als Regelungsziel physiologische Variablen wie Füllungsdruck oder Aortendruck beeinflusst werden. Ob diese direkt gemessen, geschätzt oder rekonstruiert werden, ist dabei unerheblich. In diesen Fällen ist die Norm DIN EN 60601-1-10 anwendbar[1]. Diese Norm beschreibt grundlegende Anforderungen an die Auslegung und die Testung physiologischer Regelkreise. Neben der Berücksichtigung von intra- und interindividueller Patientenvariabilität fordert die Norm im Wesentlichen Sicherheitsmechanismen, die erkennen, ob das System ordnungsgemäß funktioniert und im Fehlerfall auf eine Notfallfunktion zurückschalten [Arndt 2010b]. Weiterhin ist die Visualisierung des Regelungsverhaltens für den Anwender gefordert. Die Einhaltung dieser Forderungen hilft, die Sicherheit und die Akzeptanz automatischer Regelungen für lebenserhaltende Systeme zu erhöhen. Gleichzeitig sind die Aufwendungen zur normenkonformen Auslegung und Zulassung solcher Systeme nicht zu unterschätzen und sind ein Grund für den geringen Verbreitungsgrad automatischer physiologischer Regelungen in Herzunterstützungssystemen und Kunstherzen.

6.5 Ausblick

Der Einsatz von **Herzunterstützungssystemen** und **Kunstherzen** zur Behandlung der terminalen **Herzinsuffizienz** erlangt durch die sich stetig verbessernden klinischen Resultate eine immer größere Bedeutung. Die Implantation in früheren Krankheitsstadien ist gegenwärtig das Ziel der Forschung. Dabei spielen Verfahren zur physiologischen Regelung eine immer größere Rolle. Sicherheit und Leistungsfähigkeit

---

1 Paradoxerweise gilt dies nur, solange die implantierte Pumpe mit einer externen Steuerung verbunden ist. Ist auch die Steuerung implantiert, gilt für den Regelalgorithmus diese Norm nicht mehr. Er unterliegt dann der Norm DIN EN 45502-1.

der Verfahren werden sich durch die Weiterentwicklung von Sensoren, robusten Verfahren zur Zustandsrekonstruktion und Regelalgorithmen erhöhen. Dies ist jeweils in klinischen Studien nachzuweisen.

Quellenverzeichnis

Arndt A., Nüsser P., Graichen K., Müller J., Lampe B.: Physiological control of a rotary blood pump with selectable therapeutic options: control of pulsatility gradient. Artif. Organs 32(2008)10: 761–771.

Arndt A., Nüsser P., Lampe B.: Regelung von rotierenden Blutpumpen zur Linksherzunterstützung. at Automatisierungstechnik, 58(2010)5: 241–250.

Arndt A., Nüsser P., Lampe B.: Fully autonomous preload-sensitive control of implantable rotary blood pumps. Artif. Organs 34(2010)9: 726–735.

Burkhoff D., Mirsky I., Suga H.: Assessment of systolic and diastolic ventricular properties via pressure-volume analysis: a guide for clinical, translational, and basic researchers. Am. J. Physiol. Heart. Circ. Physiol. 289(2005)2: H501–12.Review.

Choi S., Antaki J. F., Boston J. R., Thomas D.: A sensorless approach to control of a turbodynamic left ventricular assist system. IEEE Trans Contr. Syst. Tech. 9(2001): 473–482.

Cohn L. H., Edmunds L. H.: Cardiac surgery in the adult. New York: McGraw-Hill 2003.

Crestanello J. A., Orsinelli D. A., Firstenberg M. S., Sai-Sudhakar C.: Aortic valve thrombosis after implantation of temporary left ventricular assist device. Interact. Cardiovasc. Thorac. Surg. 8(2009)6: 661–662.

Granegger M., Moscato F., Casas F., Wieselthaler G., Schima H.: Development of a pump flow estimator for rotary blood pumps for enhanced monitoring of the ventricular function. Artif. Organs 36(2012)8: 691–699.

Granegger M, Schima H, Zimpfer D, Moscato F. Assessment of Aortic Valve Opening During Rotary Blood Pump Support Using Pump Signals. Artif. Organs. 2013 Sep 19. doi: 10.1111/aor.12167 [Epub ahead of print].

Guyton A. C., Jones C. E., Coleman T. G.: Circulatory Physiology: Cardiac Output and its Regulation. W. B. Saunders Company 1973.

Hahn J. M.: Checkliste Innere Medizin. Stuttgart: Thieme 2006.

Hetzer R., Mueller J., Weng Y., Wallukat G., Spiegelsberger S., Loebe M.: Cardiac recovery in dilated cardiomyopathy by unloading with a left ventricular assist device. Ann. Thorac. Surg. 68(1999)2: 742–749.

Hetzer R., Hennig E.: Mechanische Herzunterstützungssysteme (2010). In: Kramme R. (Hrsg.): Medizintechnik. Berlin: Springer 2011.

John R., Mantz K., Eckman P., Rose A., May-Newman K.: Aortic valve pathophysiology during left ventricular assist device support. J. Heart. Lung. Transplant. 29(2010)12: 1321–1329.

Karantonis D. M., Lovell N. H., Ayre P. J., Mason D. G., Cloherty S. L.: Identification and classification of physiologically significant pumping states in an implantable rotary blood pump. Artif. Organs. 30(2006)9: 671–679.

Katz A.: Physiology of the Heart. Philadelphia: Wolters Kluwer, Lippincott Williams & Wilkins 2011.

Klotz S., Danser J. A. H., Burkhoff D.: Impact of left ventricular assist device (LVAD) support on the cardiac reverse remodeling process. Prog. Biophys. Mol. Biol. 97(2008)2–3: 479–496.

Liang F., Liu H.: Simulation of hemodynamic responses to the valsalva maneuver: an integrative computational model of the cardiovascular system and the autonomic nervous system. J. Physiol. Sci. 56(2006)1: 45–65.

Lim E., Dokos S., Cloherty S. L., Salamonsen R. F., Mason D.G, Reizes J. A., Lovell N. H.: Parameter-optimized model of cardiovascular-rotary blood pump interactions. IEEE Trans. Biomed. Eng. 57(2010)2: 254–266.

Löser R.: Medizintechnische Geräte – eine Herausforderung an die Automatisierungstechnik. At Automatisierungstechnik. 46(1998): 540–545.

Lu K., Clark Jr. J. W., Ghorbel F. H., Ware D. L., Bidani A.: A human cardiopulmonary system model applied to the analysis of the Valsalva maneuver. Am. J. Physiol. Heart. Circ. Physiol. 281(2001)6: H2661–2679.

Magosso E., Ursino M.: Cardiovascular response to dynamic aerobic exercise: a mathematical model. Med. Biol. Eng. Comput. 40(2002)6: 660–674.

May-Newman K., Enriquez-Almaguer L., Posuwattanakul P., Dembitsky W.: Biomechanics of the aortic valve in the continuous flow VAD-assisted heart. ASAIO J. 56(2010)4: 301–308.

Moscato F., Danieli G. A., Schima H.: Dynamic modeling and identification of an axial flow ventricular assist device. Int. J. Artif. Organs 32(2009)6: 336–343.

Moscato F., Arabia M., Colacino F. M., Naiyanetr P., Danieli G. A., Schima H.: Left ventricle afterload impedance control by an axial flow ventricular assist device: a potential tool for ventricular recovery. Artif. Organs 34(2010)9: 736–744.

Moscato F., Granegger M., Naiyanetr P., Wieselthaler G., Schima H.: Evaluation of left ventricular relaxation in rotary blood pump recipients using the pump flow waveform: a simulation study. Artif. Organs 36(2012)5: 470–478.

Moscato F., Granegger M., Edelmayer M., Zimpfer D., Schima H.: Continuous Monitoring of Cardiac Rhythms in Left Ventricular Assist Device Patients. Artif. Organs. 2013 Aug 1. doi: 10.1111/aor.12141 [Epub ahead of print].

Mudd J. O., Cuda J. D., Halushka M., Soderlund K. A., Conte J. V., Russell S. D.: Fusion of aortic valve commissures in patients supported by a continuous axial flow left ventricular assist device. J. Heart Lung Transplant. 27(2008)12: 1269–1274.

Naiyanetr P., Moscato F., Vollkron M., Zimpfer D., Wieselthaler G., Schima H.: Continuous assessment of cardiac function during rotary blood pump support: a contractility index derived from pump flow. J. Heart Lung Transplant. 29(2010)1: 37–44.

Roger V. L., Go A. S., Lloyd-Jones D. M. et al.: Heart disease and stroke statistics–2012 update: a report from the American Heart Association. Circulation 125(2012)1: e2-e220.

Sagawa K., Maughan L., Suga H., Sunagawa K.: Cardiac Contraction and the Pressure-Volume Relationship. New York, Oxford: Oxford University Press 1988

Santamore W. R., Burkhoff D.: Hemodynamic consequences of ventricular interaction as assessed by model analysis. Am. J. Physiol. 260(1991)1Pt2: H146–157.

Schima H., Vollkron M., Boehm H., Rothy W., Haisjackl M., Wieselthaler G.: Weaning of rotary blood pump recipients after myocardial recovery: a computer study of changes in cardiac energetics. J. Thorac. Cardiovasc. Surg. 127(2004)6: 1743–50.

Schima H., Vollkron M., Jantsch U., Crevenna R., Roethy W., Benkowski R., Morello G., Quittan M., Hiesmayr M., Wieselthaler G.: First clinical experience with an automatic control system for rotary blood pumps during ergometry and right-heart catheterization. J. Heart Lung Transplant. 25(2006)2: 167–173.

Senzaki H., Chen C. H., Kaas D. A.: Single-beat estimation of endsystolic pressure-volume relation in humans.A new method with the potential for noninvasive application. Circulation 94(1996)10: 2497–2506.

Slaughter M. S., Rogers J. G., Milano C. A. et al.: Advanced heart failure treated with continuous-flow left ventricular assist device. N. Engl. J. Med. 361(2009): 2241–2251.

Spillner J., Kopp R., Finocchiaro T., Behbahani M., Rossaint R., Steinseifer U., Behr M., Autschbach R.: Assistierte Zirkulation: ein Überblick aus klinischer Sicht. Biomed. Tech. 54(2009): 255–267.

Sun Y., Beshara M., Lucariello R. J., Chiaramida S. A.: A comprehensive model for right-left heart interaction under the influence of pericardium and baroreflex. Am. J. Physiol. 272(1997)3/2: H1499–1515.

Ursino M.: Interaction between carotid baroregulation and the pulsating heart: a mathematical model. Am. J. Physiol. 275(1998)5/2: H1733–1747.

Vollkron M., Schima H., Huber L., Wieselthaler G.: Interaction of the cardiovascular system with an implanted rotary assist device: simulation study with a refined computer model. Artif. Organs 26(2002)4: 349–359

Vollkron M., Schima H., Huber L., Benkowski R., Morello G., Wieselthaler G.: Development of a suction detection system for axial blood pumps. Artif. Organs 28(2004)8: 709–716.

Vollkron M., Schima H., Huber L., Benkowski R., Morello G., Wieselthaler G.: Development of a reliable automatic speed control system for rotary blood pumps. J. Heart. Lung Transplant. 24(2005)11: 1878–1885.

Vollkron M., Schima H., Huber L., Benkowski R., Morello G., Wieselthaler G.: Advanced suction detection for an axial flow pump. Artif. Organs. 30(2006)9: 665–670.

Vollkron M., Voitl P., Ta J., Wieselthaler G., Schima H.: Suction events during left ventricular support and ventricular arrhythmias. J. Heart Lung Transplant. 26(2007)8: 819–825.

Westerhof N., Lankhaar J. W., Westerhof B. E.: The arterial Windkessel. Med. Biol. Eng. Comput. 47(2009)2: 131–141. Review.

Zimpfer D., Zrunek P., Roethy W., Czerny M., Schima H., Huber L., Grimm M., Rajek A., Wolner E., Wieselthaler G.: Left ventricular assist devices decrease fixed pulmonary hypertension in cardiac transplant candidates. J. Thorac. Cardiovasc. Surg. 133(2007)3: 689–695.

Verzeichnis weiterführender Literatur

Frazier O. H., Kirklin J. K.: ISHLT Monograph Series: Mechanical Circulatory Support. New York: Elsevier 2006.

Zipes D. P., Libby P., Bonow R. O., Braunwald E.: Braunwald's Heart Disease: A Textbook of Cardiovascular Medicine. Philadelphia: Elsevier Saunders 2004.

Standards

DIN EN 60601-1-10 Medizinische elektrische Geräte.
DIN EN 45502-1 Aktive implantierbare medizinische Geräte.

Abbildungsquellen

– ▶Abb. 6.1 modifiziert nach [Cohn 2003].
– ▶Abb. 6.2 mit freundlicher Genehmigung der Fa. ABIOMED.
– ▶Abb. 6.3 und 6.4 mit freundlicher Genehmigung der Fa. BERLIN HEART.

Auswahl von Herstellerfirmen

ABIOMED	http://www.abiomed.com/
BERLIN HEART	http://www.berlinheart.de/
CARDIACASSIST	http://www.cardiacassist.com/
HEARTWARE	http://www.heartware.com/
JARVIK HEART	http://www.jarvikheart.com/
LEVITRONIX	http://www.levitronix.com/
MAQUET	http://www.maquet.com/
MICROMED	http://www.micromedcv.com/
THORATEC	http://www.thoratec.com/
SYNCARDIA	http://www.syncardia.com/

Testfragen

1. Worin besteht der Unterschied zwischen Herzunterstützungssystemen und Künstlichen Herzen? Welche Gemeinsamkeiten haben beide Systeme?

2. Bei welchen Herzerkrankungen und in welchem Stadium werden heute mechanische Systeme zur chronischen Kreislaufunterstützung eingesetzt?

3. Erläutern Sie das Prinzip der zeitvarianten Elastanz zur Modellbildung der aktiven Kontraktion der Herzkammer!

   (a) Wie ließe sich eine Erhöhung des maximal erzielbaren Druckes ohne Auswurf (isovolumetrische Kontraktion) bei gegebenem Füllvolumen erreichen?

   (b) Wodurch wird der tatsächliche Druck bei Auswurf durch die Aortenklappe (auxobare Kontraktion – d. h. nicht isobar, sondern druckveränderlich) bestimmt?

4. Durch welche Größen wird das Füllvolumen der Herzkammern am Ende der Diastole bestimmt?

5. Warum muss die Aorta nachgiebig sein? Wie wirkt sich die Versteifung der Gefäßwand (z. B. bei älteren Patienten) auf die Form der Druckwelle aus?

6. Wie verändern sich der ventrikuläre Druck, der Aortendruck und der Vorhofdruck, wenn der erkrankte Ventrikel durch eine Rotationsblutpumpe unterstützt wird?

7. Was passiert mit dem ventrikulären Druck und dem ventrikulären Volumen, wenn die Pumpendrehzahl zu hoch gewählt wird?

8. Welche Messgrößen wären geeignet, die Pumpendrehzahl an den Unterstützungsbedarf des Patienten anzupassen?

9. Welche Anforderungen werden an eine physiologische Regelung eines rotatorischen Linksherzunterstützungssystems gestellt?

10. Welche Risiken sind mit der automatischen Regelung von Linksherzunterstützungssystemen verbunden? Wie kann man diese Risiken minimieren?

Florian Dietz
7 Beatmungstechnik

Zusammenfassung: Beatmungsgeräte sind aktive Therapiesysteme für die Unterstützung oder den Ersatz der spontanen Atmung des Menschen. Aufgrund unterschiedlichster Lungeneigenschaften von Patienten aller Altersstufen und vielfältigster Erkrankungen von Lunge und Herz-Kreislauf-System treten Beatmungsgeräte in eine komplexe Interaktion mit dem menschlichen Organismus. Zum Verständnis dieser Zusammenhänge zeigt dieses Kapitel zunächst die physiologischen Zusammenhänge während der Atmung des Menschen auf. Dann werden häufige Erkrankungen der Atemwege beschrieben, die den Einsatz der Beatmungstechnik erforderlich machen wie auch eine bewusste Ausschaltung der Spontanatmung z. B. während Operationen. Besondere Beachtung finden hierbei die körpereigenen Regelmechanismen und die Auswirkungen auf eine Unterstützung durch die Beatmung. Die Darstellung der Therapieformen zur Behandlung von Atmungsstörungen und der dazu nötigen Technologien stellt die Basis für das Verständnis von Regelungs- und Behandlungsstrategien dar. Zuletzt werden Ansätze zur Automatisierung, Regelung und Planung der maschinellen Beatmung vorgestellt.

Abstract: Mechanical ventilators are active devices for acute or supportive medical treatment of patients suffering from ventilatory or lung diseases. They interact with the human body in a complex manner to adapt to the different lung properties of patients of all ages and medical conditions with respect to lungs and cardiopulmonary systems. This chapter first describes the normal breathing behavior of the human body to provide a better comprehension of these interactions. Subsequently, common respiratory and ventilatory diseases that require the use of mechanical ventilation are shown. The body's own physiological feedback control regimes and their effects on mechanical ventilation are emphasized. Furthermore, different kinds of therapy to handle respiratory or ventilatory decompensations are presented together with the necessary technologies. This provides a common base to understand control and treatment strategies. Finally practical concepts for automation, feedback control, and planning in mechanical ventilation are described in detail.

Die maschinelle **Beatmung** stellt wahrscheinlich die erste Umsetzung eines technischen Unterstützungs- bzw. Ersatzsystems für eine lebenswichtige Körperfunktion dar.

▶**Maschinelle Beatmung** bedeutet Ersatz oder Ergänzung der Vitalfunktion Spontanatmung des Menschen, speziell der Ventilationsfunktion, mit technischen Mitteln.

Spätestens im 18. Jahrhundert wurde die Bedeutung technischer Unterstützungen für die Lungenfunktion evident, ausgelöst durch gehäufte Erstickungen bei Minenarbeitern. Die fortschreitende Technik, insbesondere durch Nutzung der Elektrizität und komprimierter Gase, erlaubte erstmals mit der Polioepidemie (Poliomyelitis, Kinderlähmung) ab 1945 den massenhaften Einsatz von Beatmungssystemen zum systematischen Lebenserhalt verunglückter oder kranker Patienten.

Ausgehend von verschiedenen manuellen Methoden wurden in den letzten Jahrhunderten verschieden Mechaniken zur Umsetzung einer Ventilation erdacht. Von allen Methoden hat sich die **Beatmung** durch äußeren **Überdruck** durchgesetzt. Umgesetzt wurde dieses Prinzip bereits im 17. Jahrhundert mittels eines Blasebalgs [Elliott 2002].

Die **Automatisierung** dieses bestechend einfachen Verfahrens begann um 1900 durch die Einführung eines zeitgesteuerten Pneumatikventils im DRÄGER PULMOTOR (▶Abb. 7.1). Dieses Ventil verabreichte **Sauerstoff** aus einer Druckflasche über einen Druckreduzierer mit einer **Atemfrequenz** von 12/min in eine Atemmaske. Für die Dauer der **Inspiration** (offenes Ventil) musste ein Helfer die Atemmaske auf das Gesicht des Patienten drücken, für die Dauer der **Exspiration** (geschlossenes Ventil) musste er die Maske wieder entfernen [Geddes 2007]: Das Grundprinzip der maschinellen **Beatmung** war erfunden und sollte bis in die heutige Zeit Vorbild für viele Beatmungsgeräte sein. Heute ist die Beatmungstechnik klinisch etabliert von der häuslichen **Therapie** gegen Schlafstörungen über die Rettungsmedizin bis in die **Intensivmedizin**.

Dieses Kapitel wird den Leser in die Grundlagen der **Atmung** und **Beatmung** einführen. Das Wissen um die Physiologie des **Gasaustausches** als eine der lebenserhaltenden Funktionen des menschlichen Körpers ist Basis für die stetige Weiterentwicklung der Beatmungstechnik im Dienste der Erhaltung oder Verbesserung des Lebens. Das Verständnis der Auswirkungen verschiedener Erkrankungen auf den Gasaustausch hilft, die unterschiedlichen Ausprägungen und Spezialisierungen von Geräten und Therapieformen zu verstehen. Weiter wird die Einordnung der verschiedenen Technologien in das klinische Umfeld erläutert, denn nicht jedes Gerät ist für jeden technisch möglichen Einsatz geeignet oder zugelassen.

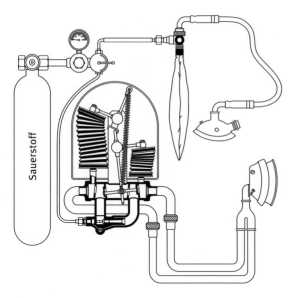

Sauerstoff

Abb. 7.1: Darstellung des DRÄGER PULMOTORS als erstes automatisiertes Beatmungsgerät.

7.1 Grundlagen der Beatmung

Die Umsetzung einer erfolgreichen und sicheren **Beatmung** in einem Gerät setzt ein grundlegendes Verständnis der Prozesse und Verhaltensmuster der **Spontanatmung** einerseits und der Unterschiede der maschinellen Beatmung gegenüber der physiologischen Atmung andererseits voraus. Daher werden in diesem Abschnitt physiologische und physikalische Grundlagen vermittelt, um die Einflüsse von normalen oder abweichenden Größen und Parametern (sowohl vom Beatmungsgerät als auch vom Patienten) auf die Stabilität, Sicherheit und Güte einer Beatmungsregelung beurteilen zu können. Dazu werden neben Atmung und Beatmung auch die relevanten strömungsmechanischen Größen der **Lungen** beschrieben, um die Voraussetzungen für Modellentwicklung und **Reglerentwurf** zu schaffen.

7.1.1 Atmung

Die Atmung dient dem Körper zum Gasaustausch und letztlich zur Energiegewinnung. Sauerstoff wird aus der Umgebungsluft aufgenommen und Kohlendioxid als Produkt der Körperprozesse (Glukoseverbrennung) abgegeben. Dazu wird zwischen verschiedenen Ebenen der Atmung unterschieden:

Die **„äußere" Atmung** umfasst den mechanischen Austausch des **Atemgases** zwischen Umgebung und Lungenbläschen (**Alveolen**). Der Gasaustausch dient dem Nachschub von Sauerstoff in den und dem Auswaschen von Kohlendioxid aus dem Körper. Physiologischer Antrieb für die äußere Atmung ist ein gegenüber der

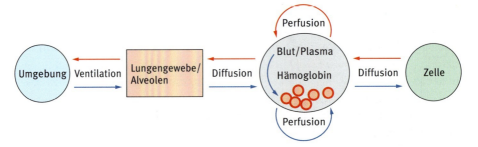

Abb. 7.2: Darstellung des Gasaustausches über die Atmung. Sauerstoff (blau) erreicht über verschiedene Austausch- und Transportwege die Körperzellen, Kohlendioxid (rot) wird umgekehrt, jedoch ohne Bindung an das Hämoglobin, an die Umgebung abgegeben.

Atmosphäre temporärer **Unterdruck** in den Lungen (Einatmung bzw. Inspiration) respektive **Überdruck** (teils bei Ausatmung bzw. **Exspiration**).

Auf Zellebene findet die **„innere" Atmung** statt, bei der die Körperzellen Sauerstoff aus dem Intrazellurärgewebe oder Blut mit Glukose zu Kohlendioxid und Wasser verstoffwechseln, das dann wieder an das Blut abgegeben wird. Des Weiteren sind am Gasaustausch die Diffusionsprozesse in den **Alveolen** zwischen Gasphase in der **Lunge** und Flüssigphase im **Blut** sowie die Bindung des Sauerstoffs an das Hämoglobin und schließlich der Transport des Blutes durch die **Perfusion** in den Blutgefäßen beteiligt (▶ Abb. 7.2). Die Austauschprozesse über die Zellwände finden über **Diffusion** der Gase wegen unterschiedlicher Partialdrücke an den alveolo-kapillären bzw. kapillär-zellulären Membranen statt.

> Die ▶ **Atmung** des Menschen besteht (von außen nach innen) aus den Prozessen **strömungsmechanische Ventilation** zwischen Umgebung und Lunge (äußere Atmung, Konvektion und Diffusion), **Diffusion** über die Alveolen zwischen Gasphase und Blut, **mechanischer Transport (Perfusion, Konvektion)** über Blutplasma und Hämoglobin hin zu den Zellen und **Diffusion** zwischen Blut und Zellflüssigkeit (innere Atmung).

Das Verständnis über diese unterschiedlichen Phasen des Gastransports bei der **Atmung** ist für die Therapie von Patienten essenziell, da an allen Stellen des Gasaustauschs Störungen auftreten können. Im Sinne der **Automatisierung** ist die Betrachtung auch der körperinneren Vorgänge der Atmung entscheidend für die Umsetzbarkeit von umfassenderen Gerätefunktionen zur **Unterstützung** der Therapie. So kann ein Gerätekonzept beispielsweise die Messung der **Sauerstoffsättigung** (SpO$_2$) des Blutes nutzen, um **Beatmungsparameter** zu adaptieren. Eine solche Anpassung hätte als Folge eine (vermeintlich) verbesserte Ventilation. Liegt jedoch eine **Störung** im Sinne einer Diffusionsverminderung an den **Alveolen** oder eine geringe Durchblutung hin zur Messstelle des SpO$_2$ vor, so kann die Änderung der Beatmungsparameter dem Patienten evtl. mehr schaden als nutzen.

Physiologische Atmungsregelung

Die natürliche **Atmung** wird bei gesunden Menschen über verschiedene Messgrößen erfasst: Drei Typen von **Chemorezeptoren** erfassen die Partialdrücke von **Kohlendioxid** (p_{CO_2}) und **Sauerstoff** (p_{O_2}) im Blut sowie dessen pH-Wert. Dehnungsrezeptoren in der Muskulatur zwischen den Rippen geben Auskunft über die Hebung des Brustkorbes. Weiter haben die noch verfügbaren Energiereserven, Hormone, der Blutdruck und die Körpertemperatur Einfluss auf das **Atemzentrum** des Gehirns (▸*Medulla oblongata*, verlängertes Rückenmark). Mithilfe der Steuergrößen Atemzugvolumen und **Atemfrequenz** regelt das Atemzentrum die Atmung auf die Sollgrößen für die drei chemischen Größen. Diese sind: $p_{CO_2} \approx 40\,mmHg$, $p_{O_2} \approx 75\,mmHg$ und pH-Wert $\approx 7,40$ (vgl. ▸Abb. 7.3). Die Umsetzung der Atmung erfolgt inspiratorisch mittels Zwerchfell und Zwischenrippenmuskulatur durch Erzeugung eines Unterdruckes im ▸**Thoraxraum** (Brustraum, umschlossen von Brustkorb und Zwerchfell). Die Exspiration erfolgt zumeist passiv, bei großer Anstrengung aktiv mittels Zwischenrippenmuskulatur.

Von den drei chemischen Größen wird p_{CO_2} zur schnellen Regelung genutzt. Noch bevor p_{O_2} merklich sinkt, steigt bei ventilatorischer Insuffizienz (Unzulänglichkeit) p_{CO_2} rasch an, da es für CO_2 keinen Puffermechanismus wie für O_2 in Form von Hämoglobin gibt. Erst bei einem Abfall von p_{O_2} unter $60\,mmHg$ wird der **Atemantrieb** aufgrund der O_2-Änderung forciert.

> Die **natürliche Atemregulation** ist hauptsächlich vom **Partialdruck** des Kohlendioxids im Blut abhängig. Steigende Konzentrationen von CO_2 führen zu einem Anstieg von **Atemfrequenz** und/oder Atemtiefe.

Maschinelle Beatmung

Bei der heute nahezu ausschließlich umgesetzten **Überdruckbeatmung** ergeben sich zum physiologischen **Atemantrieb** mittels Zwerchfell Änderungen in den Druckverhältnissen während der Inspiration: Entgegen dem inspiratorischen **Unterdruck** bei normaler **Spontanatmung** wird die Inspiration bei maschineller Beatmung durch einen **Überdruck** von außen erzeugt. Auch hier führt die entstehende Druckdifferenz zwischen äußeren Atemwegen und **Alveolen** zu einem **Gasfluss** in die Lungen (▸Abb. 7.4). Jedoch ergibt sich gegenüber der Umgebung ein Überdruck im ▸**Thoraxraum**. Dies behindert den Rückstrom des venösen Blutes zum Herzen und kann bei **Vorerkrankung des Myokards** zu schweren Beeinträchtigungen des Herz-Kreislauf-Systems führen. Daher sind bei der Beatmung, insbesondere bei hohen Beatmungsdrücken, die Auswirkungen auf angrenzende Systeme zu berücksichtigen.

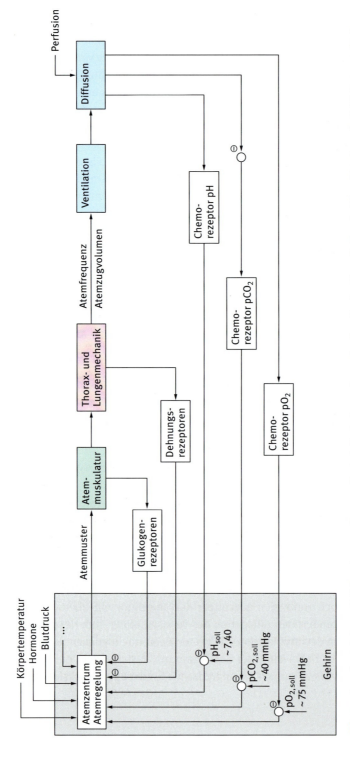

Abb. 7.3: Regelkreise der natürlichen Atmung. Dargestellt sind die drei grundlegenden Regelkreise über die Regelgrößen CO_2, O_2 und pH. Weitere unmittelbare Einflussgrößen für das Atemzentrum sind die Dehnung der Zwischenrippenmuskulatur und die Energiereserven.

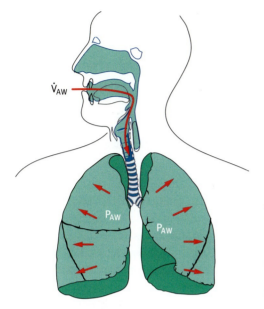

$\dot{V}_{AW}$

P_{AW} P_{AW}

Abb. 7.4: Darstellung der Druck- und Fluss-
verhältnisse während der maschinellen
Überdruckbeatmung. Der positive Beatmungsdruck führt inspiratorisch zwar zu
einem Gasfluss in die Lungen ($\dot{V}_{AW}$), jedoch
auch zu einem resultierenden Überdruck
im Thorax (P_{AW}).

Die ▸ **maschinelle Beatmung** kehrt die Druckverhältnisse im ▸ **Thorax** während der **Inspiration** um:
Anstelle eines Unterdrucks gegenüber dem Umgebungsdruck wird von außen ein **Überdruck** ap-
pliziert. Dieser Überdruck ist bei Begleiterkrankungen insbesondere des Herzens wie auch bei
Langzeitbeatmung zu berücksichtigen.

Grundsätzlich besteht bei der **Überdruckbeatmung** stets die Gefahr eines ▸ **Baro-
traumas** oder **Volutraumas** (Verletzung der Lungen durch zu hohen Druck oder zu
große Überdehnung), da von außen pneumatische Energie in die Lungen gebracht
wird. Dem entgegen wirken technische oder durch den Bediener vorgegebene **Begrenzungen**, z. B. für den Beatmungsdruck. Schnelle **Regler**, die zu einem PDT_2-Verhalten
(vgl. ▸ Kap. 2.3.1, ▸ Abb. 2.8) der Sprungantwort des Beatmungsdruckes führen und
damit zu einem Überschwingen, sind hier unerwünscht. Es gilt, die gewünschten **Begrenzungen** zuverlässig einzuhalten, sowohl im Führungs- wie im Störverhalten.

7.1.2 Lungenmechanik

Zur Umsetzung der **Gerätetechnik** und zum Entwurf von Reglern für die optimale **Beatmung** müssen die Lastverhältnisse am Beatmungsanschluss bekannt oder in ihren
möglichen Grenzen validiert sein. Auch eine entwurfsbegleitende **Simulation** setzt
die Kenntnis über die **Atemmechanik** voraus, um ein mathematisches Modell der
Pneumatik erstellen zu können (s. ▸ Band 4).

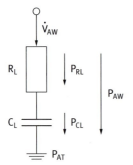

Abb. 7.5: Elektrisches Ersatzmodell der Lunge als Einkompartiment mit *Resistance* R_L, *Compliance* C_L und dem Atemwegsdruck P_{AW} als Summe der beiden Differenzdrücke P_{RL} und P_{CL}. Weiterhin sind der resultierende Gasfluss $\dot{V}_{AW}$ und der absolute Bezugsdruck P_{AT} angegeben.

Getreu dem Prinzip: „so einfach wie möglich, so genau wie nötig", wird die Lunge zunächst als ▶ **Einkompartiment-Modell** dargestellt, in dem alle räumlich verteilten Parameter in den Atemwegen auf konzentrierte Parameter zusammengefasst werden. Es umfasst die linearen Verhältnisse zwischen den zeitlich veränderlichen ventilationsmechanischen Größen Druck, Volumen und Volumenstrom über die konstanten Parameter **Resistance** R_L und **Compliance** C_L (▶ Abb. 7.5).

Die **Resistance** R_L beschreibt den pneumatischen Widerstand mit der Einheit mbar s/l, die **Compliance** C_L die pneumatische Kapazität (elastische Nachgiebigkeit oder Dehnbarkeit) der Lunge mit der Einheit l/mbar. In Bezug auf die **Flussgröße**, den Gasfluss $\dot{V}_{AW}$, und die **Potentialgröße**, den Atemwegsdruck P_{AW}, verhalten sich diese Parameter wie die jeweiligen Parameter R (OHMscher Widerstand) und C (Kapazität) in Stromkreisen. Eine in Bewegungsgleichungen oftmals auftretende **Trägheit** (*Inertance*) kann bei der menschlichen Lunge vernachlässigt werden. Typische Wertebereiche für R_L und C_L sind in ▶ Abb. 7.6 angegeben.

> Die menschliche **Lunge** kann im einfachsten Fall als ▶ **Einkompartiment-Modell** mit einer **Resistance** (**Widerstand**) und einer **Compliance** (Kapazität) beschrieben werden.

Es ergibt sich das folgende Differentialgleichungssystem für den **Atemwegsdruck** P_{AW} in Abhängigkeit vom inspiratorischen **Gasfluss** $\dot{V}_{AW}$:

$$P_{AW}(t) = \dot{V}_{AW}(t) \cdot R_L + \frac{1}{C_L} \int \dot{V}_{AW}(t) dt. \tag{7.1}$$

Mithilfe der **LAPLACE-Transformation** (s. ▶ Kap. 2) erhalten wir die folgende Systemdarstellung im Bildbereich:

$$G_L(s) = \frac{P_{AW}(s)}{\dot{V}_{AW}(s)} = R_L \left[1 + \frac{1}{s \cdot R_L \cdot C_L} \right]. \tag{7.2}$$

In ▶ Gl. (7.2) wird klar ersichtlich, dass die Lunge einen proportional-integralen Charakter aufweist. Dieses Modell gleicht im Wesentlichen dem in ▶ Kap. 2 vorgestellten RC-Glied mit der **Zeitkonstanten** $T_L = R_L C_L$, die Systembetrachtung wurde jedoch von einer Potential- auf eine Flussquelle hin geändert.

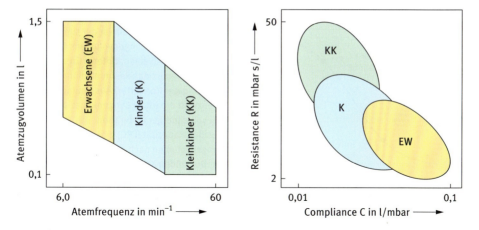

Abb. 7.6: Übliche Bereiche der Lungenresistance und -compliance für Kleinkinder (KK), Kinder (K) und Erwachsene (EW).

Im Sinne örtlich verteilter **Parameter** kann eine Verfeinerung dieses Modells erfolgen, indem mehr als ein Kompartiment modelliert wird. Anschaulich ist das Beispiel eines Patienten mit einer einseitigen **Lungenerkrankung**. Hier kann es sich lohnen, für linke und rechte **Lunge** jeweils unterschiedliche Parameter für *Resistance* und *Compliance* zu implementieren. Damit lassen sich dann Effekte der ▶ **Pendelluft** nachbilden, also Ausgleichsvorgänge zwischen den beiden Lungen auch nach bereits beendeter Inspiration durch stark unterschiedliche Zeitkonstanten.

> Die Umverteilung von Atemgas zwischen Lungenarealen mit unterschiedlichen Zeitkonstanten nennt man ▶ **Pendelluft**. Während der Inspiration wird hauptsächlich der Lungenteil mit der kleineren Zeitkonstante befüllt, während der inspiratorischen Pause findet eine Umverteilung in den anderen Lungenteil statt, bis ein statisches Gleichgewicht erreicht ist, oder die Exspiration beginnt.

Neben solchen Spezialfällen ist der Übergang zu nichtlinearen Parametern R_L und C_L überlegenswert. So ist der Fall der **turbulenten Strömung** anstelle laminarer Strömungen (wie in ▶ Gl. (7.1)) bei einem kleinen Durchmesser des **Beatmungstubus** und gleichzeitig hohen Gasflüssen anzunehmen. Solche Fälle, in denen also die REYNOLDS-Zahl über den kritischen Wert von 2.320 ansteigt, entstehen jedoch auch schnell durch Ansammlung von Sekret in den Atemwegen. In diesem Fall gilt nicht der lineare Zusammenhang zwischen dem Druck und dem **Gasfluss** wie in ▶ Gl. (7.1), sondern vielmehr eine Abhängigkeit des Drucks vom Quadrat des Gasflusses:

$$\Delta P = R_{\mathrm{nonlin}} \cdot \dot{V}^2 .\tag{7.3}$$

R_{nonlin} aus ▶ Gl. (7.3) unterscheidet sich dabei bzgl. der Einheiten und des Wertes von R_L aus ▶ Gl. (7.1).

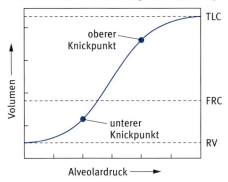

statisches Druck-Volumen-Diagramm einer Lunge

Abb. 7.7: Statische Kennlinie eines *Compliance*-Verlaufes. Dargestellt ist der sigmoidförmige Verlauf des Lungenvolumens über dem Druck an den Alveolen. Unterer Grenzwert für das Volumen ist das Residualvolumen (RV) bei vollständiger (forcierter) Ausatmung, oberer Grenzwert die totale Lungenkapazität (TLC) bei vollständiger Inspiration. Die funktionelle Residualkapazität (FRC) gibt zusätzlich das Lungenvolumen nach normaler Ausatmung an. Die beiden Knickpunkte begrenzen den Bereich, der üblicherweise zur Linearisierung herangezogen werden kann.

Auch die *Compliance* ist in der Realität nichtlinear. Dies liegt einerseits in der **Begrenzung** des **Lungenvolumens** und andererseits in den **sigmoiden** Verläufen **des Volumen-Druck-Zusammenhangs** begründet (▶ Abb. 7.7).

Bei Erkrankungen kann es vorkommen, dass die **Atemlage** unter **Beatmung** so weit nach rechts oben verlagert wird, dass der obere Knickpunkt der Kennlinie aus ▶ Abb. 7.7 überschritten wird. In diesem Fall wird die Lunge aus Sicht des Beatmungsgerätes rasch steifer und erzeugt eine stark ansteigende Last. Dies kann bei **Konstantflow**-Geräten entsprechend ▶ Gl. (7.1) zu deutlichen Druckspitzen an den Atemwegen führen und schnell zur Überschreitung entsprechend gewünschter **Druckgrenzen** führen.

> Den Bereich des Lungenvolumens zwischen Beginn und Ende der Inspiration, bezogen auf das Gesamtvolumen der Lunge, nennt man ▶ **Atemlage**.

Für eine **Modellierung** solcher nichtlinearer *Compliances* bietet sich die Umsetzung der **Sigmoidfunktion** an:

$$V_L\left(P_{\text{alv}}\right) = \frac{a}{1 + e^{-b \cdot P_{\text{alv}}}} + c\,. \tag{7.4}$$

Dabei dienen die frei wählbaren **Parameter** a, b und c zur Verschiebung und Streckung der **Sigmoidfunktion** in den geforderten Bereich.

Die Berücksichtigung von **Nichtlinearitäten** bei der **Modellierung** der Lunge nach ▶ Gleichungen (7.3) und (7.4) überschreitet die Darstellungsmöglichkeiten des Bildbereichs entsprechend ▶ Gl. (7.2). Daher sind diese Ansätze sinnvoll nutzbar in numerischen Simulationen dieser Modelle am Rechner. Weiterhin mögen sie sinnvoll zur **Linearisierung** an einem Betriebspunkt genutzt werden, um im Weiteren einen strukturierten **Reglerentwurf** vorzunehmen. Die Annahme eines **Arbeitspunktes** ist in der Beatmung jedoch häufig stark eingeschränkt, da die **periodische Ladung** und Entladung der Lunge zur Durchschreitung einer großen Menge von **Arbeitspunkten** führt (s. nächster Abschnitt). Es empfiehlt sich also eine Betrachtung von Grenzen angenommener linearer Werte für R_L und C_L, innerhalb derer sich die nichtlinearen Parameter bewegen.

> Die Betrachtung **nichtlinearer Parameter** berücksichtigt wichtige Effekte der **Ventilationsmechanik. Grenzwertbetrachtungen** dieser Nichtlinearitäten ermöglichen dann die Weiterverarbeitung im linearen Bereich zum Reglerentwurf.

7.1.3 Beatmungsmuster

Um den zeitlichen und qualitativen **Verlauf der Beatmung** zu visualisieren und zu beurteilen, werden die Größen **Atemwegsdruck** P_{AW}, **Gasfluss** in die **Atemwege** $\dot{V}_{AW}$ und häufig auch das dynamische **Lungenvolumen** V_L als Graphen aufgetragen. ▶ Abb. 7.8 zeigt einen typischen Verlauf für die volumenkontrollierte Beatmung.

> Das ▶ **Beatmungsmuster** beschreibt den zeitlichen Verlauf eines Atemzyklus der Zeitdauer T_{zyklus} und besteht aus dem Fluss-Zeit-Diagramm, dem Druck-Zeit-Diagramm und dem Volumen-Zeit-Diagramm. Der Atemzyklus umfasst die Inspirationszeit T_i und die Exspirationszeit T_e.

Das **Beatmungsmuster** ist bei der **volumenkontrollierten Beatmung** gekennzeichnet durch die Steuergrößen **Atemzugvolumen** (AZV), Inspirationsflow ($\dot{V}_{soll}$), **Atemfrequenz** (AF), positiver endexspiratorischer Druck (**PEEP**) und **Atemzeitverhältnis** ($IEV = T_i/T_e$). Werden diese Größen am Beatmungsgerät eingestellt, so resultieren daraus die Dauer der **Inspirationspause** T_{pause}:

$$T_{pause} = T_i - \frac{AZV}{\dot{V}_{soll}} \tag{7.5}$$

und das **Atemminutenvolumen** (AMV)

$$AMV = AZV \cdot AF\,;\quad [AMV] = \frac{1}{min}\,. \tag{7.6}$$

Da durch die Vorgabe eines Flusses lediglich der Druck als freie Größe verbleibt, sind charakteristische Werte im Druckverlauf während der volumenkontrollierten Beatmung im Wesentlichen von den **Lungenparametern** abhängig. Dies sind der maximale inspiratorische Druck (Spitzendruck) P_{max} und der **Plateaudruck** am Ende der **Inspirationspause** (Pausendruck) $P_{plateau}$. In ▶ Abb. 7.8 ist auch eine Verschiebung des dynamischen Atemvolumens zu erkennen. Sie ergibt sich aufgrund eines positiven endexspiratorischen Flusses ($\dot{V}_{ee} > 0$). Da die Lungen in der gebotenen Exspirationszeit nicht vollständig entleert werden, verbleibt ein Restvolumen V_{PEEPi} in der **Lunge**.

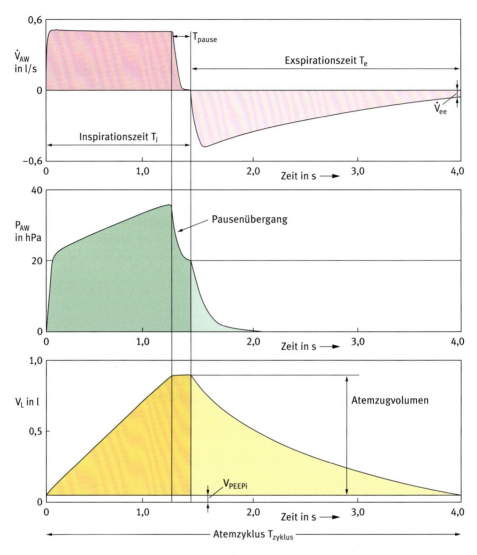

Abb. 7.8: Beatmungsmuster bei einer volumenkontrollierten Beatmung mit einer um V_{PEEPi} verschobenen Lage des Atemzugvolumens aufgrund eines positiv-endexspiratorischen Flusses $\dot{V}_{ee}$.

7.1.4 Beatmungsformen

Ausgehend von dem im vorigen Abschnitt gezeigten **Beatmungsmuster** stellt sich die Frage nach der Realisierung der gewünschten Muster mithilfe eines Beatmungsgerätes.

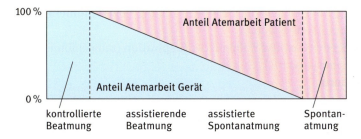

Abb. 7.9: Klassifikation von Beatmungsformen anhand der Anteile der Atemarbeit von Patient und Beatmungsgerät.

> Die ▸**Beatmungsform** beschreibt die Abfolge von **Inspiration** und **Exspiration**, die **Regelgröße** für die Inspiration, Sicherheitsbegrenzungen während der Inspiration, Unterstützungsabstufungen für sponanatmende Patienten und manchmal auch das Verhalten über mehrere aufeinander folgende **Atemzyklen**.

Eine Klassifizierung der **Beatmungsformen** kann hinsichtlich des Unterstützungsgrades bei der Beatmung erfolgen [Oczenski 2008] und durch eine Einordnung anhand der Steuerung des Beatmungsgerätes ergänzt werden [Dietz 2009].

Entsprechend ▸Abb. 7.9 bildet der **Grad der Unterstützung** des Patienten durch das Beatmungsgerät bei der Beatmung ein wichtiges Kriterium zur Unterscheidung von Beatmungsformen. Dabei wird lediglich die inspiratorische **Atemarbeit** betrachtet, weil die **Exspiration** normalerweise passiv erfolgt. Bei der **kontrollierten Beatmung** übernimmt das Beatmungsgerät die inspiratorische Atemarbeit vollständig. Die **unterstützende Beatmung**, auch assistierende, augmentierende oder synchronisierte Beatmung genannt, kommt zum Einsatz, wenn die kontrollierte Beatmung medizinisch nicht sinnvoll ist und reine **Spontanatmung** nicht ausreicht. Unter der „**spontanen Beatmung**" (*engl. spontaneous breathing*) versteht man die Unterstützung der Spontanatmung meist am Ende des Entwöhnungsprozesses des Patienten vom Beatmungsgerät durch einen konstanten Überdruck; dies wird zuweilen auch Atemhilfe genannt. Die zugehörige Beatmungsform wird Beatmung mit kontinuierlichem positiven Atemwegsdruck (*Continuous Positive Airway Pressure*, CPAP) genannt.

Derzeit existieren über 40 verschiedene **Beatmungsformen** mit über 65 unterschiedlichen Namen einschließlich gebräuchlicher Synonyme. Da es entsprechend ▸Gl. (7.1) nur zwei verfügbare physikalische Größen zur Steuerung der Beatmung gibt, nämlich den **Gasfluss** $\dot{V}_{AW}$ oder den Druck P_{AW}, erstaunt die Vielzahl der Beatmungsformen. Wirft man jedoch einen genaueren Blick auf die mögliche **Kombinatorik der Einstellparameter** für die Beatmung, so wird die riesige Menge der Beatmungsformen klar [Dietz 2009]:

- positiv endexspiratorischer Druck (*Positive End-Expiratory Pressure*, **PEEP**)
- inspiratorischer Druck, **Tidalvolumen** AZV oder Inspirationsfluss

- **Drucklimitierung** für volumenkontrollierte Beatmung oder **Volumenlimitierung** für druckkontrollierte Beatmung
- Verlauf von Druck oder **Gasfluss** während der **Inspiration** (rampenförmig, konstant, abfallend, sinusoidal etc.)
- **Beatmungsfrequenz**
- Quotient aus Inspirations- und Exspirationszeit bzw. Inspirationszeit
- Umschaltung zwischen In- und **Exspiration**, auch mittels Trigger aufgrund von Spontanatmung
- Synchronität von mandatorischen Atemzügen mit **Spontanatmung** (Synchronisationsfenster)
- Unterstützungsgrad für assistierte Spontanatemhübe
- Unterstützungsgrad zur Ausatmung zu Beginn der **Exspiration**
- inspiratorische Pause (Nullfluss-Phase am Ende der **Inspiration**).

Regelungstechnisch sind von diesen Parametern insbesondere die direkten **Regelgrößen** für die In- und Exspiration wichtig, also Druck oder Gasfluss. Über diese Parameter, welche die einzelnen Atemzyklen steuern, gibt es noch eine Reihe von Parametern, die zur Steuerung über mehrere **Atemzyklen** hinweg genutzt werden, wie z. B.:
- **Atemzugvolumen** bei druckkontrollierter Beatmung,
- endexspiratorischer Druck (**PEEP**) oder Seufzerbeatmung zur Öffnung eingefallener Lungenareale,
- Anpassung des Niveaus der Druckunterstützung zur **Entwöhnung** von Beatmungspatienten.

Folgende Hierarchisierung steuerungs- und regelungstechnischer Methoden mit zunehmender Komplexität gilt für die Beatmung aus Sicht der Automatisierung:
1. **Steuerung** der Umschaltung zwischen **In- und Exspiration**
2. **Regelung** der **pneumatischen Energie** für In- und Exspiration (Druck- oder Flussregelung)
3. Umschaltung (Steuerung) auf eine notwendige **Limitierung**. Dazu Umschaltung auf eine andere Regelgröße mit möglichst sprungfreiem Übergang
4. **Atemzugsübergreifende Regelung** von sich langsam ändernden oder nicht direkt messbaren Größen
5. Umsetzung von **klinischen Protokollen** (Prozessabfolgen) zur Planung langanhaltender oder komplexer Therapien.

Während die atemzugsübergreifende Regelung beispielsweise für die volumengesteuerte druckkontrollierte Beatmung häufig in Geräten für die Intensivmedizin und den Patiententransport zu finden ist, so bleibt die Umsetzung klinischer Protokolle in die Gerätetechnik noch die Ausnahme, wie z. B. für die Entwöhnung von der Beatmung.

Tab. 7.1: Systematische Untergliederung der Respiratorischen Insuffizienz mit Beispielerkrankungen (modifiziert nach [Dietz 2004]).

		Ventilationsstörungen			Störungen des Lungengewebes
primär			**sekundär**		
obstruktiv	**restriktiv**	**zentralnervös**	**neuro-muskulär**	**Skelett**	
ARI Asthma	ARDS	Atemstillstand	Poliomyelitis	Rippenfraktur	Pneumonie Lungenembolie
CRI COPD	Lungenfibrose	Schlafapnoe-syndrom	Multiple Sklerose	Skoliose Thorax-deformation	Lungenfibrose

ARI – Akute Respiratorische Insuffizienz, CRI – Chronische Respiratorische Insuffizienz, ARDS – Akutes Lungenversagen (Acute Respiratory Distress Syndrome); COPD – Chronisch Obstruktive Lungenerkrankung (Chronic Obstructive Pulmonary Disease).

7.1.5 Respiratorische Insuffizienz

Die ▶**Respiratorische Insuffizienz** wird primär in **obstruktive** und **restriktive** Störungen und sekundär in Erkrankungen des Zentralen **Nervensystems,** neuromuskuläre und **Skeletterkrankungen** aufgeteilt. Neben diesen Beeinträchtigungen der Ventilation führt auch eine Störung der **Diffusion** im **Lungengewebe** zur respiratorischen Insuffizienz.

In ▶Tab. 7.1 sind einige Beispiele für Erkrankungen sowie deren Zuordnung aufgeführt.

Restriktive Störungen

▶**Restriktive Störungen** (Restriktion) führen durch eine **Verminderung der Lungendehnbarkeit** zu einer Verringerung der **totalen Lungenkapazität** (TLC).

Die Lunge wird infolge einer restriktiven Störung steifer oder erreicht schon bei geringeren Volumina den oberen Knickpunkt (vgl. ▶Abb. 7.7) [Ulmer 1998]. Aus regelungstechnischer Sicht bedeutet ein Absinken der *Compliance* C_L, dass der Integralanteil des Lungensystems zunimmt, wie auch in ▶Gl. (7.1) ersichtlich. Ein Vergleich mit ▶Abb. 7.6 zeigt auch, dass eine restriktive Störung bei Erwachsenen die Werte der *Compliance* in den Bereich von Kindern oder gar Kleinkindern verschiebt.

Obstruktive Störungen

Die ▸ **obstruktiven Störungen** (Obstruktion) gehen mit **vergrößerten Atemwegswiderständen** einher und führen in der Regel zu einer **Lungenüberblähung** (**Dilatation**) mit erhöhter Atemarbeit.

Bei einer obstruktiven Störung der Lunge kann z. B. eine Asthmaattacke das Lungenvolumen bis an die TLC führen, so dass keine Atmung oder Beatmung mehr möglich ist [Ulmer 1998]. Das Ansteigen der *Resistance* R_L führt hier zu einem Anstieg des Proportionalteils in der Systemgleichung (7.1). Das bedeutet, dass jede Änderung des Gasflusses von einem Beatmungsgerät in eine größere Druckänderung auf Patientenseite umgesetzt wird. Dies ist insbesondere vor dem Hintergrund der **Lungenprotektion** wichtig: Zum Schutz der Lunge vor einem **Barotrauma** sollen die gewählten Druckbegrenzungen unbedingt eingehalten werden. Der erhöhte Proportionalanteil führt jedoch eher zum Überschwingen des Drucks.

Die eigentliche Herausforderung der obstruktiven Störung liegt in der gleichzeitigen Vermeidung der **Lungendilatation** durch geeignete Wahl von In- und Exspirationszeit und der schnellen Lungenbefüllung während der Inspiration ohne Patientenschädigung. Für diese Optimierung gibt es heute noch keine Automatisierung entsprechend der Hierarchieebene (4) (vgl. ▸ Kap. 7.1.5).

Sekundäre Ventilationsstörungen

Zentralnervöse oder neuromuskuläre Erkrankungen haben weniger Einfluss auf die Atemmechanik der Lunge als vielmehr auf die **Spontanatmung**, die bis zum (vorübergehenden) **Atemstillstand** verringert sein kann. Dies erfordert insbesondere in der Hierarchieebene (1) zur Steuerung von **In- und Exspiration** gute Steuerungsmechanismen zur Erkennung eines verringerten **Atemantriebs** oder gar eines Atemstillstands zur Kompensation durch das Beatmungsgerät.

Störungen des Lungengewebes

Störungen des Lungengewebes haben kaum oder nur verzögert Auswirkungen auf die **Lungenmechanik** und damit auch nicht auf die Hierarchieebenen (1) bis (3) der Automatisierungshierarchie.

Im Sinne der übergreifenden Regelung der Hierarchieebenen (4) und (5) ist es wichtig, dass **Diffusionsstörungen** (Störungen des Gasaustausches) zu einer mitunter dramatischen Verschlechterung der **Oxygenierung**, also der Sauerstoffversorgung des Blutes, führen.

Bei einer übergreifenden Regelung auf z. B. die **Sauerstoffsättigung** (SpO_2) kann eine Verbesserung zunächst durch Erhöhung der inspiratorischen **Sauerstoffkonzen-**

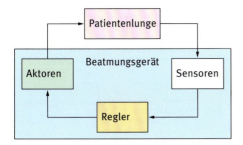

Abb. 7.10: Darstellung des Regelkreises während der Beatmung, bestehend aus Patientenlunge, Sensoren, Regler (mit interner Führungsgröße) und pneumatischen Aktoren.

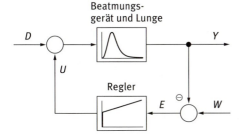

Abb. 7.11: Darstellung des Regelkreises während der Beatmung, bestehend aus geregeltem System (Beatmungsgerät und Lunge) und Regler mit der Regelgröße Y, Führungsgröße W, Regeldifferenz E, Stellgröße U und Störgröße D.

tration des Atemgases, später durch Erhöhung des **Atemminutenvolumens** erzielt werden.

Die medizinisch-biologischen Grundlagen zum Respiratorischen System sind auch in ▶ Band 2, Kap. 2.7 nachzulesen.

7.2 Therapietechnologie

Die im vorangehenden Kapitel genannten Störungen können mithilfe der modernen Gerätetechnik effektiv kompensiert oder therapiert werden. Bei völligem Atemstillstand, z. B. während einer **Anästhesie** oder aufgrund von zentralnervösen Dekompensationen, nimmt anstelle des Atemzentrums (vgl. ▶ Abb. 7.3) ein **Beatmungsgerät** die Rolle des Reglers ein. Systemtechnisch betrachtet besteht ein Beatmungsgerät aus **Sensoren**, **Regelung** und **Aktoren**. ▶ Abb. 7.10 zeigt den schematischen Regelkreis mit Patient.

In der Darstellung von ▶ Abb. 7.11 sind alle Komponenten außerhalb des eigentlichen Reglers zum beeinflussten Gesamtsystem (aufgeschnittener Regelkreis) zusammengefasst.

Zur Analyse des Gesamtsystems ist neben der **Lungenmechanik** nach ▶ Gl. (7.1) auch das Geräteverhalten mit **Sensoren**, **Aktoren** und **Schlauchsystem** zu berücksichtigen. ▶ Abb. 7.12 zeigt den prinzipiellen Aufbau eines Beatmungsgerätes mit Kopplung des Patienten über ein Schlauchsystem.

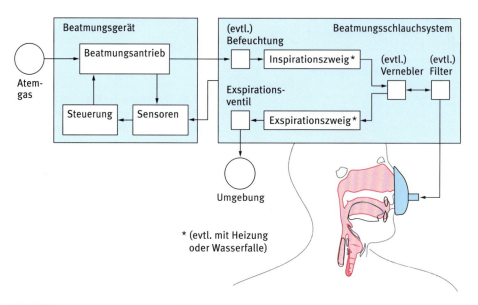

Abb. 7.12: Beatmung mit Atemgasquelle, Beatmungsgerät, Schlauchsystem, Patienteninterface und Patient. Die Pfeile stellen Energie-, Stoff- und Informationsflüsse dar. Vereinfacht dargestellt sind die Informationsflüsse vom Schlauchsystem zu den Sensoren.

Da es grundlegend verschiedene Konzepte zur Verwirklichung eines Beatmungsgerätes gibt, werden im Folgenden die wesentlichen Komponenten eines solchen Gerätes erläutert.

Eine **Klassifikation der Geräte** für Überdruckbeatmung kann anhand mehrerer Kriterien vorgenommen werden. Die Art des Antriebs, das Einsatzgebiet und der Verwendungszweck sind wichtige Unterscheidungsmerkmale. Hinzu kommen verschiedene Schlauchsysteme, Atemzugänge und weiteres Zubehör.

7.2.1 Pneumatische Quellen

Eine maschinelle Beatmung benötigt eine **Energiequelle**, um die Ventilation des Patienten zu gewährleisten.

▶ **Druckgase** (Luft, Sauerstoff und Stickstoff) liefern (neben der eigentlichen Wirkung als „Atemgas") **pneumatische Energie** für die Beatmung z. B. im Notfalleinsatz oder für Patiententransporte, aber auch über fest installierte Infrastruktur in Kliniken. Wechselspannungsnetz oder Batterien liefern hingegen elektrische Energie.

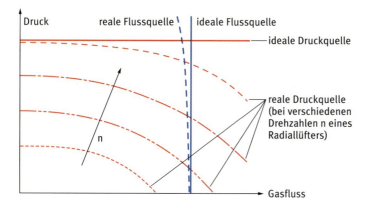

Abb. 7.13: Flussquellen (blau) und Druckquellen (rot) im Druck-Fluss-Diagramm. Ideale Quellen sind durchgezogen dargestellt, reale Quellen gestrichelt bzw. (strich-)punktiert.

Vorteil der Wechselspannung ist die Wartungsarmut der Versorgung. Bei Stromausfall stellen **Druckgase** je nach Flaschengröße und -druck jedoch deutlich mehr Reserven zur Verfügung als Batterien [Oczenski 2008].

Als Antriebsquelle für die Beatmung stehen zum einen **Radialgebläse** zur Verfügung, wie sie hauptsächlich für nichtinvasive Heimbeatmungsgeräte, zunehmend aber auch in der **Intensivmedizin** und **Anästhesie**, genutzt werden. Dabei handelt es sich um **Druckquellen**, d. h., bei schwankender Last bleibt der bereitgestellte Druck nahezu konstant. **Kolbenpumpen**, die sich wie **Flussquellen** (Flowquellen) verhalten, werden hauptsächlich in der Anästhesie, teilweise auch in der Heimbeatmung eingesetzt. Schließlich gibt es noch die **druckgasgetriebenen Quellen**, die je nach Steuerventil zumeist Flussquellen sind und zumeist in der Notfall- und Intensivmedizin eingesetzt werden [Dittmann 1993]. Alle hier genannten Zuordnungen bezüglich Antriebsquelle und Einsatzgebiet stellen die Regel dar, es existieren jedoch zahlreiche Ausnahmen.

> Grundlegend wird bei den Beatmungsantrieben in **Druckquellen** und **Flussquellen** unterschieden. Im Gegensatz zu idealen Quellen haben die realen Quellen Einschränkungen durch Begrenzungen, innere Widerstände und nichtlineares Verhalten.

▶ Abb. 7.13 demonstriert die Zusammenhänge zwischen **Fluss**- und **Potentialgröße** für Flussquellen (blau) und Druckquellen (rot). Dabei wird unterschieden zwischen **idealen Quellen** (durchgezogene Striche) und **realen Quellen** (gestrichelt/punktiert). Übliche therapeutische Wertebereiche sind 0…60 mbar Beatmungsdruck und 0… 180 l/min Gasfluss. ▶ Abb. 7.13 macht deutlich, dass reale Quellen für die Beatmung sich deutlich von idealen unterscheiden können. Insbesondere die **Druckquellen** unterliegen Begrenzungen hinsichtlich des maximalen Gasflusses. **Flussquellen**, die mithilfe von **Druckgasen** realisiert werden, zeigen häufig Kennlinien, die näher am Ideal verlaufen. Bei der Einbindung der pneumatischen Quellen in eine Modellierung sind also gegebenenfalls Rückwirkungen der Last für das Beatmungsgerät in das nichtlineare Verhalten des Antriebes zu berücksichtigen. Beim **Reglerentwurf** spielt die Art der **Gasquelle** auch eine entscheidende Rolle, zumal es mit **Flussquellen** schwierig ist, konstante Drücke zu erzeugen. Entsprechend schwer ist es im umgekehrten Fall, bei **Druckquellen** konstante Flüsse zu erzeugen. Im einfachsten Fall lässt sich mit einer guten Flussquelle der Inspirationsfluss während der Beatmung sogar steuern, wie dies auch bei einfachen druckgasgetriebenen **Notfallbeatmungsgeräten** umgesetzt wird.

7.2.2 Gasdosierung

> Beatmungsgeräte mit Gebläse- oder Kolbenpumpe bieten bereits implizit eine Steuerungsmöglichkeit für die **Gasdosierung** durch Anpassung der Gebläseleistung oder Kolbenkraft.

Entsprechend ihrer Natur als Druckquelle kann es bei Gebläsen zur Umsetzung eines geregelten Flusses notwendig sein, zusätzliche Stellglieder in das Beatmungssystem einzubringen – wie auch zur **Druckregelung** bei Kolbenantrieben. Dazu werden häufig **Ventile** zwischen Antrieb und Geräteausgang eingebracht. Weiterhin können solche zusätzlichen Ventile auch zur Verbesserung der **Regeldynamik** bei trägen Radialgebläsen genutzt werden.

> Moderne Ventiltechnologien umfassen beispielsweise **elektromagnetische Proportionalventile** mit geringen Durchgangsöffnungen, welche zur Steuerung von **Druckgasen** genutzt werden, und elektrodynamische bzw. elektromagnetische **Ventile** mit großen Öffnungen für die zusätzliche Steuerung von Gebläsen oder von Drücken im Bereich der Beatmungsdrücke.

Hysterese, **Serienstreuung**, begrenzte **Dynamik**, Flussbegrenzung und Dichtigkeit sind Einflüsse von Ventilen auf das Systemverhalten. Während die letzten beiden Eigenschaften eher konstruktive Auswirkungen haben, stellen die ersten drei Eigenschaften hohe Anforderungen an die Regelung. Maßnahmen können **Vorsteuerungen**, **robuste Reglerauslegung** oder **Kennlinienprogrammierung** passend zum individuellen Ventil sein [Dietz 2005]. Eine zusätzliche Sensorik zur Messung des Ventil-Stellweges ermöglicht unterlagerte, schnelle Regelkreise zur Minderung dieser Effekte. ▶ Abb. 7.14 zeigt beispielhaft eine Groß- und Kleinsignalhysterese eines **Proportionalventils** mit einer hierzu stückweise passend ausgelegten Linearisierung.

Zur Mischung verschiedener Gasarten, wie sie in der **Intensivmedizin** und **Anästhesie** eingesetzt werden, kommen getrennte elektromechanische Ventile für jede Gasart zum Einsatz. Bei entsprechenden Geräten mit Gebläseantrieb werden ebenfalls

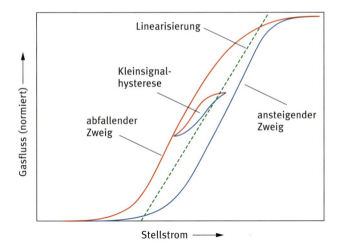

Abb. 7.14: Hysteresedarstellung eines Proportionalventils für große und kleine Signale. Dargestellt sind aufsteigende (blau) und abfallende (rot) Zweige im Hystereseverlauf. Grün gestrichelt eingezeichnet ist eine mögliche Linearisierung der Ventilkennlinie.

solche Ventile zur Dosierung von Druckgasen aus der klinischen Gasversorgung eingesetzt.

Bei der Notfall- und Transportbeatmung stehen für eine **Gasmischung** in der Regel nicht mehrere Gassorten aus Druckquellen zur Verfügung. Für eine Beatmung mit reduzierter O_2-Konzentration wird daher in der Regel **Drucksauerstoff** als Treibgas für pneumatische **Venturidüsen** genutzt, um Umgebungsluft anzusaugen. Damit kann die O_2-Konzentration von knapp 100 % auf bis zu 40…50 % verringert werden. Da Venturidüsen üblicherweise eine ausgeprägte **Gegendruck**- und **Gasflussabhängigkeit** aufweisen, stellen derzeitige Lösungen zumeist nur einen Kompromiss zwischen Konzentrationsverringerung, Patientendruck und inspiratorischem Gasfluss dar [Dietz 2005].

Eine grundsätzliche Herausforderung von ▸ **Gasmischern** ist die Tatsache, dass es sich um **Mehrgrößensysteme** handelt. Die beiden Sollgrößen **Druck** oder (**Fluss/Flow**) einerseits und **Gasmischungsverhältnis** andererseits ergeben ein **gekoppeltes** ▸ **System**. Einstellungen an der Konzentration haben normalerweise Auswirkungen auf die **Führungsgröße** der Beatmung (Druck bzw. Fluss/Flow) und umgekehrt.

Hier bieten sich unterschiedliche **Reglerdynamiken** für die jeweiligen Regler oder Entwurfsmethodiken für entkoppelte Regler an [Dietz 2005]. Zusätzliche Herausforderungen ergeben sich, wenn z. B. Umgebungsluft über ein **Radialgebläse** und **Drucksauerstoff** über **Proportionalventile** gemischt werden sollen, da hierbei Druck- und Flussquellen parallel für den Antrieb eingesetzt werden (s. a. ▸ Kap. 7.3.2).

7.2.3 Atemkreise/Schlauchsysteme

▶ **Geschlossene Atemkreise** sind insbesondere in der Anästhesie wichtig. Dabei werden die **Narkosegase** durch Rückführung der Exspirationsgase im Atemkreis gehalten, das notwendige **Frischgasgemisch** (O_2, N_2) wird dem Kreis hinzugefügt und Kohlendioxid wird mithilfe von **Löschkalk** (Calciumhydroxid in gepressten (Halb-)Kugeln) absorbiert. Bei offenen Atemkreisen wird das Exspirationsgas an die Umgebung abgegeben.

Die Verbindung zwischen Beatmungsgerät und -zugang wird durch ein flexibles **Schlauchsystem** hergestellt. Dabei gibt es **Zweischlauchsysteme**, hauptsächlich bei den Geräten der Intensivmedizin und in der Anästhesie, getrennt nach Inspiration und Exspiration. Bei **Einschlauchsystemen** wird – zur Vermeidung einer CO_2-Rückatmung aufgrund des Schlauchvolumens – die Exspirationsöffnung patientenseitig am Beatmungszugang positioniert [Dietz 2005]. Schlauchsysteme beeinflussen durch Länge, Volumen, Elastizität und Formgebung der Schlauchwände maßgeblich die Beatmungsgüte. Daher sind bei Reglerentwurf und -verifikation alle vorgesehenen Schlauchsysteme zu berücksichtigen. So kann beispielsweise ein Schlauchsystem für ▶ **Neonaten-Beatmung** mit zu großer Rauigkeit der Schlauchwand die Gesamt-*Resistance* so weit erhöhen, dass kleine Neugeborene nicht mehr sicher beatmet werden können. Weiterhin führen zunehmende Schlauchlängen zu vergrößerten **Totzeiten** im geschlossenen Regelkreis und das System gerät somit immer näher an seine ▶ **Stabilitätsgrenze**.

Aktive Atemgasbefeuchter mit beheiztem Wasserreservoir werden inspiratorisch eingesetzt, um das Austrocknen der Atemwege bei lang andauernder Beatmung zu vermindern. Oftmals wird diese Komponente ergänzt durch **beheizte Schlauchsysteme**, um übermäßige **Kondensation** im Schlauch zu verhindern. Alternativ können In- und Exspirationsschlauch auch mit **Wasserfallen** ausgerüstet werden, um **Beatmungsartefakte** durch große Wasseransammlungen im Schlauch zu verhindern. **Passive Befeuchtungssysteme** sind in patientennah eingesetzten HME-Filtern (*engl. Heat Moisture Exchange*) umgesetzt, welche die bei der Exspiration kondensierte Feuchtigkeit bei der nächsten Inspiration erneut an das Atemgas abgeben. Aktive Atemgasbefeuchter erhöhen die *Compliance*, passive die *Resistance* des gesamten Schlauchsystems.

Invasive Beatmungszugänge werden per **Tracheotomie** (Luftröhrenschnitt) oder per **Tubus** in die Luftröhre vorgenommen. ▶ **Nichtinvasive Zugänge** sind **Nasenmasken**, **Gesichtsmasken** oder auch **Beatmungshelme**. In der Intensivmedizin dominiert die Gesichtsmaske, in der Heimbeatmung die Nasenmaske. Die Gesichtsmasken verhindern in erster Linie Mundleckagen, jedoch auch Kommunikation und Nahrungsaufnahme, und bieten einen geringeren Komfort [Schönhofer 2002]. Vor allem die invasiven Beatmungszugänge führen mit abnehmenden Durchmessern zu überproportional wachsenden Widerständen R im **Schlauchsystem**, da der Druckabfall nach dem HAGEN-POISEUILLEschen Gesetz reziprok zur vierten Potenz des

Radius r zunimmt:

$$R \sim \frac{1}{r^4}.$$
(7.7)

> Die ▸ **nichtinvasiven Beatmungszugänge** bereiten bei der Beatmung Probleme im Gasaustausch durch große **Toträume**, was zur mangelnden CO_2-Auswaschung führen kann, bzw. durch **Leckagen**, welche die Messung und Regelung des applizierten Atemvolumens erschweren.

7.2.4 Sensoren

> Als **Sensoren** für die beatmungstechnisch wichtigsten Größen Druck und Gasfluss stehen **Druck-** und **Gasflussaufnehmer** mit unterschiedlichen Wirkprinzipien zur Verfügung, z. B. die Flussmessung mit **Differenzdruckverfahren** oder **Hitzdraht**. Zusätzlich werden zur Messung der Atemgaskonzentration für die Regelung geräteseitig **Sauerstoffsensoren** eingesetzt.

Für die Überwachung der **Sauerstoffsättigung** des Patienten haben sich Fingersensoren mit Lichtabsorptionsmessung durchgesetzt. Weiterhin findet die Messung der exspiratorischen **CO_2-Konzentration** mittels der nichtdispersiven Infrarotspektroskopie statt. Neue Technologien wie die **Elektroimpedanztomographie** (EIT) wie im DRÄGER PULMOVISTA ermöglichen schließlich klinisch validiert die Darstellung der Ventilation einzelner Lungenbereiche. Zusammenfassend werden bei routinemäßiger Beatmung insbesondere die außerhalb des Körpers (**nichtinvasiv**) verfügbaren Größen benutzt. **Invasive Messmethoden** werden, wenn auch selten, in der Intensivmedizin angewandt.

Da die Steuerung von nahezu allen modernen Beatmungsgeräten auf **Mikroprozessoren** beruht, werden die Messgrößen abgetastet und liegen damit **zeit-** und **wertediskret** zur Weiterverarbeitung bereit (vgl. ▸ Kap. 2.1.2). Wertebereich und -auflösung der einzelnen Größen lassen sich über äußere Anforderungen und Berechnungen der **Fehlerfortpflanzung** festlegen. Die für die Regelung noch wichtigere **Abtastfrequenz** sollte für einen quasikontinuierlichen Betrieb während der Beatmung bei mind. 100 Hz liegen; in Einzelfällen, z. B. für die Druckregelung mit einer Flussquelle, können zur Erreichung der geforderten **Regelgüte** Abtast- und Stellfrequenzen von mehr als 1 kHz sinnvoll sein. Bei kritischen Sensoren, wie z. B. Flusssensoren nach dem **Ultraschallmessverfahren**, sind mitunter Überabtastungen notwendig, um **Aliasing-Effekte** durch die nahezu ideale Abtastung dieser Sensoren zu vermeiden.

> Durch ▸ **Aliasing** entstehen Fehler in Messsignalen aufgrund einer Unterabtastung von Signalen mit Frequenzinhalten, die mehr als die halbe Abtastfrequenz betragen.

7.2.5 Geräteklassen

Beatmungsgeräte teilen sich entsprechend ihrer Verwendungsumgebung auf und unterscheiden sich sowohl preislich als auch bezüglich ihrer Ausstattung und Leistungsfähigkeit extrem. Von einem simplen CPAP-Schlaftherapiegerät für wenige 100 € bis zum voll ausgestatteten Anästhesiearbeitsplatz für mehrere 10 000 € sind alle denkbaren Abstufungen von weltweit mehreren Herstellern verfügbar.

Im häuslichen Bereich kommen vor allem die günstigen **Schlaftherapiegeräte** zum Einsatz. Sie weisen Radialgebläse, **Einschlauchsysteme** mit Auslasssystem ohne Ventil und max. einen **Drucksensor** auf. Weiterhin sind für Patienten mit zentralnervösen oder neuro-muskulären Erkrankungen **Heimbeatmungeräte** im Einsatz, um die Atmung vorübergehend oder dauerhaft zu unterstützen. Auch hier kommen in der Regel **Radialgebläse**, Ein- oder **Zweischlauchsysteme** und eine Mehrzahl an Druck- und/oder **Flusssensoren** zum Einsatz. Da die Geräte z. T. auch lebenserhaltend eingesetzt werden, sind umfangreiche Maßnahmen zur Alarmierung und Erhöhung der Gerätezuverlässigkeit implementiert.

In der Primärrettung kommen von einfachen, flussgesteuerten **Notfallbeatmungsgeräten** bis hin zu komplexen **Transportbeatmungsgeräten** mit vielfältigen Beatmungsformen unterschiedlichste Modelle zum Einsatz, die sich insbesondere durch ihre Robustheit auszeichnen.

Im klinischen Umfeld findet sich die größte Vielfalt von Geräten: Zu den im vorigen Absatz beschriebenen Geräten für Notsituationen werden in der Intensivtherapie breit ausgestattete **Intensivbeatmungsgeräte** eingesetzt, die sich durch ihre hohe Regelgüte, die Möglichkeit zur Dauerbeatmung über mehrere Wochen bis Jahre und mannigfaltige Monitoring- und Diagnosefähigkeiten auszeichnen. Weiterhin beherrschen einige dieser Geräte spezielle Verfahren z. B. zum Entwöhnen von langzeitbeatmeten Patienten oder die **Hochfrequenzbeatmung**, welche ähnlich zur Hechelatmung den Gasaustausch über Diffusion ermöglicht und dabei die Lungen vor hohen Beatmungsdrücken schützt. Spezialanfertigungen sind für den Einsatz am **Magnetresonanztomographen** geeignet durch die Wahl nichtmagnetischer Werkstoffe. Schließlich bieten neuere Geräte nicht nur die Anbindung an ein System zur Alarmierung des Krankenhauspersonals, sondern auch vielfältige Möglichkeiten zur **Fernüberwachung** und Archivierung von Behandlungsdaten. Anbindungen an spezielle Computerprogramme zur Diagnoseunterstützung ermöglichen eine Vereinheitlichung und Objektivierung von Behandlungsentscheidungen.

Operationsbegleitend kommen überwiegend **Anästhesiegeräte** zum Einsatz (vgl. ▶Kap. 8), die über die Beatmung hinaus die Verabreichung und Messung von **Narkosegasen** beherrschen. Bei Eingriffen über die Atemwege steht zusätzlich das Verfahren der **Jetventilation** in speziellen Geräten zur Verfügung. Hierbei wird über einen speziellen ▶**Katheter** (Hohlrohr) Atemgas mit hoher Geschwindigkeit in Richtung Lunge eingebracht. Meist in Kombination mit hohen Dosierfrequenzen wird so eine ausreichende Ventilation, bei gleichzeitig freier Sicht und Manövrierfähigkeit im Bereich der oberen Atemwege, ermöglicht.

In Extremsituationen, z. B. bei Ertrinkungsopfern oder Patienten mit fortgeschrittener Lungenentzündung, ist eine Beatmung über die Lungen nicht mehr sinnvoll, da über das Lungengewebe kein ausreichender Gasaustausch mehr stattfinden kann. In diesem Fällen kann der Einsatz eines Gerätes für **ECMO** (*Extracorporeal Membrane Oxygenation*) zur externen **Membranoxygenierung** helfen (s. a. ▸ Kap. 9). Hierzu werden große Venen und Arterien punktiert und, ähnlich zu einer Herz-Lungen-Maschine, O_2 und CO_2 an einer technischen Membran ausgetauscht. Solche Geräte sind heute auch für den mobilen Einsatz verfügbar.

7.2.6 Beatmungssynchronisation

> Die ▸ **Synchronisation** zwischen Beatmungsgerät und einem spontanatmenden Patienten ist hinsichtlich der Effizienz der Unterstützung kritisch: Wird der Beginn einer Inspiration durch den selbst atmenden Patienten zu spät durch das Gerät detektiert und durch entsprechend abgegebene Pneumatikleistung unterstützt, so ist die vom Patienten geleistete Atemarbeit höher als nötig oder gefordert.

Eine solche **Asynchronität** kann bis hin zu einer völligen **Gegenatmung** eskalieren: Das Beatmungsgerät beatmet in der Phase, in der der Patient ausatmen möchte.

In erster Linie handelt es sich hier um eine Frage der zuverlässigen Erkennung der Atemphasen des Patienten und um eine Steuerungsaufgabe. Trotz der Wichtigkeit dieser Thematik für die Beatmungstechnik sei hier auf die weiterführende Literatur verwiesen.

7.3 Automatisierung und Regelungskonzepte

Bei aller Vielfalt von Gerätemodellen und Einsatzzwecken kann die Aufgabe der Beatmung, wie bereits in ▸ Kap. 7.1.4 dargestellt, dennoch in kleine **Teilaufgaben** untergliedert werden. So kann stückweise die In- und Exspiration erst gesteuert und dann geregelt werden. Später können zusätzliche Methoden zur **Begrenzung** von gefährdenden Größen und übergeordnete Beatmungsziele in Angriff genommen werden, indem weitere Steuerungselemente und Hierarchieebenen in die Software zur Beatmungsautomatisierung eingebaut werden. Ob dabei zur Implementierung eingebettete Methoden wie **Strukturumschaltungen** oder entkoppelbare Lösungen wie die **Kaskadenregelung** (vgl. ▸ Kap. 2) zur Beeinflussung der inneren Führungsgröße zum Einsatz kommen, spielt hierbei keine Rolle.

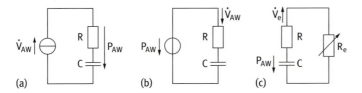

Abb. 7.15: Stark vereinfachte elektrische ESB einer Einkompartiment-Lunge unter Beatmung für (a) Inspiration mittels Flussquelle, (b) Inspiration mittels Druckquelle und (c) passive Exspiration mit steuerbarem Exspirationsventil (R_e). Dargestellt sind die Lungenresistance R_L, Lungencompliance C_L, der Atemwegsdruck P_{AW} und der Gasfluss $\dot{V}_{AW}$.

7.3.1 Eingrößenregelungen

> Als **primäre Regelgrößen** während der Inspiration sind der **Beatmungsdruck** P_{AW} oder der **Gasfluss** in die **Atemwege** $\dot{V}_{AW}$ verfügbar. Während der Exspiration wird der endexspiratorische Druck (**PEEP**) geregelt. Für die In- und Exspiration ergeben sich aus Sicht des Beatmungsgerätes mit Exspirationsventil **zwei völlig unterschiedliche Systeme**, da die Exspiration durch die anderen Strömungswege nicht an das Beatmungsgerät pneumatisch rückgekoppelt ist.

▶ Abb. 7.15 zeigt **elektrische Ersatzschaltbilder** (ESB) für die Inspiration jeweils mit Fluss- und Druckquelle sowie die passive Exspiration über einen verstellbaren Widerstand. Dieser Widerstand wird durch das Stellglied **Exspirationsventil** gebildet. Ein Vergleich mit ▶ Abb. 7.12 veranschaulicht am Beispiel des **Zweischlauchsystems** die beiden unterschiedlichen Gaswege über In- und Exspirationsschlauch während dieser beiden Atemphasen.

> Bei geringen Anforderungen an das Gerät bzw. besonders gut ausgeprägten Quellen können die Regelgrößen **gesteuert** werden. Die Steuerung wird beispielsweise bei einfachen **Notfallbeatmungsgeräten** (**Flusssteuerung** mittels Flussquelle) und sehr einfachen Schlaftherapiegeräten (**Drucksteuerung** mittels Druckquelle) umgesetzt.

Spätestens bei der Führung der jeweils zweiten Systemgröße sind jedoch **geschlossene Regelkreise** mit Sensoren und Stellgliedern wie in ▶ Kap. 7.2 beschrieben notwendig.

Als Regler für die meisten Einsatzgebiete hat sich in der Beatmungstechnik der PI-Regler mit Maßnahmen gegen Integratorüberlauf in **Stellbegrenzungen** bewährt. Diese **Anti-Reset-Windup**-Maßnahmen (ARW) halten in dem Falle, dass eine Stellgröße sich in seiner Begrenzung befindet, die Integratorwerte konstant und ermöglichen nötigenfalls eine sofortige Reaktion bei Verlassen der Stellbegrenzung. D-Anteile haben sich nur stellenweise bewährt, da sie häufig zu unerwünschtem Überschwingen des Atemwegsdrucks führen.

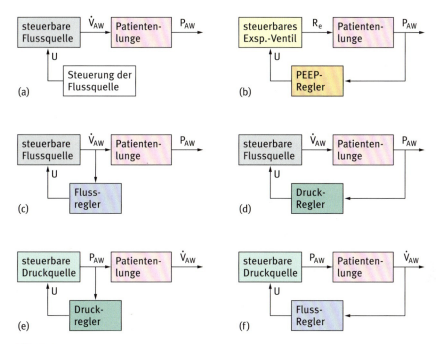

Abb. 7.16: Steuerung einer simplen Flowquelle (a) und Eingrößenregler für die Beatmung (b–f): (b) exspiratorischer Druckregler; (c) Flowregler mit Flowquelle; (d) Druckregler mit Flowquelle; (e) Druckregler mit Druckquelle; (f) Flowregler mit Druckquelle.

Trotz ähnlichen Lungenverhaltens bei In- und Exspiration sind unterschiedliche Regler für die in- und exspiratorische **Druckregelung** zu entwerfen, da sich die geschlossenen Systeme, wie in ▶ Abb. 7.15 bereits dargestellt, stark voneinander unterscheiden.

Die grundlegenden **Eingrößenregler** sind in ▶ Abb. 7.16 mit stark vereinfachten Elementen dargestellt.

Aufbauend auf diese Basisregler können weitere Konzepte mit Eingrößenregelung umgesetzt werden:
- **Druckbegrenzung** während flussgeregelter Inspiration bei Erreichen einer oberen oder unteren Druckgrenze
- **Flussbegrenzung** während druckgeregelter Inspiration bei Erreichen einer unteren Flussgrenze zur Garantie eines minimalen Atemzugvolumens
- **Adaption** an verschiedene Schlauchsysteme und/oder Lungenparameter, stammend aus einer Analyse des Beatmungsgerätes oder einer Benutzereingabe
- Regelung auf virtuelle Regelgrößen, wie z. B. bei der **automatischen Tubuskompensation** (*Automatic Tube Compensation*, **ATC**). Hier wird bei bekannter, nichtlinearer Tubusresistance über Beatmungsdruck und Gasfluss auf den Druck in der Lunge umgerechnet.

- für die **Beatmungsform** *Proportional Pressure Support* (**PPS**) wird während einer druckgeregelten Inspiration die Führungsgröße Druck im Verhältnis zur abhängigen Variable (Gasfluss oder integriertes Volumen) angepasst. Diese positive Rückkopplung wird genutzt für eine automatische Adaption der Atemunterstützung an den Bedarf des Patienten, so dass die sich ergebende relative Unterstützung immer gleich bleibt.
- **neuronal gesteuerte Beatmung** (*Neurally Adjusted Ventilatory Assist*, **NAVA**): Hierbei wird quasi PPS umgesetzt, jedoch nicht mit Gasfluss oder Atemvolumen als Messgröße, sondern mittels einer über eine modifizierte Magensonde gemessenen **Zwerchfellaktivität**. Der Vorteil dieser Umsetzung liegt in der unverzögerten **Synchronisation** mit dem Patienten, der Nachteil in der invasiven Messart der Zwerchfellaktivität.

7.3.2 Mehrgrößenregelungen

Bei der zeitgleichen Regelung der **Inspiration** und der **Gaskonzentration** besteht die Herausforderung in der **Mehrgrößenregelung** von Druck (oder Gasfluss) und Gaskonzentration. Im Falle von **Flussquellen** mit Ventiltechnik und gesteuertem **Exspirationsventil** lässt sich die Komplexität dieser Aufgabe durch **Entkopplung** reduzieren.

Zwei übliche Methoden der Entkopplung seien hier am Beispiel zweier Gasarten skizziert:

1. Die **Ventile** für beide Gasarten werden über getrennte **Flusssensoren** überwacht. Die Aufgabe der Konzentrationseinstellung wird auf eine Vorgabe eines **Flussverhältnisses** für beide Gase reduziert. Zwei **Eingrößenregler** mit getrennten Führungsgrößen steuern die Ventile an.
2. Beide Gasarten werden in ein **Gasreservoir** gemischt und dort über einen Gassensor überwacht. Schließlich wird das Gasgemisch über ein einzelnes Ventil in Richtung Patient dosiert. Die Flussregelung geschieht hier mit einem Eingrößenregler.

Beide Lösungen haben spezielle Systemnachteile auszugleichen: Im ersten Fall müssen die Flusssensoren über große Bereiche messen, um z. B. Luft und Sauerstoff auch bei ca. 21…25 % und bei knapp 100 % **Sauerstoffkonzentration** über einen großen Flussbereich des Gasgemischs sicher dosieren zu können. Im zweiten Fall benötigt man ein entsprechendes Volumen im Gerät zur **Gasmischung** und eine Druckgasversorgung, um im **Gasreservoir** mit einem Druck deutlich unterhalb des Versorgungsdrucks ausreichend pneumatische Energie für die Dosierung des Gasgemisches zur Verfügung zu stellen. Weiterhin bereitet hier die schnelle Umstellung des Gasgemisches auf andere Konzentrationen Probleme, da das Gasreservoir Änderungen erst verzögert am Dosierventil für die Beatmung bereitstellt.

Im Falle einer **Druckregelung** kann bei Geräten mit Druckgasversorgung Methode 2 der **Entkopplung** ebenso eingesetzt werden. Methode 1 bereitet insofern zusätzliche Schwierigkeiten, als dass der Gesamtfluss an Atemgas erst aus der Druckregelung gemeinsam mit der Last (**Schlauchsystem**, Patientenlunge etc.) resultiert. Hier bietet es sich an, das dominierende Ventil (mit dem größeren Fluss) für die Druckregelung zu nutzen und das zweite Ventil mit geringerem Fluss mit einer Folgeregelung für den Verhältnisfluss einzusetzen. Meist leiden die **Regeldynamik** oder die Güte der Gaskonzentration unter dieser Struktur.

Im Falle gebläsegetriebener Geräte mit O_2-Mischung besteht die besondere Aufgabe der gleichzeitigen Dosierung aus einer Druck- und Flussquelle, da der Sauerstoff in der Regel über Druckgasflaschen zur Verfügung steht. Hier bietet es sich ähnlich zu Methode 1) für die **Druckregelung** an, aus dem Gesamtfluss des Gasgemisches den notwendigen Sollwert für die O_2-Dosierung zu bestimmen. So wird das O_2-Ventil in dieser Konstellation für die inspiratorische Druck- und Flussregelung mit einem Flussregler betrieben. Der Entwurf eines richtigen Mehrgrößenreglers gestaltet sich schwierig, da die Stellglieder und die Systemlast z. T. stark nichtlinear sind.

7.3.3 Atemzugübergreifende Regelungen

Die immer beliebtere und zum guten Teil als nützlich für den Patienten erwiesene **druckkontrollierte Beatmung** hat in der klinischen Praxis einen entscheidenden Nachteil: Ändert sich der Lungenzustand, z. B. durch Verlegung der Atemwege, oder verringert sich bei spontan atmenden Patienten der Atemantrieb, so ändert sich bei konstantem Beatmungsdruck und gleichbleibender Atemfrequenz sowie Inspirationszeit auch das Atemzugvolumen und damit die **Gesamtventilation** des Patienten.

Bei Geräten mit entsprechendem **Volumenmonitoring** (mittels **Flusssensoren**) kann dieser prinzipielle Nachteil der **Druckregelung** während der Inspiration überwunden werden, indem von Atemzug zu Atemzug das erzielte Atemzugvolumen aus dem gemessenen Flusssignal bestimmt wird und anschließend bei Abweichungen der Beatmungsdruck angepasst wird. Der Anwender gibt bei diesem Ansatz neben dem maximalen Beatmungsdruck auch das gewünschte Atemzugvolumen an.

Diese Methode wird in verschiedenen Geräten umgesetzt und mit leichten Varianten in der technischen Umsetzung unterschiedlich benannt: Dräger AutoFlow, bei anderen Herstellern auch **PRVC** (*Pressure Regulated Volume Control*).

Bei diesem Ansatz werden neben **Heuristiken** auch Regleralgorithmen implementiert.

> ▶**Heuristik** (*griech. euriskein* – finden, entdecken) stellt die Lehre von Verfahren, Probleme zu lösen dar: ein analytisches Vorgehen zur Erstellung empirischer Verfahren mit unvollständigem Wissen.

Dazu ist es wichtig festzuhalten, dass je Atemzug ein neuer Messwert ermittelt und eine neue Stellgröße durch den Regler umgesetzt wird. Somit handelt es sich um einen **ereignisdiskreten Regler**, da die Atemfrequenz frei durch den Anwender wählbar ist.

Basierend auf dieser Methode geht die Beatmungsform **ASV** (*Adaptive Support Ventilation*) noch einen Schritt weiter und verlangt vom Anwender anstelle der Eingabe eines Atemzugvolumens die Eingabe des **Atemminutenvolumens**. Das Gerät wählt dann entsprechend der Vermessung der **exspiratorischen Zeitkonstante** eine Atemfrequenz aus, die nach der Formel von OTIS die **geringstmögliche Atemarbeit** ermöglicht [Otis 1950]. Anschließend wird aus der Division des Atemminutenvolumens durch die ermittelte Beatmungsfrequenz das notwendige Atemzugvolumen ermittelt. Dieses wird anschließend wie oben beschrieben über eine atemzugweise Regelung des Beatmungsdrucks eingestellt.

7.3.4 Weiterreichende Beatmungsstrategien

Oberhalb der Druck-/Flussregelung und der atemzugübergreifenden Regelung greift die Ebene der **Planung einer Beatmungstherapie**, z. B. um Patienten über Stunden oder Tage von der maschinellen Beatmung zu entwöhnen und zu entscheiden, wann der Patient extubiert werden kann. Solche langwierigen Prozesse, im klinischen Umfeld **Protokolle** genannt, werden klassischerweise durch intensiven Personaleinsatz und häufige Anpassungen der Beatmungseinstellung bewältigt. Der Anwender ist hier also Planer und Regler.

Um diese schwierige (und teure) Arbeit zu unterstützen oder zu übernehmen, setzt DRÄGER SMARTCARE/PS ein automatisiertes **Entwöhnungsprotokoll** um. Im Verlauf dieses Protokolls wird automatisch die Unterstützung durch das Gerät reduziert, solange der Patient diese Reduktion durch eigene Atemarbeit übernehmen kann. Bei Erreichen eines Zielwerts wird der Versuch einer reinen Spontanatmung initiiert und überwacht. Bei Erfolg empfiehlt das Gerät die **Extubation** des Patienten.

Unter Berücksichtigung von verschiedenen Grunderkrankungen wird die automatische **Entwöhnung** mithilfe eines **Neuronalen Netzes** (vgl. ▶ Kap. 2) gesteuert. Zur Speisung des Netzes werden neben den Grunderkrankungen und dem Körpergewicht regelmäßig Messwerte des Atemzugvolumens, der spontanen Atemfrequenz und des **endtidalen CO_2-Wertes** (CO_2 am Ende einer Exspiration) genutzt.

Das Neuronale Netz wurde mithilfe von ärztlichen Experten „trainiert". Das Verfahren ist in mehreren klinischen Studien erprobt und bewährt sich unter den Aspekten der Kosten, der Entwöhnungszeit und der Sicherheit der Extubationsempfehlung.

Basierend auf dem Beatmungsmodus ASV (s. o.) werden bei HAMILTON INTELLI-VENT-ASV der **endtidale CO$_2$**-Wert und die Sauerstoffsättigung (**SpO$_2$**) genutzt, um übergreifend nicht nur wie bei ASV das Tidalvolumen und die Atemfrequenz zu adaptieren, sondern auch die **Oxygenierung** im Blut über die Kontrolle der O$_2$-Konzentration im inspiratorischen Atemgas und das Niveau des PEEP, welcher ebenfalls Einfluss auf die Oxygenierung hat.

Auch bei diesem Ansatz werden klinische Protokolle zur Therapie von **ARDS**, zur **Eröffnung von geschlossenen Lungenarealen** und zur **Entwöhnung** automatisiert.

Quellenverzeichnis

Dietz F.: Flowregelung für die nicht-invasive Beatmung unter Berücksichtigung von Maskenleckage und Spontanatmung. Düsseldorf: VDI-Verlag 2004.

Dietz F.: Grundlagen der Beatmungstechnik. In: Werner J (Hrsg.): Kooperative und autonome Systeme der Medizintechnik. München: Oldenbourg Verlag 2005

Dietz F.: Mechanical Ventilation: Much Ado about Ventilation Modes. In: Dössel O., Schlegel W. C., (Hrsg.): World Congress on Medical Physics and Biomedical Engineering. Vol. 25/XIII IFMBE Proceedings. München: Springer 2009: 193–196.

Dittmann M.: Respiratoren in der klinischen Praxis. Berlin: Springer 1993.

Elliott M., Ambrosino N.: Noninvasive Ventilation: A Decade of Progress. Eur. Resp. J. 19(2002): 587–589.

Geddes L. A.: Retrospectroscope, The History of Artificial Respiration. IEEE Eng. Med. Biol. 2007: 38–41.

Otis A. B., Fenn W. O., Rahn H.: Mechanics of breathing in man. J. Appl. Physiol. 2(1950): 592–607.

Schönhofer B., Sortor-Leger S.: Equipment needs for noninvasive mechanical ventilation. Eur. Resp. J. 20(2002): 1029–1036.

Ulmer W.: Lungenfunktionsmanual – Nach den Richtlinien der Deutschen Gesellschaft für Pneumologie. Stuttgart: Thieme 1998.

Verzeichnis weiterführender Literatur

Oczenski W. (Hrsg.): Atmen – Atemhilfen; Atemphysiologie und Beatmungstechnik. Stuttgart: Thieme 2008.

Werner J. (Hrsg.): Kooperative und autonome Systeme der Medizintechnik. München: Oldenbourg Verlag 2005.

Auswahl von Herstellerfirmen

DRÄGER MEDICAL   http://www.draeger.de
HAMILTON MEDICAL   http://www.hamilton-medical.com
WEINMANN GERÄTE FÜR MEDIZIN   http://www.weinmann.de

Testfragen

1. Wie lautet die Differentialgleichung einer Einkompartiment-Lunge mit nichtlinearer *Resistance R*?

2. Wie lautet die dazu passende Linearisierung in einem von Ihnen gewählten Arbeitspunkt?

3. Nach welcher Methode kann eine lineare Annäherung einer nichtlinearen Volumen-Druck-Kurve (*Compliance*) gewonnen werden?

4. Wie lautet das Modell eines Radialgebläses bei fester Drehzahl, wenn die Kennlinie im Druck-Fluss-Diagramm durch eine abfallende Gerade festgelegt ist? Wie ist der Zusammenhang mit einer idealen Druckquelle?

5. Wie lautet die LAPLACE-Transformierte des Gasflusses auf einen Drucksprung für dieses Modell mit Einkompartiment-Lunge?

6. Mittels welcher Modellerweiterung lässt sich der Effekt der *Pendelluft* wiedergeben?

7. Erstellen Sie ein Blockschaltbild für einen geschlossenen Regelkreis für die Inspiration mit Druckregelung. Verwenden Sie dazu zwei Gasarten und zwei Dosierventile. Welche Reglerstruktur eignet sich?

Olaf Simanski

8 Narkosetechnik

Zusammenfassung: Die Behandlung vielfältiger Erkrankungen ist mit einem operativen Eingriff verbunden. Der größte Teil dieser Eingriffe erfolgt in einer sogenannten Vollnarkose. Für den Patienten endet im Idealfall die Erinnerung an die Operation (OP) im OP-Vorbereitungsraum. Er schläft ein und erlangt sein Bewusstsein nach erfolgreicher OP im Aufwachraum oder Behandlungszimmer wieder. In der Zwischenzeit begibt er sich in die Obhut des Anästhesisten, der die Aufgabe hat, den Kreislauf des Patienten während der OP zu überwachen und ihn adäquat mit Sauerstoff und Narkose- bzw. Schmerzmittel zu versorgen. Ein Narkosegerät hilft ihm dabei. Es existieren unterschiedliche Konzepte zur Bereitstellung der benötigten Atemgase sowie der Schmerz- und Narkosemittel. So kann der Anästhesist je nach OP-Art und Patientenstatus zwischen einer reinen Gas- oder einer Kombinationsnarkose wählen. Erste Konzepte zur automatisierten Medikamentengabe gewinnen immer mehr an Zuspruch.

Abstract: The treatment of various diseases requires surgical procedures. The majority of these interventions are performed in a so-called state of general anesthesia. Ideally, the patient's memory of the operation ends in the pre-operating room: he falls asleep and gains his consciousness back after successful surgery. In the meantime, an anesthesiologist takes care of the patient. With assistance of an anesthesia machine, he monitors the patient's circulation during surgery and provides adequate doses of oxygen and anesthetics or analgesics. Different approaches are used for the delivery of respiratory gases as well as opioids and analgesics; thus, the anesthesiologist can select between a pure gas and a combination anesthesia, depending on the type of surgery and the patient's condition. Initial concepts for automated administration of medication are becoming increasingly popular.

Die Anästhesie ist eine noch relativ junge medizinische Wissenschaft. Ihre Anfänge datieren auf das Jahr 1846, als WILLIAM T. G. MORTON die erste **Äthernarkose** erfolgreich durchführte. Wurde seinerzeit nur ein Medikament, nämlich Äther (Diethylether), für die Narkose eingesetzt, so nutzt der Anästhesist heute eine Kombination aus mehreren Medikamenten, um eine optimale Narkose für den Patienten zu erreichen. In der Regel werden Kombinationsnarkosen durchgeführt (s. ▸ Band 1, Kap. 4).

In dem nachfolgenden Kapitel wird der aktuelle Stand der **Narkosetechnik** dargestellt. Nach einer kurzen Einführung in die **Anästhesie** werden zunächst **Inhalationsnarkosesysteme** klassifiziert. Da die Patienten unter **Narkose** oftmals beatmet werden müssen, wird dies in ▸ Kap. 8.2 gesondert behandelt. Für eine ausführliche Darstellung der Beatmungstechnik sei an dieser Stelle auf ▸ Kap. 7 dieses Bandes verwiesen. Zur Überwachung der Narkose als auch zur Kontrolle von Vitalparametern nutzt der Anästhesist eine Reihe von Monitoring-Systemen, auf die in ▸ Kap. 8.3 eingegangen wird. In den letzten 15 bis 20 Jahren wurden im Zuge der verstärkten intravenösen **Medikamentenapplikation** und der Entwicklung moderner Infusionspumpen erste Steuerungssysteme für die automatisierte Dosierung entwickelt. Diese und mögliche Weiterentwicklungen zu geschlossenen Regelkreisen bei der Medikamentenapplikation beschreibt ▸ Kap. 8.4.

> Ziele einer ▸ **Narkose** sind der zeitlich begrenzte Bewusstseinsverlust, oft auch vereinfacht als **Hypnose** bezeichnet, die Sicherstellung der Schmerzfreiheit für die Patienten (Analgosedierung), die ▸ **Muskelrelaxation** und die Reflexdämpfung.

Wie in ▸ Kap. 3 des Bandes bereits erläutert, arbeiten im menschlichen Organismus in der Regel mehrere Regelkreise in einer gekoppelten Struktur miteinander. Somit ist der Körper in der Lage, sich individuell an wechselnde Umgebungs- und andere Rahmenbedingungen anzupassen. In ähnlicher Art und Weise muss somit auch die Narkose an den Patientenstatus und die Art der durchzuführenden Operation angepasst werden.

Moderne Narkosen werden heute als **Kombinationsnarkosen** durchgeführt. Sie bestehen aus einer Prämedikation zur Sedierung und Dämpfung des vegetativen Nervensystems, intravenösen Anästhetika oder Inhalationsanästhetika (Narkosegase) zur Einleitung und Aufrechterhaltung der Narkose sowie ▸ **Opiaten** für die **Analgesierung** und Muskelrelaxanzien zur **Relaxation**. Die einzelnen Narkosequalitäten werden durch verschiedene Medikamentengruppen erzielt.

> Die ▸ **Prämedikation** ist die zumeist oral verabreichte Gabe von Medikamenten vor einem medizinischen Eingriff. ▸ **Anästhetika** dienen der Steuerung der temporären Bewusstseinsausschaltung und können in flüssiger Form in die Vene (**intravenös**) appliziert oder gasförmig als **Inhalationsanästhetika** dem Atemgas zugesetzt werden. ▸ **Opiate** sind Schmerzmittel, die zur Schmerzvermeidung oder -linderung eingesetzt werden.

Analgesie (*griech. álgos* – Schmerz; mit *α privativum* (Verneinung) – „kein Schmerz"): das Aus-schalten von Schmerzen.

Im Zusammenhang mit den Kombinationsnarkosen wurde der Begriff der balancier-ten Anästhesie eingeführt. Gesucht wird die Balance zwischen verschiedenen Medi-kamenten und Techniken zur Herbeiführung der Narkosequalitäten (Bewusstseins-verlust, Analgesie, ▶**Muskelrelaxation** und vegetative Dämpfung) mit dem Ziel der Reduktion der Dosis und somit der Nebenwirkungen.

Neben der Operationsart zwingt auch der Einsatz z. B. von Muskelrelaxanzien zur Beatmung. Gleichfalls können sowohl Narkosegase als auch Hypnotika und Analgeti-ka dosisabhängig atemdepressiv wirken, so dass die Patienten intraoperativ beatmet werden müssen.

8.1 Einteilung von Inhalationsnarkosesystemen

Die oben gestellte Aufgabe der Narkose, einen zeitlich begrenzten, also reversiblen Be-wusstseinsverlust zu erzeugen, kann mithilfe von Gasen realisiert werden. In diesem Fall spricht man von Inhalationsnarkosen.

Mittels Narkosegerät wird ein Gemisch aus **Sauerstoff** (ca. 30 %), **Lachgas** bzw. Luft (ca. 60…65 %) – zunehmend auch Xenon – und **Narkosegas** entsprechend den medizinischen Erfor-dernissen verabreicht.

Dabei sichert der Sauerstoff die ausreichende Oxygenierung des Patienten, während Lachgas analgetische Wirkung besitzt. Das Narkosegas (u. a. **Isofluran**, **Sevofluran** und **Desfluran**) ist für die eigentliche Bewusstseinsausschaltung verantwortlich.

Die Narkosesysteme lassen sich nach der Art ihres Umganges mit den vom Pati-enten zurückgeatmeten Gasen in **Systeme mit und ohne Rückatmung** unterteilen. Offene Systeme, bei denen das Narkosemittel auf eine Maske aufgetropft wurde, soge-nannte „Schimmelbusch-Masken", sind heute in der "westlichen Welt" nicht mehr im Einsatz und werden der in ▶Abb. 8.1 dargestellten Klassifikation nicht berücksich-tigt.

Ausgehend von der Aufnahme des Gasgemisches (Sauerstoff, Lachgas/Luft und Narkosemittel) durch den Patienten lassen sich, wie in ▶Abb. 8.1 dargestellt, zwei Systeme definieren: die **Gleichgewichts**- und die **Überschusssysteme**. Bei älteren Geräten ist das Volumen der zur Verfügung gestellten Gase größer als die tatsächlich vom Patienten aufgenommene Menge an Sauerstoff, Lachgas/Luft und Anästhetikum. Sie werden daher als Überschusssysteme bezeichnet. Entspricht die Aufnahme dem Angebot, so spricht man von Gleichgewichtssystemen. Während die Gleichgewichts-systeme das Prinzip der Rückatmung nutzen, existieren bei den Überschusssystemen Systeme mit und ohne Rückatmung. Auf beide wird nachfolgend näher eingegangen.

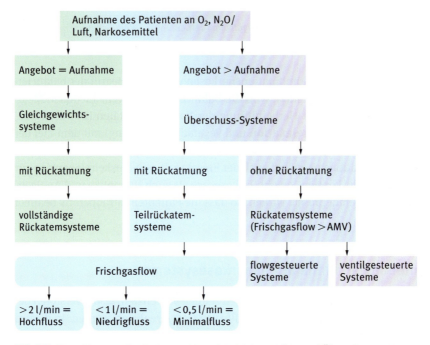

Abb. 8.1: Klassifizierung der Narkosesysteme in Gleichgewichts- und Überschusssysteme.

8.1.1 Systeme ohne Rückatmung

Die Systeme ohne Rückatmung, früher auch „halboffene Systeme" genannt, lassen sich weiter in flussgesteuerte und in ventilgesteuerte Nichtrückatmungssysteme untergliedern.

Flussgesteuerte Nichtrückatmungssysteme

Die **flussgesteuerten Nichtrückatmungssysteme** sind Spülgassysteme, die keine Rückatmungsventile und kein Element zur Absorption des ausgeatmeten Kohlendioxids enthalten. Bedingt durch die einfache Konstruktion solcher Systeme ist der Atemwegswiderstand minimal und der Totraum gering. Um eine mögliche Rückatmung zu verhindern, sollte der **Frischgasfluss** zwei- bis dreimal höher als das geschätzte Atemminutenvolumen sein. Somit wird vermieden, dass sich im Exspirationsschlauch während der Exspirationsphase Kohlendioxid ansammelt, das dann in der Inspirationsphase rückgeatmet würde. Diese Systeme wurden früher häufig in der **Kinderanästhesie** bei Säuglingen und Kleinkindern eingesetzt. Nachteilig ist die Belastung des klinischen Personals mit Narkosegasen, da keine Narkosegasabsaugung implementiert ist. Ebenso nachteilig wirken sich die nicht vorhandene Anfeuchtung der Inhalationsgase (Atemgasklimatisierung) und die fehlende Überwachung der

Ventilationsparameter aus. Systeme ohne Rückatmung werden in den westlichen Industrieländern mittlerweile kaum noch eingesetzt.

Ventilgesteuerte Nichtrückatemsysteme

Ein Beispiel für ein **ventilgesteuertes Nichtrückatemsystem** ist das AMBU-PAEDI-System (z. B.NARCO AIR-SHIELDS). In ihm wird durch ein patientennah angebrachtes Nichtrückatemventil (AMBU-Ventil) eine Trennung von Inspirations- und Exspirationsgas vorgenommen. Das Exspirationsgas wird über das Ventil in die Umgebung abgegeben. Durch den geringen Totraum und den geringen Widerstand des Ventils kann das System in der Kinderanästhesie eingesetzt werden. Es fehlt wie auch bei den flussgesteuerten Nichtrückatmungssystemen die **Atemgasklimatisierung**. Zusätzlich macht eine endexspiratorische Vorwärtsleckage eine genaue Volumenmessung unmöglich. Eine genauere Beschreibung von Nichtrückatmungssystemen findet sich bei [Simanski 2005].

8.1.2 Rückatmungssysteme

Teilrückatmungssysteme

Bei den **Teilrückatmungsystemen** wird ein Teil des Exspirationsgases nach Absorption des CO_2 und anschließender Anreicherung mit Narkosegasen wieder dem Patienten zugeführt. Somit bleibt ein Teil der Feuchtigkeit der Atemgase erhalten. Weiterhin wird weniger Frischgas benötigt. Die zuzuführende Menge an Frischgas ist größer als die Gasaufnahme durch den Patienten und geringer als das Atemminutenvolumen.

Unter Gasaufnahme ($\dot{V}_{Aufn}$ in ml/min) wird die für den Metabolismus des Patienten benötigte Menge an Sauerstoff sowie die aufgenommene Menge an ▸ **Anästhetikum** zusammengefasst.

Überschüssige Gase entweichen durch ein Überdruckventil in die Umgebung.

Die Rückatmungssysteme, sowohl Teilrückatmungssysteme als auch vollständig geschlossene Systeme, sind als **Kreissysteme** konstruiert. Das Kreissystem entsteht durch die kreisförmige Anordnung der Beatmungsschläuche und besteht aus einem Inspirations- und einem Exspirationsschenkel. Im Kreissystem existiert ein durch Ventile gerichteter Gasstrom. Diese Anordnung erlaubt eine partielle oder vollständige Rückatmung des Exspirationsgases. Die Verwendung eines **CO_2-Absorbers** wird vorausgesetzt. Dieser kann sowohl im Exspirations- als auch im Inspirationsschenkel des Kreissystems platziert sein. Um dem Gasstrom einen möglichst geringen Widerstand entgegenzusetzen, werden großlumige Faltenschläuche eingesetzt, die gleichzeitig die Gefahr des Einknickens minimieren. Ein Überdruckventil stellt sicher, dass überschüssiges Gas entweichen kann. Die Kreissysteme lassen sich weiter in Systeme mit und ohne Frischgaskompensation unterteilen.

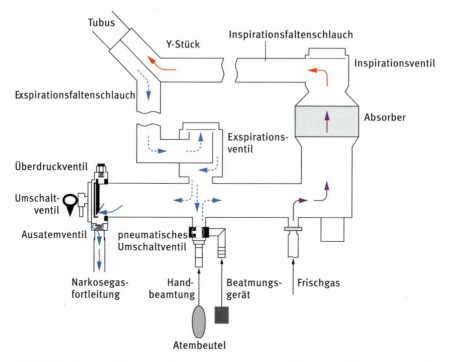

Abb. 8.2: Gasfluss im Kreissystem bei Spontanatmung, wobei die blauen Pfeile die sauerstoffarme, CO_2-reiche Ausatemluft, die violetten Pfeile das Gemisch aus Ausatemluft und Frischgas und die roten Pfeile die CO_2-bereinigte Inspirationsluft charakterisieren.

> Systeme ohne Frischgaskompensation besitzen kein Gasreservoir.

Bei Systemen ohne Frischgaskompensation, zu denen z. B. das Gerät 800V (Fa. Dräger) gehört, muss der Frischgasfluss mindestens so groß sein, dass alle auftretenden Gasverluste in der Exspirationsphase ersetzt werden. Wenn nicht genügend Frischgas zur Füllung des zwangsentfalteten, hängenden Beatmungsbalges zugeführt wird, vermindert sich das **Hubvolumen**. Dies geht mit einem Abfall des **Atemminutenvolumens** (AMV) sowie des Spitzen- und Plateaudruckes einher. Durch die ungenügende Gasfüllung entwickelt sich bei Systemen mit Kolbenantrieb ein Sog in den Atemwegen, und es kommt zu einer Wechseldruckbeatmung.

Das Gasreservoir der Narkosegeräte kann beispielsweise ein Handbeatmungsbeutel (im Gerät Cicero der Fa. Dräger) oder ein stehender Beatmungsbalg (im Gerät Servo Anästhesiesystem der Fa. Siemens) sein. Somit können kurzzeitige Volumenschwankungen durch das Reservoir ausgeglichen werden. Der im Kreissystem in ▸ Abb. 8.2 dargestellte Beatmungsbeutel stellt ein solches Reservoir dar.

Das in ▶Abb. 8.2 skizzierte Kreissystem ist für die Option der Spontanatmung mit den entsprechenden Gasflüssen dargestellt. Das Überdruckventil ist ausgeschaltet. Die Exspirationsluft des Patienten fließt über den Exspirationsschlauch durch das Exspirationsventil und vermischt sich mit dem Frischgas. Während ein Teil des Gasgemisches in den Atembeutel strömt, verlässt ein anderer das Kreissystem.

In der Inspirationsphase entnimmt der Patient das Gas aus dem Atembeutel. Es wird mit Frischgas angereichert, bevor es den Absorber passiert.

Für eine **assistierte Spontanatmung** wird das Umschaltventil in die entgegengesetzte Richtung gelegt. Somit ist auch das Überdruckventil aktiviert. In der Exspirationsphase strömt das gesamte ausgeatmete Gas des Patienten in den Atembeutel und wird dort mit Frischgas vermischt. Im dargestellten Fall erfolgt die Beatmung durch Kompression des Beutels. Ein Teil des Gasgemisches verlässt über das Überdruckventil das System, während der andere Teil nach Anreicherung mit Frischgas über den Absorber und den Inspirationsschenkel zum Patienten fließt.

> Vorteile des Kreissystems bestehen in der Erwärmung und Befeuchtung der Narkosegase.

Wie bei den geschlossenen Systemen ist die Narkosegasbelastung der Umgebung minimal. Dem eigentlichen Kreissystem ist die Frischgasaufbereitung vorgeschaltet. Wie eingangs erwähnt, bilden die dem Patienten zugeleiteten und mit Sauerstoff/Luft angereicherten Narkosegase das Frischgas. Die Frischgaseinleitung variiert zwischen den Systemen. Unterschieden werden:

- kontinuierliche Frischgaseinleitung, bei der das Frischgas kontinuierlich während der In- und Exspiration in das System geleitet wird, z. B. 800V (Fa. DRÄGER),
- diskontinuierliche exspiratorische Frischgaseinleitung, bei der das Frischgas nur während der Exspiration in das System geleitet wird, z. B. CICERO (Fa. DRÄGER),
- diskontinuierliche inspiratorische Frischgaseinleitung, z. B. SERVO (Fa. SIEMENS),
- elektronisch gesteuerte Abstimmung der Inspirationszeit auf den Frischgasfluss, z. B. ELSA (Fa. ENGSTRÖM).

▶Abb. 8.3 zeigt schematisch den Aufbau eines **Teilrückatmungssystems**. Die wesentlichen Bestandteile eines Narkosegerätes sind die Medikamentendosierung (Vapor, Rotameter oder elektronische Mischeinheit), die Beatmungseinheit, auch als Ventilator bezeichnet, und das Monitoring.

In der Inspirationsphase wird dem Patienten das Gasgemisch vom Ventilator appliziert. Es passiert dabei den CO_2-Absorber und das Inspirationsventil, bevor es über ein Schlauchsystem die Lungen des Patienten erreicht. Gleichzeitig strömen die Gase Sauerstoff und Lachgas zusammen mit dem Inhalationsanästhetikum in den Handbeatmungsbeutel, der als Reservoir dient. Während der Exspirationsphase öffnet sich das Inspirations-Expirations-Ventil (**I-E-Ventil**), damit das Frischgas aus dem Reservoir zusammen mit dem ausgeatmeten Gas des Patienten in den Balg des Ventilators

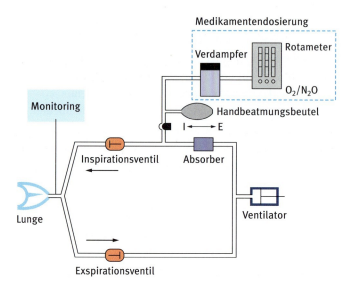

Abb. 8.3: Kreissystem für die Gase im System mit vorgeschalteter Frischgasaufbereitung am Beispiel des CICERO (Fa. DRÄGER).

strömen kann. Bei der erneuten Inspiration schließt sich das I-E-Ventil wieder, und der Ventilator drückt das im Balg befindliche Gas in die Lungen des Patienten.

Nachfolgend wird die bis dato ausgeklammerte **Frischgaserzeugung** und die Gasvorbehandlung betrachtet. Zunächst muss das Gas aus einer Quelle bezogen und entsprechend aufbereitet werden. Die Versorgung der Anästhesiearbeitsplätze mit Sauerstoff und Lachgas/Luft erfolgt heute weitestgehend über eine zentrale Gasversorgung der Klinik. In den Operationssälen sind entsprechende Anschlussventile integriert. Ist dies nicht der Fall, erfolgt die Gasversorgung dezentral über Flaschen.

Da die Gase mit hohem Druck transportiert und gelagert werden, ist der Druck vor Einspeisung in das Beatmungsgerät über ein entsprechendes Reduzierventil anzupassen.

Für die **Medikamentendosierung** existieren gegenwärtig zwei unterschiedliche Strategien. Während einige Narkosegeräte noch mit Fluss-Messröhren (**Rotametern**) zur Dosierung von Sauerstoff, Luft und Lachgas sowie einem Verdampfer für die Dosierung des Inhalationsanästhetikums arbeiten, ist in den Narkosegeräten JULIAN und PRIMUS (Fa. DRÄGER) bereits eine elektronisch gesteuerte Dosierung von Sauerstoff und Lachgas realisiert worden. Das Anästhetikum wird weiterhin über Verdampfer dosiert. Die Narkosegeräte der neuesten Generation wie die Geräte PHYSIOFLEX und der ZEUS (beide Fa. DRÄGER) nutzen für alle den Frischgasfluss bildenden Komponenten elektronische Systeme. Sie sind somit einer rechnergestützten Überwachung und Automatisierung zugänglich.

Rotameter sind senkrecht stehende transparente Röhren, in denen sich ein sichtbarer Körper als Strömungswiderstand mit einem definierten Eigengewicht frei auf und ab bewegen kann. Das von unten in die Röhre einströmende Gas hebt den Körper an, der im Gleichgewicht von Gewichtskraft und widerstandsbedingtem Auftrieb durch seine Position den Volumenstrom des einströmenden Gases quantifiziert.

Der Gasfluss kann mit einem Feindosierventil eingestellt werden. Dabei verändert sich ein ringförmiger Spalt, durch den das Gas einfließt. Bedingt durch die unterschiedlichen Eigenschaften der Gase werden für Sauerstoff, Lachgas und Luft, eventuell auch für Xenon, jeweils eigene Rotameter benötigt.

Die Narkosegeräte JULIAN und PRIMUS nutzen Einspritzpumpen die in On/Off-Charakteristik mit kleinen Pulsen und hohem Druck das Gas direkt in einen ein Volumen von 500 ml fassenden Behälter einspritzen. Da das Volumen jeder Teilkomponente (O_2, N_2O, Luft) bekannt ist, kann mithilfe interner Regelungen die Gaszusammensetzung und ein konstanter Druck von 200 kPa im Reservoir geregelt werden.

Die meisten der ▶ **Inhalationsanästhetika** liegen bei Raumtemperatur und Atmosphärendruck in flüssiger Form vor.

Bevor die Inhalationsanästhetika dem Patienten zugeführt werden können, müssen sie in den gasförmigen Zustand überführt werden. Dazu werden sogenannte **Verdampfer** eingesetzt. Die Verdampfung ist temperaturabhängig: Mit steigender Temperatur wird mehr Anästhetikum verdampft, daher müssen die Verdampfer temperiert sein. Gleichfalls entzieht der Verdampfungsprozess dem flüssigen Anästhetikum Wärme. Da jedes volatile (flüchtige) Anästhetikum einen spezifischen Dampfdruck besitzt, muss für jedes ein spezieller Verdampfer genutzt werden. Bei Zimmertemperatur ist der Dampfdruck für Isofluran oder Sevofluran relativ hoch. Isofluran hat bei einer Temperatur von 20°C einen Dampfdruck von rund 300 mbar. Daraus ergibt sich eine Sättigungskonzentration (Dampfdruck/Luftdruck) für Isofluran von 30 Volumenprozent (Vol.-%). Damit ist die Konzentration des gesättigten Dampfes um ein Vielfaches höher als therapeutisch notwendig: Je nach Medikament liegt die für eine Narkose notwendige Narkosemittelkonzentration zwischen 0,5 und 2,0 Vol.-%. Eine direkte Einatmung der Narkosemittel ohne Verdünnung ist daher nicht möglich. Die Verdünnung wird im Verdampfer durch die Konstruktion eines Bypasses realisiert. Dabei strömt nur ein Teil des Frischgasflusses in eine Verdunstungskammer, um dort mit dem Anästhetikum angereichert zu werden. Anschließend vermischt sich dieser Teilstrom wieder mit dem durch einen Bypass geleiteten Rest zum Gesamt-Frischgasfluss.

Über ein Drehrad kann die gewünschte Anästhetikakonzentration eingestellt werden. Alle den Verdampfungsprozess beeinflussenden Faktoren werden im Verdamp-

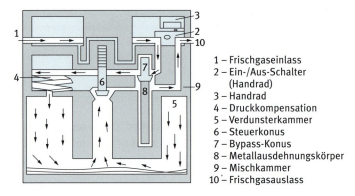

1 – Frischgaseinlass
2 – Ein-/Aus-Schalter
   (Handrad)
3 – Handrad
4 – Druckkompensation
5 – Verdunsterkammer
6 – Steuerkonus
7 – Bypass-Konus
8 – Metallausdehnungskörper
9 – Mischkammer
10 – Frischgasauslass

Abb. 8.4: Schematische Darstellung eines Verdampfers (hier des VAPOR 19 der Fa. DRÄGER).

fer kompensiert. Im Wesentlichen müssen die Einflüsse der Temperatur, eines veränderten Gasflusses oder eine unterschiedliche Trägergaszusammensetzung eliminiert werden.

Bei der Überführung des flüssigen Anästhetikums in die Dampfphase wird Energie benötigt. Die Umgebung und die Flüssigkeit kühlen sich ab. Durch die sinkende Temperatur nimmt die Konzentration des Dampfes in der Gasphase als Folge des gesunkenen Partialdruckes ab. Im Fortgang der Narkose kann, bedingt durch die Verdunstungskälte, immer weniger Inhalationsanästhetikum vom Verdampfer abgegeben werden. Um dem entgegenzuwirken, werden für die Gehäuse der Verdampfer Metalle mit hoher Wärmeleitfähigkeit, wie z. B. Kupfer, verarbeitet, um einen schnellen Wärmeausgleich mit der Umgebung zu sichern. Eine weitere Kompensationsmöglichkeit besteht in der Erhöhung des Frischgasflusses durch die Verdampferkammer, so dass bei sinkenden Temperaturen des Inhalationsnarkotikums mehr Frischgas mit dem Inhalationsanästhetikum angereichert werden kann. Je nach Patientenstatus durchströmt den Verdampfer ein unterschiedliches **Atemminutenvolumen**. Dieses ist bei Säuglingen mit 1...2 l/min und bei Erwachsenen mit bis zu 15 l/min sehr variabel. Der Verdampfer muss jedoch unabhängig von der Höhe des durchströmenden Gasflusses eine konstante Konzentration des Anästhetikums im Gasgemisch sicherstellen.

Moderne Verdampfer sind fluss-, druck- und temperaturkompensiert.

Ein Beispiel ist das Gerät VAPOR 19 (▶ Abb. 8.4), für das eine Konzentrationsgenauigkeit von 90 % im Temperaturbereich von 10...40°C angegeben wird. Er wird als spezieller Verdampfer für Isofluran und Sevofluran hergestellt [Simanski 2005]. In der neuesten Generation der Narkosegeräte, werden elektronische Narkosemitteldosiereinrichtungen eingesetzt (s. ▶ Abb. 8.5).

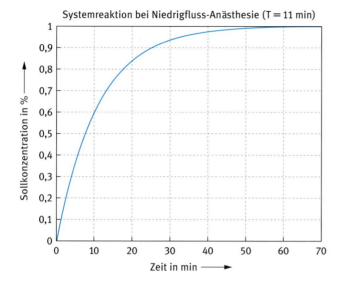

Abb. 8.5: Systemantwort eines Niedrigfluss-Systems auf eine Konzentrationsänderung.

> Bei den Narkosesystemen, in denen eine teilweise oder eine vollständige Rückatmung des Exspirationsgases erfolgen soll, muss das Kohlendioxid zuvor aus dem Gasgemisch eliminiert werden.

Dazu wird das Gasgemisch über Atemkalk geleitet. Dieser neutralisiert durch eine Base die Säure, also das in Wasser gelöste CO_2. Der **CO_2-Absorber** ist ein mit Atemkalk gefüllter Behälter, durch den das ausgeatmete Gasgemisch fließt (s. ▶ Abb. 8.3). Während der Absorption erwärmt sich das Granulat, bestehend aus $Ca(OH)_2$, $NaOH$, KOH und H_2O aufgrund der exothermen Reaktion. Hochwertiges Granulat ändert bei Erschöpfung seine Farbe. Ein gesättigter Absorber ist violett gefärbt und kann durch das Gasgemisch nicht mehr erwärmt werden.

> Die Atemluft wird bei jedem Menschen durch die oberen Atemwege gefiltert, erwärmt und angefeuchtet. Diese Funktion geht bei Intubationsnarkosen verloren.

Es kann keine Erwärmung oder Anfeuchtung des Atemgasgemisches stattfinden. Zusätzlich sind die Narkosegase wasserfrei. Schon nach rund einer Stunde Zufuhr trockener Narkosegase können erste Schädigungen des Flimmerepithels im Respirationstrakt auftreten.

> Für den Patienten kommt es durch die Ausschaltung des oberen Inspirationstraktes zu einem Wasserverlust, der sich aus dem Atemminutenvolumen und dem Gradienten zwischen Wassergehalt der Inspirationsluft und der Exspirationsluft berechnen lässt.

Diese geringen Flüssigkeitsverluste können intraoperativ durch eine intravenöse Flüssigkeitszufuhr kompensiert werden.

Neben dem Flüssigkeitsverlust treten Wärmeverluste auf, die zum einen durch die notwendige Erwärmung der eingeatmeten Gase auf Körpertemperatur und zum andern durch die Verdampfung der Gase im Respirationstrakt entstehen. Für die Aufsättigung des erwärmten Inspirationsgases mit Wasser wird Verdampfungswärme verbraucht. Bei Säuglingen können diese Wärmeverluste zu einer Absenkung der Körpertemperatur führen. Vorbeugend können während der Narkose oder bei Langzeitbeatmung Anfeuchter genutzt werden.

Zur Erstellung von Bilanzen bzgl. der Gasaufnahme durch den Patienten und eine Automatisierung der Gaszufuhr kann die Gasaufnahme wie nachfolgend erläutert abgeschätzt werden.

Der **Grundumsatz an Sauerstoff, die sogenannte Sauerstoffaufnahme** ($\dot{V}_{O_2}$ in ml/min), lässt sich auf vielfältige Weise abschätzen [Heck 2001].

Verbreitet sind die Methoden nach Brody:

$$\dot{V}_{O_2} = 10{,}15 \cdot KG^{0{,}73} \, , \tag{8.1}$$

oder nach Kleiber:

$$\dot{V}_{O_2} = 10 \cdot KG^{3/4} \, , \tag{8.2}$$

jeweils mit dem „Körpergewicht" (KG, Masse in kg).

Vereinfacht gilt für die Sauerstoffaufnahme unter ausreichend tiefer Narkose

$$\dot{V}_{O_2} \approx 3\ldots4 \, \text{ml/kgKG/min} \tag{8.3}$$

Ähnlich wie bei der Sauerstoffaufnahme ist auch die Lachgasaufnahme zu Beginn der Narkose hoch. Mit zunehmender Dauer nimmt sie exponentiell ab, da mit zunehmender Sättigung die alveolo-arterielle Partialdruckdifferenz abnimmt. Die N_2O-Aufnahme ($\dot{V}_{N_2O}$ in ml/min) bestimmt sich nach Severinghaus zu:

$$\dot{V}_{N_2O} = 1000 \cdot \frac{1}{\sqrt{t}} \, , \tag{8.4}$$

mit der Zeit (t in min) nach Einleitung der Narkose.

Auch die Aufnahme der Inhalationsanästhetika ($\dot{V}_{An}$) nimmt exponentiell in Abhängigkeit vom Blut-Gas-Verteilungskoeffizienten ab. Sie berechnet sich nach der Lowe-Formel zu:

$$\dot{V}_{An} = f \cdot MAC \cdot \lambda_{B/G} \cdot HMV \cdot \frac{1}{\sqrt{t}} \tag{8.5}$$

mit der Zeit (t in min) nach Einleitung der Narkose, der angestrebten exspiratorischen Anästhetikakonzentration ($f \cdot MAC$, f dimensionslos), f als Funktion der minimalen alveolären Konzentration des gewählten Anästhetikums (z. B. $0{,}8 \cdot MAC$), der minimalen alveolären Konzentration (MAC in Vol.-%), dem Blut-Gas-Löslichkeitskoeffizienten ($\lambda_{B/G}$, dimensionslos) und dem Herzminutenvolumen (HMV in dl/min).

Der Verbrauch an volatilem ▶ **Anästhetikum** wird wesentlich vom Frischgasfluss bestimmt.

Er lässt sich folgendermaßen berechnen:

$$\dot{V}_{An}/l\ \text{Flüssigkeit} = \frac{\dot{V}_{An}/l\ \text{Dampf}}{K} \tag{8.6}$$

$$\dot{V}_{An}/l\ \text{Dampf} = \left[\frac{(\text{FGF}/l/\text{min})}{1 - \frac{\text{MAC}_{An}}{100}} - (\text{FGF}/l/\text{min}) \right] \cdot 60/\text{min}, \tag{8.7}$$

mit dem Verbrauch eines speziellen Inhalationsanästhetikums ($\dot{V}_{An}$ in l/min), der Konstante (K, z. B. für Sevofluran $K = 182{,}66$ bei $T = 22°C$), dem Frischgasfluss (FGF in l/min) und der minimalen alveolären Konzentration (MAC$_{An}$ in Vol.-%).

Nach einer Initialphase mit relativ hohem Frischgasfluss im Bereich von 4…6 l/min ist nach rund 6…8 min die Denitrogenisierung, das Auswaschen des Stickstoffs (N$_2$ als Hauptbestandteil der Luft) aus der Lunge abgeschlossen. Nach rund 10 min ist die Einwaschphase für Sauerstoff und Lachgas abgeschlossen.

Ein MAC-Wert von ungefähr 2, der Zielkonzentration bei Sevofluran, ist dann nach 10…15 min erreicht. Somit ist die Initialphase der Narkose beendet. Sie kann nun als **High-Flow**-, **Low-Flow**- oder **Minimal-Flow-Anästhesie** fortgesetzt werden. Diese Anästhesietechniken sollen nachfolgend erläutert werden.

In Teilrückatmungssystemen können Narkosen mit sehr niedrigem Frischgasfluss durchgeführt werden (Niedrigflussnarkosen). Sie unterscheiden sich dann noch nach Höhe des Frischgasflusses in Niedrigfluss- oder Minimalfluss-Narkosen. Während der Frischgasfluss bei einer Niedrigfluss-Anästhesie rund 1 l/min beträgt, benötigt man für Minimalfluss-Anästhesien nur einen Frischgasfluss von 0,5 l/min.

Ist bei der Niedrigfluss-Anästhesie der Frischgasfluss noch deutlich höher als die Gesamtaufnahme der Substanzen im Organismus, so nähern sich Zufuhr und Aufnahme bei den Minimalfluss-Narkosen an. Erst bei Narkosen im geschlossenen System wird kein überschüssiges Frischgas mehr benötigt, sondern lediglich die Gasaufnahme durch den Patienten (*Uptake*) wieder aufgefüllt.

Je niedriger der Frischgasfluss im System ist, umso mehr Zeit benötigt das Inhalationsanästhetikum, um z. B. bei einer Änderung des Sollwertes für die Narkosetiefe aktiv zu werden. Man behilft sich in diesem Fall damit, kurzzeitig den Fluss zu erhöhen und nach Erreichen des angestrebten Sollwertes diesen wieder zu verringern, oder verwendet zusätzliche, intravenös zu applizierende Medikamente, um die Narkosetiefe zu verstellen. Die Zeitkonstante T beschreibt die Geschwindigkeit von Ein- und Auswaschprozessen der Systeme:

$$T = \frac{V_{\text{System}}}{\text{FGF} - \dot{V}_{\text{Aufn}}}, \tag{8.8}$$

mit dem Geräte- und Lungenvolumen (V_{System} in l), dem Frischgasfluss (FGF in l/min) und der Gesamtgasaufnahme pro Zeit ($\dot{V}_{\text{Aufn}}$ in l/min).

Tab. 8.1: Zeitkonstanten der Anästhesiesysteme [Heck 2001].

Anästhesiegas-/ bzw. Frischgasfluss	Zeitkonstante T
Hochfluss	$\approx$ 2 min
Niedrigfluss	$\approx$ 11 min
Minimalfluss	$\approx$ 50 min

▸ Gl. (8.8) zeigt, dass die Zeitkonstante eines Narkosesystems sich umgekehrt proportional zum Frischgasfluss verhält, vorausgesetzt, Gesamtaufnahme und Systemvolumen bleiben konstant. ▸ Tab. 8.1 zeigt Zeitkonstanten für unterschiedliche Narkosen und ▸ Abb. 8.5 die Systemantwort eines Niedrigfluss-Systems auf eine Konzentrationsänderung.

Durch Schließen des Überdruckventils kann das halbgeschlossene System, wie in ▸ Abb. 8.2 dargestellt, in ein geschlossenes System überführt werden. Bei einem geschlossenen System müssen nur der für den Metabolismus des Patienten notwendige Sauerstoff sowie die aufgenommene Anästhetikamenge als Frischgas zugeführt werden, da die ausgeatmete Luft nicht in die Umgebung entweichen kann. Das Exspirationsgas wird nach der CO_2-Absorption vollständig zurückgeatmet.

> Für die **Narkoseführung** in der Praxis wird für ca. 15 min in einem halbgeschlossenen System mit hohem Frischgasfluss > 3 l/min begonnen, bevor das System durch Schließen des Ventils in ein geschlossenes **Narkosesystem** gewandelt wird.

Danach wird nur noch die für den Metabolismus erforderliche Menge Sauerstoff zusammen mit Lachgas und Anästhetikum zugeführt. Die Gesamtmenge beträgt etwa 500…600 ml Frischgas. Wichtig ist die genaue Überwachung der inspiratorischen Sauerstoffkonzentration. Der CO_2-Gehalt der Atemluft wird mittels Kapnometer gemessen. Durch Leckagen im System sowie durch Diffusion durch Haut, Tubus oder Beatmungsbeutel kann das System nicht auf die theoretisch mögliche alleinige Sauerstoffzufuhr reduziert werden.

> Der geschlossene Kreis hat folgende Vorteile:
> – einen extrem niedrigen Frischgas- und Anästhetikaverbrauch (entsprechend kostengünstig),
> – eine maximale Wärme- und Feuchtigkeitszufuhr in der Atemluft,
> – keine Umweltbelastung durch entweichende Gase.

Dies führte letztendlich durch die Anwendung der Automatisierungs- und Regelungstechnik zur Entwicklung der vollständigen Rückatemsysteme.

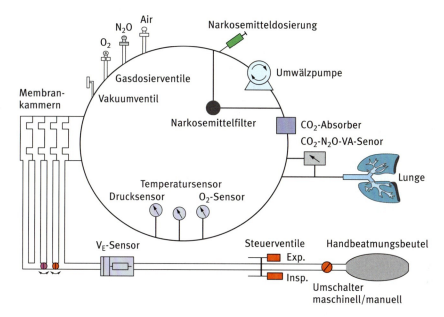

Abb. 8.6: Kreissystem des PHYSIOFLEX-Narkosegerätes (Fa. DRÄGER).

Vollständige Rückatemsysteme

Diese Systeme zeichnen sich durch eine elektronische **Narkosegasregelung in einem geschlossenen Kreis** aus. Der Sollwert der inspiratorischen Sauerstoffkonzentration wird ebenso wie das im System strömende Gasvolumen auf einen konstanten Wert geregelt. Über einen Einspritzmechanismus gelangt das flüssige Inhalationsanästhetikum in das System. Der exspiratorische Sollwert kann schnell erreicht werden und wird ebenfalls geregelt. Setzt man die absolute Dichtheit des Systems voraus, so werden nur die vom Patienten aufgenommenen Gasmengen ersetzt und in das System eingespeist. Das Gerät PHYSIOFLEX (Fa. DRÄGER) war das erste Narkosegerät, mit dem eine quantitative Inhalationsanästhesie im geschlossenen Kreis durchgeführt werden konnte. Der schematische Aufbau des PHYSIOFLEX-Kreissystems ist in ▶ Abb. 8.6 skizziert [Simanski 2005].

Ein System von **Membrankammern** wird in Abhängigkeit vom gewählten **Hubvolumen** dem Atemkreis parallel zugeschaltet. Die Membrankammern trennen den geschlossenen Atemkreis von der Handbeatmung und vom pneumatischen Ventilatorantrieb. Durch einen mittels Gebläse erzeugten Systemfluss von 70 l/min wird eine schnelle Gasdurchmischung und CO_2-Elimination erreicht.

Drei **gekoppelte Regelkreise** für Sauerstoff, die volatilen Anästhetika und das Systemvolumen (Trägergas) sind in dem System integriert. Die O_2-Konzentration wird kontinuierlich paramagnetisch gemessen. Sollte sie durch die *Aufnahme* des Patienten abfallen, wird bis zum Erreichen des Sollwertes nachdosiert. Unter Benutzung einer Infrarotmessbank wird die endexspiratorische (auf das Ende der Ausatmung bezogene) Anästhetikakonzentration gemessen und bei Bedarf durch die Injektion von flüssigem volatilem Anästhetikum korrigiert. Als Referenzpunkt für die dritte Regelung, die Regelung des Systemvolumens mittels Trägergas, wird die Membranposition vor der Inspiration gesetzt. Wenn die Membran durch die Aufnahme von Trägergas durch den Patienten am Ende der Exspiration nicht in die Ausgangslage zurückkehrt, wird entsprechend viel Trägergas nachdosiert, bis die Ausgangslage erreicht ist. Das Narkosesystem wurde mit dem **ALICE-System** (*Automatic Lung Inflation Control Effect*) ausgestattet, um im Bereich der Kinderanästhesie eine physiologische Steuerung der Exspiration zu gewährleisten: Das ALICE-System simuliert die Funktion der Stimmbänder. Kinder bauen während der Exspiration im Kehlkopfbereich einen autogenen **PEEP** (*Positive End-Expiratory Pressure*, positiver endexspiratorischer Druck) auf. Durch diesen wird während der Exspiration in den Beatmungsmodi **IPPV** (*Intermittent Positive Pressure Ventilation*; volumenkontrollierte intermittierende Überdruckbeatmung) oder **PCV** (*Pressure Controlled Ventilation*; druckkontrollierte Beatmung) die Gefahr des endexspiratorischen Kollaps der Alveolen, die durch das hohe „*closing volume*" im Kindesalter besteht, vermieden [Rupp 1999].

Durch das ALICE-System wird im PHYSIOFLEX-Gerät die ideale Flusskurve automatisch bestimmt. Eine Anpassung an eine sich verändernde Lungencompliance erfolgt über den Fluss. Durch die kontinuierliche Erfassung der Sauerstoffaufnahme liefert der PHYSIOFLEX zusätzlich Informationen über den Metabolismus des Patienten, die dem Arzt zur Früherkennung möglicher Komplikationen dienen können.

▶ Tab. 8.2 zeigt eine Gegenüberstellung der Eigenschaften der Geräte JULIAN, CATO/CICERO EM und PHYSIOFLEX (alle Fa. DRÄGER). Sie gibt die einstellbaren Parameter ebenso wieder wie die möglichen Beatmungsmodi und die Kenndaten. Die Atemsysteme und Ventilatorprinzipien sind in ▶ Tab. 8.2 zusammenfassend dargestellt.

Das aktuelle Narkosegerät in der Klasse der **vollständigen geschlossenen Rückatmungssysteme** ist der ZEUS (Fa. DRÄGER). Sein Kreissystem ist in ▶ Abb. 8.7 skizziert. Im Vergleich zum PHYSIOFLEX-Gerät besitzt ZEUS einen *Blower*. Dieser sorgt für eine rasche Durchmischung der Gase und somit eine bessere Reaktionszeit des Systems, zeichnet aber auch gleichzeitig für die eigentliche Beatmung verantwortlich. ZEUS verfügt über eine elektronische Narkosemitteldosierung (DIVA) und einen neu konzipierten Ventilator (TURBOVENT), der die freie Durchatembarkeit erlaubt (▶ Abb. 8.8).

Außer den Regelkreisen für Sauerstoff, Trägergas und volatilem Anästhetikum können auch ▶ *Target-Controlled Infusion* (TCI)-Konzepte für die **totale intravenöse Anästhesie** (TIVA) vom Gerät aus kontrolliert werden. Das Narkosegerät ZEUS bietet damit die ideale Plattform für eine **balancierte Anästhesie**. Das Konzept der TCI wird in ▶ Kap. 8.4 näher erläutert.

Tab. 8.2: Zusammenstellung der Geräteeigenschaften der Geräte JULIAN, CATO/CICERO EM, PHYSIOFLEX (alle Fa. DRÄGER) [Rupp 1999, Simanski 2005] (IPPV – *Intermittent Positive Pressure Ventilation*; zeitgesteuerte volumenkontrollierter Beatmungsmodus; SIMV – *Synchronised Intermittent Mandatory Ventilation*; Mischung aus Spontanatmung und kontrollierter Beatmung; PCV – *Pressure Controlled Ventilation*; druckkontrollierte Beatmung).

Parameter/Gerätebeispiele	JULIAN	CATO/CICERO EM	PHYSIOFLEX
Maschinelle Beatmungsmodi	IPPV, PCV	IPPV, SIMV, PCV	IPPV, PCV
Atemsystem	Teilrückatmungssystem	Teilrückatmungssystem	vollständiges Rückatmungssystem
Ventilatorprinzip	elektronisch zeitgesteuerte, pneumatisch getriebene Balgmembran	elektronisch zeitgesteuerte, elektrisch getriebene Kolbenzylindereinheit	elektronisch zeitgesteuerte, pneumatisch getriebene 4 Membrankammern
Frischgasentkopplung	ja	ja	(ja) (bedingt, da Kreissystem)
Leckagekompensation	ja (nur im PCV-Mode)	ja (nur im PCV-Mode)	ja (bei Fluss bis 20 l/min)
Compliance-**Kompensation**	ja	ja	ja
Compliance **mit gefülltem Absorberbehälter, ohne Atemschläuche**	ca. 4,5 ml/mbar	ca. 4 ml/mbar	ca. 2,3...3,8 ml/mbar in Abhängigkeit von der Anzahl der Membrankammern
Leckagevolumen	< 150 ml bei 30 mbar	< 120 ml bei 30 mbar	25 ml bei 10 mbar
Hämodynamisches Monitoring	nein	ja (bei CATO mit Zusatzmodul)	nein
Metabolisches Monitoring	nein	nein	ja
Tidalvolumen (Vt) bei IPPV	50...1400 ml	10...1400 ml	40...2000 ml
PCV	20...1400 ml	16...1400 ml	15...2000 ml
Druckbegrenzung bei PCV	(PEEP + 1) bis 70 mbar	10...80 mbar	6...60 mbar
IEV (I-E-Verhältnis)	1 : 4...2 : 1	1 : 3...2 : 1	1 : 4...4 : 1
Atemfrequenz (IPPV, PCV)	6...60 /min	6...80 /min	6...80 /min
Atemfrequenz (SIMV)		3...80 /min	
PEEP	0...20 mbar	0...20 mbar	0...20 mbar
Inspirationsfluss (IPPV)	3...75 l/min	5...75 l/min	9...90 l/min
Inspirationsfluss (PCV)	5...50 l/min	5...75 l/min	„Autoflow"

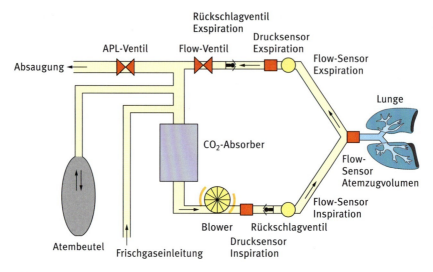

Abb. 8.7: Kreissystem des ZEUS-Narkosegerätes (Fa. DRÄGER).

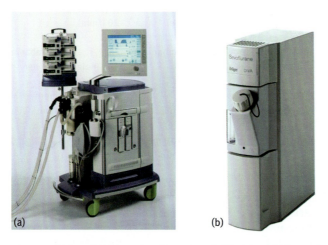

(a) (b)

Abb. 8.8: (a) ZEUS-Narkosegrätes (Fa. DRÄGER), (b) elektronische Dosiereinheit DIVA (Fa. DRÄGER).

8.2 Beatmung unter Narkose

Die Art der Narkose unterscheidet sich von Fall zu Fall und ist immer von der Art der Operation abhängig.

Für den Fall der **Vollnarkose**, bestehend aus adäquater Hypnose, Analgesie und ▸**Muskelrelaxation**, ist eine maschinelle Beatmung notwendig, da durch die Muskelrelaxation das Zwerchfell, der die Atmung antreibende Muskel, relaxiert ist.

Im Wesentlichen wird zwischen druck- und volumenkontrollierter Beatmung unterschieden. Die klassische Form der maschinellen Beatmung ist die volumenkontrollierte intermittierende Überdruckbeatmung (**IPPV**) (s. a. ▶ Kap. 7). Hierbei wird auf die Atemwege des Patienten intermittierend ein Überdruck ausgeübt. Dieser kann entweder manuell durch Ausdrücken eines Beatmungsbeutels oder maschinell durch einen Ventilator erzeugt werden. Da in der Exspirationsphase kein Druck ausgeübt wird, kann das Atemgas die Lungen aufgrund der elastischen Lungenrückstellkräfte wieder verlassen.

Unter einer Beatmung mit **PEEP** wird bei der intermittierenden Überdruckbeatmung am Ende der Exspirationsphase ein positiver Druck aufrechterhalten. Dieser soll den Verschluss der kleinen Atemwege vermindern oder beseitigen.

> Der Druckverlauf im Atemsystem ergibt sich aus den am Narkosebeatmungsgerät eingestellten Parametern für das **Tidalvolumen**, den Fluss bzw. Druck und der Beatmungsfrequenz sowie den charakteristischen Parametern *Resistance* und *Compliance* der Patientenlunge.

Im Vergleich zur möglichen druckkontrollierten Beatmung (*Pressure Controlled Ventilation*, PCV), bei der der Druck für die Inspirationszeit vorgegeben ist, gelangt bei der IPPV stets ein definiertes Atemminutenvolumen zum Patienten. Möglicherweise auftretende Druckspitzen limitieren u. a. den IPPV-Einsatz. Beim Überschreiten maximaler Druckwerte wird der Fluss automatisch reduziert.

Während der Narkoseausleitung oder bei geeigneten Narkoseformen kann der Anästhesist die assistierende Beatmung am Gerät wählen.

Bei der **assistierenden Beatmung oder assistierten Spontanatmung** (*Assisted Spontaneous Breathing*, ASB) ist das Atemzentrum des Patienten noch aktiv. Es sind spontane Atembewegungen vorhanden. Die Inspiration wird durch eine aktive Inspirationsbewegung (Sog) des Patienten begonnen. Bei einem bestimmten Unterdruck löst der Ventilator aus, und es kommt ggf. zu einer unterstützenden Überdruckbeatmung, bei der das Beatmungsgerät lediglich einen Teil der Atemarbeit übernimmt (s. a. ▶ Kap. 7.2.4). Diese Beatmung ist unter Narkose nur bedingt einsetzbar und wird überwiegend zum Ende der Narkose genutzt. Zur ASB zählt auch die intermittierende Beatmung eines in Narkose spontan atmenden Patienten über einen Beatmungsbeutel.

Bei der **intermittierend mandatorischen Beatmung** (*Intermittent Mandatory Ventilation*, IMV) werden maschinelle Beatmungshübe mit der erhaltenen oder zurückgekehrten Spontanatmung kombiniert. Die IMV setzt sich aus obligatorischen Atemhüben durch den Ventilator und spontanen Atemzügen des Patienten zusammen. Die Ventilatoratemhübe sind maschinengetriggert und unabhängig von den spontanen Atembewegungen des Patienten. Beatmung und Spontanatmung sind nicht synchronisiert, sie geschehen unabhängig voneinander, oft sogar gegenläufig (*Ventilator Fighting*). Bei der **SIMV** (*Synchronised Intermittent Mandatory Ventilati-*

Tab. 8.3: Monitoring-Ausstattung eines „Standard-Anästhesiearbeitsplatzes", auf der Basis von [Striegel 2010].

	am Arbeitsplatz vorhanden (fest installiert, an jedem Platz)	am Arbeitsplatz verfügbar (flexibel, für mehrere Plätze nutzbar)
essenziell		
Narkosegerät inkl. Monitoring	+	
EKG-Monitoring	+	
Blutdruck, nichtinvasiv	+	
Pulsoxymetrie	+	
Kapnometrie	+	
Narkosegasmessung	+	
EKG-Registrierung (1-Kanal)		+
Defibrillator		+
Temperaturmonitoring		+
Notfallinstrumentarium		+
Relaxometrie		+
ZVD-Messung		+
empfohlen		
Blutdruck, invasiv		+
Infusions-/Spritzenpumpe		+
Ventilator inkl. Monitoring	+	
Notfalllabor		+
Thermokonditionierung		+

on; synchronisierte periodische oder unterbrochene Zwangsbeatmung) erfolgt die Beatmung innerhalb eines bestimmten Zeitraumes synchronisiert mit einer Inspirationsbewegung des Patienten. Fehlt der Patientenatemzug, so wird der Atemhub maschinengetriggert durchgeführt. Der Patient kann zwischen den vorgewählten mandatorischen Atemzügen spontan atmen [Larsen 1995].

8.3 Monitoring während der Narkose

Der zunehmende Einsatz von technischen Unterstützungssystemen verändert nicht nur die Form der Narkoseführung, sondern auch das dazu notwendige **Monitoring**. Konnten die Anästhesisten früher noch im Wesentlichen mit ihren „Fünf Sinnen" den Zustand des Patienten einschätzen, wird dies heute durch ein erweitertes Monitoring maschinell unterstützt. ▶Tab. 8.3 zeigt die Monitoring-Ausstattung eines modernen Standard-Anästhesiearbeitsplatzes.

Der Anwender möchte die Auswirkungen seiner eingestellten Beatmungsparameter unmittelbar grafisch und als numerische Werte angezeigt bekommen, d. h. es muss ein **Druck-, Fluss- und Volumenmonitoring** atemzugaufgelöst in ein Narkosegerät implementiert sein. In ▸ Kap. 7.2.3 werden die Beatmungsmuster und -parameter näher beschrieben. Moderne Verfahren sind piezoresistive, induktive und kapazitive Druckwandler. Für die Fluss- und Volumenmessung kommen u. a. Turbinenflowmeter, Wirbelzähler, Ultraschallspirometer, Hitzdrahtanemometer, Lamellenspirozeptor oder Differenzdruckverfahren zum Einsatz [Rathgeber 1998].

Zusätzlich zur Messung von Druck, Fluss und Volumen sind die in- und expiratorischen Gaskonzentrationen von Interesse. Die Messung der inspiratorischen O_2-Konzentration kann sowohl elektrochemisch als auch paramagnetisch erfolgen. Sie ist unverzichtbar bei Niedrigflussnarkosen. Mittels **Kapnometrie** kann die endexspiratorische CO_2-Konzentration gemessen werden. Zum einen kann sie unter Ausnutzung der CO_2-abhängigen Absorption von Infrarotlicht, zum anderen durch Massenspektrometrie oder RAMAN-Spektrometrie im Haupt- oder Nebenstrom ermittelt werden (vgl. ▸ Band 5).

Ebenfalls zum Gasmonitoring gehört die Messung der Konzentrationen an Lachgas, Luft und der volatilen Anästhetika. Die Messung erfolgt auf der Basis von Infrarotlicht-Absorption im Haupt- oder Nebenstromverfahren unter Nutzung unterschiedlicher Wellenlängen direkt am Verdampfer oder patientennah, was besonders bei Rückatmungssystemen sinnvoll ist.

Für die Beurteilung des aktuellen Patientenzustandes ist bei jeder Narkose ein EKG-Monitoring notwendig. Es wird zur Überwachung von Herzfrequenz, -rhythmus und Myokardischämien (ischämische ST-Streckensenkung) genutzt.

Mithilfe des **Pulsoxymeters** kann die Oxygenierung des arteriellen Blutes kontinuierlich überwacht werden. Es wird die Sauerstoffkonzentration („Sauerstoffsättigung", SaO_2) im Blut gemessen (s. a. ▸ Band 1, Kap. 9)

> Pulsoxymeter messen die Absorption von Licht bei mindestens zwei Wellenlängen (z. B. Rotlicht: $\lambda = 660$ nm, Infrarotlicht: $\lambda = 940$ nm) zum Zweck der Erfassung einer Pulswelle bzw. zur Messung der Sauerstoffkonzentration auf der Basis der unterschiedlichen Absorptionseigenschaften von oxygeniertem (sauerstoffreichem) und desoxygeniertem (sauerstoffarmem) Blut.

Es wird die Differenz zwischen Absorption während der Diastole und dem Spitzenwert während der Systole mittels optischen Sensors an einer gut durchbluteten Stelle, z. B. Ohr oder Finger, transmissiv gemessen. Reflektive Messverfahren erlauben auch die Messung an der Stirn.

Die **Blutdruckmessung** ist eine Standardüberwachung für den Kreislauf des Patienten. Je nach Informationsbedarf (diskontinuierlich oder kontinuierlich) oder der Notwendigkeit mehrfacher intraoperativer arterieller Blutentnahmen wird zwischen der nichtinvasiven Blutdruckmessung und der invasiven Blutdruckmessung gewählt.

Bei der nichtinvasiven Blutdruckmessung erfolgt die intraoperative Messung ca. alle fünf Minuten. Dazu wird eine Manschette um den Oberarm gelegt und nach dem Verfahren von RIVA-ROCCI werden die KOROTKOFF-Töne registriert. Die invasive arterielle Blutdruckmessung durch Punktion einer Arterie hat gegenüber der nichtinvasiven

Messung den Vorteil, dass der Druckkurvenverlauf ein Hinweis auf die Volumensituation (Flüssigkeit, Elektrolyte) des Patienten sein kann.

Außerdem können kontinuierlich Blutdruckinformationen gewonnen werden. Nach dem Einlegen einer Kanüle wird diese mit dem Spülsystem und einem Drucksensor, meist einer Brückenschaltung, verbunden.

In den letzten 15 Jahren wurde verstärkt nach Parametern und Messverfahren gesucht, um die Tiefe der Hypnose beschreiben zu können. So lässt sich beispielsweise über die Messung audioevozierter (akustisch evozierter) Potentiale mittlerer Latenz (MLAEP) die **Hypnosetiefe** quantifizieren. Weiterhin kann durch die Messung und Bewertung des **Elektroenzephalogramms** (EEG) die Hypnosetiefe beispielsweise mit dem **Bispektral-Index** (BIS-Index) bewertet werden. Dieser bildet die Hypnosestadien in einen Indexbereich von 0...100 ab: mit 40...60 als Richtwert für eine Allgemeinanästhesie, 0 zur Bewertung eines isoelektrischen EEGs und 100 für einen wachen Patienten.

Die **neuromuskuläre Blockade** ist u. a. ein Maß für die Unterdrückung der Reizweiterleitung vom Nerv zum Muskel (Relaxation). Ziel der Blockade ist das Zwerchfell als empfindlichster Muskel, der gegen nervliche Stimuli geschützt werden soll, um unkontrollierte Bewegungen z. B. in Folge einer chirurgischen Intervention zu verhindern. Mithilfe eines NMT-Moduls, u. a. für den Herz-Kreislauf-Monitor AS5 (Fa. DATEX, Finnland) erhältlich, kann eine Information über den Blockadegrad ermittelt werden.

Für die Messung der **Analgesie** gibt es gegenwärtig noch keine allgemeingültige Empfehlung. Der Anästhesist muss sich aus beobachteten Veränderungen der Herzfrequenz und des Blutdrucks ein eigenes, subjektives Urteil bilden.

8.4 Total intravenöse Anästhesie

In den zuvor behandelten Kapiteln gingen wir davon aus, dass die Ausschaltung des Bewusstseins durch die Beimischung volatiler Anästhetika zum Atemgas erreicht wird.

> Von einer ▶**Total Intravenösen Anästhesie** (*Total Intravenous Anaesthesia*, **TIVA**) spricht man, wenn auf die Nutzung von volatilen Anästhetika verzichtet wird und sämtliche Komponenten der Anästhesie über venös zu applizierende Medikamente gesteuert werden.

So werden ein Hypnotikum, z. B. Propofol zur Steuerung der Hypnose, ein Analgetikum (Schmerzmittel) z. B. Remifentanil für die Steuerung der Analgesie und je nach Operationsart ein Muskelrelaxans, z. B. Mivacurium zur Steuerung der Muskelrelaxation eingesetzt. **TIVA** ist eine der am häufigsten eingesetzten Narkosearten bei ambulanten Operationen. Kombiniert man intravenös zu applizierende Medikamente mit der Nutzung volatiler Anästhetika, spricht man von der balancierten Anästhesie, die gängigste Art der Narkoseführung. Für einen effizienten Einsatz intravenöser

Anästhetika wurden elektrische Spritzenpumpen entwickelt. Diese erlauben eine kontinuierliche, in der Rate einstellbare Infusion der Medikamente und bildeten die Voraussetzung für die im nachfolgenden Abschnitt beschriebene Entwicklung der **TCI-Systeme**.

8.4.1 *Target-Controlled Infusion* – TCI-Systeme

TCI-Systeme setzen das Prinzip der modellbasierten Steuerung der Medikamentengabe um. Die wesentliche Grundlage dieser Systeme sind **Pharmakokinetische (PK) Modelle** der Medikamentenwirkung.

> ▸ *Target-Controlled Infusion* (**TCI**; *dt. zielparametergesteuerte Infusion*) ist ein System, das das Prinzip der modellbasierten Steuerung der Medikamentengabe umsetzt, indem die Konzentration in einem Zielkompartiment, z. B. Blutplasma, ausgewählt wird und das System dann modellbasiert das Medikament appliziert.

▸ Abb. 8.9 zeigt die Idee der Medikamentenwirkung von der Dosis bis zum messbaren klinischen Effekt.

> Die ▸ **Pharmakokinetik** beschreibt die Einflüsse des Organismus auf das Pharmakon, d. h. Resorption (Aufnahme), Distribution (Verteilung) und Elimination (Abbau). Im Unterschied dazu werden mit der ▸ **Pharmakodynamik** die Einflüsse des Pharmakons auf den Organismus dargestellt.

Die Beschreibung der **Pharmakokinetik** erfolgt dabei durch Kompartiment-Modelle. Der menschliche Körper wird dazu in relevante Körper-Kompartimente unterteilt. Die Modelle beschreiben Verteilung und Abbau innerhalb sowie den Austausch der Pharmaka zwischen den Kompartimenten.

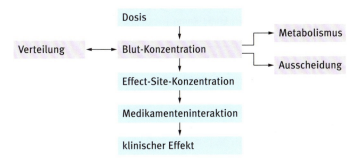

Abb. 8.9: Schematische Darstellung der pharmakokinetischen/pharmakodynamischen Wirkungskette von der Dosisgabe bis zum messbaren Effekt.

Je nach bekannter Medikamentenwirkung werden im Wesentlichen **2- oder 3-Kompartiment-Modelle** eingesetzt. Lässt sich die Wirkung des ▶ **Muskelrelaxans** Mivacurium noch gut mit einem 2-Kompartiment-Modell beschreiben, so muss für die Beschreibung der Propofolwirkung ein 3-Kompartiment-Modell angewendet werden. Nachfolgend sollen am Beispiel eines **2-Kompartiment-Modells** die Modellgleichungen abgeleitet werden. Ausgehend von einem 2-Kompartiment-Modell werden die Medikamentenkonzentration im i-ten Kompartiment zur Zeit t durch x_i, die Änderung der Medikamentenkonzentration durch $\dot{x}_i$ und die Medikamentengabe mittels u dargestellt. Das Verhalten kann durch die Differentialgleichungen

$$\dot{x}_1 = -(k_{10} + k_{12})x_1 + k_{21}x_2 + u \quad \text{und} \tag{8.9}$$

$$\dot{x}_2 = k_{12}x_1 - k_{21}x_2 \tag{8.10}$$

beschrieben werden. k_{10} kennzeichnet die Konstante für die Eliminationsrate. k_{12}, k_{21} charakterisieren die Übertragungskonstanten zwischen den Kompartimenten. Das zentrale Kompartiment wird durch den Index 1 und das periphere Kompartiment durch den Index 2 gekennzeichnet. Aus den Differentialgleichungen ergibt sich dann mit

$$G(s) = \frac{X_1(s)}{U(s)} = \frac{K(1 + sT_D)}{(1 + sT_1)(1 + sT_2)} \tag{8.11}$$

eine **Übertragungsfunktion**, die in der Verstärkung und den Zeitkonstanten auf das jeweilige Medikament angepasst wird. Für eine verbesserte Beschreibung der Medikamentenwirkung wurde ein zusätzliches hypothetisches Effekt-Kompartiment

$$\dot{x}_E = k_{1E}x_1 - k_{E0}x_E \tag{8.12}$$

eingeführt. Bei dem k_{E0} die Eliminationskonstante, k_{1E} die Übertragungskonstante und der Index E das Effekt-Kompartiment charakterisieren.

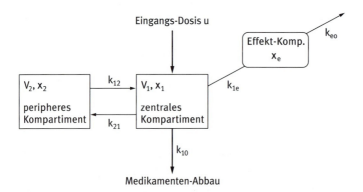

Abb. 8.10: Darstellung eines um ein Effekt-Kompartiment erweitertes 2-Kompartiment-Modell mit V_x als Volumen des jeweiligen Kompartimentes und x_x bzw. x_e als Konzentration darin.

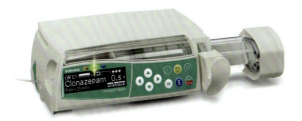

▶ Abb. 8.10 zeigt das so entstandene 2 + 1-Kompartiment-Modell. Das **hypothetische Effekt-Kompartiment** erweitert die Übertragungsfunktion um eine weitere Verzögerung zu

$$G_S(s) = \frac{X_E(s)}{U(s)} = \frac{K(1 + sT_D)}{(1 + sT_1)(1 + sT_2)(1 + sT_3)} \,. \tag{8.13}$$

Das Modell wird um eine Ersatztotzeit ergänzt, in die die Transportdauer des Medikaments von der Injektionsstelle bis zum Wirkungsort eingeht. Somit ergibt sich $G_{ST}(s)$ zu

$$G_{ST}(s) = \frac{X_E(s)}{U(s)} = \frac{e^{-\tau s}K(1 + sT_D)}{(1 + sT_1)(1 + sT_2)(1 + sT_3)} \tag{8.14}$$

und beschreibt die Wirkung der Medikamentengabe auf die Konzentration des Medikamentes im Effekt-Kompartiment.

TCI-Systeme können für die Steuerung des Hypnotikums Propofol sowie der Analgetika Remifentanil, Sufentanil, Alfentanil oder Ketamine eingesetzt werden. Der Anwender stellt dabei das Geschlecht und das Alter des Patienten ein, da diese je nach Medikament unterschiedliche Auswirkungen auf die Verteilungskonstanten des oben beschriebenen Nominalfalls haben. Weiterhin gibt der Anwender die von ihm gewünschte Zielkonzentration im But- oder Effekt-Kompartiment vor, und das TCI-System steuert auf der Grundlage des implementierten medikamentenabhängigen Modells die auszugebende Menge an Medikament. ▶ Abb. 8.11 zeigt eine TCI-Pumpe der Fa. B. BRAUN.

8.4.2 Ausblick

Eine konsequente Weiterentwicklung und Verbesserung der im vorhergehenden Kapitel beschriebenen Idee der ▶ **TCI-Systeme** wäre eine automatische Medikamentenapplikation im geschlossenen Regelkreis unter Kontrolle des gewünschten Effekts. Die bei den TCI-Systemen als Zielfunktion vorgegebene Konzentration des Medikaments im Effekt- oder Blut-Kompartiment korreliert nur bedingt mit dem gewünscht Effekt einer ausreichenden Hypnose oder Analgesie.

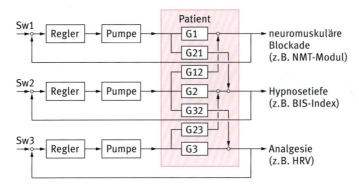

Abb. 8.12: Idee einer Regelung der Anästhesie-Zielgrößen Hypnose, Analgesie und Muskelrelaxation mit möglichen Messgrößen und Sollwerten (S_{w1-3}).

> Die Überführung in einen geschlossenen ▸ **Regelkreis** erfordert jedoch die sichere Messung der jeweiligen Teilkomponenten ▸ **Hypnose**, Analgesie oder ▸ **Muskelrelaxation**.

Während die Muskelrelaxation relativ gut intraoperativ, z. B. mit dem NMT-Modul (Fa. DATEX, Finnland) oder dem INFINITY TRIDENT NMT SMARTPOD (Fa. DRÄGER) erfasst werden kann, ist die Messung der Hypnosetiefe oder der Analgesie weitaus schwieriger. Für die Messung der Hypnosetiefe existieren Ansätze zur Auswertung der Hirnströme im **Elektroenzephalogramm** (EEG). Methoden wie die Berechnung des Bispektral-Index (BIS), des Narkotrend-Index, der Entropie u. a. werden seit Jahren entwickelt, evaluiert und kontrovers diskutiert. Ansätze zur Messung der Analgesie existieren z. B. mit dem *Surgical Stress Index* (SSI) oder der Herzfrequenzvariabilität (HRV).

Aus regelungstechnischer Sicht wäre eine **Regelung** der Narkosezielparameter wie in ▸ Abb. 8.12 wünschenswert. Daran wird aber nach wie vor mit unterschiedlicher Ausrichtung intensiv geforscht. Die G_{xx} in ▸ Abb. 8.12 charakterisieren die zu identifizierenden Übertragungsfunktionen und eine beispielhafte Umsetzung in der Forschung in Form einer dezentralen Mehrgrößenregelung.

Quellenverzeichnis

Absalom A. R., Struys M. M.: An Overview of TCI & TIVA. Gent: Academia Press 2005.

Heck M., Fresenius M.: Repetitorium Anästhesiologie. Berlin, Heidelberg: Springer 2001.

Larsen R.: Anästhesie. München: Urban und Schwarzenberg 1995.

Rathgeber J.: Respiratorfunktionsüberwachung und Atemgase. In: List W. F., Metzler H., Pasch T. (Hrsg.): Monitoring in Anästhesie und Intensivmedizin. Berlin: Springer 1998.

Rupp K., Holzki J., Fischer T., Keller C.: Fibel Kinderanästhesie. Lübeck: Dräger Medizintechnik GmbH 1999.

Simanski O.: Grundlagen der Narkosetechnik In: Werner J. (Hrsg.): Kooperative und autonome Systeme der Medizintechnik. München: Oldenbourg Verlag 2005.

Striegel H. W.: Die Anästhesie – Band 1. Stuttgart: Schattauer 2010.

Verzeichnis weiterführender Literatur

Simanski O., Janda M., Schubert A., Bajorat J., Hofmockel R., Lampe B.: Progress of automatic drug delivery in Anaesthesia – the Rostock assistant system for anaesthesia control (RAN). Int. J. Adapt. Control Signal Process. 23(2009)5: 504–521.

Werner J. (Hrsg.): Kooperative und autonome Systeme der Medizintechnik. München: Oldenbourg Verlag 2005.

Abbildungsquellen

- ▶ Abb. 8.1, 8.2, 8.3, 8.4, 8.5, 8.6, 8.7 und 8.12, modifiziert nach [Simanski 2005].
- ▶ Abb. 8.8 mit freundlicher Genehmigung der Fa. Drägerwerk AG & Co. KGaA Lübeck.
- ▶ Abb. 8.9 modifiziert nach [Absalom 2005].
- ▶ Abb. 8.11 mit freundlicher Genehmigung der Fa. B. Braun Melsungen AG.

Auswahl von Herstellerfirmen

Dräger Medical	http://www.draeger.de
B. Braun Melsungen	http://www.bbraun.de
GE Healthcare	http://www.gehealthcare.de
Maquet	http://www.maquet.com
Fritz Stephan	http://www.stephan-gmbh.com/
Ammedic	http://www.anmedic.se

Testfragen

1. Nennen und beschreiben Sie kurz die Hauptkomponenten einer Narkose!
2. Warum müssen die Patienten bei einigen Narkosen maschinell beatmet werden?
3. Wie lassen sich Narkosesysteme klassifizieren?
4. Was muss bei dem Einsatz von Inhalationsanästhetika beachtet werden?
5. Skizzieren Sie den „Atemgaskreislauf" in einem modernen Beatmungsgerät!
6. Wie hoch ist der spezifische Dampfdruck von Isofluran bei einer Zimmertemperatur von 20°C?
7. Aus welchem Material bestehen Verdampfergehäuse bei klassischen Verdampfern in der Anästhesie? Warum ist dieses Material besonders geeignet?
8. Welche Aufgabe haben die oberen Atemwege? Wie muss dies bei der maschinellen Beatmung beachtet werden?
9. Wie lässt sich der Sauerstoffgrundumsatz berechnen?
10. Was versteht man unter einer TIVA?
11. Wie lässt sich die Medikamentenverteilung und Wirkung mathematisch beschreiben? Beschreiben Sie die Idee von TCI!

Martin Hexamer

9 Herz-Lungen-Maschine und extrakorporale Membranoxygenierung

Zusammenfassung: Kardiochirurgische Eingriffe erfordern meist die temporäre Lähmung des Herzens, um dem Chirurgen eine Operation am still stehenden Herzen zu ermöglichen. Die Pumpfunktion des Herzens wird dann zusammen mit der Lungenfunktion vorübergehend durch eine künstliche Pumpe und einen Oxygenator (künstliche Lunge) übernommen. Beide Geräte sind die Kernbestandteile einer Herz-Lungen-Maschine (HLM). Die Pumpe fördert das Blut durch den Körper des Patienten und die Maschine und der Oxygenator besorgt den Gasaustausch – d. h., die Anreicherung des zirkulierenden Blutes mit Sauerstoff bei gleichzeitigem Entzug von Kohlendioxid. Die extrakorporale Membranoxygenierung (ECMO) ist eine intensivmedizinische Maßnahme, die auf den gleichen Komponenten basiert. Das Kapitel erläutert Aufbau, Funktion und Betrieb von Herz-Lungen-Maschinen und der extrakorporalen Membranoxygenierung (ECMO) zusammen mit den physiologischen Grundlagen des Gasaustauschs. Einige Ansätze zur Automatisierung der HLM und ECMO werden vorgestellt.

Abstract: Heart surgery usually requires a temporary paralyzation of the heart to enable the surgeon to carry out his delicate task. The pumping of the heart as well as the pulmonary function are replaced by artificial systems that are part of the cardiopulmonary bypass (CPB) or heart–lung machine (HLM). Key components of a HLM are the pump that maintains the blood-flow through the patient's body and the machine and an oxygenator (lung replacement) that provides the gas transfer, i.e., the enrichment of the circulating blood with oxygen and the simultaneous removal of carbon dioxide. Extracorporeal membrane oxygenation (ECMO) is another intensive care technique that relies on pumps and oxygenators. This chapter introduces the configuration and operation of HLMs and ECMOs as well as the physiological basics of gas exchange. In addition, some aspects of automatic control are presented.

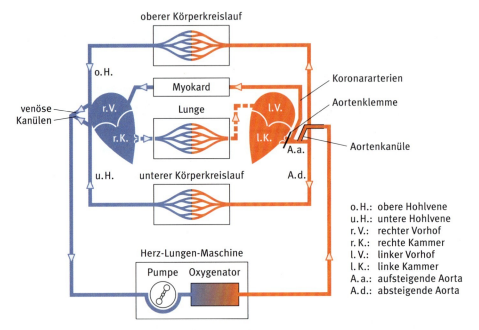

oberer Körperkreislauf

o.H.

Myokard

Koronararterien

Aortenklemme

venöse Kanülen

r.V.

Lunge

l.V.

r.K.

l.K.

A.a.

Aortenkanüle

u.H.

unterer Körperkreislauf

A.d.

Herz-Lungen-Maschine

Pumpe Oxygenator

o.H.: obere Hohlvene
u.H.: untere Hohlvene
r.V.: rechter Vorhof
r.K.: rechte Kammer
l.V.: linker Vorhof
l.K.: linke Kammer
A.a.: aufsteigende Aorta
A.d.: absteigende Aorta

Abb. 9.1: Ankopplung einer HLM an den Patienten. Die Entnahme des Blutes erfolgt aus den großen Hohlvenen oder dem rechten Herzen und die Rückführung durch die Aorta. Die Aortenklemme verhindert bei nicht intakter Aortenklappe den Einstrom von Blut in das linke Herz und dessen Überblähung. In der dargestellten Situation erfolgt die Durchblutung des Myokards ganz normal über die Koronararterien.

9.1 Einleitung

Zur präzisen Durchführung von kardiochirurgischen Eingriffen wie Bypassoperationen, Klappenersatz oder Herztransplantation ist eine temporäre Ruhigstellung (Lähmung) des Herzens notwendig. Dessen Pumpfunktion wird infolgedessen durch eine **technische Pumpe** übernommen. Aus bestimmten Gründen ersetzt man auch die Lunge temporär durch ein technisches System – den **Oxygenator**. Pumpe und Oxygenator sind, neben weiteren wichtigen Komponenten, die Kernbestandteile einer **Herz-Lungen-Maschine** (HLM): Die Pumpe fördert als Herzersatz das dem Körper entnommene Blut durch die HLM und das Gefäßsystem des Körpers. Dabei findet im Oxygenator ersatzweise der Gasaustausch statt. Da sich Teile dieses erweiterten Kreislaufsystems außerhalb des Körpers befinden, erfolgt mit einer HLM eine **Extrakorporale Zirkulation (EKZ)**, auch als **kardiopulmonaler Bypass (CPB)** bezeichnet (Abb 9.1).

> Die ▶ **Herz-Lungen-Maschine** (HLM) ist ein System, das temporär, d. h. für die Dauer einer Operation, Herz und Lunge ersetzt. Sie besteht immer aus einer technischen Pumpe (Herzersatz), einem Oxygenator (Lungenersatz), Schläuchen und weiteren Komponenten.

Die extrakorporale Membranoxygenierung (*Extracorporeal Membrane Oxygenation*, **ECMO**) ist im Prinzip eine reduzierte HLM, von der nur die Pumpe und der Oxygenator beibehalten werden [Schmid 2011, Tschaut 2007].

> Über das Verfahren der ▶ **Extrakorporalen Membranoxygenierung** (*Extracorporeal Membrane Oxygenation*, **ECMO**) wird das Blut außerhalb des Körpers mit Sauerstoff angereichert und von Kohlendioxid befreit. Je nach Konfiguration erfolgt eine Entlastung/Unterstützung von Lunge und Herz.

Es gibt zahlreiche Indikationen für die ECMO, bei Erwachsenen insbesondere **ARDS**, die Unterstützung während kardiochirurgischer Eingriffe und nach Herz- und/oder Lungentransplantation, zur Reanimation etc. Auch bei Neugeborenen und Kindern findet die ECMO Anwendung. Ihr Einsatz erfolgt über einen längeren Zeitraum (Tage bis Wochen).

> ▶ **Akutes fortschreitendes Lungenversagen** (*Acute Respiratory Distress Syndrome*, **ARDS**) ist eine akute lebensbedrohliche Erkrankung der Lunge, gekennzeichnet durch eine schwere Gasaustauschstörung mit der Gefahr der Mangelversorgung mit Sauerstoff.

Herz und Lunge sind im intakten Körper eingebunden in Regulationssysteme, die auf neuronalem und humoralem Wege Pumpleistung und Gasaustausch an die augenblicklichen Bedürfnisse anpassen. Diese Einbindung gilt nicht für die technischen Ersatzsysteme, so dass hier Pumpleistung und Gasaustausch durch speziell geschultes klinisches Personal (z. B. Kardiotechniker) angepasst werden müssen.

9.2 Physiologische Grundlagen

Wesentlich für die Aufrechterhaltung des Zellstoffwechsels und damit aller Organfunktionen sind die ausreichende Verfügbarkeit von Nährstoffen und Sauerstoff (O_2). Ebenso wesentlich sind aber auch Abtransport und Elimination der Stoffwechselendprodukte, z. B. von Kohlendioxid (CO_2). Die Aufnahme von O_2 und die Elimination von CO_2 sowie deren Transport werden geleistet von der Lunge, dem Transportmedium Blut und dem Herz-Kreislauf-System. Letzteres wurde bereits in den ▶ Kapiteln 3 und 4 vorgestellt. Es folgen hier einige Grundlagen zum Gastransfer und der Bindung von O_2 und CO_2 im Blut (s. a. ▶ Band 2, Kap. 2).

9.2.1 Physik der Gase

Man stelle sich ein abgeschlossenes Volumen V vor, in dem sich ein Gasgemisch mit Gesamtdruck P_{ges} befindet. Der **Partialdruck** p_X einer Gaskomponente X ist dann derjenige Druck, den die Gaskomponente X in V ausüben würde, wenn alle anderen Komponenten aus V entfernt würden. Nach DALTON ergibt die Summe der Partialdrücke aller Komponenten den um den Wasserdampfpartialdruck (p_{H_2O}) verminderten Gesamtdruck (P_{ges}) des Gases. Die Luft, die wir einatmen, setzt sich zusammen aus 78 Vol.-% Stickstoff N_2 und 21 Vol.-% O_2. Des Weiteren kommen einige Edelgase vor (1 Vol.-%), die funktionell dem Stickstoff zugeschlagen werden, nur wenig CO_2 (0,03 Vol.-%) und etwas Wasserdampf. Somit gilt nach DALTON:

$$P_{ges} - p_{H_2O} = p_{N_2} + p_{O_2} + p_{CO_2}.\tag{9.1}$$

Die **Fraktion** F_X einer Gaskomponente X in einem Gasgemisch ist das Verhältnis der Teilchenzahl von X bezogen auf die Gesamtteilchenzahl im Gemisch. Zwischen Fraktion F_X und Partialdruck p_X einer Komponente besteht folgender wichtiger Zusammenhang:

$$p_X = F_X \cdot (P_{ges} - p_{H_2O}).\tag{9.2}$$

Mit den Fraktionen für Luft ($F_{O_2} = 0{,}21$, $F_{N_2} = 0{,}79$, $F_{CO_2} \approx 0$) dem (barometrischen) Gesamtdruck ($P_{ges} = 101{,}3\,kPa = 760\,mmHg$) und trockener Luft ($p_{H_2O} = 0$) ermittelt man für unsere (Ein-)Atemluft die Partialdrücke $p_{O_2} = 160\,mmHg$, $p_{N_2} = 600\,mmHg$ und $p_{CO_2} \approx 0$.

Steht ein Gas (Gasgemisch) in Kontakt zu einer Flüssigkeit, lösen sich Gasmoleküle in der Flüssigkeit (**physikalische Lösung**). Die Konzentration c_X, die sich im stationären Zustand in der Flüssigkeit einstellt,

$$c_X = \alpha_X \cdot p_X,\tag{9.3}$$

hängt ab vom Partialdruck des Gases p_X und dem BUNSEN-Löslichkeitskoeffizienten α_X, der material- und temperaturabhängig ist. Als **Flüssigkeitspartialdruck** wird der Gaspartialdruck definiert, der über der Flüssigkeit herrschen muss, damit kein Austausch stattfindet. Wenn also der Flüssigkeitspartialdruck kleiner als der Gaspartialdruck ist, diffundiert Gas in die Flüssigkeit und wird dort gelöst. Im umgekehrten Fall verlässt gelöstes Gas die Flüssigkeit.

9.2.2 Sauerstoffbindung im Blut

Kommt in der Lunge oder im Oxygenator O_2-armes Blut in Kontakt mit einem O_2-reichen Gas, diffundiert O_2 vom Gas ins Blut, sofern eine wirksame O_2-Partialdruckdifferenz zwischen Gas ($p_{O_2,G}$) und Blut ($p_{O_2,B}$) existiert, d. h. $p_{O_2,G} > p_{O_2,B}$.

Im Blut wird O_2 physikalisch gelöst und chemisch gebunden an **Hämoglobin Hb**. Hb ist ein großes Eiweißmolekül (Protein), das sich in den roten Blutkörperchen, den **Erythrozyten**, befindet. Die chemische reversible Bindung von O_2 an Hb heißt **Oxygenierung** (nicht Oxidation!) [Schmidt 2007].

Für die O_2-Konzentration im Blut $c_{O_2,B}$ gilt:

$$c_{O_2,B} = \alpha_{O_2} \cdot p_{O_2,B} + \text{cap}_{O_2} \cdot S_{O_2}(p_{O_2,B}, p_{CO_2,B}, \text{pH}_B, T_B). \tag{9.4}$$

$\alpha_{O_2} \cdot p_{O_2,B}$ ist der physikalisch gelöste O_2-Anteil ($\alpha_{O_2} = 0{,}030\ \text{ml}_{O_2}/(\text{l}_B \cdot \text{mmHg})$ bei $T_B = 37°C$). Das folgende Produkt, $\text{cap}_{O_2} \cdot S_{O_2}(\cdot)$, quantifiziert den chemisch gebundenen Teil. Hierbei ist cap_{O_2} die **O_2-Bindungskapazität** des Blutes, die von der **Hb-Konzentration** im Blut c_{Hb} (in g_{Hb}/l_B) abhängt:

$$\text{cap}_{O_2} = 1{,}34 \frac{\text{ml}_{O_2}}{\text{g}_{Hb}} \cdot c_{Hb}. \tag{9.5}$$

Die Konstante $1{,}34\ \text{ml}_{O_2}/\text{g}_{Hb}$ lässt sich stöchiometrisch begründen. $S_{O_2}(\cdot)$ ist die **O_2-Sättigung**, eine nichtlineare Funktion. Sie gibt an, wie viel des vorhandenen Hb tatsächlich mit O_2 beladen ist. Im Vergleich zum chemisch gebundenen O_2-Anteil ist der physikalisch gelöste zwar gering (▶ Abb. 9.2 (a)), funktionell aber doch wichtig, da O_2 initial in physikalisch gelöster Form im Blut erscheint und nur in gelöster Form durch die Erythrozytenmembran zum Hb diffundieren kann, wo es dann chemisch gebunden wird.

In ▶ Abb. 9.2 (a) ist in der Einlagefigur die Sättigungskennlinie in Abhängigkeit von ihrer Haupteinflussgröße $p_{O_2,B}$ dargestellt. Die zusätzlich bestehenden Abhängigkeiten vom CO_2-Partialdruck ($p_{CO_2,B}$), dem pH-Wert (pH_B), der Temperatur (T_B) sind qualitativ als Rechts- bzw. Linksverschiebung der Kennlinie dargestellt. (Weitere Abhängigkeiten werden hier vernachlässigt.) S_{O_2} kann z. B. mit der folgenden Gleichung angegeben werden:

$$S_{O_2}(p_{O_2,\text{virt}}) = \frac{-8532 p_{O_2,\text{virt}} + 2121 p^2_{O_2,\text{virt}} - 67{,}07 p^3_{O_2,\text{virt}} + p^4_{O_2,\text{virt}}}{936\,000 - 31\,500 p_{O_2,\text{virt}} + 2396 p^2_{O_2,\text{virt}} - 67{,}1 p^3_{O_2,\text{virt}} + p^4_{O_2,\text{virt}}}. \tag{9.6}$$

Hierbei ist $p_{O_2,\text{virt}}$ (in mmHg) der so genannte virtuelle O_2-Partialdruck,

$$p = p_{O_2,B} \cdot 10^{0{,}024(T_B - 37°C) + 0{,}4\,(\text{pH}_B - 7{,}4) + 0{,}06\,\lg \frac{40\,\text{mmHg}}{p_{CO_2,B}}}, \tag{9.7}$$

der ausgehend von $p_{O_2,B}$ (in mmHg) auch die Einflüsse von $p_{CO_2,B}$ (in mmHg), pH_B und T_B (in °C) auf die chemische O_2-Bindung berücksichtigt, also die in ▶ Abb. 9.2 (a) (Einlagefigur) dargestellten Verschiebungen.

9.2.3 Kohlendioxidbindung im Blut

CO_2 kommt im Blut in drei Formen vor: in **physikalischer Lösung**, als Bicarbonat und, gebunden an Hb, als **Carbamat**.

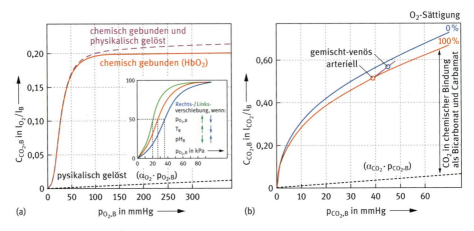

Abb. 9.2: O_2-Bindung (a) und CO_2-Bindung (b) in Blut.

Aufgrund der hohen CO_2-Löslichkeit ($\alpha_{CO_2} = 0{,}67\,\mathrm{ml} \cdot \mathrm{l_B^{-1}} \cdot \mathrm{mmHg^{-1}}$; $T_B = 37°C$) wird im Blut mehr CO_2 als O_2 gelöst [Schmidt 2007]. Größtenteils wird es jedoch chemisch gebunden als **Bicarbonat** (HCO_3^-) transportiert, das bei der reversiblen Reaktion

$$CO_2 + H_2O \Leftrightarrow HCO_3^- + H^+ \tag{9.8}$$

entsteht, die im Plasma – v. a. aber in den Erythrozyten abläuft. Zu einem kleineren Teil wird CO_2 an Proteine, insbesondere Hb, gebunden. Es entsteht **Carbamat**:

$$CO_2 + \text{Protein} \Leftrightarrow \text{Carbamat} + H^+. \tag{9.9}$$

In beiden Reaktionen werden H^+-Ionen frei, so dass der pH-Wert im Blut bei der Bindung von CO_2 sinkt. Um CO_2 in großer Menge chemisch zu binden, müssen die entstehenden H^+-Ionen **gepuffert** werden, damit die **Reaktionsgleichgewichte** tatsächlich auch auf der rechten Seite liegen. Die Pufferung erfolgt durch die Proteine im Blut, wobei Hb eine wichtige Rolle spielt. Die CO_2-Bindung wird von der O_2-Sättigung beeinflusst (▶Abb. 9.2). Da sich kein vergleichbar kompakter Zusammenhang zwischen $p_{CO_2,B}$ und der CO_2-Konzentration angeben lässt, wie dies für O_2 möglich ist, wird hier darauf verzichtet.

CO_2 wird im Rahmen des Stoffwechsels in den Zellen gebildet. Von dort diffundiert es ins Blut, wo es, wie oben beschrieben, gelöst und chemisch gebunden wird. In der Lunge oder im Oxygenator kommt das CO_2-reiche Blut in Kontakt mit CO_2-armer Luft/Gas. Die Partialdruckdifferenz zwischen Blut ($p_{CO_2,B}$) und Gas ($p_{CO_2,G}$) treibt zunächst gelöstes CO_2 aus dem Blut ins Gas. Das verschiebt die **Reaktionsgleichgewichte** nach links, d. h., durch Umwandlung von Bicarbonat und Carbamat, bei gleichzeitiger Elimination von H^+, wird fortlaufend CO_2 gebildet, das dann ans Gas abgegeben wird. Da dabei die H^+-Konzentration sinkt, steigt der pH-Wert im Blut.

9.3 Aufbau der Herz-Lungen-Maschinen und der extrakorporalen Membranoxygenierung

9.3.1 Die Herz-Lungen-Maschine

Man darf sich eine HLM nicht als Komplettgerät vorstellen, das von verschiedenen Herstellern „anschlussfertig" angeboten wird. Eine HLM wird von jeder Klinik individuell aus Einzelkomponenten *„just in time"* zusammengestellt, also kurz vor einer OP.

Die Basis bildet eine **Pumpenkonsole**, die mehrere Pumpen inklusive diesbezüglicher Steuerungs-, Überwachungs- und Messtechnik (Flüsse, Drücke) integriert. Diese Konsolen werden von den Herstellern als HLM oder Perfusionssystem angeboten. ▶Abb. 9.3 zeigt das Schema einer HLM in **geschlossener Ausführung**. Venöses Blut wird dem Patienten mittels großer **Spezialkanülen** aus den Hohlvenen oder dem rechten Vorhof entnommen. Aufgrund des hydrostatischen Druckgefälles zwischen dem hoch gelegenen Patienten (OP-Tisch) und dem niedriger angeordneten **venösen Beutel** gelangt das Blut passiv in die HLM. Dieser Beutel, der aus weichem Kunststoff besteht, besitzt einen weiteren Zufluss aus dem Kardiotomiereservoir und einen Abfluss in Richtung Hauptpumpe. Der Beutel wirkt als **Zwischenspeicher**. Sollte er aufgrund eines verminderten Zustroms aus dem Patienten leerlaufen, kollabiert er und verhindert so, dass Luft in die Hauptlinie gesaugt wird.

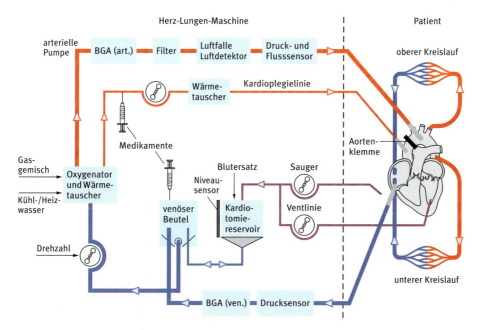

Abb. 9.3: Herz-Lungen-Maschine in geschlossener Ausführung.

Auch das **Kardiotomiereservoir** ist ein Blutspeicher. Hier wird das Blut gesammelt, das über die **Saugerlinie** aus dem Operationsfeld bzw. über die **Ventlinie** aus dem Herzen abgesaugt wird. Nächste Station ist die **arterielle Pumpe (Hauptpumpe),** die das Blut durch die Maschine und den Körper fördert. Im **Oxygenator** findet der **Gasaustausch** statt, d. h. CO_2 wird dem venösen Blut entzogen und das Blut wird mit O_2 angereichert. Dies erfolgt durch indirekten Kontakt mit einem Gasgemisch aus O_2 und N_2, das ebenfalls durch den Oxygenator strömt. Im Oxygenator ist meist auch ein **Wärmetauscher** integriert, mit dem bei Bedarf das Blut und damit auch der Körper abgekühlt werden können. Das arterielle Blut (O_2-reich und CO_2-arm) gelangt über eine **Blasenfalle** und einen **Filter** zurück in den Körper. Dieser Zugang erfolgt über die Aorta vermittels einer entsprechenden Kanüle. Eine Klemme auf der aufsteigenden Aorta verhindert, dass Blut in den linken Ventrikel gepresst wird. Über die **Kardioplegielinie** wird das Gefäßsystem des Herzens mit einer Mischung aus oxygeniertem Blut und einer besonderen Lösung perfundiert, die primär eine schlaffe Lähmung am Herzen erzeugt. Ein zusätzlicher Wärmetauscher erlaubt die dedizierte Abkühlung des Perfusats, das dem Herzen zugeführt wird (s. ▶ Kap. 9.5).

Unabdingbar für den Betrieb der HLM ist ein extensives **Monitoring**. Dies umfasst die Messung aller wesentlichen Drücke, des Blutflusses in der arteriellen Linie, des Füllstandes im Kardiotomiereservoir, der wesentlichen Blutgasvariablen im venösen und arteriellen Blut und weiterer Körpervariablen. Oft erfolgt auch eine Luftblasendetektion in der arteriellen Linie. Auf Basis dieses Signals kann die Hauptpumpe kurzfristig gestoppt werden, um zu verhindern, dass Luft ins Blutgefäßsystem gelangt.

Die HLM kann auch als **offene HLM** betrieben werden. Das venöse Blut wird hier, statt in den geschlossenen venösen Beutel, in ein offenes venöses Reservoir geleitet, in das auch das aus dem Operationsfeld abgesaugte Blut (Saugerblut) gelangt. Beide Ausführungen, offen oder geschlossen, haben spezifische Vor- und Nachteile.

Im Betrieb zu unterscheiden ist der **totale vom partiellen** Bypass. Beim totalen Bypass fließt kein Blut mehr durch Herz und Lunge, d. h. vor dem rechten Vorhof wird das komplette Blut in die HLM drainiert und hinter der Aortenklemme zurück in den Körper geleitet. Das ist die Standardsituation während der OP. Im partiellen Bypass befindet sich das System, wenn Herz und HLM Blut fördern. Dies ist regelmäßig beim „Hochfahren" und bei der „Entwöhnung" von der HLM der Fall.

9.3.2 Aufbau der extrakorporalen Membranoxygenierung

Wie die ▶ **Herz-Lungen-Maschine** (HLM) ist auch die ▶ **Extrakorporale Membranoxygenierung** (ECMO) klinikspezifisch aufgebaut. Die wesentlichen Komponenten sind aber immer eine Pumpe und ein ▶ **Oxygenator**, die in einem geschlossenen Kreislauf betrieben werden [Schmid 2011, Tschaut 2007]. Mitunter ist ein venöses Reservoir vorhanden, das aber nur zur initialen Füllung und Volumensteuerung genutzt wird. Eine Blasenfalle kann vorhanden sein.

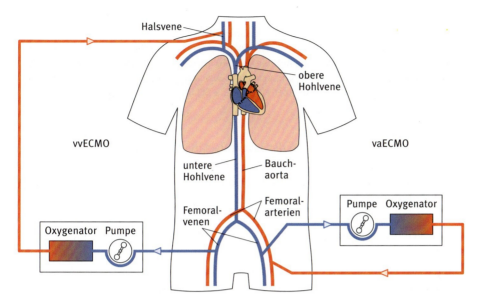

Abb. 9.4: Kanülierung bei veno-venöser ECMO (vvECMO) und veno-arterieller ECMO (vaECMO).

An entscheidenden Stellen befinden sich Sensoren zur Messung von Drücken und Blutgasparametern – etwa Sättigungen. Häufig wird die gesamte Anordnung mobil gehalten, mit integrierter Energie- und Gasversorgung, um einen Patiententransport zu ermöglichen. Seit einigen Jahren sind transportable Systeme auch kommerziell verfügbar.

Eine ECMO kann in zwei unterschiedlichen Konfigurationen durchgeführt werden: als veno-venöse (vvECMO) oder als veno-arterielle (vaECMO). Welche Konfiguration gewählt wird, hängt von klinischen Kriterien ab. Die Kanülierung erfolgt in der Regel peripher, d. h. als perkutane (durch die Haut) Kanülierung ausreichend großer Blutgefäße.

> Bei der ▶ **vvECMO** wird venöses Blut aus einer Oberschenkelvene (*Vena femoralis*) drainiert und nach Arterialisierung über eine große Halsvene (*Vena jugularis interna*) zurück in den Körper geleitet. Eine Herzunterstützung findet hier nicht statt, weswegen die **vvECMO** bei Patienten mit respiratorischem Versagen und intakter Herzfunktion eingesetzt wird. ▶ **ECLA** (*Extracorporeal Lung Assist*) ist eine alternative Bezeichnung.

Liegen die Kanülen im Körper zu dicht beieinander, kann es zur **Kurzschlussperfusion** kommen. Dann **rezirkuliert** ständig ein Teil des gerade frisch arterialisierten Blutes direkt in die Maschine, wodurch der Gastransfer beeinträchtigt wird. Durch geschickte Platzierung der Kanülen kann die bei vv-Kanülierung unvermeidbare **Rezirkulation** gering gehalten werden.

Bei der ▸ **vaECMO** wird venöses Blut aus einer Oberschenkelvene (*Vena femoralis*) drainiert und nach Arterialisierung in eine Oberschenkel- (*Arteria femoralis*) oder Schlüsselbeinarterie (*Arteria subclavia*) zurück in den Körper geleitet. Die vaECMO ermöglicht eine **partielle Herzentlastung**, da das Herz nicht das gesamte HZV pumpen muss. Deshalb wird die vaECMO bei Patienten mit Herz- und gleichzeitigem Lungenversagen eingesetzt. ▸ **ECLS** (*Extracorporeal Live Support*) ist eine alternative Bezeichnung.

Bei der vaECMO mit Kanülierung der Femoralgefäße und noch bestehender Blutförderung durch das Herz liegen im arteriellen Gefäßsystem keine homogenen O_2- und CO_2-Konzentrationen vor, da sich das durch die vaECMO vollständig arterialisierte Blut und das Blut, das über die beeinträchtigte Lunge arterialisiert wird, im Körper vermischen. Dies erfolgt meist im Bereich der Bauchaorta (*Aorta abdominalis*), was die Gefahr in sich birgt, dass insbesondere das Gehirn nur mit mäßig arterialisiertem Blut aus der Lunge versorgt wird. Arterielle Blutproben aus unterschiedlichen Gefäßen können hier große Unterschiede aufweisen.

Eine vaECMO kann bei entsprechender medizinischer Indikation auch ohne Blutpumpe durchgeführt werden. Der natürlicherweise vorhandene Druckgradient zwischen arteriellem und venösem System (z. B. Femoralgefäße) treibt dann das Blut durch den Oxygenator (*Pumpless Extracorporeal Lung Assist*, **PECLA**).

Für wesentliche Betriebsvariablen existieren Richtwerte: So sollte bei der vaECMO der Blutfluss zwischen 60 ml/min/kg (Erwachsene) und 100 ml/min/kg (Neugeborene) liegen. Dabei zeigt eine zentralvenöse O_2 – Sättigung > 70 % einen ausreichenden Blutfluss an.

Bei Langzeitanwendungen wie der ECMO müssen alle Komponenten über eine entsprechende Lebensdauer verfügen (mehrere Tage).

9.4 Komponenten der Extrakorporalen Zirkulation

9.4.1 Blutpumpen

Das **passiv** in die HLM einströmende Blut muss von der Hauptpumpe durch die Maschine und den Körper gefördert werden. Sie muss dazu in der Lage sein, das geforderte HZV gegen einen bestimmten Druckgradienten aufrechtzuerhalten. Wesentliche Randbedingung hierbei ist eine möglichst **geringe Blutschädigung**, d. h. Zerstörung der Blutzellen.

Blutpumpen können in zwei Kategorien aufgeteilt werden [Reul 2000]: **Verdrängerpumpen** und **Rotationspumpen**. Bei Verdrängerpumpen wird Energie auf das Medium dadurch übertragen, dass sich ein abgegrenzter Arbeitsraum zyklisch verändert. In Rotationspumpen erfolgt der Energietransfer vornehmlich durch Beschleunigung des Mediums zwischen den Schaufeln eines rotierenden Flügelrades (Impeller).

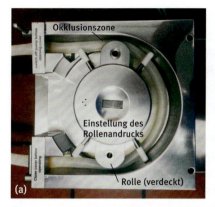
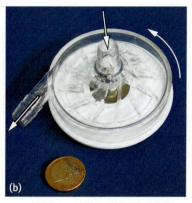

Abb. 9.5: (a) Rollerpumpe. (b) Radialpumpe (Zentrifugalpumpe). Dargestellt ist hier nur der Pumpenkopf, der im Betrieb auf den Antrieb gesteckt wird. Die Energieübertragung zwischen Antrieb und Rotor erfolgt durch eine Magnetkupplung.

Bei der HLM kommen Vertreter beider Kategorien zum Einsatz, da der dort erforderliche Leistungsbereich (Druckentwicklung, Flussrate) von beiden abgedeckt werden kann.

Rollerpumpen

Die **Rollerpumpe** ist eine Verdrängerpumpe (korrekt wäre die Bezeichnung Rollenpumpe, sie ist aber unüblich). Sie besteht aus einem rotierenden Balken, an dessen Enden sich Rollen befinden, die ein durch das Pumpengehäuse kreisförmig fixiertes Schlauchstück zyklisch zusammenpressen und dabei Blut in das angeschlossene Schlauchsegment verdrängen (▶Abb. 9.5 (a)). Hinter den Rollen entspannt sich der Schlauch aufgrund seiner elastischen Eigenschaften und füllt sich wieder mit Blut. Der Anpressdruck der Rollen ist meist einstellbar: Bei vollständigem Verschluss (**Okklusion**) des Schlauches ist der Pumpenfluss direkt proportional zur Drehzahl und dem Schlauchvolumen zwischen den Rollen. Deshalb verfügen Rollerpumpen häufig über eine direkte Anzeige der Blutflussrate, die allerdings nicht gemessen, sondern von der Drehzahl abgeleitet wird. Bei Änderung des Schlauchkalibers muss diese Anzeige nachjustiert werden.

Einlassseitig wird aktiver Sog entwickelt, d. h., dort entsteht auch dann ein Unterdruck, wenn ein Luftpolster zwischen der Rolle und dem flüssigen Medium existiert. Aus diesem Grund werden Rollerpumpen z. B. zum Absaugen des Operationsfeldes eingesetzt. Die Höhe des ausgangsseitigen Drucks hängt maßgeblich vom hydraulischen Widerstand und der Dehnbarkeit des angeschlossenen Schlauch-/Gefäßsystems ab. Der Ausgangsdruck weist auch eine **Druckpulsation** auf, die jedoch nicht ausreicht, um die des Herzens nachzubilden. Dafür bedarf es einer besonderen Drehzahlsteuerung. Eine für den Betrieb vorteilhafte Eigenschaft ist, dass bei Pumpenstillstand jeglicher Blutfluss stoppt und somit auch kein rückläufiger (retrograder) Fluss aus der Aorta in die HLM möglich ist. Nachteilig ist eine relativ hohe Blutschädigung im Bereich der Okklusionszone (Zerstörung von Erythrozyten) und der Schlauchabrieb, der Richtung Körper gefördert wird.

Rotationspumpen

Basierend auf der Flussrichtung beim Austritt aus dem antreibenden Rotor (Impeller), werden Rotationspumpen unterteilt in **Radial-**, **Axial-** oder **Diagonalpumpen**. Bei der HLM werden meist Radialpumpen (auch **Zentrifugalpumpen** genannt) eingesetzt (▶ Abb. 9.5 (b)). Hier tritt das Blut in axialer Richtung ein, erfährt durch das Laufrad eine Zentrifugalbeschleunigung und verlässt das Pumpengehäuse in radialer Richtung. Rotor und Gehäuse in ▶ Abb. 9.5 (b) bestehen aus Polycarbonat. Der Pumpenkopf ist Verbrauchsmaterial und wird nach einmaligem Gebrauch entsorgt.

Rotationspumpen erzeugen keine Druckpulsationen. Sie weisen geringere **Blutschädigungen** auf als Rollerpumpen, und es fällt kein Schlauchabrieb an. Aufgrund des nicht-okkludierenden Prinzips muss beim Betrieb beachtet werden, dass bei Pumpenstillstand ein retrograder Fluss möglich ist. Demgemäß muss die Pumpe auch ohne eine effektive Förderleistung (ohne Blutvolumenstrom) rotieren, oder es muss ein Schlauch mit einem Quetschventil verschlossen werden. Bei Rotationspumpen hängt die Flussrate außer von der Drehzahl auch vom Gegendruck ab. Sie erzeugen nur dann einen Sog, wenn die Einlassseite flüssigkeitsgefüllt und frei von großvolumigen Lufteinschlüssen ist.

9.4.2 Oxygenatoren

Für ▶ **Oxygenatoren** existieren unterschiedliche Funktionsprinzipien. Durchgesetzt hat sich der **Membranoxygenator,** bei dem eine Membran ein blutdurchströmtes von einem gasdurchströmten Kompartiment abtrennt (s. ▶ Abb. 9.6 (a)). Das Gas ist in der Regel ein Gemisch aus O_2 und N_2, Beimischungen von CO_2 sind möglich. Der Gasaustausch zwischen den Medien erfolgt durch Diffusion durch die gasdurchlässige Membran. Richtung und Umfang des Gastransfers hängen maßgeblich von Partialdruckgradienten ab.

Um Blut mit O_2 anzureichern, muss der O_2-Partialdruck im Gas ($p_{O_2,G}$) größer als im Blut ($p_{O_2,B}$) sein. Umgekehrt muss für den blutseitigen CO_2-Entzug $p_{CO_2,B} > p_{CO_2,G}$ gelten. Die Gastransferraten ($\dot{V}_{O_2}$ bzw. $\dot{V}_{CO_2}$) hängen ab von den Partialdruckdifferenzen, der Membranfläche (A) und den **Austauschkoeffizienten** K_{O_2} bzw. K_{CO_2} (*membrane permeance/permeability*) [Federspiel 2004a, Cattaneo 2006]. FEDERSPIEL gibt die fol-

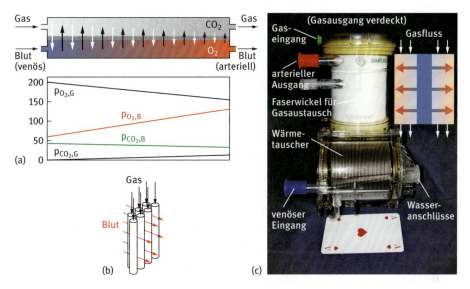

Abb. 9.6: (a) Prinzip des Membranoxygenators, hier im Gleichstrom, und räumlicher Verlauf wesentlicher Partialdrücke (qualitativ). (b) Prinzip des Hohlfaseroxygenators im Kreuzstrom. (c) Hohlfaseroxygenator mit integriertem Wärmetauscher.

genden Gleichungen an, die auf Mitteldrücken basieren:

$$\dot{V}_{O_2} = K_{O_2} A (\overline{p_{O_2,G}} - \overline{p_{O_2,B}})$$
$$\dot{V}_{CO_2} = K_{CO_2} A (\overline{p_{CO_2,B}} - \overline{p_{CO_2,G}}) \, . \tag{9.10}$$

Das Produkt $K_X A$ ($X = O_2$ bzw. CO_2) heißt auch **Diffusionskapazität**. Den Kehrwert $1/K_X$ bezeichnet FEDERSPIEL [Federspiel 2004a] als **Diffusionswiderstand** R_X^D, der bzgl. des Gastransfers an der Austauschfläche wirkt. Er kann als Serienschaltung der Diffusionswiderstände von Membran ($R_{X,M}^D = 1/K_{X,M}$) und Blut ($R_{X,B}^D = 1/K_{X,B}$) aufgefasst werden. Es gilt:

$$\frac{1}{K_X} = \frac{1}{K_{X,M}} + \frac{1}{K_{X,B}} \Leftrightarrow R_X^D = R_{X,M}^D + R_{X,B}^D \, . \tag{9.11}$$

Membranmaterial

Bei den überwiegend verwendeten **Hohlfaseroxygenatoren** besteht die Membran aus einer Vielzahl dünner Röhren (Fasern), durch die innen Gas strömt und außen Blut (▶ Abb. 9.6 (b)). Häufig werden **mikroporöse Fasern** verwendet.

Außendurchmesser und Wandstärke liegen im Bereich 200…400 μm bzw. 20…50 μm. Mikroporöse Fasern aus Polypropylen besitzen zahlreiche Poren ($\approx$ 0,1 μm), die die ganze Wand durchdringen. Die Porosität (Volumen der Poren/Wandvolumen) variiert im Bereich 30...50%. Da Polypropylen hydrophob ist, sind die Poren im Betrieb mit Gas gefüllt. Somit können O_2 und CO_2 relativ ungehindert durch die Poren zwischen Gas- und Blutphase diffundieren. Mit den Poren sind aber auch Probleme verbunden: Bei längerem Gebrauch können sich Plasmabestandteile in den Poren ablagern und diese verstopfen. Außerdem wird durch die abgelagerten Plasmabestandteile die hydrophobe Eigenschaft des Membranmaterials aufgehoben – es wird hydrophil und erlaubt den Übergang von Plasmawasser ins Gaskompartiment (sogenannte Plasmaleckage), was den Gastransfer in der Regel soweit einschränkt, dass der Oxygenator ausgetauscht werden muss. Homogene (dichte) Fasern, z. B. aus Silikon, besitzen keine Poren. Das Problem der Plasmaleckage ist dort quasi nicht existent, allerdings auf Kosten prinzipiell höherer Diffusionswiderstände zwischen Gas und Blut. Einen Kompromiss bildet die **Kompositmembran** aus Polymethylpenthen, die, grundsätzlich porös, über eine dünne (ca. 1 μm), porenfreie Beschichtung verfügt, die dem Blut zugewandt ist.

Diffusionswiderstände

Bei mikroporösen Hohlfasern hängt der **Diffusionswiderstand** der Membran $R_{X,M}^D$ weniger vom Material als vielmehr von der Porengeometrie und der Porosität ab. Der totale Diffusionswiderstand R_X^D wird bei mikroporösen Hohlfasern dominiert vom Diffusionswiderstand im Blut, d. h. $R_X^D \approx R_{X,B}^D$.

Dieser wäre besonders hoch, wenn Blut im Inneren der Hohlfasern strömen würde. Dann würde nämlich – das lehrt die Strömungsmechanik – wandnah eine mehr oder weniger dicke Randschicht entstehen, wo das Blut quasi still steht. Jeglicher Gastransfer zwischen Rand und Mitte, wo die Erythrozyten strömen, erfolgt dann rein diffusiv. Infolgedessen wäre der Diffusionswiderstand $R_{X,B}^D$ besonders hoch. Strömt das Blut aber außen senkrecht zu den versetzt liegenden Hohlfasern (**Kreuzströmung** (*engl. cross-flow*) ▸ Abb. 9.6 (b)), erfolgt eine kontinuierliche Verwirbelung des Blutes und damit eine Reduktion der quasi ruhenden Grenzschicht, so dass die Diffusion insgesamt begünstigt wird. Die tatsächlichen Verhältnisse sind kompliziert (s. [Federspiel 2004a, Cattaneo 2006] sowie die dort zitierte Literatur).

Bei dichten oder Kompositmembranen trägt auch die Membran nennenswert zum Gesamtdiffusionswiderstand bei. Um z. B. bei Kompositmembranen den Gastransfer nicht wesentlich zu behindern, wird die plasmadichte Beschichtung der porösen Hohlfaser sehr dünn ausgeführt. Bleibt sie unter 1 μm, reduziert sich der Gastransfer nur um 5 % im Vergleich zur unbeschichteten Hohlfaser [Federspiel 2004a].

Technische Daten von Oxygenatoren

Es gibt Oxygenatoren für Erwachsene, Kinder und Säuglinge. Sie unterscheiden sich in der Gastransferleistung und, da diese die Membranfläche bestimmt, in der Baugröße.

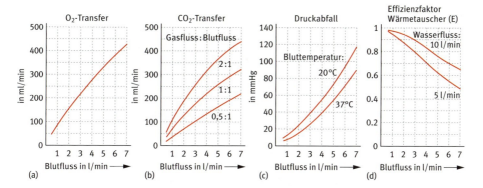

Abb. 9.7: Leistungsdaten eines Erwachsenen-Oxygenators. (a) Sauerstofftransfer. (b) Kohlendioxid-transfer. (c) Druckabfall auf der Blutseite. (d) Effizienzfaktor des Wärmetauschers.

Die folgenden Angaben finden sich bei einem Erwachsenen-Oxygenator: Membran-fläche für Gasaustausch (Hohlfasern aus Polypropylen) = $1{,}8\,m^2$, Füllvolumen (Blut) = 250ml, Blutflussbereich 0,5...7 l/min, Gasflussbereich 0,25...14 l/min. Der Gastrans-fer wird für O_2 und CO_2 für den gesamten Betriebsbereich angegeben (▶Abb. 9.7). Zur Ermittlung dieser Daten wird Blut mit standardisierten venösen Bedingungen mit un-terschiedlichen Flussraten ($\dot{Q}_B$) durch den Oxygenator gepumpt. Zur Ermittlung des (max.) O_2-Transfers ($\dot{V}_{O_2}$) begast man mit reinem O_2 und wählt Gasfluss = Blutfluss. Im stationären Zustand gilt:

$$\dot{V}_{O_2} = \dot{Q}_B \cdot (c_{O_2a} - c_{O_2v})\,. \tag{9.12}$$

Misst man die Partialdrücke und den pH auf der venösen und der arteriellen Seite, können mit den ▶Gleichungen (9.4) bis (9.7) (▶Kap. 9.2.2) die entsprechenden Konzen-trationen und $\dot{V}_{O_2}$ berechnet werden. Den CO_2-Transfer bestimmt man mit CO_2-freiem Gas. Die Berechnung erfolgt analog zu ▶Gl. (9.12), allerdings gestaltet sich die Ermitt-lung der Konzentrationen etwas aufwändiger.

Ein wichtiger Betriebsparameter ist auch der (temperaturabhängige) Druckabfall auf der Blutseite (▶Abb. 9.7 (c)). Er sollte nicht zu hoch sein.

9.4.3 Wärmetauscher

Der **Wärmetauscher**, der meist in den Oxygenator integriert ist, soll das durch ihn zirkulierende Blut und dadurch die Patiententemperatur beeinflussen. Das erfolgt über einen Wasserkreislauf, dessen Temperatur durch ein spezielles Heiz-/Kühlgerät verstellt werden kann. Der eigentliche Wärmetauscher besteht z. B. aus einer Rohrspirale aus Edelstahl, durch die innen Wasser fließt und die außen vom Blut umströmt wird.

Der Wärmetauscher befindet sich immer auf der venösen Seite des Oxygenators, was mit der Temperaturabhängigkeit der Gaslöslichkeit von Blut begründet werden kann. Sie sinkt beim Erwärmen, so dass Mikroblasen im Blut entstehen, die über den Oxygenator dann aber noch reduziert werden. Die Wassertemperatur sollte beim Aufheizen 42°C nicht überschreiten, um eine thermische Blutschädigung zu vermeiden.

Der Effizienzfaktor des Wärmetauschers (E) berechnet sich aus den Bluttemperaturen am Ein- und Auslass ($T_{B,ein}$; $T_{B,aus}$) und der Wassereinlasstemperatur ($T_{W,ein}$):

$$E = \frac{T_{B,ein} - T_{B,aus}}{T_{B,ein} - T_{W,ein}}. \tag{9.13}$$

Er hängt von den Flussraten auf der Blut- und der Wasserseite ab (▸ Abb. 9.7 (d)). Bei modernen Oxygenatoren gilt $E > 0,5$ im nominellen Betriebsbereich.

9.4.4 Gasmischer

Zur Standardausstattung einer Klinik gehört ein Gasversorgungsnetz, das Druckluft und O_2 in medizinisch reiner Qualität bereitstellt. Aus diesen Gasen mischt der **Gasmischer** mittels spezieller Ventiltechnik das Oxygenatorgas nach Vorgabe des Kardiotechnikers – das sind üblicherweise die Gasflussrate und die **Sauerstofffraktion**. Moderne Gasmischer verfügen über Sensoren und Anzeigen für die Gesamtflussrate und die O_2-Fraktion.

9.4.5 Weitere Komponenten der extrakorporalen Zirkulation

Kardiotomiereservoir

Das **Kardiotomiereservoir** sammelt Saugerblut, Blut der linksventrikulären Entlastungsdrainage und im offenen System auch das Blut, das dem Patienten über die venöse Linie entnommen wird.

Es besteht meist aus durchsichtigem Kunststoff (Polycarbonat) und beinhaltet einen **Blutfilter** sowie einen **Entschäumer**. Der Filter hält korpuskuläre Bestandteile (Fett-, Gewebe- und Zelltrümmer) aus dem Operationsgebiet zurück und der Entschäumer entfernt die Luft, die durch das Saugen ins Blut gelangt. Ins Kardiotomiereservoir werden auch Medikamente, Blutkonserven und weitere Flüssigkeiten verabreicht.

Blutfilter

Blutfilter werden an verschiedenen Stellen in der HLM eingesetzt, immer mit dem Ziel, unerwünschte korpuskuläre Bestandteile und Luftblasen am Eintritt in den Körper zu hindern, um so dem Verschluss von Blutgefäßen (Embolie) wirksam zu begegnen.

Stellvertretend sei das standardmäßig eingesetzte arterielle Filter genannt, das quasi die letzte Barriere vor dem Körper ist. Die Porengröße der Filtermembran beträgt typischerweise 40 μm, so dass rote Blutkörperchen (10 μm) das Filter ungehindert passieren können, die unerwünschten (größeren) Korpuskel aber wirksam zurückgehalten werden.

Verbindungselemente

> **Kanülen** übernehmen die Anschlussfunktion von der Maschine zum Körperkreislauf.

Durchmesser, Länge und Ausführung des im Körper gelegenen Aus-/Einlasses variiert je nach dem zu verbindenden Blutgefäß, grundsätzlich sind alle Kanülen aber ähnlich aufgebaut: Die Wand besteht aus flexiblem Kunststoff, oft mit einer integrierten Metallspirale als Knickschutz. Die im Gefäß liegende, gerade oder gebogene Öffnung ist strömungsoptimiert. Bei **venösen Kanülen** ist sie oft als Korb ausgebildet, um ein Festsaugen an der Gefäßwand zu verhindern. Der **Strömungswiderstand** von Kanülen ist beträchtlich und blutflussabhängig.

> Die HLM-Komponenten werden über flexible Schläuche aus PVC oder Silikon verbunden.

Schlauchverbinder und Verzweigungen bestehen z. B. aus Polycarbonat. Das gesamte Schlauchsystem wird meist nach klinikspezifischen Vorgaben gefertigt und sterilisiert angeliefert, was Zeitaufwand und Fehleranfälligkeit beim Aufrüsten der Maschine reduziert.

Biokompatibilität

> **Biokompatibilität** umschreibt hier die wechselseitige Verträglichkeit zwischen einem künstlichen und einem biologischen Medium.

Blut ist ein aggressives Medium, weshalb nur solche Materialen verwendet werden können, die durch Blutkontakt chemisch nicht angegriffen werden. Schlimmstenfalls könnte das Material/Bauteil zerstört und damit funktionslos werden oder es könnten **toxische Reaktionsprodukte** ins Blut freigesetzt werden. Umgekehrt ist der Kontakt von Blut zu Fremdmedien *per se* schädlich – medienabhängig in unterschiedlichem Ausmaß.

Alle Materialien, die in HLM-Komponenten verbaut werden, sind in hohem Maße biokompatibel. Eine gewisse Blutzellschädigung tritt aber trotzdem auf, und es wird, wie bei jedem Fremdkontakt, die **Blutgerinnung** aktiviert. Diese muss unter allen

Umständen vermieden werden, weshalb dem Patientenblut ein **Gerinnungshemmer** (z. B. **Heparin**) zugesetzt wird. Des Weiteren werden meist auch alle Fremdoberflächen, mit denen Blut in Kontakt kommt (Schläuche, Oxygenator etc.), herstellerseitig mit Heparin beschichtet.

9.5 Aspekte des Betriebs einer Herz-Lungen-Maschine

Hygiene

Alle mit Blut in Kontakt kommenden Bestandteile einer HLM oder ECMO müssen steril sein. Sie werden herstellerseitig sterilisiert und steril verpackt geliefert. Bei der Aufrüstung der HLM muss dann darauf geachtet werden, dass Sterilität weiterhin gewährleistet bleibt. Nach Gebrauch wird alles, was mit Blut in Kontakt gekommenen ist, entsorgt.

Hypothermie

Durch eine Absenkung der Körpertemperatur (▶ **Hypothermie**) wird der Stoffwechsel reduziert, mit der Folge, dass der Körper weniger O_2 benötigt und weniger Abfallprodukte des Stoffwechsels (auch CO_2) anfallen. Der hypotherme Körper ist hinsichtlich **hypoxischer** oder **ischämischer** Bedingungen toleranter.

Bei einer Hypoxie besteht ein Missverhältnis zwischen O_2-Bedarf und O_2-Angebot aufgrund einer verminderten O_2-Konzentration im arteriellen Blut, wohingegen bei einer Ischämie das O_2-Angebot aufgrund einer herabgesetzten Durchblutung zu niedrig ist – bei durchaus normaler O_2-Konzentration im arteriellen Blut. Eine Ischämie ist gefährlicher, da auch Abfallprodukte des Stoffwechsels nicht ausreichend abtransportiert werden.

Die während der OP angestrebte Körpertemperatur hängt von der Art des chirurgischen Eingriffs ab – oft wird eine leichte Hypothermie (> 32°C) gewählt. Für das Herz gelten besondere Bedingungen (s. u.). Eine Hypothermie hat neben diesem **protektiven Effekt** weitere Auswirkungen, die eher problematisch gesehen werden müssen: u. a. Erhöhung der **Blutviskosität** und erschwerte O_2-Abgabe an das Gewebe (aufgrund der Linksverschiebung der Bindungskurve).

Myokardprotektion und Kardioplegie

Die ▶ **Myokardprotektion** umfasst mehrere Maßnahmen zum Schutze des Herzens vor hypoxisch oder ischämisch bedingten Mangelsituationen, die bei einer OP mit HLM entstehen oder entstehen könnten.

Eine Maßnahme ist die Herbeiführung einer schlaffen Lähmung, wodurch der Stoffwechsel drastisch reduziert wird – ein ruhendes Herz verbraucht bedeutend weniger O_2 als ein schlagendes. Des Weiteren wird das Herz mechanisch entlastet, in dem es über die Ventlinie blutleer gehalten wird – ein leer schlagendes Herz braucht ebenfalls weniger O_2. Beide Maßnahmen sind meist auch aus chirurgischen Gründen erforderlich. Schließlich erfolgt durch eine tiefe lokale Hypothermie des Herzens eine weitere Stoffwechselreduktion. Die Kühlung erfolgt durch eine kalte Lösung, die in die Koronararterien (*Arteriae coronariae*) infundiert wird. Das Myokard wird so auf bis zu 14...16°C abgekühlt. Bei tieferen Temperaturen käme es zu direkten Kälteschäden. Durch die hypothermiebedingte Stoffwechselhemmung entsteht über die intrazelluläre Akkumulation von Natrium und Calcium ein Myokardödem (▸ **Ödem** – Ansammlung von Wasser). Deswegen werden spezielle Lösungen infundiert.

> ▸ **Kardioplegie** bedeutet Herzstillstand, und kardioplege Lösungen führen diesen herbei. In diesen Lösungen sind weitere Substanzen enthalten, die der ▸ **Myokardprotektion** dienen (Substanzen zur Reduktion des Ödems, zur Energiebereitstellung, zur Pufferung etc.).

Oft wird eine **Blutkardioplegie** durchgeführt, dann werden die kardioplege Lösung und Eigenblut im Verhältnis 4 : 1 gemischt. Die kardioplege Perfusion startet nach Abklemmung der Aorta, indem 2...3 l kaltes Perfusat in die Koronarien gepumpt werden. Von dort gelangt es über den *Sinus coronarius* in den rechten Vorhof, wo es abgesaugt wird. Es wird empfohlen, mindestens acht Minuten zu infundieren und die Prozedur bei langen Bypass-Zeiten zu wiederholen.

Priming und Hämodilution

> Beim ▸ *Priming* (dt. Vorbereitung, Auffüllen) werden alle Komponenten einer HLM oder ECMO mit einer speziellen biokompatiblen Lösung aufgefüllt, um jegliche Luft im System zu verdrängen.
>
> Das ▸ *Priming*-**Volumen** ist die Gesamtflüssigkeitsmenge, die zur kompletten Auffüllung der extrakorporalen Komponenten notwendig ist.

Früher wurde zum *Priming* der Maschine Blut verwendet: vorab gewonnenes Patientenblut oder Spenderblut. Da dieses Vorgehen aufwändig und problembehaftet war, füllt man die HLM heute mit blutfreien Volumenersatzmitteln bestimmter Zusammensetzung. Grundsätzlich wird angestrebt, das *Priming*-Volumen einer HLM möglichst gering zu halten.

> Durch das unumgängliche ▸ *Priming* der HLM wird das Blut verdünnt (▸ **Hämodilution**).

Hämodilution hat Vor- und Nachteile: Vorteilhaft ist die **Viskositätssenkung**, gerade auch bei Hypothermie, so dass die Organdurchblutung (Mikrozirkulation) begünstigt wird. Weiterhin führt Hämodilution auch zur Behinderung gerinnungsfördernder Reaktionen. Schließlich können betriebsfertig vorgefüllte HLM für Notfälle vorgehalten werden. Nachteilig ist, dass u. a. die O_2-Bindungskapazität des verdünnten Blutes niedriger ist, die Konzentration vieler im Blut gelöster Substanzen (z. B. Hormone) sinkt und die extrazelluläre Flüssigkeit zunimmt. Tatsächlich wird die Maschine in der Regel mit mehr Volumen „geprimt" als notwendig, um durch eine gezielte Hämodilution den **Hämatokrit** (Hkt) zu steuern (Hämatokrit bezeichnet das Verhältnis von Volumen der Blutzellen bezogen auf das gesamte Blutvolumen).

Monitoring und Zielwerte wichtiger Variablen

Während der ▸ **Extrakorporalen Zirkulation** (EKZ) müssen zahlreiche Körper- und Maschinenvariablen überwacht und durch entsprechende Maßnahmen in ihrem jeweiligen Zielbereich gehalten werden: u. a. Blutflussrate, arterieller Perfusionsdruck, zentralvenöser Druck, zentralvenöse Sauerstoffsättigung, arterieller O_2- und CO_2-Partialdruck, pH-Wert, Blut- und Körpertemperatur, Hämatokrit und Hämoglobingehalt, weitere Laborwerte des Blutes (▸ **Elektrolyte**), Urinausscheidung.

Die totale Blutflussrate durch den Patienten (Flussrate der Hauptpumpe) orientiert sich an dessen Körperoberfläche, als Richtwert gilt $2,4\,l/min/m^2$ bei Normothermie. Dieser Wert kann bedarfsweise angepasst werden: Sollte die venöse Sauerstoffsättigung, aufgrund eines Missverhältnisses zwischen O_2-Angebot und O_2-Bedarf, zu niedrig sein ($< 65\,\%$), kann die Flussrate angehoben werden, ebenso wie bei einem zu niedrigen Perfusionsdruck im arteriellen System. Umgekehrt kann sie bei zu hohem Perfusionsdruck abgesenkt werden. Arterielle Perfusionsdrücke im Bereich $60\ldots80\,mmHg$ sind regulär. Auch hier sind, situationsbedingt, Abweichungen möglich. Unter einer Hypothermie wird die Flussrate immer gesenkt, z. B. auf $1,5\,l/min/m^2$ in tiefer Hypothermie ($20\ldots25°C$).

Der **zentralvenöse Druck** (d. h. der Druck nahe der venösen Kanülen) sollte bei $0\ldots5\,mmHg$ liegen. Höhere Werte ($> 10\,mmHg$) weisen auf eine Abflussbehinderung in die HLM hin (Kanülenfehllage, geknickter Schlauch). Ein hoher zentraler Venendruck (ZVD) behindert auch den Abfluss aus den Organen; am empfindlichsten reagieren hierauf Gehirn (▸ **Ödembildung**) und Leber (Funktionsstörung).

Der Gasaustausch wird anhand der arteriellen Partialdrücke für O_2 und CO_2 beurteilt. Zielwerte sind $p_{O_2,a} = 100\ldots200\,mmHg$ und $p_{CO_2,a} = 40\,mmHg$. Eine weitere wichtige Größe ist der pH-Wert im arteriellen Blut, der zusammen mit $p_{CO_2,a}$ und anderer Körpervariablen (sogenannter Basenüberschuss, *engl. base excess*) Rückschlüsse auf den Säure-Basen-Status zulässt (s. ▸ Band 2, Kap. 2).

9.6 Automatisierung von Herz-Lungen-Maschinen und extrakorporaler Membranoxygenierung

Ein regulärer pH-Wert (pH_a) und reguläre O_2- und CO_2-Partialdrücke im arteriellen Blut ($p_{O_2,a}$, $p_{CO_2,a}$) sind essenzielles Ziel bei der Anwendung von HLM und ECMO. Faktisch sind sie die Regelgrößen in Regelkreisen, zurzeit noch mit dem Menschen (Kardiotechniker) als Regler. Dieser verstellt dazu mit dem Gasmischer das Gasgemisch, das im Oxygenator strömt, um $p_{O_2,a}$ und $p_{CO_2,a}$ auch bei sich ändernden Betriebsbedingungen in ihren jeweiligen Zielbereichen zu halten. Auch die arterielle Pumpe wird bis dato manuell eingestellt. Der Mensch wirkt hier auf die Pumpendrehzahl, bis arterieller Druck oder Fluss, eine der Variablen ist die Regelgröße, im Zielbereich liegen. Beide Aufgaben können durch technische Regler übernommen werden, was in der Vergangenheit in Experimentalaufbauten oder im Tierexperiment demonstriert wurde.

Schon bei der HLM kann eine Automatisierung den Kardiotechniker entlasten und qualitätssichernd wirken. Einen echten Mehrwert bringt sie aber sicher bei der ECMO. Die ECMO wird oft auf einer Intensivstation unter regelmäßiger, aber nicht ständiger Überwachung (wie im OP) durchgeführt. Dies ist dem geringeren Personaleinsatz geschuldet. Entsprechend ist das „Abtastintervall", eher lang, tendenziell unregelmäßig und es wird vorkommen, dass eine Reaktion erst erfolgt, wenn ein Alarm ausgelöst wurde – also wenn eine Körpervariable ihren „gesunden" Bereich verlassen hat. Im Gegensatz dazu ist eine vernünftig ausgelegte Regelung immer „am Patienten dran" und reagiert frühzeitig und sensibel auf „ungesunde Tendenzen".

Es folgt eine skizzenhafte Einführung in diese Thematik. Für eine Vertiefung und die genaue Quellenlage sei auf die zitierte Literatur (insbesondere auf [Misgeld 2007]) verwiesen.

9.6.1 Hämodynamische Regelung

Im intakten Körper erfolgt (in erster Näherung) eine Regelung des arteriellen Blutdrucks (s. ▸Kap. 3.4.3). Den Empfehlungen für die EKZ folgend (s. ▸Kap. 9.5), könnte eine Fluss- oder alternativ eine Druckregelung sinnvoll sein. Ein diesbezügliches Regelsystem ist in ▸Abb. 9.8 (a) dargestellt.

Gesamtprozess

Der zu regelnde Prozess setzt sich zusammen aus dem Blutgefäßsystem des Patienten und dem der Maschine. Relevant sind die hydraulischen Eigenschaften.

Auf Basis der linearisierten NAVIER-STOKES-Gleichungen und weiterer sinnvoller Annahmen kann ein Gefäßabschnitt durch zwei gekoppelte Differentialgleichungen mo-

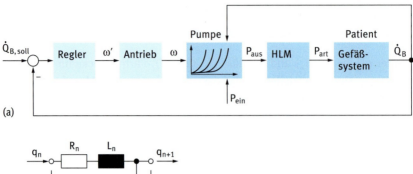

(a)

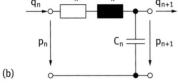

(b)

Abb. 9.8: (a) Hämodynamischer Regelkreis, hier Regelung des arteriellen Blutflusses. (b) Elektrisches Analogon für ein Kompartiment.

delliert werden:

$$L_n \cdot \dot{q}_n + R_n \cdot q_n = p_n - p_{n+1}$$

$$C_n \cdot \dot{p}_{n+1} = q_n - q_{n+1} \tag{9.14}$$

Hierbei sind p_n, p_{n+1} bzw. q_n, q_{n+1} die Drücke bzw. Flüsse an Ein- und Ausgang des Gefäßabschnittes (Kompartiment) n. Die Parameter R_n, C_n und L_n korrespondieren mit dem **Strömungswiderstand** (R), der *Compliance* (Dehnbarkeit, C) und der **Inertanz** (Massenträgheit der Flüssigkeit, L). Für dieses DGL-System lässt sich das in ▶Abb. 9.8 (b) dargestellte elektrische Analogon angeben. Hierbei sind Drücke als Spannungen und Flüsse als Ströme zu interpretieren (vgl. ▶Band 1, Kap. 8).

Das menschliche Gefäßsystem kann nun, unter Berücksichtigung der anatomischen Verhältnisse, durch viele hintereinander geschaltete und sich verzweigende Kompartimente beschrieben werden. Für eine detaillierte Modellierung ist eine große Anzahl sinnvoll, für den Entwurf einer Regelung ist eine geringe wünschenswert. In [Misgeld 2007] wird gezeigt, wie man mit sechs seriell verknüpften Kompartimenten das Gefäßsystem vernünftig modellieren kann. Bei EKZ-typischen Bedingungen (Hypothermie, Anästhesie, Medikamentengabe) ist mit Schwankungen der hydraulischen Eigenschaften des Gefäßsystems zu rechnen.

Die Maschinenkomponenten können gleichermaßen modelliert werden, wobei komponentenabhängig einige der Parameter (R, L, C) vernachlässigt werden können. Da die Strömungswiderstände der Kanülen vom Blutfluss abhängen, ist das System nichtlinear.

Stellglied ist die Pumpe mit dem dazugehörigen Antrieb.

Der Antrieb umfasst den Motor, die Leistungselektronik und meist auch eine werkseitig implementierte Drehzahlregelung. Insgesamt kann der Antrieb durch ein lineares System 2. Ordnung modelliert werden. Das Übertragungsverhalten der Pumpe kann durch eine rein statische Kennlinie approximiert werden, z. B. durch ein Polynom 2. Ordnung:

$$P_{aus} = b_2 \cdot \omega^2 + b_{1.} \cdot \omega - b_0 \cdot \dot{Q}_B + P_{ein}. \tag{9.15}$$

P_{aus} und P_{ein} sind die Drücke am Aus- und Einlass der Pumpe, ω ist die Drehzahl und $\dot{Q}_B$ ist der Pumpenfluss. Die b_i sind pumpenspezifische, konstante Koeffizienten, die mithilfe von Messwerten ermittelt werden.

Der Prozess ist nichtlinear (Eigenschaften von Pumpe, Kanülen) und unsicher (Gefäßsystem des Patienten).

Regelungskonzepte

Durch eine hämodynamische Regelung kann entweder der Blutfluss oder der arterielle Blutdruck geregelt werden (Sollwerte gemäß ▸ Kap. 9.5, Monitoring). Beides gleichzeitig ist unmöglich, da Druck und Fluss über den Strömungswiderstand miteinander verkoppelt sind.

Trotz der beschriebenen Nichtlinearitäten und Unsicherheiten können mit sorgfältig parametrierten PI-Reglern hochdynamische und dennoch robuste Fluss- bzw. Druckregelungen realisiert werden [Misgeld 2005, 2007].

9.6.2 Blutgasregelung

Im Körper herrschen unabhängig von der Belastungssituation nahezu konstante arterielle Partialdrücke ($p_{O_2,a}$ = 90 mmHg, $p_{CO_2,a}$ = 40 mmHg). Dafür sorgt die **physiologische Atmungsregulation**, die auf einem Regelkreis für die arteriellen Partialdrücke aufbaut (chemische Atmungsregulation). Es macht Sinn, dieses physiologische Paradigma auf die EKZ zu übertragen. Dann resultiert das in ▸ Abb. 9.9 dargestellte Regelsystem.

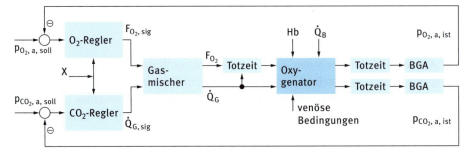

Abb. 9.9: Übersicht Blutgasregelung: Mit X werden Signale und Parameter aus dem Prozess (Messgrößen) bezeichnet, die zusätzlich in die Regler eingehen, beispielsweise Blutfluss oder Hämoglobingehalt. F steht für (Gas-) Fraktion. F_{O_2} ist die Sauerstofffraktion im Gasgemisch. *sig* bedeutet Signal. $F_{O_2,\text{sig}}$ und $\dot{V}_{G,\text{sig}}$ sind Steuersignale für den Gasmischer. Sie werden von den Reglern berechnet. Anhand dieser Steuersignale mischt der Gasmischer den realen Gasstrom mit der Flussrate $\dot{V}_G$ und der Sauerstofffraktion F_{O_2} für den Oxygenator.

Gesamtprozess

Die zu regelnden Prozesse sind die physikalischen und chemischen Austausch- und Bindungsprozesse zwischen einem Gasgemisch und Blut im Oxygenator bezüglich O_2 und CO_2.

Regelgrößen sind die Partialdrücke auf der Blutauslassseite des Oxygenators ($p_{O_2,a}$, $p_{CO_2,a}$). Sollwerte sind $p_{CO_2,a,\text{soll}} = 40$ mmHg und $p_{O_2,a,\text{soll}} = 100\ldots200$ mmHg.

Der Sollwert für $p_{O_2,a}$ wird bewusst auch höher angesetzt, um, quasi als Sicherheitsmarge, den physikalisch gelösten O_2-Anteil zu erhöhen.

Der ▶ **Oxygenator** ist die wesentliche Stelleinrichtung. Die Stellgröße für $p_{O_2,a}$ ist die O_2-Fraktion im Gas (F_{O_2}). F_{O_2} bestimmt den O_2-Partialdruck im Gas und damit auch die Partialdruckdifferenz zwischen Gas und Blut, die maßgeblich für den O_2-Transfer ist. Bei CO_2-freiem Gas ist die Stellgröße für $p_{CO_2,a}$ der Volumenstrom des Gases ($\dot{V}_G$): Je höher $\dot{V}_G$, desto niedriger bleibt der CO_2-Partialdruck im Gas, trotz CO_2-Aufnahme aus dem Blut, und desto niedriger wird $p_{CO_2,a}$.

$p_{O_2,a}$ bzw. $p_{CO_2,a}$ hängen nichtlinear von ihren primären Stellgrößen F_{O_2} bzw. $\dot{V}_G$ ab. Darüber hinaus werden sie stark beeinflusst von den venösen Bedingungen, vom Hämoglobingehalt und von der Blutflussrate. Gerade Veränderungen der Blutflussrate, die im regulären Betrieb durchaus vorkommen, beeinflussen den Gastransfer im Oxygenator ganz entscheidend. Unkompensiert, d. h. ohne entsprechende Anpassung von F_{O_2} und $\dot{V}_G$, führen sie zu starken Veränderungen der Partialdrücke im Blut. Natürlich besteht auch eine Abhängigkeit zur Diffusionskapazität des Oxygenators ($K_{O_2} \cdot A$, s. ▶ Gl. (9.10) und ▶ Gl. (9.11)). Diese kann sich bei längerfristigem Einsatz verändern, z. B. im Rahmen einer ECMO. Vermittels eines nichtlinearen Differentialgleichungssystems [Hexamer 2003] lassen sich die diesbezüglichen Zusammenhänge abschätzen.

Zur Stelleinrichtung gehört auch der Gasmischer, der aus Druckluft und reinem O_2 ein Gasgemisch bereitet, dessen Flussrate $\dot{V}_G$ und O_2-Fraktion F_{O_2} durch Steuersignale ($\dot{V}_{G,sig}, F_{O_2,sig}$) von den Reglern vorgegeben werden. Die Gemischaufbereitung gelingt mit moderner Ventiltechnik schnell und präzise. Allerdings entsteht eine transportbedingte Totzeit, da das Gas vom Gasmischer, dem Ort des Stelleingriffs, zum Oxygenator, dem Ort der Wirkung, strömen muss. Entsprechend muss für Veränderungen der O_2-Fraktion eine **Totzeit** berücksichtigt werden, die von der Gasflussrate abhängt.

Online-Blutgasanalysatoren für die Messung der Partialdrücke sind relativ träge im Vergleich zur Dynamik der Transferprozesse im Oxygenator. Der weit verbreitete CDI 500 (Terumo, Eschborn) dominiert mit seiner Zeitkonstante ($\approx$ 20 s) den Gesamtprozess. Außerdem gibt er die Abtastperiode (6 s) vor. Bezüglich der Messung ist auch eine transportbedingte Totzeit zu berücksichtigen, da das Blut vom Oxygenator zum Analysator fließen muss.

> Eine **Blutgasregelung** muss mit Nichtlinearitäten, sich ändernden Übertragungseigenschaften und mit variablen Totzeiten zurechtkommen.

Regelungskonzepte

In der Literatur findet man unterschiedliche Ansätze für die Regelung des arteriellen O_2-Partialdruckes: „*Self-tuning*"-Regelung [Allen 1992]; PI/PD-Regler [Birnbaum 1997], PI- bzw. H_∞ -Regler in Verbindung mit einem Smith-Prädiktor und expliziter Ein-/Ausgangslinearisierung [Misgeld 2007, 2008], PI-Regler in Verbindung mit einem Smith-Prädiktor und *Gain-Scheduling* [Wartzek 2009]. Bei der Regelung des arteriellen CO_2-Partialdruckes findet man u. a. PI-Regler mit *Gain-Scheduling* [Misgeld 2007, 2008; Wartzek 2009].

Die neueren Ansätze von Misgeld und Wartzek für die O_2-Regelung sind modellbasiert, d. h., ein Modell des Prozesses ist expliziter Bestandteil des Reglers (z. B. im Smith-Prädiktor). Entsprechend ist der Regler nicht mehr durch einen einfachen Block mit nur einem Ein- und einem Ausgang darstellbar, sondern er bedarf weiterer Signale aus dem Prozess, was mit „*X*" in ▶ Abb. 9.9 berücksichtigt wird.

Über einige Besonderheiten bzgl. der Automatisierung der ECMO und Konzepte zur modellbasierten Fehlerdiagnose berichtet Walter in [Walter 2010, 2011].

9.7 Ausblick

Aus dem Bestreben heraus, Fremdoberfläche und *Priming*-Volumen zu minimieren, wurden **Pumpoxygenatoren** und miniaturisierte HLM entwickelt. Bei ersteren handelt es sich um einen Oxygenator, in dessen Gehäuse gleichzeitig ein Pumpenrotor integriert ist, der von außen über eine **Magnetkupplung** angetrieben wird. Dieses Prinzip wird von der miniaturisierten HLM aufgegriffen, wobei hier in ein etwas größeres Gehäuse noch zusätzliche Komponenten wie eine venöse **Blasenfalle**, ein **Wärmetauscher** und ein arterielles Filter integriert sind. Weiterhin gibt es tragbare HLM/ECMO-Systeme für den Transport von Patienten oder die frühzeitige Intervention schon im Rettungsfahrzeug.

Einige Arbeitsgruppen arbeiten an **Oxygenatoren**, die, in eine große Vene implantiert, ihren Dienst verrichten sollen, um so die Lunge temporär zu ersetzen bzw. zu unterstützen [Cattaneo 2006, Federspiel 2004b].

Quellenverzeichnis

Allen J., Fisher A. C., Gaylor J. D., Razieh A. R.: Development of a digital adaptive control system for pO$_2$ regulation in a membrane oxygenator. J. Biomed. Engineering 14(1992): 404–411.

Cattaneo G.: Entwicklung eines hochintegrierten intravaskulären Membranoxygenators für die Behandlung des akuten Lungenversagens (Dissertation). Aachen: RWTH 2006.

Federspiel W. J., Henchir K. A.: Lung, Artifical: Basic principles and current applications. In: Wnek G. E., Bowlin G. L. (Hrsg.): Encyclopedia of Biomaterials and Biomedical Engineering. New York: Marcel Dekker 2004: 910–921 [2004a].

Federspiel W. J., Henchir K. A.: Lung, Artifical: Current research and future directions. In: Wnek G. E., Bowlin G. L. (hrsg.): Encyclopedia of Biomaterials and Biomedical Engineering. New York: Marcel Dekker 2004: 922–931 [2004b].

Birnbaum D., Philipp A., Kaluza M., Detterbeck M.: Auf dem Weg zum Herz-Lungenmaschinen-Automat: Ein Regelsystem für die Sauerstoffspannung im Oxygenator. Biomedizinische Technik 42(1997) Ergänzungsband: 313–314.

Hexamer M., Werner J.: A mathematical model for the gas transfer in an oxygenator. In: Feng D. D., Carson E. R. (Hrsg.): Modelling and Control in Biomedical Systems 2003. Kiddlington, Oxford UK: Pergamon (Elsevier) 2003: 409–414.

Misgeld B. J. E., Werner J., Hexamer M.: Robust and self-tuning blood flow control during extracorporeal circulation in the presence of system parameter uncertainties. Med. Biol. Comp. Eng. 43(2005): 589–598.

Misgeld B. J. E.: Automatic Control of the Heart-Lung Machine. Ruhr Universität Bochum: Dissertation 2007. Online abrufbar unter http://www-brs.ub.ruhr-uni-bochum.de/netahtml/HSS/Diss/MisgeldBernoJohannesEngelbert/, Stand: 10.11.2012.

Misgeld B. J. E., Werner J., Hexamer M.: Nonlinear robust blood–gas control by state linearisation for the cardiopulmonary bypass. Control. Engineering Practice 16(2008): 884–895.

Reul H. M., Akdis M.: Blood pumps for circulatory support. Perfusion 15(2000): 295–311.

Schmid C., Philipp A.: Leitfaden Extrakorporale Zirkulation. Heidelberg: Springer Medizin 2011.

Schmidt R. F., Lang F.: Physiologie des Menschen mit Pathophysiologie. Heidelberg: Springer Medizin 2007.

Tschaut R. (Hrsg.): Extrakorporale Zirkulation in Theorie und Praxis. Lengrich: Pabst Science Publis Verlag 2007.

Walter M., Stollenwerk A., Wartzek T., Arens J., Kopp R., Leonhardt S.: Automatisierung und Fehlerdiagnose bei der extrakorporalen Membranoxygenierung. at Automatisierungstechnik 5(2010): 277–285.

Walter M., Brendle C., Bensberg R., Kopp R., Arens J., Stollenwerk A., Leonhardt S.: Closed loop physiological ECMO control. In: Jobbagy A. (Hrsg.): 5th European Conference of the International Federation for Medical and Biological Engineering (IFMBE). Heidelberg: Springer 2011: 319–322.

Wartzek T., Walter M., Stollenwerk A., Kopp R., Kashefi A., Leonhardt S.: Automatisierung der extrakorporalen Membranoxygenierung. In: Schauer T., Schmidt H., Kraft M. (Hrsg.): Automatisierungstechnische Verfahren für die Medizin. 8. Workshop Tagungsband. Düsseldorf: VDI-Verlag (Reihe 17, Nr. 274)2009: 25–26.

Verzeichnis weiterführender Literatur

Hexamer M., Werner J., Misgeld B. J. E.: Concepts for simplifying automatic blood gas control during extracorporeal Circulation. In: Dössel O., Schlegel W. C. (Hrsg.): IFMBE Proceedings. World Congress on Medical physics and Biomedical Engineering. München: Springer (CD) 2009.

Misgeld B. J. E., Werner J., Hexamer M.: Robust and self-tuning blood flow control during extracorporeal circulation in the presence of system parameter uncertainties. Med. Biol. Comp. Eng. 43(2005): 589–598.

Misgeld B. J. E.: Automatic Control of the Heart-Lung Machine. Ruhr Universität Bochum: Dissertation 2007. Online abrufbar unter: http://www-brs.ub.ruhr-uni-bochum.de/netahtml/HSS/Diss/MisgeldBernoJohannesEngelbert/, Stand: 10.11.2012.

Misgeld B. J. E., Werner J., Hexamer M.: Simultaneous automatic control of oxygen and carbon dioxide blood-gases during cardiopulmonary bypass. Artifical. Organs 34(2010): 503–512.

Larsen R.: Anästhesie und Intensivmedizin in Herz- Thorax- und Gefäßchirurgie. Berlin, Heidelberg: Springer 2012.

Lauterbach G. (Hrsg.): Handbuch der Kardiotechnik. Stuttgart: Gustav Fischer Verlag 1996.

Werner J. (Hrsg.): Kooperative und autonome Systeme der Medizintechnik. München: Oldenbourg Verlag 2005.

Auswahl von Herstellerfirmen

LIFEBRIDGE MEDIZINTECHNIK	http://www.lifebridge.de
MAQUET	http://www.maquet.com
TERUMO DEUTSCHLAND	http://www.terumo-europe.com/
MEDOS MEDIZINTECHNIK	http://www.medos-ag.com
DIDECO	http://www.dideco.com
SORIN GROUP	http://www.sorin.com

Testfragen

1. Beschreiben Sie den Aufbau einer HLM in geschlossener Ausführung!
2. Was ist eine veno-venöse ECMO, was ist eine veno-arterielle? Nennen Sie Unterschiede und Probleme!
3. Schreiben Sie ein Programm, mit dem Sie die ▶ Gleichungen (9.4) bis (9.7) berechnen können!
4. Berechnen Sie die O_2-Bindungskapazitäten bei c_{Hb} = 75/90/120/150 g/l_B. (Lösung: 101/121/161/201 ml_{O_2}/l_B).
5. Bei der EKZ wird der arterielle O_2-Partialdruck sehr hoch eingestellt, um durch den zusätzlich gelösten O_2 eine gewisse Sicherheit zu erreichen. Berechnen Sie das Verhältnis von gelöstem zu chemisch gebundenem O_2 unter folgenden Bedingungen $p_{O_2,a}$ = 200 mmHg, $p_{CO_2,a}$ = 40 mmHg; pH_a = 7,42, T_a = 37°C und c_{Hb} wie in Aufgabe 4. Diskutieren Sie das Ergebnis!
6. Bei einem Erwachsenen beträgt das Blutvolumen ca. 70 ml/kg. Bei einem 80 kg schweren Patienten wurde der Hämatokrit (Hkt) zu 38 % bestimmt. Welcher Hkt stellt sich ein, wenn die HLM mit 1,2 l eines blutfreien Volumenersatzmittels geprimt ist? (Lösung: 31,3 %)

Daniel Schneditz

10 Dialysetechnik

Zusammenfassung: Dialyse ist eine etablierte Technik in der medizinischen Versorgung, mit der nicht nur der akute Ausfall der Nierenfunktion überbrückt, sondern auch der chronische und irreversible Funktionsverlust bezüglich Wasser-, Elektrolyt- und Säure-Basen-Haushalt sowie die Ausscheidung wasserlöslicher Toxine ersetzt wird. Technische Lösungen, die diese Funktion innerhalb der biologischen Randbedingungen übernehmen, beruhen auf biophysikalischen und physiologischen Grundlagen zum intra- und extrakorporalen Stofftransport, sowie auf der Überwachung dieser Prozesse auf technischer Ebene und auf Patientenebene. Die aktuellen Umsetzungen zum Stand der Technik werden mit Ausblick auf potentielle Entwicklungsmöglichkeiten aufgrund neuer Anforderungen vorgestellt.

Abstract: Dialysis is a well-established technology in today's medical care, not only to serve as a temporary bridge for acute kidney injury, but also to permanently replace the irreversible loss of renal function. Chronic renal failure requires adequate control of water, electrolyte, and acid–base balance as well as the excretion of uremic solutes. Technical implementations that sustain the separation of solutes within biological constraints are based on biophysical and physiological principles regarding the intra- and extracorporeal transport of mass and solute. In addition, the separation process is controlled at a technical as well as at the patient level. State of the art solutions are presented in view of new and future requirements.

10.1 Struktur und Funktion der Niere

> Die Niere dient in erster Linie der Bildung des Harns, in dem **Stoffwechselprodukte** in mehr oder weniger konzentrierter **wässriger Lösung** ausgeschieden werden. Die Konzentration der gelösten Stoffe bestimmt die ▶ **Osmolarität** der Lösung, und diese spielt für den **Wasser-**, **Salz-** und **Volumenhaushalt** im Organismus eine zentrale Rolle.

Mit der Ausscheidung gelöster Stoffe ist daher immer auch die Ausscheidung eines mehr oder weniger konzentrierten Flüssigkeitsvolumens verbunden, je nachdem, ob ein Überschuss oder ein Mangel an **Wasser**, **Salz**, oder **Volumen** vorliegt. Physiologisch muss daher zwischen Konzentration bzw. **Osmolarität** und **Volumen** einer wässrigen Lösung unterschieden werden, da Aufnahme, Verteilung und Ausscheidung von Wasser und Volumen von ▶ **osmotischen** und **hydrostatischen Druckkräften** bestimmt werden und der spezifischen **Osmo-**, **Volumen-** und **Blutdruckregelung** unterliegen. Die Niere ist ein zentrales Element dieser Regelprozesse. Über die Funktion der Ausscheidung und die Kontrolle der Volumina und Konzentrationen gelöster Stoffe hinaus übernimmt die Niere auch Stoffwechsel- und endokrine Funktion, diese steht zur Zeit bei der Dialysetechnik nicht im Vordergrund und wird daher nicht weiter besprochen.

Die funktionelle Einheit der Niere ist das **Nephron**, bestehend aus **Glomerulus** und **Tubulussystem** sowie zwei in Serie geschalteter Kapillargeflechte, in denen der Stoffaustausch durch **Filtration**, **Reabsorption** und **Sekretion** stattfindet. Im ersten **Kapillargeflecht**, das aus einem zuführenden, arteriellen Gefäß (*Vas afferens*) hervorgeht, den Glomerulus bildet und in ein abführendes Gefäß (*Vas efferens*) mündet, wird aus dem **renalen Plasmafluss** der **Primärharn** mit der **glomerulären Filtrationsrate** (GFR) in das Tubulussystem filtriert. Der Primärharn ist ein **Ultrafiltrat** des Blutplasmas (bei der Ultrafiltration werden Partikel mit einer Größe von 0,1…0,01 µm abgetrennt; im Gegensatz zur Mikrofiltration: 0,5…0,1 µm und zur Nanofiltration: 0,01…0,001 µm) und gleicht diesem weitgehend bezüglich der niedermolekularen Bestandteile. Dieser enthält nur geringe Mengen an Proteinen und Makromolekülen, da diese aufgrund ihrer Größe und Ladung den intakten **glomerulären Filter** nicht passieren können.

> Mit der ▶ **glomerulären Filtrationsrate (GFR)** wird das Volumen des Primärharns beschrieben, das von allen Glomeruli beider Nieren pro Zeiteinheit gefiltert wird.
>
> Inwieweit Moleküle den glomerulären **Filter** passieren, wird durch den **Siebkoeffizienten** σ angegeben, der das Verhältnis der Konzentration einer Substanz im Filtrat zur Konzentration im Plasma angibt (s. a. ▶ Abb. 10.6):
>
> $$\sigma = \frac{c_f}{c_p} \qquad (10.1)$$

Bei Teilchen, die den Filter ungehindert passieren, ist $\sigma = 1$, bei Teilchen, die vom Filter zurückgehalten werden, ist $\sigma = 0$. Die Filtereigenschaften einer Membran werden durch die Abhängigkeit des Siebkoeffizienten von der Molmasse dargestellt.

> Eine ▸ **Membran** (*lat. membrana* – Häutchen) ist eine dünne Schicht, meist funktionell definiert, um zwei Bereiche unterschiedlicher Eigenschaften voneinander trennen zu können und trotzdem Austauschprozesse zuzulassen (semipermeable Membran).
>
> Die **obere Trenngrenze** (*engl. cut off*) des glomerulären Filters liegt bei Molmassen von ca. 60 000 g/mol, so dass Proteine wie Albumin (69 000 g/mol, $\sigma < 0,001$) kaum filtriert werden.

Im Tubulussystem wird die Menge und Zusammensetzung dieses Primärharns durch **Reabsorption** und **Sekretion** je nach Anforderungen der **Osmo-** und **Volumenregulation** verändert. Die im Tubulussystem resorbierten Stoffe werden in das zweite, aus dem *Vas efferens* hervorgehende und den Tubulus umgebende (peritubuläre) Kapillargeflecht aufgenommen und dem Blutkreislauf wieder zugeführt.

> Der Transport durch den glomerulären Filter wird durch hydrostatische (Δp) und ▸ **kolloidosmotische** ($\Delta \pi$) **Druckgradienten** zwischen der Kapillarseite und der Filtratseite in der Bowmanschen Kapsel bewirkt und hängt auch von der Filterfläche ab.

Beim Jugendlichen beträgt die GFR normalerweise ca. $125 \, \text{cm}^3/\text{min}$ und der renale Plasmafluss (RPF) ca. $650 \, \text{cm}^3/\text{min}$. Die **Filtrationsfraktion** (FF), der filtrierte Anteil des Plasmaflusses, ist daher mit ca. 20 % von allen Organsystemen am höchsten und stellt spezielle Anforderungen an den Filter. Bei einem Hämatokrit (Hkt) von 40 % ist für diese Filtrationsleistung ein hoher renaler Blutfluss (RBF) von $1,2 \, \text{dm}^3/\text{min}$ nötig. Die Nieren mit nur 0,4 % der Körpermasse benötigen für ihre Funktion daher 20...25 % des Herzminutenvolumens.

> In ca. 0,8 bis 1,4 Millionen **Nephronen** werden von beiden Nieren pro Tag ca. $180 \, \text{dm}^3$ Primärharn produziert.

Ca. 99 % dieses Volumens werden reabsorbiert. Bei normaler Stoffwechsellage müssen pro Tag ca. 600 mOsm innerhalb der von der Niere verkraftbaren Osmolaritätsgrenzen von 50...1200 mOsm/kg in gelöster Form ausgeschieden werden. Das entspricht dann einem **Harnvolumen** zwischen minimal 0,5 (600 mOsm/1200 mOsm/kg) und bis zu maximal 12 (600 mOsm/50 mOsm/kg) dm^3/Tag.

> ▸ **Molalität** ist ein Maß für die Konzentration von Lösungen als Stoffmenge pro Masse Lösungsmittel in mol/kg. ▸ **Osmolalität** ist ein Maß für die osmotisch wirksame Konzentration pro Masseneinheit des reinen Lösungsmittels und wird mit der Einheit Osm/kg angegeben. ▸ **Osmolarität** hingegen bezeichnet die osmotisch wirksame Konzentration pro Volumeneinheit der gesamten Lösung und wird mit der Einheit Osm/dm^3 angegeben.

Vom Regelungsaspekt sind von Bedeutung:

- die **Autoregulation** des renalen Blutflusses, die über einen weiten Bereich variabler systemischer Blutdrucke eine konstante GFR sicherstellt,
- die **tubulo-glomeruläre Rückkopplung**, die die Filtrationsverhältnisse im Glomerulus an die Resorptionsverhältnisse im Tubulussystem des gleichen Nephrons anpasst,
- die **Volumenregulation** primär über das Renin-Angiotensin-Aldosteron-System (RAAS) (vgl. ▶ Kap. 3), das u. a. durch einen Volumenmangel und niedrige Drucke im *Vas afferens* stimuliert wird, und das über eine verzweigte Kaskade von Wirkmechanismen u. a. den peripheren Widerstand erhöht und die Na^+ Resorption im Tubulussystem anregt, und somit den systemischen Blutdruck und auch den Druck im *Vas afferens* normalisiert,
- die **Osmoregulation** über das antidiuretische Hormon (ADH), das bei einem Anstieg der Osmolarität aufgrund eines Wassermangels im Zentralnervensystem ausgeschüttet wird und in der Niere die Bildung eines konzentrierten Harns bewirkt.

10.2 Nierenversagen

Die Nierenfunktion nimmt mit zunehmendem Alter langsam ab. Bei beschleunigter Abnahme infolge Bluthochdrucks, Zuckerkrankheit und entzündlicher Vorgänge sowie einer Abnahme der GFR unter $10 \ldots 15 \, cm^3/min$ spricht man von **chronischem Nierenversagen**. Eine wesentliche Rolle wird dabei einer fehlgeleiteten Rückkopplung zugeschrieben, da bei reduzierter GFR die kompensatorische Erhöhung des systemischen Blutdrucks den glomerulären Filter schädigt, somit die GFR reduziert und in einer Art positiven Rückkopplung das System destabilisiert. Die Schädigung erfolgt oft unbemerkt und mehr oder weniger langsam und kann bestenfalls verlangsamt, aber nicht wieder rückgängig gemacht werden.

Im Unterschied dazu ist das plötzliche oder **akute Nierenversagen** meist reversibel. Eine **Schockniere** infolge Minderdurchblutung der Niere findet sich häufig nach Unfällen, nach großem Blutverlust, während der Narkose als Folge eines niedrigen arteriellen Blutdrucks, bei großen oder lange andauernden Operationen sowie bei septischen Komplikationen. Die Niere fällt unter diesen Bedingungen aus dem Bereich der Autoregulation des für die Funktion wichtigen Blutflusses.

Eine andere Form des akuten Nierenversagens findet sich bei der *Crush*-Niere. Bei Mangeldurchblutung der Skelettmuskulatur kommt es zur Auflösung des Muskels (Rhabdomyolyse), Freisetzung und glomerulärer Filtration von Myoglobin (17 000 g/mol, $\sigma = 0{,}75$), das dann im Tubulus ausfällt und die Niere blockiert. Diese Form des Nierenversagens findet sich häufig bei Erdbebenopfern. Daher ist in solchen Situationen eine Dialysetechnik gefragt, die mit den schwierigen Bedingungen bezüglich Wasser- und Energieversorgung nach einem Erdbeben zurechtkommt.

Die medizinisch-biologischen Grundlagen zum renalen System sind auch in ▶Band 2, Kap. 2.7 nachzulesen.

10.3 Behandlungsformen

Bei akutem Nierenversagen befindet sich der Patient meist in einer Einrichtung, die eine kontinuierliche Behandlung mit geringer Intensität und umfassender Überwachung ermöglicht. Hier kommen die verschiedenen Formen von **Hämofiltration** (HF) und **Hämodialyse** (HD) zum Einsatz, um den vorübergehenden Ausfall der Nieren zu überbrücken. Je nach Zugang zum Kreislaufsystem kennt man die kontinuierliche veno-venöse bzw. arterio-venöse Hämofiltration (CVVHF, CAVHF), auch in Kombination mit Hämodialyse.

Die ▶**Hämofiltration** (HF) ist ein Verfahren zur Blutreinigung durch Flüssigkeitsentzug unter Verwendung von Substitutionslösung, aber ohne Spüllösung (Dialysat) (s. a. ▶Abb. 10.4).

Die ▶**Dialyse** (*griech. dialysis* – Auflösung) ist ein durch das chemische Potential der Konzentrationsgradienten angetriebener Prozess zur Trennung gelöster Stoffe unter Verwendung einer halbdurchlässigen Membran. Dieses Verfahren zur Blutreinigung wird hauptsächlich durch den Dialysator als gerätetechnische Lösung repräsentiert.

Akut stehen der Entzug von überschüssigen **Volumen**, z. B. als Folge der benötigten Infusionstherapie, und die Einstellung der ▶ **Elektrolyte** (Stoffe, die in Lösung Kationen und Anionen bilden und den elektrischen Strom leiten) im Vordergrund.

Bei chronischem **Nierenversagen** erfolgt die Behandlung intermittierend und diese muss daher mit wesentlich höherer Intensität durchgeführt werden, überwiegend durch HD oder zunehmend in Kombination mit HF als **Hämodiafiltration** (HDF). HD und HDF sind die weltweit am häufigsten durchgeführten Behandlungsformen – bei ca. 1,2 Millionen Patienten meist dreimal wöchentlich für eine Dauer von vier Stunden.

▶**Hämodiafiltration** (HDF) ist ein Verfahren zur Blutreinigung als Kombination aus Hämodialyse und Hämofiltration zur Entfernung nieder- und mittelmolekularer Substanzen (s. a. ▶Abb. 10.4).

Alternativ kann mit **Peritonealdialyse** (PD) und den Varianten der kontinuierlichen ambulanten PD (APD, CAPD) eine fast gleichmäßige Behandlung über den ganzen Tage erfolgen. In letzter Zeit steigt das Interesse an täglicher oder nächtlicher **Heimdialyse** und an **tragbaren Systemen** zur Durchführung einer intensiven, aber gleichmäßigen Therapie.

Bei der chronischen Behandlung muss verstärkt auf adäquate Elimination von **Toxinen** geachtet werden, deren Anreicherung wie im Fall von β_2-Microglobulin oft erst nach Jahren zu Komplikationen führt.

10.4 Transportprozesse

10.4.1 Diffusion

> Der Stofftransport im extrakorporalen System erfolgt durch ▶ **Diffusion** und ▶ **Konvektion**.

Nach dem ersten FICKschen Gesetz ist der Massentransport (dm/dt) eines gelösten Stoffes durch **Diffusion** durch die Fläche (A) dem **Konzentrationsgefälle** ($-dc/dx$) proportional:

$$\frac{dm}{dt} = -DA\frac{dc}{dx}\,,\tag{10.2}$$

wobei der **Diffusionskoeffizient** D in cm^2/s wie in der STOKES-EINSTEIN-Gleichung für verdünnte Lösungen beschrieben:

$$D = \frac{kT}{6\pi\eta a}\,,\tag{10.3}$$

mit zunehmendem hydrodynamischem **Teilchenradius** a und zunehmender **Viskosität** η der Lösung abnimmt. Hier ist k die BOLTZMANN-Konstante mit 1,38 · 10^{-23} kgm^2/s^2/K und T die absolute Temperatur. Der Teilchenradius nimmt mit der **Molmasse** M zu. Diffusionskoeffizienten physiologisch relevanter Stoffe in wässriger Lösung bei Körpertemperatur können aus deren Molmasse abgeschätzt werden [Renkin 1979]:

$$D = 1{,}013 \cdot 10^{-4}M^{-0{,}46}\,.\tag{10.4}$$

Die Diffusion durch die **Dialysemembran** und angrenzende Grenzschichten wird durch den **Massentransferkoeffizienten** K_0 beschrieben.

> Für den Dialysator mit der Membranfläche A sind die Diffusionsbedingungen für eine bestimmte Teilchensorte daher durch das **Produkt K_0A** gegeben, das die Dimension einer Volumenströmung (Volumen/Zeit) hat.

Für Dialysatoren wird vom Hersteller das K_0A-Produkt in wässriger Lösung für Substanzen unterschiedlicher Molmasse und Ladung (Harnstoff, Phosphat, Vitamin B$_{12}$ etc.) angegeben.

10.4.2 Konvektion

> Für einen stetigen Transport durch die ▶ **Membran** und für einen stabilen Konzentrationsgradienten müssen die Medien beiderseits der Membran kontinuierlich beschickt und erneuert werden.

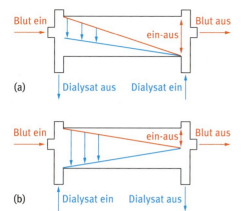

Abb. 10.1: Blut- (rot) und dialysatseitiges (blau) Konzentrationsprofil bei Beschickung des Dialysators im (a) Gegen- oder (b) Gleichstrom.

Dies geschieht durch **konvektiven Transport** mit dem **Volumenstrom** $\dot{Q}$, in dem die fragliche Substanz mit der Konzentration c gelöst ist. Der **Massenfluss** J bei Transport durch den Volumenstrom ist daher gegeben als:

$$J = \dot{Q}c . \tag{10.5}$$

Der konvektive Austausch der Medien beiderseits der Membran kann auf unterschiedliche Weise erfolgen, bei Austausch im **Gegenstrom** ist bezüglich der erzielten Konzentrationsabnahme ($c_{b,ein} - c_{b,aus}$) entlang der ganzen Membran die höchste Effizienz gegeben (▶ Abb. 10.1).

Werden beide Seiten einer Membran kontinuierlich mit Medium beschickt, blutseitig mit dem Fluss $\dot{Q}_b$, der einen dialysierbaren Stoff in konstanter Konzentration $c_{b,ein}$ enthält, und dialysatseitig mit dem Fluss $\dot{Q}_d$, in dem dieser Stoff fehlt ($c_{d,ein} = 0$), dann stellen sich je nach Eingangskonzentration, Diffusion und Konvektion im blut- und dialysatseitigen Ausgang stabile Konzentrationen ($c_{b,aus}$, $c_{d,aus}$) ein. Aufgrund der **Massenbilanz** muss der diffusive Massenfluss des gelösten Stoffes über die Membran der blutseitigen Konzentrationsabnahme bzw. der dialysatseitigen Konzentrationszunahme multipliziert mit den entsprechenden Flüssen entsprechen:

$$J = \dot{Q}_b \left(c_{b,ein} - c_{b,aus}\right) = \dot{Q}_d c_{d,aus} . \tag{10.6}$$

Der **Massenfluss** ist jedoch von der variablen Eingangskonzentration abhängig und daher nur beschränkt zur Charakterisierung der Trennleistung einer Membran oder eines Organs geeignet.

10.4.3 Clearance

Eine Größe, die von der Eingangskonzentration unabhängig ist, erhält man, wenn man den Massenfluss auf die Eingangskonzentration bezieht:

$$\frac{J}{c_{b,ein}} = \frac{\dot{Q}_b\left(c_{b,ein} - c_{b,aus}\right)}{c_{b,ein}} = \dot{Q}_d\,\frac{c_{d,aus}}{c_{b,ein}} = K\,. \tag{10.7}$$

Die gefragte Größe wird als **Clearance** K bezeichnet. Sie hat die Dimension einer Strömung (Volumen/Zeit) und bezeichnet jenes Volumen, aus dem pro Zeiteinheit die Substanz vollständig entfernt wird, unabhängig davon, wie hoch die Eingangskonzentration ist. Diese Größe charakterisiert die Leistung einer Membran (oder eines Organs) unter den durch die Flüsse $\dot{Q}_b$ und $\dot{Q}_d$ vorgegebenen Arbeitsbedingungen.

> Die ▸ **Clearance** (*engl. clearance* – Lichtung, Räumung, *lat. clarus* – hell, klar) ist ein Maß für die Rate (Geschwindigkeit), mit der das Volumen von einer Substanz befreit wird.

Für **Gegenstrombetrieb** ist die Clearance eines Stoffes unter den durch die aktuellen Flüsse $\dot{Q}_b$ und $\dot{Q}_d$ gegebenen Betriebsbedingungen durch den K_0A **des Dialysators** gegeben als [Michaels 1966]:

$$K = \dot{Q}_b\,\frac{e^{\frac{K_0A}{\dot{Q}_b}\left(1-\frac{\dot{Q}_b}{\dot{Q}_d}\right)} - 1}{e^{\frac{K_0A}{\dot{Q}_b}\left(1-\frac{\dot{Q}_b}{\dot{Q}_d}\right)} - \frac{\dot{Q}_b}{\dot{Q}_d}}\,. \tag{10.8}$$

Eine Analyse dieser Beziehung als Funktion des Blutflusses für Stoffe mit unterschiedlichem K_0A zeigt einen linearen Anstieg der Clearance bei niedrigem $\dot{Q}_b$, wo der Transport vom Fluss bestimmt wird (**Flusskontrolle**) und einen Plateaubereich bei hohem $\dot{Q}_b$, wo der Transport durch **Diffusion** begrenzt wird (**Diffusionskontrolle**) (▸ Abb. 10.2).

Diffusion ist entscheidend für den Transport vor allem **kleiner Moleküle** durch die Membran, wie z. B. Harnstoff, Kreatinin, Glukose und Elektrolyte. Für höher molekulare Substanzen verliert die Diffusion an Bedeutung, da die Wahrscheinlichkeit abnimmt, dass ein Partikel während der begrenzten Verweildauer im Dialysator von einer auf die andere Seite der Membran diffundiert. Für große Moleküle kommen dann andere Transportmechanismen zum Tragen.

10.4.4 Ultrafiltration

Eine essenzielle und oftmals unterschätzte Komponente der Nierenersatztherapie ist der Entzug von **überschüssigem Volumen** durch Filtration aus dem Blut bzw. aus dem Plasma oder aus dem Gewebe wie bei der Peritonealdialyse.

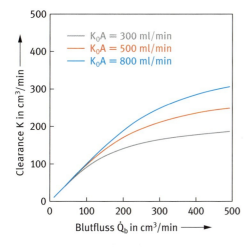

Abb. 10.2: Clearance als Funktion des Blutflusses bei unterschiedlichem K_0A.

Hydrostatische, ▶osmotische, und ▶kolloidosmotische Drücke sind die treibenden Kräfte für Filtration. Die ▶Peritonealdialyse (PD) ist ein Verfahren zur Blutreinigung mit dem *Peritoneum* (Bauchfell) als Filtermembran.

Das Flüssigkeitsvolumen, das pro Zeiteinheit durch den Filter abgepresst wird, ist dem effektiven **Filtrationsdruck** zwischen Blut- und Filtratseite und der Filterfläche proportional:

$$\dot{Q}_u = L_p A p_{\text{eff}}, \tag{10.9}$$

wobei L_p die **hydraulische Permeabilität** der Membran ist und das Produkt aus L_p und Membranoberfläche (A) den **Filtrationskoeffizienten** (K_f in cm^3/min/mmHg) bezeichnet, mit dem die Filtrationseigenschaften des Systems bzw. des Filters angegeben werden. Die tatsächliche **Filtrationsrate** $\dot{Q}_u$ wird dann durch den variablen **Filtrationsdruck** bestimmt, der durch die Arbeitsbedingungen gegeben ist. Der effektive Filtrationsdruck ergibt sich aus der Differenz der **hydrostatischen** ($p_b - p_d$) und ▶**kolloidosmotischen Drücke** ($\pi_b - \pi_d$) zwischen Blut- und Filtrat- bzw. Dialysatseite und der durch den Siebkoeffizienten σ für Makromoleküle gegebenen Durchlässigkeit der Membran als:

$$p_{\text{eff}} = (p_b - p_d) - (1 - \sigma)(\pi_b - \pi_d) . \tag{10.10}$$

Diese Darstellung entspricht der STARLING-Hypothese zur Filtration in der Mikrozirkulation und auch im Glomerulus, wobei der kolloidosmotische Druck in der BOWMANschen Kapsel, aber auch im Dialysat bei Nierenersatztherapie vernachlässigbar ist ($\pi_d = 0$).

Bei Filtern und Dialysatoren **extrakorporaler Systeme** stehen die hydrostatischen Drücke im Vordergrund, wobei die Nettofiltration durch Absenken des **Dialysatdrucks** erzielt wird (▶Abb. 10.3).

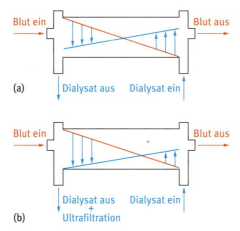

(a)

(b)

Abb. 10.3: Blut- (rot) und dialysatseitiges (blau) Druckprofil im Dialysator im Gegenstrom (a) ohne und (b) mit netto Ultrafiltration.

> Umgekehrt stehen bei der ▶**Peritonealdialyse** die ▶**osmotischen Drücke** im Vordergrund, bei der die begrenzte Membranpermeabilität für Glukose oder oligomerer Kohlenhydrate von vier und mehr Glukoseeinheiten pro Molekül ($\sigma < 1$) zur Erzeugung eines effektiven **Filtrationsdrucks** ausgenützt wird.

Bei Dialysatoren dient der blutseitige Druck dem **konvektiven Transport** von Blut an der Membran vorbei durch den Filter und zurück zum Patienten. Bei Hohlfaserfiltern sind die **Druckverhältnisse** aufgrund des Fließwiderstands und der Filtration und der sich daraus ändernden Zusammensetzung daher stark **ortsabhängig** (▶Abb. 10.3). Am Kapillareingang überwiegt der **hydrostatische Druckgradient** (Δp), und Flüssigkeit wird durch Filtration aus den Kapillaren abgepresst (p_{eff} ist positiv). Stromabwärts sinkt Δp und steigt der kolloidosmotische Druckgradient ($\Delta \pi$) aufgrund der Eindickung der durch die Membran zurückgehaltenen Proteine bis zu jenem Punkt, da **Filtrationsgleichgewicht** ($\Delta p = \Delta \pi$, $p_{\mathrm{eff}} = 0$) erreicht wird. An diesem Punkt endet die Filtration, und die Filtrationsfraktion erreicht ein Maximum. Weiter stromabwärts fällt Δp weiter, und die Filtrationsbedingungen ändern sich (p_{eff} ist negativ): Flüssigkeit wird durch **Rückfiltration** in die Kapillaren resorbiert, wodurch auch $\Delta \pi$ wieder abnimmt. Die außen sichtbare **Netto-Filtrationsrate** ($\dot{Q}_{\mathrm{u}}$) ist daher die um die Rückfiltration verminderte **innere** Filtrationsrate. Dazu kommt, dass die filtratseitigen Drücke auch nicht konstant sind, und dass das Dialysat im **Gegenstrom** zum Blutstrom geführt wird, was die **innere Filtration** und **Rückfiltration** verstärkt.

Ursprünglich sollte **Rückfiltration** aus Bedenken einer möglichen **Kontamination** aus dem Dialysat vermieden werden. Dialysat ist keine sterile, sondern bestenfalls eine **hochreine Flüssigkeit**, und die großen Mengen an Dialysat könnten auch bei geringer Verunreinigung ein Risiko darstellen. Diese Befürchtungen haben sich als haltlos herausgestellt, da bakterielle Toxine bevorzugt im Filtermaterial adsorbiert

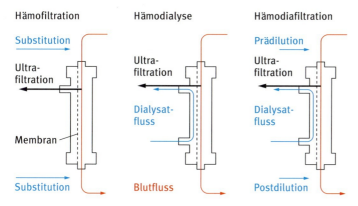

Abb. 10.4: Transportprozesse am Dialysator.

werden und nicht in das Blut gelangen. Inzwischen wird die **innere Filtration** durch verschiedene Verfahren maximiert. Dies kann aber zu exzessiver Zunahme der zulässigen Filtrationsfraktion im Dialysator führen.

Kombinierter Transport

> Die innere Filtration hat besondere Bedeutung für den **konvektiven Transport** großer Moleküle mit dem Filtratstrom (▶ Abb. 10.4).

Die isolierte Filtration ohne begleitende Dialyse wird als **Hämofiltration** bezeichnet. Für einen ausreichenden konvektiven Stoffentzug sind entsprechend hohe Ultrafiltrationsraten nötig, und der Volumenverlust durch Ultrafiltration muss durch **Infusion** steriler bzw. hochreiner und bilanzierter Substitutionslösung vor oder nach dem Filter ersetzt werden, wobei auf maximal erlaubte **Filtrationsfraktion** und exakte **Volumenbilanzierung** zu achten ist. Bei Substitution vor dem Filter wird das Plasma zuerst verdünnt, was die Effizienz der Behandlung reduziert, bei Substitution nach dem Filter darf die kritische Filtrationsfraktion nicht überschritten werden.

> Die Kombination von ▶ **Hämofiltration** und ▶ **Hämodialyse** vereinigt in der ▶ **Hämodiafiltration** die gute diffusive ▶ **Clearance** kleiner Moleküle durch HD mit der guten konvektiven Clearance großer Moleküle durch HF.

Die Substitution und exakte Bilanzierung hochreiner Infusionsflüssigkeit ist durch das Verfahren der **Online-HDF** wesentlich vereinfacht. Bei diesem Verfahren wird die **Substitutionsflüssigkeit** aus dem Dialysat gewonnen und entweder vor oder nach dem Filter infundiert. Die Infusionsrate geht damit automatisch in die **Bilanzierung**

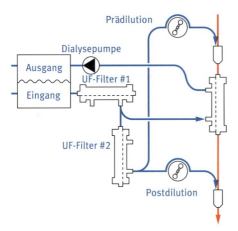

Abb. 10.5: Dialysatkreislauf für Online-HDF (s. a. ▶ Abb. 10.9 (a)).

des Dialysatflusses mit ein (▶ Abb. 10.5). Aus Sicherheitsgründen wird das Infusat vor der Substitution mit einem Filter gereinigt.

Die Funktion und Integrität des Dialysators wird maschinenseitig durch Messung der dynamischen Ein- und Ausgangsdrücke überwacht.

Unter der Annahme eines linearen Druckabfalls wird aus diesen Drücken der Mitteldruck für die Blutseite und für die Filtrat- bzw. Dialysatseite ermittelt, und die Differenz der beiden ergibt den mittleren **Transmembrandruck** (TMP):

$$p_{\mathrm{TMP}} = \left(\frac{p_{\mathrm{ein}} + p_{\mathrm{aus}}}{2} \right)_{\mathrm{b}} - \left(\frac{p_{\mathrm{ein}} + p_{\mathrm{aus}}}{2} \right)_{\mathrm{d}} = \bar{p}_{\mathrm{b}} - \bar{p}_{\mathrm{d}} . \tag{10.11}$$

Mit diesem Druck wird überwacht, ob der Filter durch Ablagerungen und Bildung einer Sekundärmembran verstopft, ob die Filtrationsfläche z. B. durch **Thrombose** von Faserbündeln abnimmt, oder ob Fasern gebrochen sind. Die Funktionsüberwachung gestaltet sich umso schwieriger, je höher der Filtrationskoeffizient des eingesetzten Filters ist, weil dadurch die kritischen Druckänderungen niedriger werden.

10.5 Komponenten einer Dialyseapparatur

Mit der **Dialyseapparatur** wird über den extrakorporalen Blutkreislauf eine Verbindung zwischen dem Dialysator und dem Patientenkreislauf geschaffen, wird Blut aus dem Patienten im Dialysator über die semipermeable ▶ **Membran** mit dem Dialysat in Kontakt gebracht, werden Stoffe und thermische Energie ausgetauscht, wird überschüssiges Volumen entfernt und wird das behandelte Blut wieder an den Patienten zurückgeführt.

10.5.1 Dialysator

> **Dialysatoren** unterscheiden sich in den verwendeten Materialien, in der Bauweise, und in den Transporteigenschaften. Über eine Membran werden Blut- und Dialysatkompartiment voneinander getrennt. Ein ▶ **Kompartiment** (*lat. compartiri* – teilen, teilhaben) ist i. A. ein räumlicher Bereich, ein Abschnitt gleichartiger Eigenschaften. In der ▶ **Kinetik** ist es jener hypothetisch homogene Bereich oder Raum, in dem die Zustandsvariable definitionsgemäß denselben Wert annimmt.

Bezüglich der **Baustoffe** wird zwischen Membranen aus **Zellulose**, modifizierter Zellulose, und synthetischen Polymeren unterschieden. Membranen aus regenerierter Zellulose (Cuprophan) zeichnen sich durch mechanische Festigkeit, geringe Wandstärken, hohe Permeabilität für niedermolekulare Stoffe, jedoch schlechte Blutverträglichkeit aus. Letztere kann durch chemische **Modifizierung** der Hydroxylgruppen, z. B. durch Acetylierung, verbessert werden. Der Einsatz **vollsynthetischer**, thermoplastischer **Polymere** wie Polysulfon, Polyethersulfron, Polyamid oder Polymethylmetacrylat und die Kombination dieser Polymere hat zu einer Vielzahl besser blutverträglicher Membranen mit zum Teil komplexem Wandaufbau geführt. Bezüglich der **Bauweise** hat die Anwendung flacher Membranen auf einer Spule oder als Plattendialysator ausgedient. Heute werden in der Routine ausschließlich Hohlfasermembranen verwendet.

Die Transporteigenschaften der Membran werden durch Anzahl (n), Radius (r), und Verteilung der **Poren** sowie durch die **Membrandicke** (d) definiert. Ähnlich wie im HAGEN-POISEUILLEschen Gesetz zur Beschreibung laminarer Strömung variiert die **hydraulische Leitfähigkeit** für den konvektiven Transport durch die Membranporen mit r^4, während der diffusive Transport vorwiegend von der **Porosität** abhängt, die mit der Zahl und dem Querschnitt der Poren (r^2) variiert und nach dem FICKschen Gesetz (▶ Gl. (10.2)) zur Membrandicke indirekt proportional ist. Durch Variation von n, r, Porosität und d können die Membranen daher für **konvektiven** und/oder **diffusiven Transport** optimiert werden.

> ▶ **Membranen** mit hoher **hydraulischer Leitfähigkeit** werden als *High-Flux*-**Membranen** bezeichnet und gewinnen aufgrund des hohen **konvektiven Transportvermögens** zunehmend an Bedeutung.

Die **Trennschärfe** künstlicher Membranen mit einem möglichst scharfen Abfall des Siebkoeffizienten (▶ Gl. (10.1)) innerhalb enger Massengrenzen wird vor allem durch einheitliche Porengrößen erzielt. Für die Dialyse sollte die obere **Trenngrenze** im Bereich von 1 bis $5 \cdot 10^4$ g/mol, jedoch unter der Molmasse von Albumin von 69 000 g/mol liegen (▶ Abb. 10.6).

Die Zahl und die Dimensionen der **Kapillaren** für einen Hohlfaserdialysator ergeben sich aus der benötigten Oberfläche von ca. 1...2 m², einem Blutfluss von 200...500 cm³/min und einem Druckabfall von ca. 100 mmHg im Blutkompartiment.

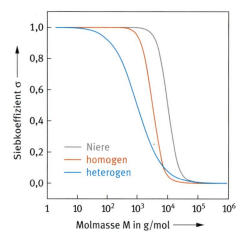

Abb. 10.6: Siebkoeffizient als Funktion der Molmasse für Membranen unterschiedlicher Porenverteilung (homogene, heterogene Verteilung der Poren) im Vergleich zum natürlichen Nierenfilter.

Für eine typische Faser mit einer Länge von 250 mm Länge und einem Innenradius von 0,1 mm ergibt sich daher eine innere Oberfläche von $1,51 \cdot 10^{-4}\,m^2$ pro Faser, und mit 12 000 Fasern pro Dialysator eine Gesamtoberfläche von $1,81\,m^2$. Ein typischer Blutfluss von 350 cm^3/min durch den Dialysator ergibt daher einen Blutfluss von 29,2 mm^3/min pro Faser.

10.5.2 Dialysat

▶ **Dialysat** ist eine verdünnte und meist isotone ▶ **Elektrolytlösung**, die in den Hauptbestandteilen der Zusammensetzung des **Plasmawassers** gleicht, und die je nach Anwendung für HD oder PD auch unterschiedliche Konzentrationen an nichtionischen Komponenten, wie z. B. Glukose und auch oligomere Kohlenhydrate enthält.

Dialysat für Hämodialyse

Die Hauptbestandteile des Dialysats für HD sind Na^+, K^+, Ca^{2+}, Mg^{2+}, Cl^-, HCO_3^-, Azetat und Glukose mit einer **Osmolarität** im Bereich von 290...310 $mOsm/dm^3$ in nahezu physiologischen Konzentrationen (▶ Tab. 10.1).

Zur Korrektur der ▶ **metabolischen Azidose** (Störung des Säure-Basen-Haushalts) als Folge der Ansammlung nicht-flüchtiger Säuren muss dem Patienten während der Behandlung eine Base als H^+-Ionen-Akzeptor zugeführt werden.

Die unmittelbare Korrektur erfolgt am besten durch **Bicarbonat**, allerdings ist eine Ca^{2+}- und bicarbonathaltige Dialysatlösung in der gewünschten Konzentration nur

Tab. 10.1: ▸ **Elektrolyte** in Plasma, Plasmawasser und Dialysat für Hämodialyse (HD).

Komponente bzw. Lösung	Bicarbonat Dialysat	Azetat Dialysat	Plasma	Plasma-wasser	Ultrafiltrat	Λ^0
Na^+	137...144	132...145	142	153	145	50,9
K^+	0...4	0...4	4,3	4,6	4,4	74,5
Ca^{2+}	1,25...2,0	1,5...2,0	1,3	1,4	1,25	120
Mg^{2+}	0,25...1	0,5...1,0	0,7	0,8	0,7	107,8
Cl^-	98...112	99...110	104	112	118	75,5
HCO_3^-	27...38	–	24	26	27,5	43,5
CH_3COO^-	2,5...10	31...45	< 0,1	< 0,1	< 0,1	40,1
Glukose	0...11	0...11	4,5	4,8	4,8	–

Konzentrationen in $mmol/dm^3$ und Grenzäquivalentleitfähigkeiten Λ^0 in $S \cdot cm^2/mol$ einzelner Ionen bei einer Temperatur von 25°C.

begrenzt stabil. Aus der Lösung lagert sich leicht **Kalk** ($CaCO_3$) ab, der die Hydraulik des Dialysatkreislaufs beeinträchtigt. Eine Umgehung dieses Problems besteht im Ersatz von HCO_3^- durch **konjugierte Basen** schwacher organischer und metabolisierbarer **Säuren** wie **Essig-**, **Milch-** oder **Zitronensäure**, deren **Calciumsalze** in den gewünschten Konzentrationen in Lösung bleiben. Diese Basen puffern den pH-Wert zwar nicht im benötigten Bereich, werden aber bei intakter **Leberfunktion** durch den Stoffwechsel in 1...3 Äquivalente HCO_3^- umgewandelt. Azetat vermindert die Blutdruckstabilität und wird – wenn überhaupt – nur noch vereinzelt als Base eingesetzt. L-Lactat ist für den Routineeinsatz zu teuer.

> Die schlechte Löslichkeit der **Calciumsalze** ist für die Herstellung von **Dialysat** aus Konzentraten oder Trockensubstanzen ein Problem.

Elektrische Leitfähigkeit

> Die elektrische Leitfähigkeit einer ▸ **Elektrolytlösung** ist eine Gesamteigenschaft der Lösung und hängt von Ladung, Beweglichkeit und Konzentration aller Ionen der Lösung ab. Sie spielt eine zentrale Rolle bei der Zubereitung des Dialysats sowie bei der Verabreichung und Quantifizierung der Dialyse.

Im Unterschied zur metallischen Leitung steigt die **Leitfähigkeit** der Lösung mit zunehmender **Temperatur**, da die Beweglichkeit der Ionen zunimmt. Die elektrische Leitfähigkeit wird für eine einheitliche Vergleichstemperatur von 25°C angegeben. Der exakte **Temperaturkoeffizient** ist zwar von der Ionensorte und der Ionenkonzentration abhängig, für Dialysat wird im Schnitt ein Temperaturkoeffizient von 2,0 % pro K angenommen.

Der Beitrag einzelner Ionen zur **Leitfähigkeit** einer Lösung kann durch die Grenzleitfähigkeit bzw. Äquivalentleitfähigkeit bei unendlicher Verdünnung Λ^0 in $S \cdot cm^2/mol$ abgeschätzt werden (▶Tab. 10.1). Für ideal verdünnte Lösungen können die Beiträge der einzelnen Ionensorten zur Gesamtleitfähigkeit addiert werden. Bei höheren Konzentrationen bewegen sich die Elektrolyte im elektrischen Feld nicht mehr unabhängig voneinander, die Äquivalentleitfähigkeit nimmt daher ab. Für Dialysat kann festgehalten werden, dass die **Gesamtleitfähigkeit** vor allem durch die hohe Na^+- und Cl^--Konzentration bestimmt wird, und dass andere Ionen trotz höherer Äquivalentfähigkeit aufgrund der niedrigen Konzentration eine untergeordnete, aber nicht vernachlässigbare Rolle spielen. Die elektrische Leitfähigkeit des frischen Dialysats liegt bei 25°C im Bereich von 13...15 mS/cm.

Dialysat für Peritonealdialyse

> Da **Ultrafiltration** bei ▶**Peritonealdialyse** nur durch ▶**osmotische Druckgradienten** möglich ist, muss das Dialysat bei PD einen hohen osmotischen Druck aufweisen (s. ▶Gl. (10.10)).

Die ideale **osmotische Substanz** hat einen möglichst kleinen **Siebkoeffizienten**, um nicht vom Gewebe resorbiert zu werden, bewirkt eine dosisabhängige Ultrafiltration, akkumuliert nicht im Gewebe und ist preiswert. Die meisten Vorgaben werden von **Glukose** erfüllt. Schwierigkeiten bestehen bezüglich der **Stabilität** von Lösungen, der **Kalorienzufuhr** und der **Reaktion** mit Proteinen und anderem biologischen Material. 100 g einer typischen PD-Lösung enthalten 2,5...4 g Glukose ($M = 180$ g/mol), das entspricht einer **Osmolarität** von 135...220 mOsm/dm^3. Während eines Tages werden bei CAPD ca. 150...300 g Glukose ins Gewebe resorbiert und verstoffwechselt, was einer Zufuhr von 3000...6000 kJ/Tag entspricht. Andererseits gehen über das auslaufende Dialysat täglich 5...15 g an **Eiweiß** verloren. Die Resorption ist bei Verwendung von **polymeren Kohlenhydraten**, wie z. B. Icodextrin, mit einem Polymerisationsgrad von 4...30 Glukoseeinheiten pro Molekül, vermindert, und gleichzeitig ist die **Ultrafiltrationswirkung** erhöht. Als Base wird bevorzugt **L-Lactat** verwendet. Bei Verwendung von **Bicarbonat** muss das Verpackungsmaterial CO_2-dicht sein und die HCO_3^--Lösung muss von der Ca^{2+}-Komponente getrennt sein. Die Komponenten werden dann erst vor Gebrauch gemischt. Die Trennung der Komponenten umgeht auch die Bildung geringer Mengen toxischer Aldehyde aus Glukose in der gebrauchsfertig gemischten Lösung.

10.5.3 Dialysatkreislauf

Das zur Behandlung benötigte Dialysat wird im **Tankverfahren** gebrauchsfertig vorgelegt oder im **Einwegverfahren** kontinuierlich erzeugt.

Das **Tankverfahren** hat technische Vorteile, ist aber bezüglich der Reinheitsanforderungen ungünstig, da der Dialysatkreislauf durch verbrauchtes Dialysat kontaminiert wird. Im **Einwegverfahren** wird gebrauchtes Dialysat verworfen und kommt mit frischem Dialysat und dem System zur Dialysataufbereitung nicht in Verbindung.

Dialysatzubereitung

Die Herstellung von Dialysat für das **Einwegverfahren** ist ein integraler Bestandteil fast aller Dialyseapparate und erfolgt durch Mischung konzentrierter Lösungen bekannter Zusammensetzung mit aufbereitetem, deionisiertem Wasser, das strengen Qualitätskriterien genügen muss. Je nach Base sind für die Aufbereitung des Dialysats ein oder mehr verschiedene Komponenten nötig. Diese werden mit warmem Wasser in definierten Volumenanteilen gemischt. Gelöste Luft muss durch Entgasen entfernt werden.

Da verschiedene Dialyseapparaturen die Komponenten in unterschiedlichen **Mischungsverhältnissen** portionieren, müssen die Konzentrate auf das Mischsystem der Dialyseapparatur abgestimmt sein.

Die Vielfalt an Konzentraten und Mischsystemen kann dabei zu **Verwechslungen** und falsch zusammengesetzten Dialysaten führen. Die Überprüfung der richtigen Mischung erfolgt durch Messung der **elektrischen Leitfähigkeit**, die bei gegebenen Konzentraten und bei gegebener volumetrischer Verdünnung für die Lösung bekannt ist (▶ Abb. 10.7, Tab. 10.1).

Zunehmend werden die konzentrierten Lösungen aus Trockensalzmischungen direkt in der Maschine hergestellt. Dazu werden aus festen Granulaten **gesättigte Lösungen** hergestellt, deren Konzentration im Gleichgewicht über dem Bodensatz durch das Löslichkeitsprodukt der Substanz bei gegebener Temperatur bekannt und konstant ist. Trockensalzmischungen sind länger haltbar, haben weniger Gewicht und benötigen weniger Lagerraum. Sie benötigen allerdings aufwändigere Mischvorrichtungen.

Die häufigsten Systeme gehen heute von zwei **Konzentraten** oder **Granulaten** aus, in denen Ca^{2+} **und Bicarbonat getrennt vorgelegt** und erst für das frische Dialysat mit Wasser gemischt werden.

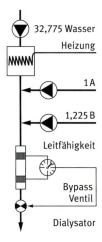

Abb. 10.7: Schema der Dialysatzubereitung mit volumetrischer Mischung von einem Teil sauren Konzentrats (A), 1,225 Teilen basischen Konzentrats (B) sowie 32,775 Teilen Wasser, und Leitfähigkeitskontrolle für eine 1+34 Verdünnung.

Wenn aber Ca^{2+} nicht erwünscht ist, wie z. B. bei der regionalen Citratantikoagulation, oder Bicarbonat durch Azetat ersetzt wird, dann können alle Komponenten in einem Konzentrat oder Granulat vorgelegt werden, was die Herstellung des Dialysats erheblich erleichtert. In Ca^{2+}-freien Dialysaten kann übrigens auch Hydrogenphosphat vorgelegt werden, was bei herkömmlichen Konzentraten aufgrund der begrenzten Löslichkeit der Calciumphosphate nicht möglich, bei langen Behandlungsdauern aber nötig ist, um eine Hypophosphatämie zu verhindern.

Volumenbilanz

> Beim Dialysatkreislauf ist streng auf **Volumenbilanz** zu achten, da das Kreislaufsystem an der ▸**Membran** des Dialysators je nach Filtrationskoeffizient auch für konvektiven **Volumentransport** sehr durchlässig ist.

Das kann unbeabsichtigt zu beachtlichen **Volumenverschiebungen** zwischen Patient und Dialysat führen. Der tolerierbare Fehler der **Volumenbilanzierung** liegt im Bereich von $\pm 200\,cm^3$ pro Behandlung. Bei Routinebehandlungen mit Dialysatflüssen von bis zu $800\,cm^3$/min fallen innerhalb von vier Stunden bis zu $200\,dm^3$ Dialysat an. Die Fluss- oder Volumenmessung muss daher auf ca. 1‰ genau erfolgen.

Geschlossenes Tanksystem

> Im geschlossenen **Tanksystem** wird das gesamte zur Behandlung benötigte Dialysat in einem Tank mit konstantem Volumen vorgelegt.

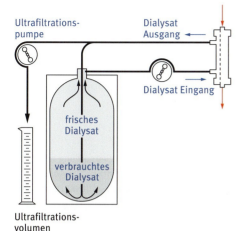

Dialysat wird aus dem Tank entnommen, durch das Dialysatkompartiment des Dialysators geführt und mit dialysierten Stoffen beladen wieder in den Tank zurückgeführt. In einer genial einfachen Ausführung erfolgt die Entnahme an der höchsten Stelle und die Rückführung durch **Unterschichten** des beladenen, abgekühlten, und daher dichteren Dialysats an der tiefsten Stelle des Tanks, so dass es zu keiner **Vermischung** von frischem und gebrauchtem Dialysat kommt (▶ Abb. 10.8) [Tersteegen 1982]. Für **Ultrafiltration** wird Flüssigkeit aus dem Dialysatkreislauf abgepumpt und direkt gemessen. Dieses Volumen wird aufgrund des **konstanten Tankvolumens** durch Ultrafiltration aus dem Blutkreislauf nachgefüllt.

Offene Systeme

Bei offenen Systemen und bei **Einwegverfahren** müssen die Dialysatflüsse direkt bilanziert werden.

Die Bilanzierung kann durch genaue **Pumpen** erfolgen, die einen kontinuierlichen **Dialysatfluss** erzeugen. Dieser muss mit Sensoren gemessen und möglichst genau abgeglichen werden (▶ Abb. 10.9). Für kontrollierte **Ultrafiltration** wird die Pumpe am Dialysatausgang um das Maß der gewünschten Ultrafiltrationsrate erhöht.

Besser erfolgt die Bilanzierung mit einem System von **Bilanzkammern** mit vorgegebenem Volumen, deren wechselseitige Füllung und Entleerung den Ein- und Ausstrom aus dem Dialysator abgleicht. In diesem Fall erfolgt die kontrollierte **Ultrafiltration** durch Entzug von Flüssigkeit aus dem bilanzierten Abschnitt des Dialysatkreislaufs, der über die Bilanzierung im Dialysator eine entsprechende Ultrafiltration aus dem Blut bewirkt.

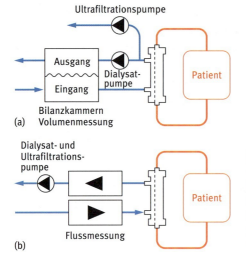

(a) Ultrafiltrationspumpe / Ausgang / Dialysat-pumpe / Eingang / Patient / Bilanzkammern Volumenmessung

(b) Dialysat- und Ultrafiltrations-pumpe / Patient / Flussmessung

Abb. 10.9: Offene Dialysatversorgung mit (a) volumetrischer Bilanzierung (s. a. ▶ Abb. 10.5) bzw. (b) Abgleich der Dialysatflüsse, wobei der Fluss im Dialysatausgang ($\dot{Q}_{d,aus}$) bei Ultrafiltration gegenüber dem Fluss im Dialysateingang ($\dot{Q}_{d,ein}$) um die erwünschte Ultrafiltrationsrate ($\dot{Q}_u$) erhöht wird.

Dialysatregeneration

Für mobile und tragbare Systeme sind die üblichen Dialysatvolumina im Bereich von $0{,}1\ldots0{,}2\,m^3$ pro Behandlung viel zu groß.

> Eine Möglichkeit, dieses Volumen zu reduzieren, besteht in der **Regeneration** und Wiederverwendung des aufbereiteten Dialysats durch **enzymatische Behandlung, Adsorption,** und **Ionenaustausch.**

Solche Systeme eignen sich auch zur Aufbereitung des benötigten Wassers aus Trinkwasser. Im klassischen REDY-System sind die Stoffe zur Regeneration des Dialysats z. B. in einer Kartusche in aufeinanderfolgenden Schichten angeordnet. In einer ersten Schicht werden organische Substanzen, Verunreinigungen sowie Schwermetalle durch **Adsorption** an **Aktivkohle** eliminiert. In der darauf folgenden **Enzymschicht** wird Harnstoff durch **Urease** gespalten. Dadurch entstehen Ammoniumionen, die zwar toxisch sind, aber im darauf folgenden **Kationenaustauscher** gebunden und aus dem Dialysat entfernt werden. Außerdem entsteht aus Harnstoff Bicarbonat, das wesentlich zur Korrektur der Azidose beiträgt. In der nächsten Schicht aus **Zirkoniumphosphat** erfolgt der Austausch von K^+-, NH_4^+-, aber auch Ca^{2+}- und Mg^{2+}- gegen Na^+- und H^+-Ionen. Die Protonen reagieren mit Bicarbonat und setzten aus der Lösung Kohlendioxid frei, so dass der Dialysat p_{CO_2} bis auf $300\,mmHg$ ansteigen kann. Der tatsächliche CO_2-Eintrag in den Patienten über das extrakorporale System ist gegenüber der basalen CO_2-Produktion jedoch relativ gering und hat bei normaler Ventilation keine Auswirkung auf den arteriellen p_{O_2}. In der darauf folgenden Schicht aus **Zirkoniumoxid** wird Phosphat gebunden. In einer weiteren Schicht mit **Aktivkohle** werden organische Moleküle wie Kreatinin und Harnsäure adsorbiert. Die **Kapazität** des Adsorbers ist für eine bestimmte Harnstoffmenge ausgelegt und dieser wird daher in verschiedenen Größen angeboten. Die voraussichtlich adsorbierte Menge lässt sich aus dem Harnstoffverteilungsvolumen und dem Harnstoffspiegel zu Beginn der Behandlung abschätzen. In jedem Fall muss das Dialysat auf seinen NH_4^+-Gehalt überprüft werden.

Die Zusammensetzung des Dialysats ändert sich während Behandlung in Abhängigkeit von Harnstoff, da einerseits aus dem Harnstoff Bicarbonat und andererseits bei der Adsorption von Ammonium-Ionen Na^+-Ionen freigesetzt werden. Die Konzentration von K^+, Ca^{2+} und Mg^{2+} im Dialysat muss überprüft und durch **Infusion** mit entsprechenden Lösungen auf den gewünschten Werten gehalten werden.

Als Base kann für das Dialysat Azetat oder Bicarbonat verwendet werden. **Citrat** darf mit heutigen Systemen weder als Base noch zur Gerinnungshemmung verwendet werden, da Citrat aus der Trägersubstanz der immobilisierten Urease toxische **Aluminiumionen** mobilisiert und in den Patienten überführt.

Dialysatkreislauf für Peritonealdialyse

Bei kontinuierlicher ambulanter **Peritonealdialyse** (CAPD) bleibt die **Peritonealhöhle** mit 1,5...3 dm^3 Dialysatvolumen gefüllt, das drei- bis fünfmal pro Tag ausgetauscht wird. Zum Füllen der Peritonealhöhle wird der Beutel mit frischer Lösung angewärmt und über ein **Überleitungssystem** mit dem **Peritonealkatheter** verbunden. Die warme Lösung lässt man dann über Schwerkraftwirkung des höher gelagerten Beutels in die Peritonealhöhle fließen. Danach werden der leere Beutel und das Überleitungssystem zusammengerollt und bis zur Entleerung am Körper getragen. In dieser Zeit kann sich der Patient frei bewegen. Nach einer Verweildauer von einigen Stunden werden Beutel und Überleitungssystem auseinandergerollt und so gelagert, dass die Lösung durch Schwerkraftwirkung aus der Peritonealhöhle in den tiefer gelegenen Beutel zurückfließt. Das **Auslaufvolumen** ist durch **Ultrafiltration** grösser als das **Einlaufvolumen**.

Die Füllung und Entleerung kann auch über ein Y-Stück erfolgen, das nach dem Füllen bzw. Entleeren vom Katheter getrennt wird (▶ Abb. 10.10).

> Der Wechsel der Beutel und das oftmalige Hantieren an den Verbindungsstücken stellt das größte **Infektionsrisiko** des sonst einfachen Verfahrens dar. Zur Reduktion des Infektionsrisikos wurden verschiedene **Konnektionssysteme** entwickelt.

Bei der kontinuierlichen zyklischen Peritonealdialyse (CCPD) werden die Dialysatwechsel mithilfe eines halbautomatischen Geräts über Nacht durchgeführt, was die Zahl der Verbindungen zum **Peritonealkatheter** und das Infektionsrisiko erheblich reduziert.

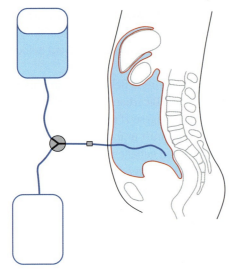

Abb. 10.10: Peritonealdialyse.

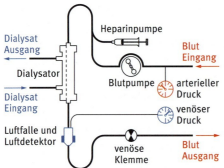

Heparinpumpe

Dialysat
Ausgang

Blut
Eingang

Dialysator

Blutpumpe · arterieller
Druck

Dialysat
Eingang

venöser
Druck

Luftfalle und
Luftdetektor

venöse
Klemme

Blut
Ausgang

Abb. 10.11: Extrakorporaler Blutkreislauf.

10.5.4 Blutkreislauf

Der zweigeteilte **extrakorporale** Kreislauf dient mit dem **arteriellen** Teil dem Transport vom Blut zum Dialysator und mit dem **venösen** Teil dem Rücktransport von Blut zum Patienten (▶ Abb. 10.11). Es werden flexible Kunststoffleitungen verwendet, in die spezielle Segmente für **Pumpe**, **Luftabscheidung**, **Probenahme**, **Infusion** und **Druckmessung** eingebaut sind.

Blutfluss

Die Pumpe im arteriellen Schlauchsegment erzeugt stromaufwärts einen Unterdruck, um Blut aus dem arteriellen Gefäßzugang in das extrakorporale System zu saugen. Stromabwärts wird ein Überdruck erzeugt, um die nachfolgenden Fließwiderstände vor allem im Dialysator und im venösen Gefäßzugang zu überwinden. Die Pumpen sind typischerweise für Widerstände unter einem Berstdruck der Leitung von 2 bar

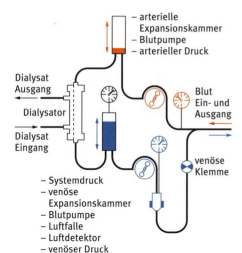

– arterielle
Expansionskammer
– Blutpumpe
– arterieller Druck

Dialysat
Ausgang

Dialysator

Dialysat
Eingang

Blut
Ein- und
Ausgang

venöse
Klemme

– Systemdruck
– venöse
Expansionskammer
– Blutpumpe
– Luftfalle
– Luftdetektor
– venöser Druck

Abb. 10.12: Extrakorporaler Kreislauf für Ein-Nadel-Betrieb.

ausgelegt. Der Blutfluss wird vorwiegend durch rotierende peristaltische **Schlauch-pumpen** erzeugt, wobei das Pumpsegment an einer Stelle immer okkludiert ist. Die mechanische Schädigung von Blutzellen ist bei normalen Druckgradienten gering. Bei Pumpenstillstand ist die hydraulische Verbindung zwischen Patient und Dialysator unterbrochen. Der erzielte **Blutfluss** ergibt sich aus der Rotationsfrequenz, der Zahl der Volumenhübe pro Umdrehung des Rotors und der Dimension des Pumpsegments. Das tatsächliche Hubvolumen richtet sich nach der **Vorlast**, mit der das Pumpsegment in der Ansaugphase durch die elastischen Rückstellkräfte des Schlauchsegments ge-füllt wird, und der ▸ **Nachlast**, welche die Okklusion der Rollen bei der Austreibung des Schlagvolumens beeinflusst. Bei bekannten Drücken kann der tatsächlich erzielte Blutfluss für variable Vorlast korrigiert werden. Mit den meisten Pumpen wird ein **pul-satiler Blutfluss** von bis zu 700 cm^3/min erzielt. Mit einer Leistungsbegrenzung der Pumpe wird bei exzessiver Nachlast, z. B. infolge eines erhöhten Fließwiderstands bei Blutgerinnung im Filter, das Risiko eines Leitungsbruchs vermieden.

Als Variante der kontinuierlichen Beschickung über die arterielle und Rückfüh-rung über die venöse Verbindung zum Kreislaufsystem kann auch das **Ein-Nadel-System** (**SN-System**, *engl. Single Needle System*) verwendet werden (▸ Abb. 10.12). Die Befüllung und Entleerung erfolgt über arterielle und venöse Vorratsgefäße abwech-selnd wodurch auch die **Effizienz** der Behandlung geringer ist. Die Behandlung be-nötigt allerdings nur eine **Gefäßpunktion**. Auch wird das unbeabsichtigte Lösen der **Blutverbindung** zum Patienten sicher erkannt.

Leitungsdruck

In jedem Fall wird der Druck im arteriellen Segment vor der Pumpe und im venösen Segment nach der Pumpe gemessen, bevor das Blut in den Patienten zurückgeführt

wird. Die Druckmessung erfolgt zur Vermeidung von Kontamination über eine Luft-
säule und luftdurchlässige, aber wasser- und blutundurchlässige Einwegmembranen.

> Die Druckmessung dient in erster Linie der **Überwachung** der Behandlung bezüglich plötzlich **zu-
> nehmender Fließwiderstände,** sei es durch **Thrombose** des Dialysators, Leitungsknick oder Infil-
> tration, wenn die Nadel im Gewebe zu liegen kommt oder durch plötzlich **abnehmende Widerstän-
> de,** sei es durch Öffnen einer Verbindung oder Lösen der Verbindungen zum Patienten, z. B. durch
> Herausgleiten der venösen Nadel aus der arterio-venösen Fistel oder durch Leitungsbruch.
>
> Eine ▸ **Fistel** (*lat. fistula* – Röhre; *fistula*) ist eine pathologische oder künstliche Verbindung zwi-
> schen Hohlorganen oder einem Hohlorgan und der Köperoberfläche – hier die Verbindung zwi-
> schen Arterie und Vene.

Schwierigkeiten bereitet das sichere **Erkennen einer gelösten Verbindung** zur arterio-venösen Fistel, da bei geringem Unterschied zwischen Fisteldruck (intakte Verbindung) und Umgebungsdruck (gelöste Verbindung) die Druckänderungen in der venösen Leitung nur sehr klein sind. In diesem Fall besteht bei einem Blutfluss von einigen
100 cm^3/min akut die Gefahr eines massiven **Blutverlustes**. Der Blutverlust aus der
arterio-venösen Fistel kann von der Maschine nicht gestoppt werden.

Bei Verwendung peristaltischer Pumpen sind die Drücke pulsatil, für die erwähn-
te Sicherheitsinformation genügen die niedrigfrequenten oder gemittelten Werte. Der
venöse Druck wird zur Abschätzung und Überwachung des **Transmembrandrucks**
(**TMP**) verwendet (▸ Gl. (10.11)). Die ▸ **Pulsatilität** dient der Erkennung einer plausi-
blen Druckmessung. Die gemessenen Drücke beinhalten aufgrund der hydraulischen
Anbindung auch Informationen über den Patienten, die weitgehend ungenutzt bleiben.

Transmembrandruck

Aus den Drücken im Blut- und Dialystkreislauf wird ein Mass für den Transmembrandruck bestimmt (▸ Gl. (10.11)).

> Eine Zunahme des **Transmembrandrucks** bei gegebener Filtrationsmenge deutet auf eine Abnah-
> me der **Filtrationseigenschaften,** entweder durch Ablagerungen von Proteinen oder durch Abnah-
> me der Filterfläche durch Thrombosierung, hin. Eine Abnahme deutet auf **Faserbruch** hin und un-
> terbricht den Blutfluss.

Faserbruch am venösen Ausgang des Blutkompartiments bewirkt unter Umständen
einen Eintritt von Dialysat in das Blut, ohne dass Blut in das Dialysat austritt. Dieser
Zustand kann daher optisch im Dialysat nicht erkannt werden. Da in diesem Fall die
Schutzbarriere der Membran nicht mehr gegeben ist, können unkontrollierte Mengen an ultrareinem, jedoch unsterilem Dialysat in das Blut übertreten.

Venöse Elemente

> Zur Vermeidung einer Luftembolie (Unterbrechung der Gefäßdurchblutung durch Luftbläschen als Pfropf) müssen vor Rückführung des Blutes **Luftblasen** in der vertikalen Tropfkammer abgeschieden und die dadurch entstehenden **Füllhöhen** überwacht werden.

Die Detektion erfolgt mittels **Ultraschall**, da große Luftblasen, Schaum oder abgesenkte Flüssigkeitsspiegel über geänderte Reflexions- bzw. Transmissionseigenschaften deutlich erkannt werden. Bei entsprechender Detektion wird der extrakorporale Kreislauf durch Anhalten der arteriellen Pumpe und Schließen der venösen Klemme hydraulisch vom Patienten getrennt.

10.6 Zugänge

Der **Zugang zum Kreislaufsystem** oder zur Peritonealhöhle wird auch als Achillesferse der extrakorporalen Behandlung bezeichnet, nicht weil dies etwa die einzig verwundbare Stelle der Therapie ist, sondern weil eine fehlerhafte Funktion hier die ganze Behandlung unmöglich macht. Die hohen Blutflüsse für intermittierende Behandlung erfordern spezielle Vorrichtungen für den Zugang zum Kreislaufsystem.

10.6.1 Kreislaufkatheter

In der **akuten Situation** und bei Versagen der bevorzugten chronischen Zugänge werden **Katheter** eingesetzt (▶ Abb. 10.13). Die **zentral-venösen Katheter** werden entweder über die Hals- oder Schlüsselbeinvene so eingeführt, dass sich die Katheterspitzen im rechten Vorhof bzw. in der oberen Hohlvene des Niederdrucksystems befinden. Die **peripher-venösen Katheter** werden über die Oberschenkelvene mit der Katheterspitze in die untere Hohlvene eingeführt.

> Peripher-venöse ▶**Katheter** besitzen meist ein doppeltes Lumen zur getrennten Entnahme und Rückführung von Blut. Sie besitzen unterschiedliche Querschnitte, Profile und endständige Öffnungen, und es existieren Modelle mit oder ohne seitliche Öffnungen (zur Optimierung der Fließbedingungen und zur Minimierung unerwünschter **Rezirkulation** von behandeltem Blut).

Die Verwendung von Kathetern beinhaltet aufgrund der verletzten Hautbarriere und der wiederholten Manipulation der freiliegenden Anschlüsse ein erhöhtes **Infektionsrisiko**. Um dieses Risiko zu reduzieren, wurden subkutane Systeme entwickelt, die mit entsprechenden Nadeln sicher verbunden werden können. Ein weiteres Problem besteht in der **Thrombose** des zwischen den Behandlungen unbenutzten ▶**Katheters**. Auch wenn der Katheter mit antithrombotischer und antibakterieller

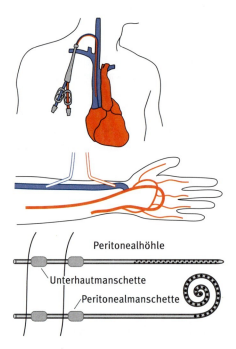

Peritonealhöhle

Unterhautmanschette

Peritonealmanschette

Abb. 10.13: Zugänge zum Kreislaufsystem und zur Peritonealhöhle.

Lösung gefüllt und versperrt wird, entleert sich diese langsam aufgrund der **Dichteunterschiede** zwischen Blut und **Verschlusslösung**. Des Weiteren reiben Katheter an der Venenwand, was lokal zu **Verengung** (**Stenose**) und Hindernissen in der venösen Strombahn führen kann. Aufgrund dieser Komplikationen ist der zentralvenöse Zugang für die chronische Behandlung ungünstig.

10.6.2 Arterio-venöse Fistel

Als **permanenter Zugang** eignet sich bis heute am besten der **arterio-venöse Zugang** in subkutaner Ausführung, mit dem die chronische Behandlung überhaupt erst möglich wurde [Brescia 1966, Quinton 1960].

> Zu diesem Zweck wird eine periphere Arterie (z. B. die Speichenarterie (*Arteria radialis*) am Handgelenk) mit einer Armvene (*Vena brachialis*) verbunden, wobei auf ausreichende arterielle Durchblutung peripherer Versorgungsgebiete geachtet werden muss.

Auch die Vene muss im Durchmesser, bezüglich ihrer oberflächlichen Lage für spätere Punktierbarkeit und in ihrer Durchgängigkeit für den hohen venösen Abfluss den späteren Erfordernissen genügen. Die Vene hat üblicherweise einen viel niedrigeren Widerstand als die peripheren Versorgungsgebiete der Arterie, so dass bei Verbindung der beiden Gefäße ein beträchtlicher Teil des arteriellen Blutstroms bevorzugt von der

Arterie über die **arterio-venöse Kurzschlussverbindung** in die Vene abläuft. Unter dem erhöhten Druck entfaltet sich außerdem die oberflächliche Vene. Der erhöhte Druck und die erhöhten Scherraten der geänderten Fließbedingungen führen dann über einen einige Wochen dauernden **Reifungsprozess** zu einer vergrößerten und punktierbaren Vene mit einem Fistelfluss von $1 \ldots 1,5 \, dm^3/min$.

> Der **arterio-venöse Blutfluss** ist im Wesentlichen durch die arterio-venösen Druckgradienten gegeben und unterliegt keiner physiologischen Kontrollmöglichkeit. Er steigt und fällt akut mehr oder weniger passiv mit dem arteriellen **Blutdruck**.

Für die chronische Dialysebehandlung wird der venöse Schenkel der Fistel mit entsprechend dicken Nadeln mit ca. $1,5 \ldots 1,8$ mm Außendurchmesser (17 G $\ldots$ 15 G) punktiert. Die Maßeinheit für die Nadelfeinheit bezieht sich auf den Außendurchmesser der Kanüle und wird in G (*engl. gauge* – Zollstock, Bandmaß, Messband) angegeben. Je höher der G-Wert, desto feiner ist die Nadel und desto geringer ist der Außendurchmesser der Kanüle. Die etwas aufwändigere **Knopfloch-Technik** verwendet dabei einen sich ausbildenden Stichkanal, der mit relativ stumpfen Nadeln punktiert werden muss, und dessen Punktion weniger schmerzhaft ist als die rotierende Punktion an wechselnden Stellen mit normal scharfen Nadeln [Twardowski 1977].

Die häufigste Komplikation der arterio-venösen **Fistel** ist die **Fistelthrombose**. An der Verbindungsstelle zwischen Arterie und Vene herrschen ungewöhnliche **Fließbedingungen** und mechanische Beanspruchungen, die das Wachstum der Gefäßwand stimulieren und zur **Verengung** (**Stenose**) des Lumens führen. Stenosen, niedriger Blutdruck, reduzierter Blutfluss oder Blutstillstand infolge Kompression des venösen Abflusses erhöhen das Risiko für thrombotische Verschlüsse. Die häufige Punktion und die Besonderheiten der Venenwand führen mitunter zu Gewebsbrüchen, Ausdehnungen des Gefäßes (**Aneurysmen**) mit dem Risiko eines Risses.

10.6.3 Gefäßprothese

Wenn keine geeigneten Venen zur arterio-venösen Anastomose (Querverbindung zwischen Gefäßsträngen) vorhanden sind, dann kann mit einer oberflächlich geführten **Gefäßprothese** entweder eine tiefer gelegene Vene oder eine größere proximale Vene erreicht werden. Die Gefäßprothesen bestehen vorwiegend aus inertem Kunststoff (z. B. Polytetrafluoroethylen) und werden allgemein gut vertragen. Allerdings herrschen auch hier an den Verbindungstellen ungewöhnliche **Fließbedingungen** und mechanische Beanspruchungen (**Impedanzunterschiede**), die in den angrenzenden Gefäßen zur Verengung des Lumens führen. Außerdem stimuliert vermutlich die wiederholte Verletzung der schützenden Innenauskleidung der Prothese bei jeder Punktion eine andauernde leichte Entzündungsreaktion. Die Lebensdauer von Gefäßprothesen bei der chronischen Hämodialyse ist wesentlich geringer als jene von natürlichen arterio-venösen Fisteln.

10.6.4 Peritonealkatheter

Zugänge für die Peritonealdialyse erfolgen normalerweise über **einlumige** und weiche **Silikon**- oder **Polyurethankatheter**. Eine größere Anzahl von Öffnungen ermöglicht ausreichenden Fluss, und doppelte **Manschetten** verhindern den Durchtritt von Infektionen über den Kathetertunnel durch die Bauchwand. Der Zu- und Ablauf erfolgt abwechselnd über ein einziges Lumen. Für kontinuierliche Anwendungen sind **doppellumige** oder getrennte Katheter zu verwenden. Die meisten Komplikationen betreffen das Durchsickern bzw. **Durchbrechen** von Spüllösung durch und in die Bauchwand entlang des **Katheterkanals**, unzureichende Entleerung der Spüllösung und **Auslaufstörung** infolge mechanischer Verlegung, z. B. durch Knick oder durch reduzierte Darmmotilität, sowie Infektion im **Tunnel** oder am Austritt des Katheters.

10.7 Gerinnungshemmung

Die blutseitigen Oberflächen des extrakorporalen Systems, die **Rauheit** der Oberflächen, die besonderen **Fließbedingungen** durch **Querschnittsänderungen** am Übergang verschiedener Abschnitte, die Bildung von **Sekundärströmungen**, aber auch die **Grenzflächen** zwischen Blut und Luft in Tropfkammern und Blasen bzw. **Mikroblasen** wirken auf weiße Blutkörperchen als auch **Blutplättchen** aktivierend und erhöhen die **Gerinnungsneigung** im extrakorporalen System. Für eine längere Funktionsfähigkeit muss die Gerinnung im extrakorporalen System daher kontrolliert und unterdrückt werden.

> Die **Blutgerinnung** ist ein mehrstufiger Prozess, der u. a. bei Kontakt von Blut mit einer aktivierenden Grenzfläche von den **Blutplättchen** (Thrombozyten) einerseits und durch Komponenten (Faktoren) aus dem Plasma andererseits ausgelöst wird.

Über die gemeinsame Aktivierung des Faktors *X* zu *Xa* wird aus **Prothrombin** (Faktor *II*) das Thrombin freigesetzt, welches seinerseits aus dem **Fibrinogen** (Faktor *I*) das reaktive Fibrinmonomer freisetzt. Dieses vernetzt in einer Polymerisationsreaktion und verklebt mit roten Blutkörperchen und anderen Blutbestandteilen zum gemischten roten **Thrombus**, verschließt das Gefäß und stoppt die Blutung.

> Ein ▶ **Thrombus** (*griech. thrombos* – Klumpen, Pfropf; *thrombus*) ist ein Blutgerinnsel als Ergebnis der Blutgerinnung.
> In der Gerinnungskaskade spielen Ca^{2+}-Ionen an mehreren Stellen eine entscheidende Rolle. Über ionische Wechselwirkungen der beteiligten Faktoren wirken Ca^{2+}-Ionen gleichsam als strukturierende Elemente, welche die nötigen Komponenten über ionische Wechselwirkungen in räumliche Nähe für die benötigte Aktivierung bringen.

Gleichzeitig und parallel zur Blutgerinnung wird der ebenfalls mehrstufige Prozess der **Fibrinolyse** in Gang gesetzt, um die Blutgerinnung lokal zu begrenzen und um eine generalisierte Gerinnung im gesamten Kreislauf zu vermeiden. Eine wichtige Rolle im Thromboseschutz spielt das **Antithrombin 3**, das die Thrombinwirkung blockiert und somit die Freisetzung von reaktivem Fibrin aus Fibrinogen hemmt.

10.7.1 Heparin

Die Beeinflussung der **Blutgerinnung** und der **Fibrinolyse** hat nicht nur in der Nierenersatztherapie große klinische Bedeutung und kann an verschiedenen Stellen der vielstufigen Prozesse erfolgen.

> Für die Anwendung bei extrakorporalen Verfahren soll die Gerinnungsfähigkeit rasch und reversibel herabgesetzt werden und nach Möglichkeit auf das extrakorporale System beschränkt sein.

In der Routine wird dazu vorwiegend Heparin eingesetzt. **Heparin** ist ein negativ geladenes Polysaccharid, das auch in körpereigenen Mastzellen vorkommt. Heparin aktiviert Antithrombin 3 und hemmt somit die Freisetzung von Fibrin aus Fibrinogen. Die Wirkung kann durch Protamin aufgehoben werden, das als Polykation an das Polyanion Heparin bindet. Allerdings beschränkt sich die **antithrombotische Wirkung** von Heparin nicht auf das extrakorporale System allein, was sich z. B. durch ein langes Nachbluten der arterio-venösen Punktionsstelle am Ende der Behandlung bemerkbar macht. Ferner kann die Bindung von Heparin an Thrombozyten in seltenen Fällen eine Antigen-Antikörper-Reaktion gegen Thrombozyten mit einer massiven, generalisierten und andauernden Störung des Gerinnungssystems auslösen. Heparin wird aus tierischem Gewebe hergestellt und mit unterschiedlichem Molekulargewicht angeboten, was die Wirkung und Halbwertszeit beeinflusst. Die **Kontamination** von Heparin mit sulfatiertem Chondroitinsulfat, einem ähnlichen Polyanion mit gleichfalls antithrombotischer Wirkung, hat kürzlich zu einer Serie von tödlichen Zwischenfällen geführt und viel Aufsehen erregt.

10.7.2 Citrat

In der Labordiagnostik und bei der Herstellung von Blutprodukten ist die Hemmung der **Blutgerinnung** durch **Bindung von Ca^{2+}** gleichsam Routine. Durch Zugabe von Fluorid, Oxalat, EDTA oder Citrat wird die freie Ca^{2+}-Konzentration reduziert, so dass die Ca^{2+}-abhängigen Schritte der **Gerinnungskaskade gehemmt** und die Gerinnung der Blutprobe oder Blutkonserve vermieden wird. Eine systemische Herabsetzung der Gerinnung ist mit diesen Substanzen nicht möglich, da eine niedrige freie Ca^{2+}-

Konzentration die **Erregbarkeit der Zellen** und somit unmittelbar vitale Funktionen beeinflusst.

> Allerdings ist eine **regionale Gerinnungshemmung** des extrakorporalen Kreislaufs möglich, wenn die freie Ca^{2+}-Konzentration am Eingang des extrakorporalen Kreislaufs abgesenkt und am Ausgang des Kreislaufs wieder normalisiert wird.

Zu diesem Zweck wird am arteriellen Eingang des extrakorporalen Kreislaufs eine konzentrierte **Citratlösung** in den Blutstrom infundiert. Dadurch werden die zweiwertigen **Kationen Ca^{2+} und Mg^{2+} gebunden**. Tatsächlich wird Ca^{2+} auch aus der Proteinbindung herausgelöst so dass das gesamte Plasma Ca^{2+} dialysierbar wird. Ebenso wird Citrat je nach Clearance aus dem Plasma entfernt. Bevor das Blut in den Patienten zurückgeführt wird, muss mit einer konzentrierten Ca^{2+}-Infusion der Ca^{2+}-Plasmaspiegel wieder normalisiert werden. Das Dialysat wird in diesem Fall ohne Ca^{2+} bereitgestellt.

Überschüssiges Citrat, das nicht durch Dialyse oder Filtration im extrakorporalen Kreislauf entfernt wird, gelangt schließlich in den Patienten. Citrat findet sich als normaler Metabolit in geringen Konzentrationen im Plasma und wird im Wesentlichen in der **Leber** verstoffwechselt, wobei pro **Citratäquivalent** drei Äquivalente Bicarbonat gebildet werden. Citrat wirkt daher alkalotisch und muss in der **Säure-Basen-Bilanz** berücksichtigt werden. Da systemisches Citrat, sei es aus dem Metabolismus oder aus der extrakorporalen **Infusion**, auch dialysiert wird, stellt sich bei konstanten Bedingungen (Metabolismus, Infusionsrate, extrakorporale Clearance) ein konstanter arterieller Citratwert ein. Ein Anstieg bei konstanter Infusionsrate und konstanter extrakorporaler Clearance ist ein Hinweis auf Abnahme der **Leberfunktion**, was bei akuter Nierenersatztherapie wichtige Information liefern kann.

> Für die exakte Dosierung der **Ca^{2+}-Infusion** muss die Ca^{2+}-Konzentration im Plasma regelmäßig überwacht und die Infusionsrate entsprechend eingestellt werden.

Die genauen Infusionsraten richten sich nach den Transportraten und Verteilungsvolumina der jeweiligen Substanzen. Da sowohl Ca^{2+} als auch Citrat auf den extrazellulären Teil des Blutes verteilt und aus den roten Blutkörperchen ausgeschlossen sind, und da die Gesamtmenge an Ca^{2+} vom Proteingehalt im Plasma abhängt, ist für eine optimale Citratdosierung die Infusionsrate sowohl auf den Plasmafluss als auch den Plasmaproteingehalt abzustimmen.

Citrat unterdrückt darüber hinaus die **Aktivität von Leukozyten** und wirkt sich vermutlich günstig auf das Entzündungsgeschehen aus.

10.8 Extrakorporale Sensoren

Der extrakorporale Kreislauf eignet sich aufgrund des Zugangs zum Patienten in besonderer Weise zur Messung klinisch und physiologisch relevanter Größen [Javed 2012].

10.8.1 Blutkonzentration

Über die Analyse optischer, elektrischer oder akustische Eigenschaften können der **Hämatokrit**, der **Hämoglobingehalt** oder der **Gesamtproteingehalt** des Blutes kontinuierlich erfasst werden [Schneditz 1990, Steuer 1993, Yoshida 2010]. Mit optischen Methoden ist auch eine Messung der Sauerstoffsättigung möglich. Die Messung dieser Eigenschaften erfolgt nichtinvasiv vorwiegend im arteriellen Teil des extrakorporalen Kreislaufs an besonderen Abschnitten, die als Messzellen mit definierten Eigenschaften, z. B. mit definierter Schichtdicke ausgebildet sind.

Die Messung der Zusammensetzung des Blutes dient primär zur Überwachung des **Flüssigkeitsentzugs** aus dem **Plasmavolumen**. Da die roten Blutkörperchen bei **Ultrafiltration** im **Blutvolumen** (V_b) verbleiben und daher das gesamte Volumen der Erythrozyten (V_e) konstant bleibt, indiziert eine Zunahme des **Hämatokrits** (Hkt $\uparrow$) eine Abnahme das Plasma- ($V_p \downarrow$) bzw. Blutvolumens:

$$\uparrow \text{Hkt} = \frac{V_e}{V_b \downarrow} = \frac{V_e}{V_e + V_p \downarrow} \,. \tag{10.12}$$

> Eine übermäßige Abnahme des **Blutvolumens** wird als Auslöser für ultrafiltrationsbedingte **Komplikationen** wie Blutdruckabfälle und Krämpfe angesehen. Die Überwachung der **Hämokonzentration** über einen Anstieg des Hämatokrits soll helfen, entsprechende Maßnahmen zu treffen, um die Komplikationen zu behandeln bzw. zu vermeiden.

In einigen Dialyseapparaten wird diese Information zur **Regelung** der **Ultrafiltrationsrate** und der **Dialysatleitfähigkeit** genutzt.

Eine weitere Anwendung besteht in der Messung arterieller **Dilutionskurven** z. B. nach venöser Injektion isotoner Kochsalzlösung [Depner 1995]. Die rasche Injektion isotoner Kochsalzlösung in den venösen Schenkel des extrakorporalen Kreislaufs wird nach dem Durchgang des Indikators durch Herz und Lunge im arteriellen Blut und arteriellen Teil des extrakorporalen Systems als vorübergehende Dilution im Hämatokrit, Hämoglobin- oder Gesamtproteingehalt registriert. Mit einer schnellen Abtastrate und bei günstiger Platzierung der Sensoren am extrakorporalen Kreislauf möglichst nahe am Patienten können damit **Herzminutenvolumen**, **Fistelfluss** und Rezirkulation zur Beurteilung der Hämodynamik des Patienten und der Fistelfunktion gemessen werden. Diese Anwendung ist nur bei Verwendung peripherer arterio-venöser Zugänge möglich. Mit optischen Sensoren können auch andere Farbstoffe, wie

z. B. Indocyaningrün (*Cardiogreen*) zur **Kreislauf-**, **Volumen-** und **Leberdiagnostik**, nichtinvasiv gemessen werden [Schneditz 2005].

10.8.2 Bluttemperatur

Die Messung der **Bluttemperatur** erfolgt im arteriellen und venösen Teil des Kreislaufs, um die **Körpertemperatur** des Patienten und die thermische **Energiebilanz** der Behandlung zu bestimmen [Krämer 1992]. Da die extrakorporale Leitung thermisch nur ungenügend isoliert ist, sollte die Messung am besten direkt am Zugang erfolgen. Aus praktischen Gründen wird die Temperatur durch Sensoren an der Dialysemaschine gemessen. Die thermischen Energieverluste entlang der Leitung sind eine Funktion der Verweildauer (d. h. des Blutflusses und der Leitungslängen) sowie des Gradienten zwischen Blut- und Raumtemperatur, die sich bei nur geringer Luftbewegung mit hinreichender Genauigkeit abschätzen lassen.

10.8.3 Blutfluss

Der extrakorporale **Blutfluss** ist zwar durch die peristaltische Blutpumpe vorgegeben, der tatsächliche Blutfluss weicht jedoch zum Teil beträchtlich vom vorgegebenen Blutfluss ab. Eine genauere Flussbestimmung erfolgt nach Art eines Ultraschall-DOPPLER-Verfahrens aus der Differenz der Laufzeiten akustischer Pulse in und gegen die Flussrichtung. Die Sensoren werden direkt auf die extrakorporale Leitung geklemmt. Die Laufzeiten in der Leitungswand bilden je nach Wandstärke und Schlauchmaterial einen wesentlichen Teil des Messsignals. Für die Berechnung des absoluten Blutflusses müssen die Eigenschaften der Leitung daher bekannt sein. Diese werden vom Messsystem bei Angabe des verwendeten Schlauchsystems entsprechend berücksichtigt.

10.8.4 Blutdruck

Bei Blutpumpenstillstand wird in arteriellen und venösen Drucksensoren nach Korrektur der hydrostatischen Höhendifferenz zwischen Zugang und Drucksensor der **Druck im Zugang** gemessen. Mit einsetzendem Blutfluss nimmt der arterielle Leitungsdruck ab, der venöse Leitungsdruck zu. Durch Extrapolation kann der statische Druck im Gefäßzugang ermittelt werden. Dieser ist in arterio-venösen Zugängen höher als in zentral-venösen Zugängen und hat sowohl klinische Bedeutung bezüglich Blutdrucküberwachung als auch Bedeutung für die **Funktion des Zugangs** [Polaschegg 1999].

Eine systematische Analyse der Fluss- und Druckdaten über einen längeren Zeitraum chronischer Dialysebehandlungen liefert wichtige Hinweise über die Funktionsfähigkeit arterio-venöser Zugänge und die Entwicklung von Stenosen.

Ein kleiner Teil der Pulsatilität arterieller und venöser Drücke bei Verwendung arterio-venöser Zugänge stammt vom **Arterienpuls.** Da sowohl Arterienpuls als auch Blutpumpe vergleichbare Grundfrequenzen haben und die Amplituden stark unterschiedlich sind, muss das Drucksignal entsprechend bearbeitet und analysiert werden. Mit der Grundfrequenz des Arterienpulses lässt sich online die **Herzfrequenz** des Patienten bestimmen. Außerdem wird damit indirekt eine intakte, hydraulische Verbindung vom extrakorporalen System zum Blutkreislauf des Patienten dokumentiert, so dass sich dieses Signal auch zur **Überwachung der Verbindung** zum Patienten eignet. Der Druckabfall im venösen Drucksensor beim Herausgleiten der Nadel aus der arterio-venösen Fistel ist oft zu niedrig, um sicher erkannt zu werden und einen tödlichen Blutverlust zu vermeiden.

10.8.5 Filtrat- und Dialysatkonzentration

Bei reiner Filtration ist die **Konzentration im Filtrat** durch den **Siebkoeffizienten** des Stoffes für die fragliche Membran und durch die Konzentration im Plasmawasser bestimmt. Für niedermolekulare Bestandteile und für die meisten Membranen ist $\sigma = 1$, so dass die Konzentration im Filtrat der Konzentration im Plasmawasser und bei Korrektur für den Wassergehalt je nach Art des Zugangs (arterio-venös oder veno-venös) der arteriellen bzw. venösen Plasmakonzentration entspricht.

Für geladene Partikel ist der DONNAN-Effekt zu berücksichtigen: Da die Proteinanionen im Plasma verbleiben, werden Kationen wie Na^+ im Plasma zurückgehalten. Dadurch ist die Konzentration einwertiger Kationen im **Ultrafiltrat** auch im Gleichgewicht um ca. 5% niedriger als im Plasmawasser. Die Konzentration von Anionen im Ultrafiltrat ist hingegen um ca. 5% höher als im Plasmawasser. Der genaue DONNAN-Faktor hängt von der Proteinkonzentration, von der Nettoladung der Polyelektrolyte und daher auch vom pH-Wert der Lösung ab.

Bei Dialyse wird die Konzentration im Dialysat durch den ▶ **Dialysatfluss** verdünnt, außerdem equilibriert die Konzentration auch bei ungeladenen Partikeln nicht vollständig. Zur Bestimmung der Plasmakonzentration muss man daher die momentane ▶ **Clearance** der fraglichen Substanz kennen.

Filtrat und Dialysat können beliebig enzymatisch oder nasschemisch untersucht werden. Für die Routine sind jedoch Methoden, die ohne Chemikalien und Enzyme auskommen, zu bevorzugen. Auch hier bieten sich **optische** und **elektrische** Systeme an.

Optische Dichte

Optische Messungen sind im homogenen und klaren Dialysat wesentlich leichter durchzuführen als im mehrphasigen und trüben Vollblut. Es kann daher bei Transmissionsmessungen das LAMBERT-BEERsche Gesetz angewandt werden kann. Dialysat aus dem Dialysatorausgang absorbiert im UV-Bereich. Die Extinktion wird dabei in fix montierten **Durchflussküvetten** des Dialysatkreislaufs gemessen. Die Extinktion im **UV-Bereich** geht hauptsächlich auf Aktivierung von Elektronen in aromatische Verbindungen, konjugierten Doppelbindungen und Heterozyklen, wie z. B. Harnsäure, Hippursäure, zurück [Jerotskaja 2010]. Harnstoff und andere niedermolekulare Verbindungen wie Azetat, Lactat, oder Citrat werden mit dieser Methode nicht erfasst. Diese Substanzen besitzen jedoch ein Dipolmoment und absorbieren elektromagnetische Strahlung im **IR-Bereich** zur Anregung von Molekülschwingungen und Rotationen. In diesem Bereich adsorbiert hauptsächlich Wasser, das breite Absorptionsbanden bildet. Eine Möglichkeit besteht in der Messung der IR-Absorption in jenem Wellenlängenbereich, in dem die Absorption charakteristische Bandensysteme bildet, die wie einen **Fingerabdruck** für eine bestimmte Substanz spezifisch sind. Die Messung kann im Hauptstrom z. B. an der Grenzfläche eines IR-durchlässigen Messkopfes durch Spektroskopie der abgeschwächten **Totalreflexion** (**ATR-Spektroskopie**, *engl. attenuated total reflection*) erfolgen [Roth 2012].

Clearance durch Leitfähigkeitsmessung

Im Dialysateingang dient die **Leitfähigkeit** zur Überwachung der **Dialysatzusammensetzung**. Im Dialysatausgang ändert sich die Zusammensetzung je nach Clearance der Elektrolyte und anderer Komponenten. Eine spezifische Information ist aus der einfachen Änderung der Leitfähigkeit nicht ableitbar. Allerdings ermöglicht die Anordnung von zwei Leitfähigkeitsmessungen vor und nach dem Dialysator die Bestimmung der effektiven **Clearance**.

Für einen Stoff, der sich sowohl im Plasmawasser als auch im Dialysat befindet ($c_{d,ein} > 0$) ergibt sich der **Massenfluss** (▶ Gl. (10.6)) als:

$$J = \dot{Q}_d \left(c_{d,aus} - c_{d,ein} \right) .$$ (10.13)

Der treibende Konzentrationsgradient zwischen Blut und Dialysat ist $c_{b,ein} - c_{d,ein}$, und die Clearance (▶ Gl. (10.7)) ist daher gegeben als:

$$K = \dot{Q}_d \frac{c_{d,aus} - c_{d,ein}}{c_{b,ein} - c_{d,ein}} .$$ (10.14)

Die Blutkonzentration $c_{b,ein}$, die im Dialysatkreislauf nicht direkt messbar ist, kann eliminiert werden, wenn die Dialysatkonzentrationen $c_{d,aus,1}$ und $c_{d,aus,2}$ bei **zwei verschiedenen Eingangskonzentrationen** $c_{d,ein,1}$ und $c_{d,ein,2}$ gemessen werden. Die Clearance ergibt sich dann als [Petitclerc 1995, Polaschegg 1993]:

$$K = \dot{Q}_d \left(1 - \frac{c_{d,aus,2} - c_{d,aus,1}}{c_{d,ein,2} - c_{d,ein,1}} \right) .$$ (10.15)

> Die **Leitfähigkeit** dient als Ersatz für die spezifische Konzentrationsmessung. Da die Leitfähigkeit überwiegend durch Na^+- und Cl^--Konzentration bestimmt wird, wird über die Änderungen der Leitfähigkeit hauptsächlich die Kochsalz-Clearance ermittelt.

Zur Bestimmung der Clearance wird die **Leitfähigkeit** und somit die Na^+-Konzentration vor und nach dem Dialysator unter konstanten Bedingungen gemessen. Dann wird die Leitfähigkeit im Dialysat geändert und nach Erreichen stabiler Bedingungen wieder gemessen. Eine Variante besteht in der Erzeugung eines vorübergehenden Dialysatbolus mit höherer Na^+-Konzentration und Auswertung der Flächen unter den **Dilutionskurven** im Dialysatein- und ausgang.

Die Methode erfasst eine **effektive Clearance**, die sich zur Überwachung der Behandlung hinsichtlich **Rezirkulation** eignet. Die gemessene Clearance ist darüber hinaus mit der **Harnstoff-Clearance** vergleichbar und eignet sich zur Quantifizierung der Behandlung mittels Harnstoffkinetik.

10.9 Sicherheitssysteme

Da mit der Nierenersatztherapie im Gegensatz zur Beatmung oder Perfusion keine akut vitalen Funktion übernommen und kontrolliert werden, ist der sichere Zustand durch Unterbrechung der Behandlung und Alarmierung des Behandlungspersonals gegeben.

Fehlerbedingungen im Dialysatkreislauf bewirken im Allgemeinen eine isolierte **Unterbrechung des Dialysatflusses**, ohne dass der Blutfluss deshalb angehalten werden muss. Fehlerbedingungen im Blutkreislauf und im Filter bzw. Dialysator bedingen eine **Unterbrechung des Blutkreislaufs**. Durch Anhalten der Blutpumpe im arteriellen und Schließen der Klemme am venösen Teil des extrakorporalen Kreislaufs erfolgt eine hydraulische Trennung vom Patientenkreislauf. Auch wenn durch einen Pumpenstopp keine unmittelbar vitalen Funktionen beeinträchtigt sind, ist ein Stillstand der Blutströmung innerhalb weniger Minuten zu beheben, da dieser die Gerinnungsneigung im extrakorporalen System erhöht, was zu Folgekomplikationen führen kann.

10.10 Quantifizierung

Essen, Trinken, der Metabolismus und Infusionen in der akuten Situation führen dem Organismus kontinuierlich Stoffe und Volumen zu, die im Fall eines Nierenversagens durch eine kontinuierliche oder intermittierende Nierenersatztherapie wieder entfernt werden müssen. Die Quantifizierung der Behandlung richtet sich daher sowohl nach der erzielten **Volumenbilanz** als auch nach den Massenbilanzen, den erzielten Konzentrationen bzw. der verabreichten Clearance der fraglichen Stoffe [Meyer 2011].

10.10.1 Volumen

Apparateseitig ist die **Volumenbilanz** durch Integration der Ultrafiltrationsrate über den Behandlungszeitraum gegeben. Von Seiten des Patienten wird diese durch Differenz des Köpergewichts vor und nach Behandlung bestimmt. Eine Fehlbilanzierung der Dialysatflüsse beeinflusst die Volumenbilanz, die von der Apparatur nicht erkannt wird und sich in der Differenz zwischen Gewichtsänderung und Ultrafiltrationsvolumen äußert. In der Routinedialyse ist eine Diskrepanz von ±0,2 kg pro Behandlung akzeptabel.

10.10.2 Gelöste Stoffe

> Die Bilanz gelöster Stoffe erfolgt entweder durch Analyse der **Konzentrationen**, der entzogenen **Mengen** oder der ▶ **Clearance**.

Diese Größen stehen in Beziehung zueinander. Im einfachen ▶ **Einkompartiment-Modell** ergibt sich die Massenbilanz m aus der Zufuhr (positiv) des Stoffes mit der Bildungsrate G und der Elimination (negativ), die zur Konzentration c des Stoffes proportional ist. Der Proportionalitätsfaktor ist die Clearance (s. a. ▶ Kap. 10.4.3). Die Elimination erfolgt durch das extrakorporale System mit der Clearance K sowie über die Restfunktion der Niere mit der sogenannten residualen Clearance K_r:

$$\frac{dm}{dt} = G - (K + K_r)\, c.$$

(10.16)

Im Gleichgewicht (dm/dt = 0) und bei konstantem Volumen stellt sich eine stationäre Konzentration ein:

$$c_s = \frac{G}{K + K_r}.$$

(10.17)

Für intermittierende Behandlung ist daher die hypothetische Gleichgewichtskonzentration im dialysefreien Intervall (K = 0) größer als während Dialyse ($K > 0$). Das führt bei intermittierender Behandlung zum typischen Sägezahnprofil mit **Spitzenwerten**, **Zeitmittelwerten** (*Time Averaged Concentration*, TAC), und **Amplitudenmittelwerten** (*Time Averaged Deviation*, TAD), deren Bedeutung für die Toxizität eines Stoffes diskutiert wird (▶ Abb. 10.14). Durch Variation von Frequenz und Dauer der Einzelbehandlung können diese Größen empfindlich beeinflusst werden. Diese Aspekte haben kürzlich vermehrt Aufmerksamkeit gefunden [Debowska 2007].

Für die Quantifizierung der Therapie hat die Bestimmung der extrakorporalen Clearance bestimmte Vorzüge, da diese vom System bestimmt wird und kontrolliert werden kann.

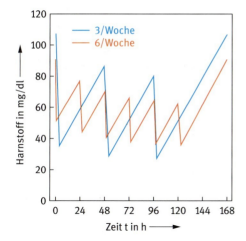

Abb. 10.14: Stationäres Wochenprofil der Harnstoffkonzentration bei drei und sechs Behandlungen pro Woche, wobei Behandlungsdauer (630 min/Woche) und Behandlungsdosis (3,6 Kt/V_H/Woche) gleich sind.

10.10.3 Kinetik einer Einzelbehandlung

> Die Quantifizierung bezüglich des Entzugs von Volumen und gelöster Stoffe erfolgt durch kinetische Analyse, wobei in der Beschreibung von der **Geschwindigkeit** des Prozesses ausgegangen wird. ▶**Kinetik** (*griech. kinesis* – Bewegung) ist die Lehre von der Bewegung und beschreibt z. B. den zeitlichen Ablauf chemischer Reaktionen und Transportvorgänge durch Diffusion, Konvektion oder Absorption.

Integration über den interessierenden Zeitraum liefert dann mit den spezifischen Anfangsbedingungen und Parametern den eigentlichen Prozessverlauf.

Die **Geschwindigkeit** des Prozesses ist durch den **Massenfluss** (dm/dt) gegeben. Für den einfachen Entzug eines Stoffes mit der Masse m aus einem Kompartiment mit konstantem Volumen V gilt bei vernachlässigbarer Bildungsrate ($G = 0$) während der Behandlung (vgl. ▶Gl. (10.16)), dass der Massenentzug der Konzentration c proportional ist (s. a. ▶Kap. 10.4.3):

$$-\frac{dm}{dt} = Kc . \qquad (10.18)$$

Der Proportionalitätsfaktor wird als **Clearance** K bezeichnet (vgl. ▶Gl. (10.7) und (10.16)). Der Exponent der Konzentration in dieser Gleichung ist eins, und man nennt dies daher auch einen **Prozess erster Ordnung**. Mit der Beziehung $c = m/V$ und unter der Annahme eines konstanten Volumens ergibt sich folgende homogene **Differentialgleichung**:

$$\frac{dc}{c} = -\frac{K}{V}dt . \qquad (10.19)$$

Für das Zeitintervall $t = 0$ bis t ergibt die Integration:

$$c_t = c_0 e^{-\frac{Kt}{V}} , \qquad (10.20)$$

wobei c_0 die Konzentration zu Beginn und c_t die Konzentration nach der Zeit t darstellt. K und V sind wichtige Modellparameter. Das Verhältnis von K zu V hat die Dimension einer Geschwindigkeitskonstanten in 1/Zeiteinheit. Der Ausdruck Kt/V (engl. „*K-t-over-V*") wurde zur Quantifizierung der Dialysebehandlung eingeführt [Eloot 2012, Gotch 1985].

Die Beziehung in ▶ Gl. (10.20) zeigt, dass die Konzentration eines Stoffes bei konstanter Clearance exponentiell abnimmt. Die relative Abnahme des Stoffes wird als **Reduktion** R, der relative Entzug als **Reduktionverhältnis** RR (*engl. reduction ratio*) bezeichnet:

$$R = \frac{c_t}{c_0} = 1 - \text{RR} = e^{-\frac{Kt}{V}} . \tag{10.21}$$

Als **Modellsubstanz** zur Quantifizierung eignet sich Harnstoff, der zwar selbst nicht toxisch ist, sich aber aus mehreren Gründen gut als Marker für wasserlösliche Toxine eignet. Man spricht dann von *Urea Reduction Ratio* (**URR**) und **Harnstoff** Kt/V (Kt/V_H).

Harnstoff fällt in relativ hoher Konzentration an ($10\ldots30\,\text{mmol/dm}^3$), ist sehr gut wasserlöslich und nicht an Protein gebunden, verteilt sich im gesamten Körperwasser, ist labortechnisch leicht messbar und steht in Beziehung zum Proteinstoffwechsel, bei dem viele potentiell toxische Produkte anfallen. Die Geschwindigkeit, mit der Harnstoff im Körper gebildet wird, ist ein Maß für den **Proteinkatabolismus** und gibt daher indirekt Aufschluss über die **Ernährungszustand** des Patienten.

▶**Katabolismus** (*griech. katabolismos* – Niederlegung, Kräfteverfall) bezeichnet den Abbau von komplexen zu einfachen Molekülen zur Energiegewinnung.

Man beachte, dass eine niedrige Harnstoffkonzentration sowohl Ausdruck einer guten Elimination als auch einer niedrigen Bildungsrate infolge Mangelernährung sein kann. Andererseits bedeutet eine hohe Harnstoffkonzentration nicht unbedingt eine schlechte Elimination, es könnte ebenso durch den Stoffwechsel und hohe Proteinzufuhr viel Harnstoff gebildet werden. Man erkennt daraus, dass die absoluten Konzentrationswerte, z. B. von Harnstoff, nicht eindeutig mit der Elimination in Beziehung gebracht werden können.

Tatsächlich beruhen die Gleichungen ▶ (10.18) bis ▶ (10.21) auf Vereinfachungen, da Harnstoff während der Behandlung fortwährend gebildet wird ($G > 0$), der Patient kein homogenes Einkompartiment-System darstellt und das Verteilungsvolumen mit dem Volumenentzug durch Ultrafiltration abnimmt ($V \neq$ konst.). Diese Bedingungen werden in entsprechenden **mathematischen Modellen** berücksichtigt [Schneditz 1995]. Für den praktischen Gebrauch kann unter der Annahme einer mittleren Harnstoff-Bildungsrate folgende Beziehung verwendet werden [Daugirdas 1993]:

$$\frac{Kt}{V_H} = -\ln(R - 0{,}03) + (4 - 3{,}5R)\frac{m_u}{m_t} , \tag{10.22}$$

wobei m_u die Masse des Ultrafiltrationsvolumens und m_t die Körpermasse am Ende der Behandlung ist. Bei rascher, *High-Efficiency*-Dialyse ist darüber hinaus aufgrund von Kompartiment-Effekten eine geschwindigkeitsabhängige Korrektur für den verzögerten Entzug aus gering durchbluteten, peripheren Teilen des Körpers zu berücksichtigen.

Die Vorgangsweise, wie nach diesem Konzept eine Behandlung sowohl verschrieben als auch überwacht werden kann, soll hier dem Prinzip nach erörtert werden.

Für dreimal wöchentlich verabreichte Hämodialyse ist ein Kt/V_H von 1,4 pro Behandlung adäquat. Bei bekannter **Clearance K** und bekanntem **Verteilungsvolumen V** beträgt die minimale **Behandlungsdauer t**, um ein adäquates Kt/V_H von 1,4 zu erreichen, daher:

$$t = \frac{Kt}{V_H}\frac{V}{K} = 1,4\frac{V}{K} \,. \tag{10.23}$$

Als Schätzung für das Verteilungsvolumen (V, in dm^3) kann das **Gesamtkörperwasser** mit einer Genauigkeit von ca. 0,5 l aus **anthropometrischen** Messungen (bezogen auf Körpermaße des Menschen) geschätzt werden [Watson 1980]:

$$V_\female = -2,10 + 0,1069h + 0,2466m_t$$
$$V_\male = 2,45 - 0,095y + 0,1074h + 0,3362m_t \,, \tag{10.24}$$

wobei in diesen Formeln je nach Geschlecht die Körpergröße h in cm, die Körpermasse m_t am Ende der Behandlung nach Ultrafiltration in kg und das Alter y in Jahren einzusetzen sind.

Für einen 70-jährigen männlichen Patienten mit 70 kg „Trockengewicht" und 170 cm Körpergröße wird das Volumen auf 37,6 dm^3 geschätzt. Das sind 53,7 % des Körpergewichts und somit deutlich weniger als die normalerweise mit 60 % angenommene Wasseranteil der Körpermasse. Bei einer üblichen Behandlungsdauer von 4 h (240 min) sollte für ein Kt/V_H von 1,4 daher eine Clearance von 219 cm^3/min verabreicht werden.

Zur **nachträglichen Überprüfung**, ob die geplante Dosis nach einer Behandlung auch wirklich verabreicht wurde, wird die **Harnstoffkonzentration** zu Beginn (c_0) und am Ende der Behandlung (c_t) bestimmt. Daraus lässt sich nach ▶ Gl. (10.20) bzw. (10.21) das Kt/V_H berechnen.

Beispielsweise sei die Harnstoffkonzentration vor und nach Dialyse $c_0 = 1\,g/dm^3$ und $c_t = 0,3\,g/dm^3$. Nach ▶ Gl. (10.21) ist daher $Kt/V = 1,2$. Daraus schließt man, dass entweder die tatsächlich verabreichte Clearance K niedriger und/oder das Verteilungsvolumen V größer waren als angenommen. Für eine adäquate Dialysedosis sollte daher bei der nächsten Behandlung die Clearance erhöht (z. B. durch Erhöhung des Blutflusses oder Wahl eines größeren Dialysators) und/oder die Behandlungsdauer verlängert werden. Wenn die tatsächlich verabreichte **Clearance** bekannt ist, wie das durch Leitfähigkeitsmessungen möglich ist (s. ▶ Gl. (10.15)), dann kann auch das Harnstoff-**Verteilungsvolumen** (V) bestimmt und mit den **anthropometrischen Schätzungen** verglichen werden.

Mittels ▶ **Anthropometrie** (*griech. antropos* – Mensch; *metros* – Maß, für „Menschenmessung") werden Maße des menschlichen Körpers erhoben und angewendet.

Abweichungen der tasächlich verabreichten Dosis betragen bis zu $\pm 0,5$ Kt/V_H Einheiten und gehen meist auf unzureichende Clearance zurück, entweder weil der Dialysator teilweise thrombosiert, weil der tatsächliche Blutfluss zu niedrig ist, oder weil gereinigtes Blut im Kreislaufzugang rezirkuliert oder die systemischen Kreislaufgebiete durch kardiopulmonale **Rezirkulation** unbemerkt umgeht. Abhilfe kann durch Messung der tatsächlich verabreichten Clearance bei jeder Behandlung durch die Dialyseapparatur selbst erfolgen (▶ Gl. (10.15)). Wenn auch das **Verteilungsvolumen** bekannt ist, ist mit der online-Messung der Clearance und Integration über die Zeit eine effiziente Überwachung der verabreichten Dialysedosis mit jeder Behandlung möglich.

10.11 Physiologische Regelung

Mit den Sensoren des extrakorporalen Kreislaufs ist eine Überwachung des inneren Milieus bezüglich elektrischer **Leitfähigkeit**, **Temperatur** und **Hämokonzentration** (s. a. ▶ Kap. 10.8.1) durch die Dialyseapparatur während der Behandlung möglich.

> Die Verwendung **physiologischer Führungsgrößen** zur Regelung der Na^+-Konzentration und der Temperatur des Dialysats sowie der Ultrafiltrationsrate wurde von POLASCHEGG als „**Physiologische Dialyse**" bezeichnet und steht heute in vielen Dialyseapparaten zur Verfügung.

Es handelt sich dabei nicht um „*Biofeedback*" im engeren Sinn, da die Regelung nicht unter kognitiver Mitwirkung des Patienten, sondern über die Apparatur erfolgt. Man könnte auch von „**Personalisierter Medizin**" (vgl. ▶ Band 1, Kap. 2) im weitesten Sinn sprechen, da die einzelne Behandlung auf die individuelle und momentane Situation abgestimmt wird.

10.11.1 Leitfähigkeitskontrolle

Vom Prinzip der **Homöostase** (physiologischer Gleichgewichtszustand) ausgehend, sind für Na^+-Konzentration im Plasma und Körpertemperatur konstante Bedingungen gewünscht. Um osmotisch bedingte Flüssigkeitsverschiebungen mit nachteiligen Auswirkungen wie intrazellulären ▶ Ödemen (Ansammlung überschüssiger Flüssigkeit im intra- oder extrazellulären Teil eines Gewebes oder Organs) oder Durst zu minimieren, soll die Na^+-Konzentration im Plasma möglichst nicht verändert werden. Der Entzug von Na^+ erfolgt daher generell nicht durch ▶ **Diffusion**, sondern durch ▶ **Konvektion** mit dem ultrafiltrierten Volumen, am besten unter isonatremischen Bedingungen. Da die unterschiedliche Na^+-Konzentration im Plasma im jeweiligen Patienten durch die endogene **Osmoregulation** auf dem individuellen Sollwert gehalten wird, sollte die Na^+-Konzentration im Dialysat auf den Patienten abgestimmt werden. Das erfolgt näherungsweise durch Abgleich der Plasma- und **Dialysatleitfähigkeit** [Raimann 2011]. Die Na^+-Konzentration im Plasma bzw. **Plasma-Leitfähigkeit** kann bei bekannter Clearance aus Dialysatmessungen berechnet werden (▶ Gl. (10.14)).

10.11.2 Temperaturkontrolle

Für eine konstante Körpertemperatur muss dem HD-Patienten über das extrakorporale System ein beträchtlicher Teil der endogen erzeugten Wärmenergie entzogen werden. **Thermoneutrale Dialyse** minimiert die thermischen Energieflüsse im extrakorporalen System, führt aber indirekt zu **Wärmeakkumulation** im Patienten, Erweiterung der Hautgefäße, einer Abnahme des **peripheren Widerstands** und des Blutdrucks. Obwohl Grundumsatz und thermische Energieproduktion unverändert sind, ist während der Hämodialyse die physiologische Wärmeabgabe über die Körperoberfläche normalerweise reduziert. Die verminderte Wärmeabgabe ist auf die Erhöhung des peripheren Widerstandes zur Erhaltung des Blutdrucks bei **Ultrafiltration** zurückzuführen. Ein kontrollierter Wärmeentzug erfolgt günstigerweise durch Absenken der Dialysattemperatur, so dass zwischen arteriellem und venös rückgeführtem Blut ein geringer Temperaturgradient entsteht. Der extrakorporale **Wärmefluss** ist gegeben als:

$$J_T = -\kappa\rho\dot{Q}_b\left(T_a - T_v\right), \tag{10.25}$$

wobei κ die **Wärmekapazität** (ca. 3,8 J/K/g) und ρ die **Dichte** (ca. 1,050 g/cm^3) von Blut ist. Unkontrolliert beträgt der extrakorporale Wärmefluss bei HD ca. $\pm 30\,\%$ des Grundumsatzes [Rosales 2000].

> Die Dialyse erfolgt zur Erhaltung einer konstanten Körpertemperatur am besten unter **isothermen Bedingungen**.

Ein Absenken der Köpertemperatur unter den endogen vorgegeben Sollwert von normalerweise ca. 36,5°C scheint nicht sinnvoll, da die exogene Kontrolle durch den Dialyseapparat dann gegen die endogene **Temperaturkontrolle** arbeitet, die dem Absinken der Temperatur mit thermischer Energiegewinnung, z. B. durch Kältezittern, entgegensteuert. Da der endogen vorgegebene Sollwert für die Körpertemperatur individuell um ca. 1°C variiert und je nach klinischer Situation (z. B. bei Fieber) deutlich vom Normalwert abweichen kann, wird die Behandlung vorzugsweise mit einer individuell angepassten Dialysetemperatur durchgeführt.

10.11.3 Ultrafiltrationskontrolle

Ultrafiltration (UF) von überschüssigem Volumen führt bei Hämodialyse und verwandten Verfahren primär zu einer Abnahme des Plasmavolumens und außerdem über Änderungen im plasma-kolloidosmotischen Druck (s. ▶**kolligative Eigenschaften**) und effektiven **Filtrationsdruck** in der Mikrozirkulation zum Flüssigkeitseinstrom aus dem Gewebe ins Plasma durch **vaskuläre Rückfiltration**.

Überwiegt die Ultrafiltrationsrate (UFR) gegenüber der vaskulären **Rückfiltrationsrate** (VRR) (*engl. vascular refilling rate*), nimmt das **Blutvolumen** ab. Diese Abnahme reduziert das Volumen in den **venösen Kapazitätsgefäßen**, den ▸ **venösen Rückstrom**, das Herzminutenvolumen und schließlich den Blutdruck.

Zur physiologischen Regelung des Blutdrucks werden akut Herzfrequenz, Kontraktilität und peripherer Widerstand erhöht. Viele Patienten sind in ihrer physiologischen Kompensationsfähigkeit sehr eingeschränkt und reagieren empfindlich auf eine Abnahme des Blutvolumens. Daher werden verschiedene **Algorithmen zur Kontrolle der UFR** und Minimierung UF-bedingter Komplikationen eingesetzt [Knoflach 1997, Mancini 1995]. Als Maß für die UF-bedingte Volumenabnahme dient die Zunahme des kontinuierlich gemessenen Hämatokrits, Hämoglobin- oder Gesamtproteingehalts des Blutes (s. a. ▸ Kap. 10.12).

Im Unterschied zur Kontrolle von Na^+-Konzentration und Temperatur kann bei der **Ultrafiltrationskontrolle** nicht auf ein konstantes Blutvolumen geregelt werden.

Dieses Volumen soll kontrolliert und komplikationsfrei reduziert werden. Die Schwierigkeit der **Ultrafiltrationskontrolle** besteht in der Vorgabe dieser Volumenänderung.

10.12 Ausblick

Die Dialyse mit ihren verschiedenen Formen der Behandlung ist heute eine etablierte Technik, die ca. $1{,}6 \cdot 10^6$ Menschen weltweit einen Leben ohne Nierenfunktion ermöglicht. In den Industrieländern hat sich die relative Häufigkeit auf einen Wert von ca. $1 \cdot 10^{-3}$ stabilisiert. Allerdings verbraucht dieses Promille der Bevölkerung einige Prozent der nationalen Gesundheitsausgaben. Wird die heutige Weltbevölkerung von $7 \cdot 10^9$ Menschen als Basis für Berechnungen genommen, ist mit erheblichem Wachstum der Patientenzahlen und einer Steigerung der Kosten zu rechnen.

Die Bestrebungen gehen daher in Richtung Bedarfsabdeckung bei möglicher Vereinfachung und Verbesserung der Behandlung.

Eine Verbesserung der Behandlung scheint hauptsächlich durch häufigere, aber dafür sanftere Behandlungsformen möglich zu sein. Bei reduzierter Intensität wird das Komplikationsrisiko gesenkt, wodurch sich die Überwachung vereinfacht [Foley 2011, Kjellstrand 2012]. Aus diesen Gründen gibt es verstärktes Interesse an **tragbaren Systemen** und an Systemen für die täglich selbst durchgeführte **Heimdialyse**. Die Konzepte sind nicht unbedingt neu, werden aber mit heutigen Möglichkeiten der **Elektro-**

nik, **Sensorik**, **Informatik** und **Materialwissenschaften** wiederentdeckt und neu bearbeitet.

Das vielleicht beste tragbare System ist die eigene Peritonealmembran, und die meisten Ansätze gehen daher von der Peritonealdialyse aus. Ein wesentlicher Vorteil dieser Behandlungsform ist die Umgehung des Zugangs zum Kreislaufsystem und die Vermeidung eines unkontrollierten Blutverlustes. Solche Systeme können als Gürtel um die Hüften getragen werden. Um das Dialysatvolumen zu minimieren, muss dieses durch Umwandlung und Adsorption ähnlich wie beim REDY-System behandelt werden. Dazu wird heute in die **Nanotechnologie** vorgedrungen, sowohl bezüglich der Adsorptionseigenschaften kleinster Partikel als auch über eine verbesserte Selektivität von Membranen für bestimmte Molekül- und Ionensorten. Anstelle von immobilisierten Enzymen übernehmen in neuen **Hybridsystemen** ganze Zellkulturen die Funktion von Separation, Metabolismus und Synthese, wie das für eine wirklich künstliche Niere notwendig ist. Die Funktion der Zellen wird durch deren räumliche Anordnung gegeben, wobei Trägermaterialien den Zellen als Gerüste dienen. Schließlich wird versucht, das relativ inerte Bindegewebsgerüst ganzer Fremdnieren mit körpereigenen **Stammzellen** in einer geordneten räumlichen Struktur zu besiedeln und **das gesamte Organ** biologisch nachzubilden. Für diese Neuerungen gibt es vielversprechende Ergebnisse im Tiermodell, der Einsatz am Menschen wird wahrscheinlich nicht mehr lange auf sich warten lassen.

Quellenverzeichnis

Brescia M. J., Cimino J. E., Appel K., Hurwich B. J.: Chronic hemodialysis using venipuncture and a surgically created arteriovenous fistula. N. Engl. J. Med. 275(1966): 1089–1092.

Daugirdas J. T.: Second generation logarithmic estimates of single-pool variable volume Kt/V: an analysis of error. J. Am. Soc. Nephrol. 4(1993): 1205–1213.

Debowska M., Waniewski J., Lindholm B.: An integrative description of dialysis adequacy indices for different treatment modalities and schedules of dialysis. Artif. Organs 31(2007): 61–69.

Depner T. A., Krivitski N. M.: Clinical measurement of blood flow in hemodialysis access fistulae and grafts by ultrasound dilution. ASAIO J. 41(1995): M745–M749.

Eloot S., Schneditz D., Vanholder R.: What can the dialysis physician learn from kinetic modelling beyond Kt/V$_{urea}$? Nephrol. Dial. Transplant. 27(2012): 421–429.

Foley R. N., Gilbertson D. T., Murray T., Collins A. J.: Long interdialytic interval and mortality among patients receiving hemodialysis. N. Engl. J. Med. 365(2011): 1099–1107.

Gotch F. A., Sargent J. A.: A mechanistic analysis of the National Cooperative Dialysis Study (NCDS). Kidney Int. 28(1985): 526–534.

Javed F., Savkin A. V., Chan G. S. H., Mackie J. D., Lovell N. H.: Recent advances in the monitoring and control of haemodynamic variables during haemodialysis: a review. Physiol. Meas. 33(2012): R1-R31.

Jerotskaja J., Uhlin F., Fridolin I., Lauri K., Luman M., Fernström A.: Optical online monitoring of uric acid removal during dialysis. Blood Purif. 29(2010): 69–74.

Kjellstrand C. M.: My addiction: the artificial kidney, the rise and fall of dialysis. Artif. Organs 36(2012): 575–580.

Knoflach A., Polaschegg H. D., Binswanger U.: Continuous monitoring of blood volume changes steering ultrafiltration during hemodialysis: patient results. J. Am. Soc. Nephrol. 1997: 1517A.

Krämer M., Polaschegg H. D.: Control of blood temperature and thermal energy balance during hemodialysis. Proc IEEE EMBS 1992: 2299–2300.

Mancini E., Santoro A., Spongano M., Paolini F., Zucchelli P.: Effects of automatic blood volume control over intradialytic hemodynamic stability. Int. J. Artif. Organs 18(1995): 495–498.

Meyer T. W., Sirich T. L., Hostetter T. H.: Dialysis cannot be dosed. Semin. Dial. 24(2011): 471–479.

Michaels A. S.: Operating parameters and performance criteria for hemodialyzers and other membrane-separation devices. Trans. Am. Soc. Artif. Intern. Organs 12(1966): 387–392.

Petitclerc T., Bene B., Jacobs C., Jaudon M. C., Goux N.: Non-invasive monitoring of effective dialysis dose delivered to the haemodialysis patient. Nephrol. Dial. Transplant. 10(1995): 212–216.

Polaschegg H. D.: Automatic, noninvasive intradialytic clearance measurement. Int. J. Artif. Organs 16(1993): 185–191.

Polaschegg H. D.: Access physics. Semin. Dial. 12(1999): S33–S40.

Quinton W., Dillard D., Scribner B. H.: Cannulation of blood vessels for prolonged hemodialysis. Trans. Amer. Soc. Artif. Intern. Organs 6(1960): 104–113.

Raimann J. G., Thijssen S., Usvyat L. A., Levin N. W., Kotanko P.: Sodium alignment in clinical practice—implementation and implications. Semin. Dial. 24(2011): 587–592.

Renkin E. M., Curry F. E.: Transport of water and solutes across capillary endothelium. In: Giebisch G., Tosteson D. C., Ussing H. H. (Hrsg.): Membrane Transport in Biology. New York: Springer 1979: 1–45.

Rosales L. M., Schneditz D., Morris A. T., Rahmati S., Levin N. W.: Isothermic hemodialysis and ultrafiltration. Am. J. Kidney Dis. 36(2000): 353–361.

Roth A., Dornuf F., Klein O., Schneditz D., Hafner-Gießauf H., Mäntele W.: Infrared spectroscopy in hemodialysis: reagent-free monitoring of patient detoxification by infrared spectroscopy. Anal. Bioanal. Chem. 403(2012): 391–399.

Schneditz D., Fariyike B., Osheroff R., Levin N. W.: Is intercompartmental urea clearance during hemodialysis a perfusion term? A comparison of two pool urea kinetic models. J. Am. Soc. Nephrol. 6(1995): 1360–1370.

Schneditz D., Haditsch B., Mekaroonkamol P., Stauber R.: Measurement of indocyanine green (ICG) elimination during extracorporeal liver support (ELS) therapy. ASAIO J. 51(2005): 61A.

Schneditz D., Pogglitsch H., Horina J. H., Binswanger U.: A blood protein monitor for the continuous measurement of blood volume changes during hemodialysis. Kidney Int. 38(1990): 342–346.

Steuer R. R., Harris D. H., Conis J. M.: A new optical technique for monitoring hematocrit and circulating blood volume: Its application in renal dialysis. Dialysis Transplant. 22(1993): 260–265.

Tersteegen B., van Endert G.: Hämodialysegerät und Einrichtung zur Ultrafiltrationssteuerung mit diesem Gerät. DE 31 15 665 A1. 1982.

Twardowski Z., Lebek R., Kubara H.: 6-year experience with the creation and use of internal arteriovenous fistulae in patients treated with repeated hemodialysis. Pol. Arch. Med. Wewn. 57(1977): 205–214.

Watson P. E., Watson I. D., Batt R. D.: Total body water volumes for adult males and females estimated from simple anthropometric measurements. Am. J. Clin. Nutr. 33(1980): 27–39.

Yoshida I., Ando K., Ando Y., Ookawara S., Suzuki M., Furuya H., Iimura O., Takada D., Kajiya M., Komada T., Mori H., Tabei K.: Group BVMS. A new device to monitor blood volume in hemodialysis patients. Ther. Apher. Dial. 14(2010): 560–565.

Verzeichnis weiterführender Literatur

Azar A. T.: Modeling and control of dialysis systems. In: Kacprzyk J.: (Hrsg.): Studies in computational intelligence. Heidelberg: Springer 2012.

Daugirdas J. T., Ing T. S.: Handbook of dialysis. Boston: Little, Brown and Company 1994.

Depner T. A.: Prescribing hemodialysis: A guide to urea modeling. Boston, Dordrecht, London: Kluwer Academic Publishers 1991.

Fournier R. L.: Basic transport phenomena in biomedical engineering. New York: Taylor & Francis Group 2007.

Grassmann A., Uhlenbusch-Körwer I., Bonnie-Schorn E., Vienken J.: Zusammensetzung und Handhabung von Dialysierflüssigkeiten. Lengerich: Pabst Science Publishers 2001.

Klinke R., Silbernagel S.: Lehrbuch der Physiologie. Stuttgart: Thieme 2001.

Krämer M.: Physiological monitoring and control in hemodialysis: state of the art and outlook. Expert Rev. Med. Devices 3(2006): 617–634.

Krämer M.: Wiederherstellung der Nierenfunktion. In: Werner J. (Hrsg.): Kooperative und autonome Systeme in der Medizintechnik: Funktionswiederherstellung und Organersatz. München: Oldenbourg Wissenschaftsverlag 2005: 277–348.

Polaschegg H. D.: Hemodialysis machine technology: a global overview. Expert Rev. Med. Devices 7(2010): 793–810.

Vienken J., Roy T.: Symbiose von Medizin und Technik: Dialyse und extrakorporaler Blutkreislauf. Lengerich: Pabst Science Publishers 2000.

Wetzels E., Colombi A., Dittrich P., Gurland H. J., Kessel M., Klinkmann H.: Hämodialyse, Peritonealdialyse, Membranplasmaphere und verwandte Verfahren. Berlin: Springer 1986.

Zander R.: Flüssigkeitstherapie. Melsungen: Bibliomed Medizinische Verlagsgesellschaft 2009.

Auswahl von Herstellerfirmen

B Braun Melsungen	http://www.bbraun.de
Baxter Deutschland	http://www.baxter.de
Chongqing Tianhai Medical Equipment	http://www.tianhaimedical.com
Fresenius Medical Care	http://www.fmc-ag.de
Gambro	http://www.gambro.com
Jihua Medical Apparatus and Instruments	http://www.ji-hua.com/en
Medivators	http://medivators.com
Nephros	http://www.nephros.com
Nikkiso	http://www.nikkiso-europe.eu
Nipro Europe	http://nipro-dialyse.de
NxStage Medical	http://www.nxstage.com

Testfragen

1. Welche Aspekte der Nierenfunktion werden durch die apparative Nierenersatztherapie übernommen?
2. Wodurch unterscheiden sich Hämo- und Peritonealdialyse?
3. Welche Zugänge gibt es zum Patienten, und welche Vorteile bzw. Nachteile haben diese?
4. Wo spielt bei der Dialyse konvektiver Transport eine Rolle?
5. Für welche Stoffe ist die Elimination durch konvektiven Transport von größerer Bedeutung als durch diffusiven Transport?
6. Durch welchen Transport erfolgt die Elimination von Salz (NaCl) und Wasser?
7. Durch welche Transportparameter sind Dialysatoren charakterisiert?
8. Wie kann die Volumenbilanz bei Hämodialyse kontrolliert werden?
9. Wozu dient die Drucküberwachung bei extrakorporaler Therapie?
10. Wie kann die Blutgerinnung im extrakorporalen System kontrolliert werden?
11. Warum wird das Dialysat aus mehreren Komponenten zubereitet?
12. Welche Information über den Patienten und über die Behandlung lässt sich durch Messung am extrakorporalen System erhalten?
13. Was versteht man unter physiologischer Dialyse?
14. Wo liegen die Entwicklungsmöglichkeiten der Dialysetechnik?
15. Der extrakorporale Blutfluss sei 450 cm³/min und der Hämatokrit 35 %. Wie groß darf die Ultrafiltration sein, um eine Filtrationsfraktion von 20 % nicht zu überschreiten? Wie groß muss bei Postdilution die Substitutionsrate bei 20 % Filtrationsfraktion sein, um während einer 4-stündigen Behandlung eine Netto-Ultrafiltration von 3 dm³ zu erzielen? (Lösung: 58,5 bzw. 46,0 cm³/min)
16. Bestimmen Sie anhand des Einkompartiment-Modells die benötigte mittlere effektive Harnstoff-Clearance, um für eine 55-jährige Frau mit einem Behandlungsendgewicht von 65 kg und 170 cm Körpergröße innerhalb von vier Stunden ein Kt/V von 1,4 zu erreichen! (Lösung: 187,3 cm³/min)

Ludwig Kramer

11 Temporäre Leberunterstützung

Zusammenfassung: Die Leber ist das größte parenchymatöse Organ des Körpers und führt zahlreiche metabolische Prozesse simultan durch. Diese funktionelle Komplexität stellt extreme Ansprüche an extrakorporale Leberunterstützungsverfahren. Im Unterschied zur Hämodialyse beim Nierenversagen bestehen für den Einsatz extrakorporaler Systeme beim Leberversagen keine gesicherten Indikationen. Studien mit klinisch relevanten Endpunkten konnten keinen Überlebensvorteil für Patienten mit chronischem Leberversagen und akuter Dekompensation, aber mögliche Vorteile für Patienten mit akutem Leberversagen aufzeigen. Dieses Kapitel stellt aktuelle und frühere Leberunterstützungsstrategien dar und diskutiert zukünftige Entwicklungen.

Abstract: The healthy liver is the largest parenchymal organ of the human body and encompasses numerous metabolic and regulatory tasks. This functional complexity presents the greatest challenge for devising extracorporeal support systems in patients with liver failure. Unlike hemodialysis treatment in chronic kidney disease, extracorporeal liver support could not show improved survival chances for patients with advanced chronic liver disease. Nonetheless, a potential advantage for patients with acute liver failure and hyperammonemia has been demonstrated. In this chapter, the development of liver support strategies is reviewed, and future developments are discussed.

11.1 Prinzipielle Aufgaben der Leber

Die **Leber** ist nach der Haut das zweitgrößte Organ und die größte Drüse des menschlichen Körpers. Der Hauptteil des Organs liegt im rechten Oberbauch; das Gewicht der Leber beträgt zwischen 1,3 kg und 2 kg. Als unerlässlich für das Überleben (kritische Masse) werden 300 bis 400 g funktionierendes Lebergewebe angesehen, eine Menge, die in bioartifiziellen **extrakorporalen Leberunterstützungssystemen** bisher nicht erreicht werden konnte.

Die Leber (s. a. ▶Band 2, Kap. 2) verfügt über eine **duale Blut- und Sauerstoffversorgung**, hauptsächlich über die **Pfortader** (*Vena portae*), welche venöses, substratreiches Blut aus Darm, Milz und Bauchspeicheldrüse zur Leber führt. Eine weitere Versorgung erfolgt über die Leberarterie (*Arteria hepatica*), welche einen reduzierten Blutfluss oder Absinken in der Sauerstoffkonzentration der Pfortader sofort kompensiert (*hepatic arterial buffer response*). Die Leberzellen werden je nach metabolischer Aktivität entsprechend ihrem Sauerstoffbedarf in unterschiedliche Zonen (RAPPAPORT I bis III) eingeteilt.

Die zahlreichen Funktionen der gesunden Leber (mehr als **2000 biochemische Prozesse** sind bekannt) können in mehrere Gruppen eingeteilt werden. Lediglich ein Teil davon kann durch extrakorporale Unterstützungsverfahren beeinflusst, ein noch viel kleinerer Teil teilweise ersetzt werden.

> Die ▶ **Leber** ist nicht nur Ausscheidungs- und Entgiftungsorgan, sondern übernimmt eine Vielzahl metabolischer und steuernder Funktionen in biologisch essenziellen Bereichen, wie z. B. Aufnahme und Verdauung, Entgiftung, Metabolisierung, Kohlenhydrat- Lipid- und Proteinstoffwechsel. Eine ▶ **extrakorporale Leberunterstützung** kann lediglich Teilaspekte dieses komplexen Aufgabengebiets übernehmen, wobei vorwiegend die Eliminierung (Elimination) toxischer Metabolite durch Adsorption und Dialyse unterstützt werden kann.

Nicht unerheblich scheint auch, dass die gesunde Leber das Pfortaderblut **in einer einzigen Passage entgiften** kann, während extrakorporale Verfahren lediglich die in der systemischen Zirkulation bereits freigesetzten Toxine entfernen können und die Massentransferkinetik durch einen im Vergleich zur gesunden Leber (1500 ml/min) auf lediglich 10…15 % reduzierten Blutfluss verringert ist.

11.1.1 Substrataufnahme und metabolische Regulation

Die Leber nimmt den Großteil der aus dem Pfortaderblut kommenden, für den Körper **essenziellen Substrate** (**Kohlenhydrate**, **Lipide**, **Aminosäuren**, **Ammoniak**) auf und stellt sie für den Intermediärstoffwechsel und weitere Stoffwechselwege wie die Synthese von Proteinen, Peptiden, Harnstoff, Triglyzeride, Cholesterol oder Glykogen zur Verfügung. Umgekehrt wird z. B. in der Leber gespeichertes **Glykogen** zwischen den Mahlzeiten und während längerer Fastenperioden zur konstanten Versorgung des Gehirns mit Glukose abgebaut – zusätzlich wird Glukose auch aus Aminosäuren neu gebildet. Die in der Leber erfolgende Sekretion von **Galle** ermöglicht die Aufnahme lipophiler Nahrungsbestandteile aus dem Darm. Essenzielle metabolische **Regulationsfunktionen** der Leber umfassen **Kohlenhydrat-, Protein- und Lipidstoffwechsel sowie den Säure-Basen-Haushalt**. Schwerwiegende Lebererkrankungen führen zur Katabolie (Abbau von Substanzen im Körper durch Stoffwechsel) und zum Verlust von Strukturproteinen.

11.1.2 Entgiftung und Metabolisierung

Endogen anfallende Substrate des Intermediärstoffwechsels und des Proteinkatabolismus sowie exogen aufgenommene Substrate, Medikamente oder Giftstoffe werden von der Leber effektiv metabolisiert (verstoffwechselt).

Diese Biotransformation beginnt mit der Oxidierung und/oder Einfügung funktioneller Gruppen (–OH; –SH) in die lipophilen Moleküle (Phase I-Reaktionen nach RAPPAPORT). In der Phase II-Reaktion (Konjugationsreaktionen) werden die Moleküle über die funktionellen Gruppen mit wasserlöslichen Molekülen verbunden (z. B. Glukuronidierung oder Sulfatierung). Die dabei erzeugten wasserlöslichen Moleküle können aus den Zellen exportiert (Phase III-Reaktion) und danach über Niere oder Galle ausgeschieden werden. Da beim fortgeschrittenen Leberversagen häufig auch eine hochgradig eingeschränkte Nierenfunktion vorliegt (hepatorenales Syndrom), ist dieses Krankheitsbild prognostisch besonders ungünstig und führt zu einer zunehmenden Intoxikation des Körpers. Nicht zuletzt ist die Entfernung von **Endotoxin** (ein Zerfallsprodukt „gramnegativer" Bakterien, die aufgrund ihrer Zellwandeigenschaften eine spezielle Färbereaktion nach GRAM aufweisen) durch die in der Leber befindlichen makrophagozytären Zellen eine wichtige Komponente ihrer **Entgiftungsfunktion**. In Einzelfällen kann die Leber aber auch aus mindergiftigen Vorläufersubstanzen toxische Metabolite erzeugen (z. B. aus Paracetamol, Methanol, Parathion).

Endogene Substrate, deren Konzentration im Blut eine Beurteilung der exkretorischen Leberfunktion erlaubt, sind Bilirubin, **Ammoniak**, Laktat oder Gallensäuren.

11.1.3 Synthesefunktion

In der Leber wird der überwiegende Anteil der Funktionsproteine des menschlichen Blutes gebildet. Des Weiteren bilden Makrophagen (Fresszellen) und lymphozytäre Zellen der Leber Zytokine, welche die Entzündungsreaktionen im Körper regeln.

Ein Ersatz der gestörten Synthesefunktion beim Leberversagen muss nicht ausschließlich durch extrakorporale Systeme und Einsatz von lebenden Zellen, sondern kann auch effektiv durch Infusion von Plasmaproteinen, Gerinnungsfaktoren, **Aminosäuren** oder Vollplasma (*Fresh Frozen Plasma*, FFP) bzw. durch einen Plasmaaustausch erfolgen.

> Die Synthesefunktion der Leber kann durch Messung von Albumin, Gerinnungsfaktoren und Enzymen wie Cholinesterase im Blut quantifiziert werden.

11.1.4 Hämodynamische Regulation

> Die Störung der Leberdurchblutung durch narbigen Umbau, Parenchymverlust und Gefäßkontraktion bei fortgeschrittener Leberzirrhose (**portale Hypertension**) führt zu weiteren Störungen im Kreislauf und zur Bildung von Aszites (Bauchwasser). Das klinische Problem der portalen Hypertension ist durch extrakorporale Therapie nicht korrigierbar; der Entzug von Blutvolumen zur Durchführung der extrakorporalen Therapie ist sogar oft mit einem Blutdruckabfall und einer Verschlechterung der Nierendurchblutung verbunden.

Grund dafür ist die bei dekompensierten Lebererkrankungen bestehende Kreislaufstörung, welche auf *Pooling (*Versacken) des zirkulierenden Blutes im Pfortaderstromgebiet sowie gestörte Vasokonstriktion des arteriellen Systems (Vasoparalyse) zurückzuführen ist. Die Füllung großvolumiger extrakorporaler Systeme kann daher zu einem signifikanten Blutdruckabfall und zu behandlungsbedingten Komplikationen führen.

Zeichen der hämodynamischen Dysregulation sind das Auftreten eines Pfortaderhochdrucks mit erweiterten Venen in der Speiseröhre und an der Haut, Ansammlung von Flüssigkeit im Bauchraum (Aszites) und niedrige systolische Blutdruckwerte.

11.1.5 Immunologische Leberfunktionen

> Durch in der Leber enthaltene **Makrophagen** (Fresszellen) wird das Pfortaderblut weitgehend von Bakterien und **Endotoxinen** befreit. Die Leber ist somit ein immunologisch wichtiges Organ.

Versuche, immunologische Leberfunktionen in extrakorporalen Bioreaktoren zu replizieren [Altrichter 2011], sind als experimentell einzustufen und klinisch nicht verfügbar. Ein schwerer Leberausfall geht mit Freisetzung von Endotoxinen aus dem Darm sowie mit Endotoxin-induzierten Entzündungsreaktionen im Körper einher, was neben ungünstigen Kreislaufeffekten („hyperdyname" (hyperdynamische) Zirkulation) und einer Blutgerinnungsaktivierung auch zu einer Immundefizienz mit Störung der Neutrophilenfunktion und gehäuftem Auftreten von Infektionen führt. Eine Immunstörung bei Lebererkrankungen kann bei erhöhten Plasmakonzentrationen von inflammatorischen Zytokinen (IL-6, TNF-alpha) sowie erhöhten Konzentrationen von Endotoxin und Endotoxin bindendem Protein vermutet werden.

11.2 Medizinische Indikationen zur extrakorporalen Leberunterstützung

11.2.1 Akutes Leberversagen

> Das ▸**akute Leberversagen** ist ein seltenes, jedoch gravierendes Krankheitsbild, bei dem ein schwerer akuter Leberschaden zur Entwicklung einer Gehirnfunktionsstörung führt (**hepatische Enzephalopathie**). Die Mortalität liegt bei diesem Krankheitsbild bei etwa 60 %.

Auslöser der Erkrankung sind in den meisten Teilen der Erde die fulminante Virushepatitis, Knollenblätterpilzvergiftung oder andere toxische bzw. infektiöse Ursachen sowie medikamentös ausgelöste Leberfunktionsstörungen (z. B. durch Antibiotika, Tuberkulostatika). Demgegenüber ist in Großbritannien und den USA die (oft suizidale) Paracetamolvergiftung als Ursache führend. Bei bis zu 50 % der Patienten mit akutem Leberversagen gelingt es allerdings nicht, eine spezifische Ursache zu identifizieren.

Das akute Leberversagen ist gekennzeichnet durch **Symptome des Leberausfalls *per se***, und durch **sekundäres Versagen anderer Organsysteme** im Sinne eines Multiorganversagens, insbesondere durch Schädigung des Gehirns als Folge eines schweren ▸**Hirnödems**. Dabei weist die Leber ein **sehr hohes Regenerationspotential** auf, so dass die Überbrückung des Leberversagens bis zur Regeneration bei gleichzeitiger Stabilisierung der extrahepatalen Organfunktionen und Verhinderung irreversibler Gehirnschäden als optimales Therapieziel einzustufen ist. Eine detaillierte Auswertung von Todesfällen an **akutem Leberversagen** vor Einführung der Transplantation [Silk 1977] konnte nachweisen, dass die meist jungen Patienten mit dem **schwersten Hirnödem** die **beste Leberregeneration** aufwiesen (und durch funktionierende Überbrückungsmaßnahmen möglicherweise überlebt hätten).

Die Prognose des akuten Leberversagens konnte durch Fortschritte in der Intensivmedizin und vor allem durch die notfallmäßige Lebertransplantation entscheidend verbessert werden.

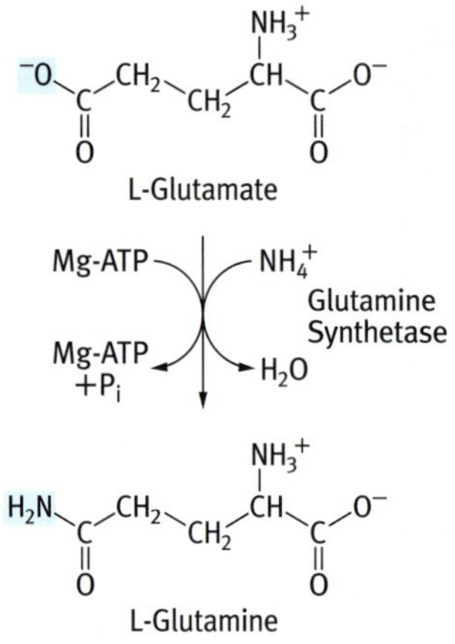

Abb. 11.1: Durch die Glutamin-Synthetase in den Astrozyten werden Ammoniumionen in Glutamin inkorporiert, welches zu einem osmotischen Hirnödem führt.

> ▶**Extrakorporale Systeme zur Entgiftung** wurden in erster Linie als Überbrückung zur Transplantation und zur Unterstützung der Regeneration der Leber eingesetzt.

Der heutige **Mangel an Spenderorganen** bedingt trotz akuter Meldung zur Transplantation eine Wartezeit von bis zu mehreren Tagen, so dass viele Patienten zum Zeitpunkt der Transplantation bereits ein schweres Multiorganversagen oder irreversible neurologische Defizite aufweisen [Neuberger 1999].

Systeme zur extrakorporalen Detoxikation wurden entwickelt, um die Leberregeneration zu unterstützen, die Entwicklung des Multiorganversagens hinauszuzögern, irreversible Gehirnschäden zu verhindern und die Transplantation für einen längeren Zeitraum zu ermöglichen.

Pathophysiologie der hepatischen Enzephalopathie bei akutem Leberversagen

Die ▶**akute hepatische Enzephalopathie** (HE, *griech. enzephalos* – Gehirn; *patheia* – Leiden) mit konsekutivem (nachfolgendem) ▶**Hirnödem** (Flüssigkeitsansammlung im Gewebe) ist zentrales Merkmal des akuten Leberversagens. Exzessiv erhöhte **Ammoniakkonzentrationen** als Folge des Leberausfalls führen vor allem über vermehrte Glutaminsynthese (▶Abb. 11.1) in den Astrozyten zu einem osmotischen Hirnödem, welches die Haupttodesursache beim akuten Leberversagen darstellt.

Arterielle Ammoniakkonzentrationen von mehr als 200 µmol/l bei hepatischer Enzephalopathie (Grad III–IV) sagen das rasche Auftreten einer Hirnstammeinklemmung voraus [Clemmesen 1999]. Ein rascher Anstieg osmotisch aktiver Substanzen in Astrozyten begünstigt die Entwicklung einer zerebralen Vasodilatation. Bei langsamem

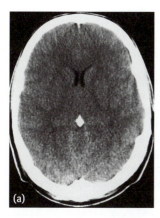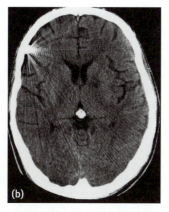

Abb. 11.2: (a) Erstes kranielles CT des Patienten mit massivem Hirnödem bei ausgeprägter Ammoniakerhöhung (316 µmol/l). (b) Derselbe Patient nach vier Tagen durchgehender extrakorporaler Leberunterstützung (FPSA-Prototyp) mit kompletter Normalisierung der Ammoniakkonzentration. Beachtenswert sind die Rückbildung des Hirnödems, einzelne Areale umschriebener Hirnschädigung als Folge der intrakraniellen Hypertension sowie das Vorliegen einer epiduralen Hirndrucksonde [Kramer 2003].

oder quantitativ geringem Ammoniak- und Osmolalitätsanstieg kommen Kompensationsmechanismen der Astrozyten zum Tragen, wodurch die geringere Häufigkeit des Auftretens eines Hirnödems bei subakutem Leberversagen und Leberzirrhose erklärt werden kann.

Fallbeispiel

Ein 26-jähriger Mann wird mit hohem Fieber, Hypoglykämie und zunehmendem Bewusstseinsverlust auf einer Notfallstation aufgenommen. Im Drogen-*Screen* sind ▸ **Opiate**, Kokain und Benzodiazepine nachweisbar; Begleitpersonen bestätigen die Einnahme von *Ecstasy*. Der Patient entwickelt ein akutes Leberversagen mit schwerer hepatischer Enzephalopathie, Hirnödem und Multiorganversagen. Die Pupillen sind weit und nicht reaktiv; eine Hirndrucksonde wird implantiert und zeigt eine massive intrakranielle Hypertension mit einem Hirninnendruck von 47 mmHg (normal: bis 15 mmHg). Eine Transplantation wird aufgrund der Drogeneinnahme abgelehnt. Aufgrund der verzweifelten Situation entschließt man sich, eine experimentelle Leberersatztherapie zu beginnen, welche auf **Hämodialyse** und Aktivkohleabsorption im Plasmakreislauf (*Fractionated Plasma Separation and Adsorption*, **FPSA**-Prototyp [Falkenhagen 1999]) beruht. Innerhalb weniger Tage bilden sich Enzephalopathie und Hirnödem zurück (▸ Abb. 11.2), die **Ammoniakwerte** sinken von 316 µmol/l in den Normalbereich, und der Patient kann in weiterer Folge ohne Durchführung einer Transplantation, von geringgradigen neurologischen Folgeschäden abgesehen, rehabilitiert werden.

11.2.2 Chronisches Leberversagen mit akuten Komplikationen (Acute-On-Chronic Liver Failure)

▶ **Chronische Leberschäden** entstehen durch anhaltende Entzündungsreaktionen der Leber wie z. B. Virushepatitis, Alkoholschädigung, Autoimmunerkrankungen oder durch metabolische Störungen im Rahmen von Stoffwechselerkrankungen wie *Diabetes* oder Fettstoffwechselstörungen (nichtalkoholische Steato(Fettleber-)hepatitis), des Weiteren durch angeborene krankhafte Speicherung von Eisen oder Kupfer, mangelnde Versorgung des Organs mit Sauerstoff oder durch gestörten Blutabfluss aus den Lebervenen (z. B. bei schwerer Herzinsuffizienz).

Eine Vermehrung von Bindegewebe bei erhaltener Leberarchitektur wird als Fibrose, eine zusätzliche Störung der Leberarchitektur als Zirrhose bezeichnet. Der Schweregrad der Leberzirrhose wird anhand des CHILD-PUGH-Scores (A,B,C) oder anhand des MELD-Scores (*Model for End-stage Liver Disease Score*) angegeben, welcher sich aus den Laborparametern für Bilirubin, Kreatinin und dem INR (*International Normalised Ratio*; Parameter für die Blutgerinnungsgeschwindigkeit) berechnet.

In fortgeschrittenen Stadien tritt eine Wasseransammlung im Bauchraum (Aszites), eine Gelbfärbung von Haut und Schleimhäuten (Ikterus), eine Störung der mentalen Funktionen (Enzephalopathie), eine Erweiterung von Venen in der Speiseröhre (Ösophagusvarizen), eine zunehmende Mangelernährung mit ausgeprägter Muskelatrophie und eine Neigung zu Blutungen und Infektionen auf. Als schwerwiegendste Komplikation wird die Entwicklung eines Leberzellkarzinoms betrachtet. Bei gehäuftem Auftreten von Dekompensationszeichen oder Entwicklung eines Leberzellkarzinoms erfolgt in der Regel eine Evaluation für die Lebertransplantation.

Patienten mit ▶ **chronischen Lebererkrankungen** können eine akute Dekompensation entwickeln (*Acute-On-Chronic Liver Failure*; häufig als Folge von Blutungen, Infektionen, Nierenversagen oder Alkoholexzess), die extrem hohe Mortalitätsraten aufweist. Im Unterschied zum viel selteneren ▶ **akuten Leberversagen** ist eine notfallmäßige Transplantation bei diesen Patienten mangels akut verfügbarer Spenderorgane, aber auch aufgrund der Häufigkeit bakterieller Infektionen mit Sepsis und Multiorganversagen, nicht möglich. Die Aussicht auf spontane Regeneration der Leber ist insgesamt sehr gering, so dass eine prognostisch ungünstige Situation vorliegt.

Erst seit ca. 20 Jahren werden auch Patienten mit chronischen und akut dekompensierten Lebererkrankungen durch extrakorporale Therapieverfahren behandelt. Zwei rezente (aktuelle) europäische Multicenter-Studien konnten aufzeigen, dass diese Therapien offenbar keinen Überlebensvorteil für Patienten mit akut-auf-chronischem Leberversagen darstellen. Die deutlich eingeschränkte Biokompatibilität der extrakorporalen Blutbehandlung, insbesondere bei Patienten mit portaler Hypertension, lässt jedoch Raum für Verbesserung, wie z. B. die Durchführung einer regionalen Antikoagulation mit Citrat, welches die Blutungsrate absenken und Blutgerinnungsaktivierungen im extrakorporalen Kreislauf verhindern kann.

Da das therapeutische Potential extrakorporaler Organunterstützung beim Leberversagen auch nach mehr als 50 Jahren der Entwicklung nur unvollständig verstanden wird, erscheint eine systematische Analyse der zum progressiven Organversagen führenden pathophysiologischen Vorgänge in Hinblick auf therapeutische Interventionen unerlässlich. Aufgabe des folgenden Abschnitts ist es daher, das therapeutische Potential von Leberunterstützungsmethoden aus pathophysiologischer Sicht zu analysieren und die automatisierungstechnischen Herausforderungen derzeitiger und zukünftiger Leberunterstützungsverfahren aufzuzeigen.

Die medizinisch-biologischen Grundlagen zur Leberfunktion sind auch in ▸ Band 2, Kap. 2.7 nachzulesen.

11.2.3 Primäres Transplantatversagen nach Lebertransplantation

Diese auch „primäre Nichtfunktion" genannte seltene Komplikation nach Lebertransplantation kann ähnlich dramatisch wie ein akutes Leberversagen verlaufen und stellt einen anerkannten Grund für eine akute Retransplantation dar. Unterschiedliche Leberersatzsysteme wurden bei dieser Indikation eingesetzt; aufgrund der üblicherweise rasch erfolgten Retransplantation ist eine objektive Beurteilung ihrer Effizienz schwierig.

11.2.4 Refraktärer Pruritus (Juckreiz)

Diese quälende Symptomatik bei cholestatischen Lebererkrankungen oder chronischer Abstoßung eines Transplantats scheint sich durch Albumindialyseverfahren (z. B. *Molecular Adsorbent Recirculation System*, **MARS**, Fa. GAMBRO, oder PROMETHEUS der Fa. FRESENIUS MEDICAL CARE) zu verbessern [Bellmann 2004].

11.3 Entwicklung der extrakorporalen Therapie bei Leberversagen

11.3.1 Artifizielle (nichtbiologische) Leberunterstützung

Hämoperfusion und andere adsorptive Verfahren

Unter ▸ **Hämoperfusion** versteht man die unspezifische Adsorption (Anlagerung) von Molekülen aus Patientenvollblut an beschichtete oder unbeschichtete Aktivkohlefilter mit großer aktiver Oberfläche. Die Methode ist technisch einfach und erfordert kein Dialysegerät, sondern lediglich eine Blutpumpe.

Erste Berichte in den frühen 1970er Jahren zeigten eine rasche Rückbildung der **Enzephalopathie** während der Behandlung von Patienten mit **akutem Leberversagen**;

auch ein Absinken von Hemmstoffen der zellulären Energieabgabe im Serum wurde nachgewiesen. Problematisch zeigten sich vor allem die geringe Biokompatibilität, mit Adhäsion von Thrombozyten an unbeschichteten Absorbern bzw. eine deutlich schlechtere Effizienz bei Verwendung beschichteter Aktivkohle. In zwei großen randomisierten Studien am *King's College Hospital in London* an Patienten mit akutem Leberversagen und fortgeschrittener Enzephalopathie zeigte die Hämoperfusion **keinen signifikanten Überlebensvorteil** [O'Grady 1988].

Auch die isolierte extrakorporale Bilirubin- und Gallensäurenadsorption durch Verwendung von Resinharzabsorber zeigte keine eindeutigen Vorteile. Sie wird aber in Kombination mit **Hämodialyse** in den heutigen **MARS**- und **FPSA**-Systemen eingesetzt (s. u.). Bei der *Immobilised Enzyme Perfusion* wurde versucht, an Trägermaterialien gebundene Enzyme (Tyrosinase) mit Vollblut zu perfundieren, um eine Korrektur metabolischer Störungen zu erreichen. Relevante Studien zur Prognose wurden nicht publiziert.

Hämodialyse

Die ▸ **Hämodialyse** (vgl. hierzu ▸ Kap. 10), deren höchste Effizienz in der Entfernung niedermolekularer Substanzen aus dem Blut liegt, zählte zu den frühesten extrakorporalen Behandlungsmethoden bei akutem Leberversagen. Die Hämodialyse entfernt sowohl den **neurotoxischen Ammoniak** wie auch seine **Transportformen Glutamin und Harnstoff** mit großer Effizienz, was insbesondere auf die *High-flux*-Hämodialyse zutrifft [Cordoba 1996].

Studien aus den 1970er Jahren zeigten eine neurologische Verbesserung bei bis zu 73 % der mit *High-flux*-Hämodialyse behandelten Patienten; parallel zu einem Absinken der Ammoniakkonzentrationen im Plasma [Denis 1978, Silk 1977]. Allerdings waren die damaligen Dialyseverfahren für kritisch kranke Patienten nicht optimiert und wenig biokompatibel; die Überbrückung zur Lebertransplantation stellte noch keine Behandlungsoption dar. Die Methode wurde daher zugunsten der **Hämoperfusion** und der **Hämofiltration** verlassen, die auch mittel- bzw. hochmolekulare Toxine aus dem Plasma entfernen können.

Insbesondere die Rückbesinnung auf die Ammoniak-Hypothese ab dem Jahr 2000 und die Entwicklung neuer Entgiftungssysteme haben das Interesse an Dialyseverfahren – mit und ohne Entfernung albumingebundener Toxine – neu geweckt. Eine **wissenschaftlich fundierte Bestätigung** für die Wirksamkeit dieses Konzepts bei akutem Leberversagen ist **allerdings noch ausständig**. Der Aufbau von Dialysesystemen wird ausführlich in ▸ Kap. 10 erläutert.

Sorbent-Dialyse (BioLogic DT *System*)

> Als ▸ **Sorbent** wird ein an- oder einlagernder (sorbierender) Stoff (auch Sorbens, Sorptionsmittel) bei einer Sorption (Anreicherung des Sorbents innerhalb einer Phase (Absorption) oder auf einer Grenzfläche zwischen zwei Phasen (Adsorption)) bezeichnet.

Bei diesem technisch aufwändigen und prozesstechnisch ausgereiften Verfahren wurde durch Negativdruck gewonnenes Ultrafiltrat eines Plattendialysators mit Aktivkohlesuspension vermischt und anschließend wieder in das Blutkompartiment gepumpt. Durch fehlende Antikoagulation, wenig biokompatible Dialysatoren und Gerinnungsaktivierung zeigte sich die Biokompatibilität allerdings gering [Kramer 2000].

Hämofiltration

Die kontinuierliche veno-venöse **Hämofiltration** (CVVH) wird bei kritisch kranken Patienten mit akutem Leberversagen angewendet, wenn ein akutes Nierenversagen oder ein Multiorganversagen auftritt (vgl. hierzu auch ▸ Kap. 10).

> Im Unterschied zu ▸ **Hämodialyse** beruht die ▸ **Hämofiltration** vorwiegend auf konvektivem Transport und kann daher auch größere Moleküle und Toxine ($m = 5000 \ldots 50\,000$ Dalton) aus dem Blut entfernen. Hingegen ist ihre Effektivität in der Entfernung kleiner Moleküle wie Harnstoff oder Ammoniak geringer als die der Hämodialyse.
>
> **Dalton** Maßeinheit der atomaren Masse, verwendet bei der Angabe von Atom- und Molekülmassen, entspricht 1/12 der Masse eines Atoms des Kohlenstoff-Isotops ^{12}C.
>
> $$1\,\mathrm{Da} \approx 1{,}660 \cdot 10^{-27}\,\mathrm{kg}$$

Hauptvorteil der Hämofiltration ist ihre hämodynamische Neutralität. Nachteile sind u. a. die kontinuierliche Anwendung mit Immobilisierung des Patienten und die Notwendigkeit einer dauernden Antikoagulation (Verminderung der Blutgerinnung). Die viel diskutierte Entfernung von Zytokinen an der **Hämofiltrationsmembran** beruht vorwiegend auf Absorption; die Membran ist nach wenigen Stunden gesättigt. Es konnte gezeigt werden, dass die Entfernung nicht selektiv für proinflammatorische, sondern auch für antiinflammatorische Zytokine erfolgt [Cole 2004].

Plasmaaustausch

Relativ große Bedeutung beim **akuten Leberversagen** erlangte der therapeutische **Plasmaaustausch gegen Spenderplasma bzw. Humanalbumin**, dem wichtigsten Plasmaprotein. Eine Entfernung von Patientenplasma wird vor allem dann nötig, wenn große Mengen von Frischplasma zur Korrektur von Blutgerinnungsstörung sowie höhergradiger Enzephalopathie infundiert werden. Bei der **Hochvolumen-**

Plasmapherese werden bis zu 10 Liter pro Sitzung ausgetauscht. Die intensive Durchführung von Hochvolumen-Plasmapheresen konnte in einer multizentrischen Studie signifikante Überlebensvorteile bei Patienten mit akutem Leberversagen und schwerer hepatischer Enzephalopathie nachweisen, so dass sie als Überbrückung zur Transplantation bzw. bei Unmöglichkeit der Transplantation erneut untersucht wird [Larsen, persönliche Kommunikation].

Albuminfiltration (*Single Pass Albumin Dialysis*)

Die **Single Pass Albumin Dialysis** (SPAD) beruht auf einer Hämo(dia)filtration gegen eine albuminhaltige Lösung. Durch Ausnutzung der hohen Albuminbindungskapazität gelingt es, die Konzentration albumingebundener Substanzen im Plasma, wie z. B. Bilirubin, effektiv abzusenken. Auch die Entfernung signifikanter Mengen an Kupfer bei der Speichererkrankung Morbus WILSON wurde dokumentiert; die Prognose scheint nicht verbessert zu werden [Karvellas 2009].

Albumindialyse – MARS-System:

▶ *Molecular Absorbent Recirculation System (MARS)* (s. ▶ Abb. 11.3), ist ein extrakorporales Albumindialyseverfahren, bei dem Patientenblut durch einen Hohlfaserdialysator geleitet wird, an dessen Dialysatseite eine 20%ige Albuminlösung zirkuliert [Stange 1999]. Der „MARS-Monitor" kann auf ein bestehendes ▶ **Hämodialyse-** oder ▶ **Hämofiltrationssystem** aufgesetzt werden.

Die MARS-Membran erlaubt freie Passage von kleinen und mittleren Molekülen ($m <$ 50 kDa), aber verhindert die Passage von größeren Molekülen (Albumin, Gerinnungsfaktoren) und Zellen.

Albumingebundene Toxine im Blut binden an Albumin im Sekundärkreislauf und werden über Absorber und eine Dialysemembran geleitet.

Die in vielen Fallberichten und kleinen Studien berichteten positiven Effekte der Albumindialyse werden auf Entfernung neurotoxischer und vasoaktiver Substanzen aus dem Blut zurückgeführt; Effekte auf **Ammoniak** und Glutaminkonzentrationen wurden kaum untersucht. Es zeigte sich unter Behandlung mit MARS eine **raschere Verbesserung der Enzephalopathie** [Hassanein 2007] eine **Verbesserung von Kreislaufparametern**, welche auf eine Bindung vasodilatorischer Substanzen an Albumin im Sekundärkreislauf und/oder auf eine langsame Freisetzung von Albumin aus dem Sekundärkreislauf zurückzuführen sein könnte. Erst vor kurzem wurde die multizentrische RELIEF-Studie an 179 Patienten mit AOCLD abgeschlossen. Die Prognose der mit **MARS** behandelten Patienten konnte leider nicht verbessert werden [Bañares 2012]. Auch in einer französischen Multicenterstudie bei akutem Leber-

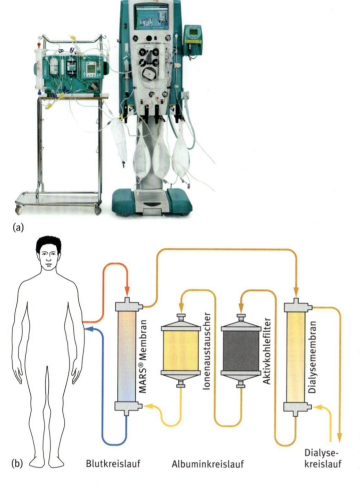

(a)

(b) Blutkreislauf   Albuminkreislauf   Dialyse-
kreislauf

MARS® Membran
Ionenaustauscher
Aktivkohlefilter
Dialysemembran

Abb. 11.3: (a) Fotografische und (b) schematische Darstellung des MARS-Albumindialysesystems. Die Detoxikation erfolgt ausschließlich im albumingefüllten Sekundärkreislauf.

versagen zeigte die MARS-Therapie keinen signifikanten Vorteil; allerdings könnte ein potentieller Effekt durch die extrem kurzen Wartezeiten bis zur Transplantation (< 24h) nicht zum Tragen gekommen sein [Saliba et al. 2013]. Eine potentielle Indikation stellt auch ein therapierefraktärer Juckreiz bei cholestatischen Lebererkrankungen dar, wo die MARS-Therapie zum Absinken von Gallensäuren im Plasma und zur symptomatischen Verbesserung führte [Bellmann 2004].

Fractionated Plasma Separation and Adsorption System FPSA – PROMETHEUS-System

> Das ▸ *Fractionated Plasma Separation and Adsorption System* (FPSA-System) (▸ Abb. 11.4) basiert auf einem modifizierten ▸ **Hämodialysegerät** (FRESENIUS 4008H, FRESENIUS MEDICAL CARE AG, Bad Homburg, Deutschland). Der Primärkreislauf des Systems ist weitgehend identisch mit dem des Hämodialysegeräts und ermöglicht durch den *High-flux*-Dialysator eine Nierenersatztherapie mit Entfernung kleinmolekularer wasserlöslicher Toxine. Da höhermolekulare und albumingebundene Toxine durch konventionelle Detoxikationsmethoden wie Hämodialyse kaum entfernt werden können, befindet sich im Primärkreislauf des FPSA-Systems zusätzlich zum Dialysator eine weitere Polysulfon-Kapillare, welche die Abtrennung von Plasmaproteinen bis zu einer Größe (molaren Masse) von ca. 250 kDa in einen Sekundärkreislauf (Plasmakreislauf) ermöglicht.

Der Plasmakreislauf wird mit Flussraten (Volumenströmen) von 300...400 ml/min über Adsorbermaterialien geleitet. Als Adsorbermaterial wird ein ungeladenes Resin (PROMETH 1) zur selektiven Absorption hydrophober und proteingebundener Substanzen wie Tryptophan, Phenol und Gallensäuren verwendet; daneben wird ein Anionenaustauscherharz mit positiven Ladungsträgern zur selektiven Adsorption von unkonjugiertem Bilirubin aus Plasmafraktionen (PROMETH 2) eingesetzt. Da im Gegensatz zur Hämoperfusion zelluläre Elemente sowie höhermolekulare Plasmaproteine im Blutkreislauf verbleiben, wird die zelluläre Aktivierung an der Oberfläche der Adsorbermaterialien verhindert. Die multizentrische HELIOS-Studie bei Patienten mit dekompensierten **chronischen Lebererkrankungen** konnte keinen signifikanten Überlebensvorteil bei Patienten mit akut-auf-chronischem Leberversagen nachweisen [Kribben 2012].

11.3.2 Biologische und bioartifizielle Leberunterstützung

> Die offensichtlichen Unzulänglichkeiten dialytischer und adsorptiver Therapieversuche bei ▸ **akutem Leberversagen** führten zum experimentellen Einsatz von Leberzellen mit dem Konzept einer metabolischen Unterstützung, allerdings ohne ausreichende Definition der dafür erforderlichen metabolischen Funktionen.

Diese als ***Biological/Bioartificial Liver Support*** bezeichnete Strategie beruht auf der (bis heute ungesicherten) Hypothese, dass bei Unterschreiten einer kritischen Leberzellmasse die alleinige Detoxikation nicht ausreichend zur klinischen Stabilisierung beitragen könne. Bereits 1970 wurde die erfolgreiche klinische Anwendung einer extrakorporalen Perfusion intakter tierischer Organe bei Patienten mit akutem Leberversagen beschrieben [Abouna 1970].

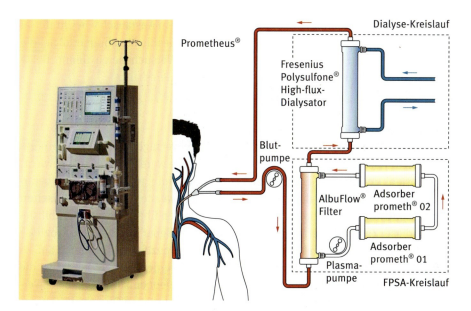

Abb. 11.4: Fotografische und schematische Darstellung des FPSA–PROMETHEUS-Systems. Im Unterschied zum MARS-System erfolgt die Hämodialyse im Primärkreislauf.

> Der Begriff des ▶ *Hybrid Liver Support* bezeichnet eine Kombination aus biologischen und adsorptiven/dialytischen Leberunterstützungsmethoden, welche bei der Mehrzahl der biologischen Leberunterstützungssysteme angewendet wurde.

Die erforderlichen extrakorporalen Methoden sind durch die Notwendigkeit der Plasmaseparation technisch komplex und potentiell kreislaufbelastend. Zudem ist die Rolle von Syntheseprodukten wie z. B. xenogener (von anderen Lebewesen stammender, u. a. vom Schwein (porziner)) Proteine im menschlichen Körper keineswegs klar definiert. Der Einsatz tierischer Zellen ist bislang nicht ausreichend durch klinische Daten belegt und wird auch aufgrund immunologischer und infektiologischer Gründe **zunehmend kritisiert**.

Austauschtransfusion (Therapeutischer Blutaustausch), Kreuzdialyse

Die Entdeckung des Blutgruppensystems bildete die Grundlage des therapeutischen Blutaustausches, welcher zunächst bei akutem Leberversagen angewendet wurde. Therapieziel war der Ersatz von toxischem Patientenblut durch Frischblut und **Entgiftung** des Patientenbluts durch einen gesunden Organismus. Die häufige Ätiologie (Lehre von den Ursachen) der Virushepatitis machte diese Therapieform potentiell gefährlich für den Empfänger des „toxischen" Blutes. Eine Weiterentwicklung des

Verfahrens stellte die so genannte Kreuzdialyse dar, wo ein Austausch von Ultrafiltrat mit dem Zweck der Blutentgiftung durch eine semipermeable Membran erfolgte, die die Blutkreisläufe von Patienten und Gesunden bzw. Versuchstieren trennt. Beide Verfahren sind aus heutiger Sicht nur mehr historisch interessant.

Extrakorporale Ganzleberperfusion

ABOUNA et al. behandelte Patienten mit akutem Leberversagen durch extrakorporale Perfusion unterschiedlicher tierischer Organe. Vorteile waren hohes Organgewicht, geringe Kosten, und die im Gegensatz zu Zellreaktoren intakte funktionelle Leberarchitektur [Abouna 1970]. Es gelang, das Leberkoma (schwerste Form der **hepatischen Enzephalopathie**) zu vermindern und einzelne Patienten über Wochen zu stabilisieren. Da zu dieser Zeit die Lebertransplantation nicht verfügbar war, blieb die Prognose jedoch ungünstig. Bei einigen Patienten traten Spezies-spezifische Antikörper auf, so dass zwischen unterschiedlichen Spezies gewechselt werden musste. Versuche, die Technik der Ganzleberperfusion in den 1990er Jahren erneut einzuführen, blieben erfolglos, auch wenn die extrakorporale **Perfusion** eines humanen Organs bei **akutem Leberversagen** mit Erfolg eingesetzt wurde [McChesney 1999].

Perfusion extrakorporaler Leberzellen

Versuche, die mit dem Leberversagen einhergehenden biochemischen Störungen durch Perfusion extrakorporaler Leberzellen (humane Hepatoblastomzellen, porzine Leberzellen, humane Hepatozyten) in einem Bioreaktor zu behandeln (**bioartifizielle Leber**) sind in der Praxis bisher ausnahmslos gescheitert. Das Konzept wird jedoch weiterhin von einigen Gruppen mit viel Engagement verfolgt. So wurde die Integration porziner oder humaner Hepatozyten, teilweise auch ganzer perfundierter Organe, in extrakorporale Blutreinigungsverfahren wiederholt propagiert. Erste technische Lösungen konnten durch Fortschritte in Zellkultur- und Dialysetechnik ab den 1990er Jahren realisiert werden (z. B. ELAD-HEPATIX-System – Hepatoblastomzellen [Sussmann 1994], RADIAL-FLOWBIOREACTOR [Morsiani 2002], HEPAT ASSIST LIVER SUPPORT SYSTEM – porzine Hepatozyten [Demetriou 2004]). Diese Systeme konnten die Progression des akuten Leberversagens offenbar nicht aufhalten, wurden aber als *„Bridging to Transplantation"* (Überbrückungsmaßnahme bis zur Transplantation) eingesetzt. Vermutlich aufgrund der geringen Zellmenge, der Enkapsulierung (Einkapselung) oder aufgrund xenobiotischer, potentiell allergener, im menschlichen Körper nichtfunktionaler Syntheseprodukte blieb die klinische Wirksamkeit stets fraglich, zumal die vielfältigen metabolischen Funktionen der Leber auch quantitativ nicht erreicht wurden. Ein ähnliches Konzept verfolgte die Methode der Perfusion von frischen Leberpräparaten in Scheiben (*Liver Slice Perfusion*), was mangels Erfolg nicht weiterverfolgt wurde. Neue pathophysiologische Erkenntnisse lassen den

Einsatz vitaler Leberzellen zugunsten quantitativ suffizienter und biokompatibler Detoxikationsmethoden in den Hintergrund treten.

Modulares Leberunterstützungssystem (Modular Extracorporeal Liver Support System)

Bei diesem an der **Charité Berlin** entwickelten Bioreaktor wurden zunächst porzine, später humane Hepatozyten in einer dreidimensionalen Matrix aus hydrophilen und hydrophoben Kapillaren eingebettet und mit Patientenplasma, Sauerstoff und Nährmedium perfundiert [Sauer 2001]. Dadurch sollte eine verbesserte Funktion durch dreidimensionale Ausrichtung der Leberzellen gegenüber den traditionell nur in Einzelschichten angeordneten Hepatozyten erreicht werden. Es konnten neun Patienten zur Lebertransplantation überbrückt werden; das aufwändige System wurde nicht weiterentwickelt.

11.4 Klinische Bewertung der extrakorporalen Leberunterstützung

> Extrakorporale Behandlungsansätze stellen den Versuch dar, für den Gesamtorganismus kritische und medikamentös nicht oder derzeit nicht therapierbare Komplikationen bis zum Einsetzen von Leberregeneration, Transplantation (akutes Leberversagen) oder bis zur Überwindung oder erfolgreichen Therapie auslösender Ursachen (**chronisches Leberversagen**) zu überbrücken. Eine Dauertherapie wie bei Hämodialyse ist nicht möglich; Komplikationen der extrakorporalen Blutbehandlung wie Blutdruckabfall, Gerinnungsstörungen, Thrombozytenabfall oder Blutungen sind bei Lebererkrankungen, insbesondere bei portaler Hypertension, häufig und limitieren die klinischen Vorteile des Einsatzes.

Als immanentes Therapieziel von Blut- und Plasmabehandlungen ist die Wiederherstellung einer **Homöostase** zu sehen, die bei progressiv verlaufenden akuten, aber auch bei chronischen Lebererkrankungen definitionsgemäß nicht zu erreichen ist. Für die Anwendung als „Leberersatz" scheint die Komplexität der Leberfunktionen zu hoch; eine Unterstützung der Detoxikation bei akutem Leberversagen könnte jedoch pathophysiologisch sinnvoll sein.

> Klinisch günstige und vielversprechende Behandlungsresultate konnten lediglich bei akutem Leberversagen durch Dialyseverfahren und hochvolumige Plasmaseparation gezeigt werden.

In beiden Fällen scheint die Entfernung von Toxinen, nicht die Zufuhr biologisch aktiver Substrate, günstige Effekte zu haben. Vermutlich ist eine Reduktion der Ammoniak- und Glutaminkonzentrationen durch Dialyseverfahren für die Besserung der **Enzephalopathie** entscheidend [Denis 1978, Kramer 2011].

11.5 Ausblick

Seit mehr als 50 Jahren befinden sich Leberersatzsysteme bereits in der klinischen Entwicklung. Bis vor Kurzem stand allerdings kein pathophysiologisch fundiertes Konzept mit spezifischen Behandlungszielen zur Verfügung, so dass klinische Erfolge die Ausnahme darstellten.

> Die derzeit einzigen kommerziell verfügbaren Systeme (▶ **MARS**, ▶ **FPSA**-Prometheus) beruhen auf Albumin- bzw. Plasmadialyse und zielen auf die dialytische und adsorptive Entfernung wasserlöslicher und albumingebundener Toxine bis 50 kDa. Heute wissen wir, dass vor allem beim akuten Leberversagen eine endogene Intoxikation mit den kleinen Molekülen **Ammoniak** und Glutamin vorliegt, die auch durch die fast überall verfügbare ▶ **Hämodialyse** (Cordoba 1996) zumindest partiell korrigiert werden kann.

Neue Therapieformen sollten daher möglichst frühzeitig, biokompatibel und metabolisch gezielt eingesetzt werden. Eine neuerliche Untersuchung der *High-flux*-Hämodialyse mit dem Ziel der Ammoniakentfernung bei akutem Leberversagen könnte – idealerweise bereits vor Entwicklung schwerwiegender Komplikationen eingesetzt – diesen Anforderungen entsprechen, insbesondere da hohe Ammoniakkonzentrationen der Entwicklung eines Hirnödems 12…48 h vorausgehen und somit ein therapeutisches Fenster bestünde. Für die aufwändige, teure und unsichere Verwendung extrakorporaler Leberzellen finden sich heute zunehmend weniger Argumente.

Quellenverzeichnis

Abouna G. M., Böhmig H. G., Serrou B., Amemiya H., Martineau G.: Long-term hepatic support by intermittent multi-species liver perfusions. Lancet 296(1970)7669: 391–396.

Altrichter J., Sauer M., Kaftan K., Birken T., Gloger D., Gloger M., Henschel J., Hickstein H., Klar E., Koball S., Pertschy A., Nöldge-Schomburg G., Vagts D. A., Mitzner S. R.: Extracorporeal cell therapy of septic shock patients with donor granulocytes: a pilot study. Crit. Care. 15(2011): R82.

Bañares R., Nevens F., Larsen F. S., Jalan R., Albillos A., Dollinger M., Saliba F., Sauerbruch T., Klammt S., Ockenga J., Pares A., Wendon J., Brünnler T., Kramer L., Mathurin P., de la Mata M., Gasbarrini A., Müllhaupt B., Wilmer A., Laleman W., Eefsen M., Sen S., Zipprich A., Tenorio T., Pavesi M., Schmidt H. H., Mitzner S., Williams R., Arroyo V.; RELIEF study group. Extracorporeal albumin dialysis with the molecular adsorbent recirculating system in acute-on-chronic liver failure: the RELIEF trial. Hepatology (57)2013: 1153–1162.

Bellmann R., Graziadei I. W., Feistritzer C.: Treatment of refractory cholestatic pruritus after liver transplantation with albumin dialysis. Liver Transpl. 10(2004): 107–114.

Clemmesen J. O., Larsen F. S., Kondrup J., Hansen B. A., Ott P.: Cerebral herniation in patients with acute liver failure is correlated with arterial ammonia concentration. Hepatology 29(1999): 648–653.

Cole L., Bellomo R., Davenport P.: Cytokine removal during continuous renal replacement therapy. Int. J. Artif. Organs. 27(2004)5: 388–397.

Cordoba J., Blei A. T., Mujais S.: Determinants of ammonia clearance by hemodialysis. Artif. Organs 7(1996): 800–803.

Demetriou A. A., Brown R. S., Busuttil R. W.: Prospective, Randomized, Multicenter, Controlled Trial of a Bioartificial Liver in Treating Acute Liver Failure. Ann. Surg. 239(2004): 660–670

Denis J., Opolon P., Nusinovici V., Granger A.: Darnis F. Treatment of encephalopathy during fulminant hepatic failure by haemodialysis with high permeability membrane. Gut. 19(1978): 787–793.

Falkenhagen D., Strobl W., Vogt G., Schrefl A., Linsberger I., Gerner F. J., Schoenhofen M., et al.: Fractionated plasma separation and adsorption system: a novel system for blood purification to remove albumin bound substances. Artif. Organs 23(1999): 81–86.

Hassanein T. I., Tofteng F., Brown R. S., McGuire B., Lynch P., Mehta R., Larsen F. S., Gornbein J., Stange J., Blei A. T.: Randomized Controlled Study of Extracorporeal Albumin Dialysis for Hepatic Encephalopathy in Advanced Cirrhosis. Hepatology 46(2007): 1853–1862.

Karvellas C. J., Bagshaw S. M., McDermid R. C., Stollery D. E., Bain V. G., Gibney R. T.: A case-control study of single-pass albumin dialysis for acetaminophen-induced acute liver failure. Blood Purif. 28(2009): 151–158.

Kramer L., Bauer E., Schenk P., Steininger R., Vigl M., Mallek R.: Successful treatment of refractory cerebral oedema in ecstasy/cocaine-induced fulminant hepatic failure using a new high-efficacy liver detoxification device (FPSA-Prometheus). Wien Klin. Wochenschr. 115(2003): 599–603.

Kramer L., Gendo A., Madl C., Ferrara I., Funk G., Schenk P., Sunder-Plassmann G., Hörl W. H.: Biocompatibility of a cuprophane charcoal-based detoxification device in cirrhotic patients with hepatic encephalopathy. Am. J. Kidney. Dis. 36(2000): 1193–1200.

Kramer L., Kodras K.: Detoxification as a treatment goal in hepatic failure. Liver Int. (2011) (Suppl. 3): 1–4.

Kribben A., Gerken G., Haag S., Herget-Rosenthal S., Treichel U., Betz C., Sarrazin C., Hoste E., Van Vlierberghe H., Escorsell A., Hafer C., Schreiner O., Galle P. R., Mancini E., Caraceni P., Karvellas C. J., Salmhofer H., Knotek M., Ginès P., Kozik-Jaromin J., Rifai K.: HELIOS Study Group. Effects of Fractionated Plasma Separation and Adsorption on Survival in Patients With Acute-on-Chronic Liver Failure. Gastroenterology 142(2012): 782–789.

McChesney L. P., Fagan E. A., Rowell D. L., Del Rio J. V., Fabrega F., Millis M., Williams J. W.: Extracorporeal liver perfusion.Lancet 353(1999): 120–121.

Morsiani E., Pazzi P., Puviani A. C., Brogli M., Valieri L., Gorini P., Scoletta P., Marangoni E., Ragazzi R., Azzena G., Frazzoli E., Di Luca D., Cassai E., Lombardi G., Cavallari A., Faenza S., Pasetto A., Girardis M., Jovine E., Pinna A. D.: Early experiences with a porcine hepatocyte-based bioartificial liver in acute hepatic failure patients. Int. J. Artif. Organs 25(2002): 192–202.

Neuberger J., James O.: Guidelines for selection of patients for liver transplantation in the era of donor-organ shortage. Lancet 254(1999): 1636–1639.

O'Grady J. G., Gimson A. E., O'Brien C. J., Pucknell A., Hughes R. D., Williams R.: Controlled trials of charcoal hemoperfusion and prognostic factors in fulminant hepatic failure. Gastroenterology 94(1988): 1186–1192.

O'Grady J. G., Schalm S. W., Williams R.: Acute liver failure: redefining the syndromes. Lancet 342(1993): 273–275.

Saliba F., Camus C., Durand F., Mathurin P., Letierce A., Delafosse B., Barange K., Perrigault P. F., Belnard M., Ichaï P., Samuel D.: Albumin dialysis with a noncell artificial liver support device in patients with acute liver failure: a randomized, controlled trial. Ann Intern Med (159)2013: 522–531.

Saliba F., Camus C., Durand F., Mathurin P., Delafosse B., Barange K., Belnard M., Letierce A., Ichaï P., Samuel D.: Randomized controlled multicenter trial evaluating the efficacy and safety of albumin dialysis with MARS® in patients with fulminant and subfulminant hepatic failure. Hepatology 48(2008) (Suppl. 4): 377A.

Sauer I. M., Obermeyer N., Kardassis D., Theruvath T., Gerlach J. C.: Development of a hybrid liver support system. Ann. N. Y. Acad. Sci. 944(2001): 308–319.

Silk D. B., Trewby P. N., Chase R. A., Mellon P. J., Hanid M. A., Davies M., Langley P. G., Wheeler P. G., Williams R.: Treatment of fulminant hepatic failure by polyacrylonitrile-membrane haemodialysis.Lancet ii 8027(1977): 1–3.

Stange J., Mitzner S. R., Risler T., Erley C. M., Lauchart W., Goehl H., Klammt S., Peszynski P., Freytag J., Hickstein H., Löhr M., Liebe S., Schareck W., Hopt U. T., Schmidt R.: Molecular adsorbent recycling system (MARS): clinical results of a new membrane-based blood purification system for bioartificial liver support. Artif. Organs 23(1999): 319–333.

Sussman N. L., Gislason G. T., Conlin C. A., Kelly J. H.: The Hepatix extracorporeal liver assist device: initial clinical experience. Artif. Organs 18(1994): 390–396.

Verzeichnis weiterführender Literatur

Special Issue: Extracorporeal Artificial Liver Support. Liver International, Volume 31, Issue Supplement s3, New Jersey: John Wiley & Sons 2011.

Abbildungsquellen

- ▶ Abb. 11.2 aus [Kramer 2003].
- ▶ Abb. 11.3 mit freundlicher Genehmigung der Fa. GAMBRO.
- ▶ Abb. 11.4 mit freundlicher Genehmigung der Fa. FRESENIUS MEDICAL CARE.

Auswahl von Herstellerfirmen

Fresenius Medical Care   http://www.fmc-ag.de
Gambro   http://www.gambro.com/

Testfragen

1. Mithilfe welcher Blutparameter kann die Lebersynthese quantifiziert werden?
2. Durch welche Gefäße erfolgt die Blutversorgung der Leber?
3. Für die Entwicklung der hepatischen Enzephalopathie wird vor allem ein einzelnes Molekül verantwortlich gemacht. Um welches handelt es sich?
4. Worin besteht das ideale Ziel der extrakorporalen Therapie bei akutem Leberversagen?
5. Wie heißt ein häufig diskutiertes System der Leberunterstützung mittels Albumindialyse?
6. Welches ist der wichtigste Wirkungsmechanismus zur Behandlung der Enzephalopathie bei akutem Leberversagen?

Andreas Thomas

12 Artifizielles Pankreas

Zusammenfassung: Typ-1-Diabetes ist eine Form der Zuckerkrankheit, bei der durch einen Autoimmunprozess die insulinproduzierenden Zellen des Pankreas zerstört werden. Diese Form muss folglich von Beginn an mit Insulin behandelt werden. Ziel jeder Therapieform ist das Erreichen einer normoglykämischen Diabeteseinstellung. Das gelingt umso besser, je physiologischer die Insulinzufuhr ist. Dabei ist die kontinuierliche Infusion von Insulin mithilfe einer Insulinpumpe die beste Form der Behandlung. Praktisch eingesetzte Insulinpumpen werden allerdings nach wie vor manuell bedient. Wünschenswert wäre es jedoch die Insulinzufuhr unter Einsatz eines Glukosesensors automatisch entsprechend einem individuell optimierten Algorithmus zu steuern. Diese Vision eines Artifiziellen Pankreas ist experimentell bereits realisiert. Das Kapitel beschreibt die physiologische Regulation des Glukosespiegels, die Therapie des Diabetes mellitus und den Zugang und den Entwicklungsstand für ein Artifizielles Pankreas.

Abstract: Type 1 Diabetes mellitus leads to a destruction of the insulin-producing pancreas cells and must be treated with insulin immediately. The goal of any kind of diabetes therapy is the maintenance of a near-physiological glucose level. A continuous insulin infusion using an insulin pump provides the best and most physiological treatment. To date, however, insulin pumps are still manually controlled, and an automated control of the insulin supply using a glucose sensor would be highly desirable. Experimentally, this vision of an artificial pancreas is already realized. This chapter describes the physiological regulation of glucose levels, the treatment of diabetes, and the approach and the development of an artificial pancreas.

12.1 Einleitung

Der **Glukosestoffwechsel** ist ein wichtiger Regelkreis im Organismus, spielt er doch die zentrale Rolle bei der **Energieregulation**. Glukose selbst ist der wichtigste Energieträger für die Körperzellen. Störungen in diesem Energieregelkreis stellen folglich eine ernstzunehmende Erkrankung dar. Diese Erkrankung ist als Zuckerkrankheit bzw. *Diabetes mellitus* bekannt.

> ▶ *Diabetes mellitus* (*griech. diabainein* – fließen, *lat. mellitus* – honigsüß, *dt.* honigsüßer Fluss: *diabetes mellitus*) wird umgangssprachlich als Zuckerkrankheit bezeichnet. Die Erkrankung ist (unbehandelt oder nicht optimal eingestellt) durch das Symptom der Ausscheidung von Glukose im Urin gekennzeichnet.

Die Krankheit selbst ist sehr inhomogen und besteht pathophysiologisch aus grundsätzlich verschiedenen Krankheitsbildern. Gleich ist nur die Erscheinungsform, nämlich dass (unbehandelt oder nicht optimal therapiert) eine erhöhte Blutglukosekonzentration $c = m_{Gluk}/V_B$ vorliegt, die bei Werten über der sogenannten Nierenschwelle (ca. 180 mg/dl = 10 mmol/l) die Ausscheidung von Glukose über den Urin zur Folge hat. Die besondere Bedeutung dieser Fehlfunktion des Glukosestoffwechsel-Regelkreises besteht in ihrer weltweit nahezu epidemieartigen Ausbreitung. So sind allein in Deutschland ca. 7...8 Millionen Menschen vom *Diabetes* betroffen, davon 300 000 vom Typ-1-*Diabetes* (Definition s. ▶ Kap. 12.3) [Hauner 2011].

Wenn auch beim Typ-1-*Diabetes* ein leichter Anstieg der Zahl der erkrankten Patienten zu verzeichnen ist, so ist doch die zunehmende Zahl an Diabetespatienten überwiegend durch den Typ-2-*Diabetes* (s. ▶ Kap. 12.3) bedingt, was eindeutig mit möglichen negativen Folgen der modernen Lebensweise korreliert: ungesunde Ernährung, Bewegungsarmut und Übergewicht. Es stellt sich die Frage, in welcher Weise und bei welchen Patienten automatisierte Therapiesysteme sinnvoll eingesetzt werden können. Antwort gibt nicht nur die technologischen Entwicklung, sondern vor allem auch der Fortschritt in der Therapie. Letztendlich spielen auch ökonomische Zwänge eine Rolle, die, angesichts kollabierender Gesundheitssysteme in verschiedenen entwickelten Ländern, einen die Innovationen bremsenden Prozess darstellen.

12.2 Normale Regulation des Glukosespiegels

Aus der Sicht des Energiestoffwechsels bestehen die Nahrungsmittel im Wesentlichen aus Kohlenhydraten, Fett und Eiweiß. Die einzelnen Nahrungsbestandteile haben unterschiedliche Aufgaben:
- **Kohlenhydrate** dienen als direkter Energielieferant und auch als Speicherstoff (in der Leber, der Niere und in der Muskulatur als kurzfristige Energiereserven); sie sind relativ schnell verwertbar, da sie auch anaerob (ohne Sauerstoffzufuhr) Energie liefern,

– **Eiweiße** sind besonders wichtig für den Aufbau von Blutplasma und Muskulatur,
– **Fett** dient als Speicherfett zur langfristigen Energiereserve und ist weiterhin wichtig für die Stabilität der Körperzellen (Zellmembranen).

Bei der Verdauung werden die Nahrungsstoffe zerlegt, die der Körper dann durch die Darmwand hindurch aufnehmen kann. Als erstes gelangen sie in den Blutkreislauf und werden mit dessen Hilfe zu den Körperzellen transportiert, wo sie dem zellulären Stoffwechsel dienen.

In der Nahrung liegen die Kohlenhydrate größtenteils als Di- und Polysaccharide (u. a. als Stärke) vor. Diese müssen vor der Aufnahme in den Blutkreislauf in Monosaccharide zerlegt worden sein, weil sie sonst nicht die Dünndarmwand passieren können. Diese Zerlegung erfolgt biochemisch über das Enzym Glukosidase. Im Falle der Nahrungsaufnahme des Monosaccharids **Glukose** (als Traubenzucker oder z. B. aus Weintrauben, auch aus verschiedenen Instantprodukten) erfolgt der Übergang dagegen direkt. Ins Blut gelangen also nur Monosaccharide, wobei die schnell zur Verfügung stehende Glukose für den Stoffwechsel besonders bedeutsam ist. Die Folge ist ein adäquater Anstieg der **Blutglukosekonzentration**.

Entscheidend ist nun, dass die Glukose in die Zellen des Organismus eindringen und dort als Energielieferant zur Verfügung stehen kann. Das wird vermittelt über das Einschleusen mithilfe von Glukosetransportern, die dazu jedoch erst stimuliert werden müssen. Zur Öffnung der Körperzelle (Muskelzellen, Fettzellen etc.) und zur Stimulation der Glukosetransporter muss ein bestimmter Wirkstoff an einem Rezeptor der Zelle andocken. Dieses entscheidende Hormon zur Zellöffnung ist das **Insulin**.

> ▶**Hormone** sind Wirkstoffe des Organismus, welche bestimmte Körperfunktionen steuern. Das anabole (betrifft den Aufbaustoffwechsel) Hormon ▶**Insulin** (bestehend aus 51 Aminosäuren mit einem Molekulargewicht von 5 734 Da) wird im **Pankreas** (**Bauchspeicheldrüse**) hergestellt, genauer gesagt in den **Beta-Zellen** der LANGERHANSschen Inseln.

Ebenfalls in den Beta-Zellen (s. ▶ Band 2, Kap. 2) hergestellt wird ein weiteres Hormon, welches erst nach 1980 bekannt wurde, aber auch eine Rolle bei der Regulation der Glukosehomöostase spielt – das Amylin. Neben den Beta-Zellen gibt es auf den LANGERHANSschen Inseln noch **Alpha-Zellen**. Aus diesen kommt das die Blutglukose erhöhende katabole (betrifft den Abbaustoffwechsel) **Glukagon** (ein Hormon bestehend aus 29 Aminosäuren mit einem Molekulargewicht von 3.483 Da).

Weil unter der Wirkung von ▶**Insulin** die Glukose aus dem Blut in die Körperzellen transportiert wird, sinkt der Blutglukosespiegel. Dazu sind zwei Bedingungen notwendig:
1. die Herstellung und Ausschüttung des Insulins aus dem **Pankreas** und
2. die Wirkung des Insulins an den Körperzellen (speziell in Muskulatur und Fettgewebe).

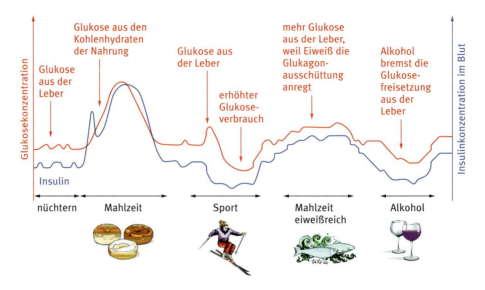

Abb. 12.1: Physiologische Regulierung der Glukosehomöostase: der Blutglukosespiegel wird im Bereich zwischen 3,9 und 7,8 mmol/l = 70...140 mg/dl geregelt.

Insulin wird immer dann verstärkt ausgeschüttet, wenn die Blutglukose ansteigt. Das geschieht zu den Mahlzeiten, wenn Glukose nach der Zerlegung der Nahrungskohlenhydrate resorbiert (in die Blut- oder Lymphbahn aufgenommen) wurde. Je mehr Kohlenhydrate gegessen werden, desto mehr Insulin wird benötigt. Das entspricht dem **nahrungsabhängigen Insulinbedarf**.

Einige Zellen benötigen ununterbrochen Glukose, weil es sonst zu einer Hypoglykämie (Unterzuckerung) kommt. Das betrifft besonders die Gehirnzellen. Weil nicht kontinuierlich Nahrung aufgenommen werden kann, verfügt der Organismus über die Möglichkeit, Glukose in der Leber, in der Niere und in der Muskulatur zu speichern, um sie bei absinkendem Blutglukosespiegel in das Blut abzugeben (vgl. Abb 12.1). Das geschieht fortlaufend und in kleinen Mengen, solange nicht gegessen bzw. verdaut wird. Damit die Glukose den Zellen auch in diesem Fall zur Verfügung steht, wird eine entsprechend kleine Menge ▸**Insulin** benötigt. Diese entspricht dem **nahrungsunabhängigen Insulinbedarf**.

Dieser Regelkreis wird als **Glukosehomöostase** bezeichnet.

> Die ▸**Glukosehomöostase** bezeichnet die Regulation des Blutzuckers innerhalb der physiologischen Normgrenzen von 3,9...7,8 mmol/l = 70...140 mg/dl.

Regelgröße ist der Blutglukosespiegel. Diese Glukosekonzentration im Blut liegt morgens nach dem Aufstehen, d. h. nüchtern, bei ca. 3,9 mmol/l = 70 mg/dl und nach dem Essen nicht wesentlich über 7,8 mmol/l = 140 mg/dl. Bei schnell resorbierbaren Kohlenhydraten treten auch einmal Glukoseauslenkungen bis 8,9 mmol/l = 160 mg/dl auf. Für die Glukoseregelung sind neben dem **Insulin** noch andere Hormone zuständig, insbesondere das **Glukagon**. Bei körperlicher Aktivität/Sport oder bei längerem Fasten sinkt die Blutglukosekonzentration. Damit dabei im Gehirn kein Glukosemangel entsteht, kommt Glukose größtenteils aus den **Glykogenspeichern** der Leber (dort sind beim gesunden Erwachsenen ca. 150 g Glukose gespeichert, was einer Energie von 600 kcal entspricht) und sorgt für die Erhöhung der Blutglukose. Das geschieht vor allem mithilfe des Glukagons, welches die Leber zur verstärkten Abgabe von Glukose stimuliert. Daneben existieren noch weitere Einflüsse auf die Blutglukosekonzentration, wie z. B. Stress (die Blutglukose steigt, weil das Stresshormon Adrenalin die Leber zur Glukoseausschüttung anregt), Alkoholgenuss (in diesem Fall wird weniger Glukose aus der Leber abgegeben, weil die Leber primär das Gift Alkohol abbauen muss; außerdem wird die Glukagonausschüttung verringert) oder Infektionen bzw. fiebrige Erkrankungen.

12.3 Gestörte Regulierung des Glukosespiegels

> ▶ *Diabetes mellitus* bezeichnet eine pathologische Erhöhung der Blutglukosekonzentration (des Blutglukosespiegels).

Die Ursachen für einen erhöhten Blutglukosespiegel können unterschiedlich sein: bedingt durch eine Störung der Insulinsekretion oder durch eine unzureichende Wirkung des Insulins an den Körperzellen. Über die Beschreibung des zugrundeliegenden pathologischen Prozesses werden die unterschiedlichen Krankheitsbilder des *Diabetes mellitus* definiert.

> Beim ▶ **Typ-1-*Diabetes*** wird im Pankreas (Bauchspeicheldrüse) zu Beginn der Erkrankung weniger, später gar kein ▶ **Insulin** mehr produziert, weil die Beta-Zellen der LANGERHANSschen Inseln durch einen **Autoimmunprozess** zerstört wurden.

Ursache ist ein „Irrtum" des Immunsystems, welches eigentlich die Aufgabe hat, den Körper vor Krankheitserregern zu schützen: es verkennt die insulinherstellenden Zellen als körperfremd und zerstört diese. Die Zerstörung kann relativ schnell (wenige Monate), aber auch über einen längeren Zeitraum hinweg (wenige Jahre) ablaufen. Wenn etwa 80 % der Beta-Zellen zerstört sind (insgesamt besitzt der gesunde Mensch davon ca. 800 000) tritt ein **absoluter Insulinmangel** auf, d. h., im Organismus fehlt das Insulin um die Zielzellen zu öffnen, die Glukose einzuschleusen und zu verstoffwechseln. Folglich verbleibt die resorbierte Glukose im Blut, wodurch der Blutglukosespiegel dramatisch ansteigt mit ausgeprägten klinischen Symptomen (starker Durst, starker Harndrang, Gewichtsverlust, Abgeschlagenheit, bis hin zum diabetischen Koma (Bewusstlosigkeit)). Ein solcher Zustand ist lebensbedrohlich und führte vor der Entdeckung und Einführung des Insulins in die Diabetesbehandlung (ab 1921) zum Tod. Die einzig mögliche Therapie besteht in der externen Zufuhr der benötigten Menge von Insulin mithilfe eines technischen Hilfssystems: einer Insulinspritze, einem Insulin-Pen oder einer Insulinpumpe.

> Beim ▸ **Typ-2-***Diabetes* stellt das Pankreas dagegen über einen langen Zeitraum der Erkrankung ausreichend ▸ **Insulin** bereit. Jedoch sind die Insulinrezeptoren an den Zellen nur unzureichend funktionsfähig. Dafür gibt es verschiedene Ursachen. Besonders auffällig ist ein bestehender Zusammenhang mit Überernährung und Übergewicht: im Fettgewebe gibt es eine Reihe von Faktoren, welche die Wirkung des Insulins behindern (u. a. erhöhte Spiegel an freien Fettsäuren, TNF-α, Resistin, Leptin).

Physiologisch wird bereits in der Appetitsphase eine kleine Menge Insulin (Peak) ausgeschüttet, die signalisiert, dass zeitnah Nahrung aufgenommen werden wird (▸ Abb. 12.1, links). Da Insulin an der Leber die **hepatische Glukoseausschüttung** bremst und den Aufbau von Speicherzucker (Glykogen) stimuliert, bedeutet dieser kleine Peak ein Umschalten des Organismus auf die Nahrungsaufnahme. Das ist folgerichtig, denn wenn durch Nahrungsaufnahme Glukose in das Blut gelangt, besteht nicht die Notwendigkeit der hepatischen Glukosebereitstellung. Diese erste Phase der Insulinsekretion ist bei Menschen mit Typ-2-*Diabetes* gestört. In Folge erhöht sich der Blutglukosespiegel stark, weil die Glukose gleichzeitig aus zwei Quellen (Nahrung und Leber) in das Blut gelangt. Ein weiterer nachteiliger Faktor ist ein verringertes Sättigungsgefühl bei Typ-2-Diabetikern, wodurch sich das Problem der Gewichtszunahme verschärft. Der gesamte Verlauf des Typ-2-*Diabetes* ist also gekennzeichnet durch Insulinresistenz, ein gestörtes Insulinsekretionsmuster und die fortlaufende Verschärfung des pathologischen Zyklus durch Gewichtszunahme der Patienten. Das Pankreas versucht, diesen Teufelskreis mit einer erhöhten Insulinausschüttung zu kompensieren. Über einen Zeitraum von 10 bis 15 Jahren führt diese dauerhafte Überforderung zur Verringerung der Sekretionsleistung. Der zunächst relative Insulinmangel (hoher Insulinspiegel, der aber trotzdem nicht die Regulierung der Blutglukose in den normoglykämischen Bereich bewirkt) geht über in einen absoluten Insulinmangel (zu geringer Insulinspiegel). Während in der Phase der noch ausreichenden Insulinsekretion verschiedene medikamentöse Ansätze mit oralen Antidiabetika die Insulinresistenz und andere vorliegende Faktoren kompensieren können, ist in der Spätphase zusätzlich die Behandlung mit subkutan zuzuführendem Insulin notwendig, um den Insulinmangel auszugleichen.

Die medizinisch-biologischen Grundlagen zum Pankreas sind auch in ▸ Band 2, Kap. 2.7 nachzulesen.

12.4 Therapie des Diabetes mellitus

Es besteht die Möglichkeit der Therapieanpassung durch die Patienten selbst, zumindest wenn der Patient insulinpflichtig ist (in Deutschland betrifft das ca. zwei Millionen Menschen, alle Patienten mit Typ-1-*Diabetes* und den Teil von Patienten mit Typ-2-*Diabetes*, bei denen die Behandlung mit Tabletten nicht mehr zum Therapieziel führt): Ein Großteil dieser Patienten spritzt sich das Insulin bedarfsgerecht entsprechend der eingenommenen Speisen und des grundlegenden Insulinbedarfs. Die Ergebnisse der Blutzuckerselbstmessungen sorgen entsprechend einem vorgegebenen Algorithmus für eine individuelle Anpassung der Insulindosis (applizierte Menge in einer bestimmten Zeit) und damit für eine Kontrolle des Stoffwechsels.

Die Ziele der Diabetestherapie sind:
- eine möglichst **normoglykämische Einstellung** des Glukosespiegels (Werte für Menschen ohne *Diabetes* 70...160 mg/dl = 3,9...8,9 mmol/l) zwecks Vermeidung diabetischer Folgeerkrankungen [DCCT Group 1993, UKPDS Group 1998],
- die Vermeidung unphysiologischer Blutglukoseschwankungen, insbesondere von akuten hypoglykämischen (zu niedrige Blutglukosewerte mit der Gefahr eines „Unterzuckerungsschocks") – und hyperglykämischen Ereignissen (zu hohe Blutzuckerwerte),
- eine Therapieform, die den speziellen, individuellen Lebensbedingungen des Patienten gerecht wird und damit dessen Anspruch auf Lebensqualität sichert.

Die Insulintherapie wird sowohl bei Patienten mit Typ-1- als auch mit Typ-2-*Diabetes* eingesetzt. Weil beim Typ-1-*Diabetes* generell die Insulinproduktion des Körpers versagt, muss dem Organismus das gesamte notwendige Insulin zugeführt werden. Das geschieht durch Spritzen oder Infundieren, wobei folgende **Formen der Insulinbehandlung** unterschieden werden:
- die **konventionelle Insulintherapie** (CT),
- die **intensivierte konventionelle Insulintherapie** (ICT),
- die **Insulinpumpentherapie** (kontinuierliche subkutane Insulininfusion, CSII).

Beim Typ-2-*Diabetes* verringert sich mit fortschreitender Diabetesdauer die bereitgestellte Insulinmenge, so dass auch hier Insulin verabreicht werden muss. Die für die Behandlung des Typ-1-*Diabetes* aufgeführten Formen der Insulintherapie lassen sich bei Typ-2-Diabetikern in der gleichen Weise durchführen. Da diese Betroffenen aber immer noch körpereigenes Insulin besitzen, ergeben sich zusätzlich noch eine Reihe von therapeutischen Mischformen, die zwischen der CT und ICT liegen. Zu diesen Mischformen ist auch die Behandlung von Insulin in Kombination mit Tabletten (oralen Antidiabetika) zu zählen.

Hauptbehandlungsform des Typ-1-*Diabetes* ist die ICT. Diese wird den natürlichen Bedingungen deutlich besser gerecht als die CT. Jeweils vor bzw. zum Essen wird die Menge an **kurzwirksamem Insulin** (Essensinsulin, Wirkungsdauer ca. 4...6 Stunden) gespritzt, die notwendig ist, um die Blutglukose 3...4 Stunden nach dem Essen ungefähr wieder auf den Ausgangswert zu bringen. Diese Insulingabe wird als Bolus bezeichnet. Das notwendige Insulin, um den Glukosespiegel auch zwischen den Mahlzeiten im gewünschten Bereich zu halten, wird dagegen durch 1 oder 2 Spritzen **Verzögerungsinsulin** (morgens und abends, eventuell auch mittags) sichergestellt. Dieses Insulin wird als Basalinsulin bezeichnet, die Wirkungsdauer beträgt 12...24 Stunden.

Die ICT ist dadurch charakterisiert, dass:

– sie sich näherungsweise an den natürlichen Verhältnissen des Organismus orientiert, wodurch die Stoffwechseleinstellung so ist, dass
  – eine normnahe Einstellung möglich und dadurch das Risiko für die Entwicklung diabetischer Folgekrankheiten verringert ist,
  – eine gewisse Flexibilität in Bezug auf Ernährung und Gestaltung des Tagesablaufes gegeben ist,
– erhöhte Blutglukosewerte gezielt mit Insulin korrigierbar sind,
– die Blutglukoseselbstkontrolle die Voraussetzung für die Ausschöpfung der therapeutischen Möglichkeiten der ICT ist,
– eine umfassende strukturierte Schulung notwendig ist, um den Betroffenen in die Lage zu versetzen, die Möglichkeiten der Therapie auszuschöpfen.

Allerdings erfüllt auch die ICT nicht alle Erfordernisse des Organismus. Weil das (basale) Verzögerungsinsulin oft anders wirkt, als es der Körper aktuell benötigt, haben viele Betroffene trotz 4 bis 6 Spritzen am Tag keine optimalen Blutglukosewerte. Einerseits ist nämlich in den Mittagsstunden und insbesondere nachts zwischen 0.00 und 3.00 Uhr mehr Insulin im Blut vorhanden als benötigt wird. Das kann zu einer Hypoglykämie führen. Andererseits gibt es Zeiten, in denen zu wenig Insulin vorhanden ist. Das betrifft besonders die frühen Morgenstunden, was bei vielen Betroffenen zu erhöhten Blutglukosewerten beim Aufstehen führt. All das hat Auswirkungen auf die Alltagsgestaltung eines Diabetikers. Abhilfe schafft hier die Insulinzufuhr mithilfe einer Insulinpumpe.

> Eine ▶ **Insulinpumpe** ist ein Gerät, welches quasikontinuierlich ständig kleine Mengen an kurzwirksamem ▶ **Insulin** abgibt. Dieses wird dem Körper über ein kleines Infusionsset zugeführt, dessen Applikationsteil sich der Betroffene unkompliziert und selbstständig unter die Haut steckt.

Allerdings kann die Pumpe nicht selbstständig die Glukosekonzentration im Blut messen und darauf reagieren. Sie wird aber bei der Einstellung des *Diabetes* so programmiert, dass die Insulindosierung möglichst genau dem individuellen Grundbedarf des Betroffenen entspricht (**Basalrate**). Zum Essen wird das Essensinsulin per Knopfdruck als **Bolus** aus der Pumpe abgerufen. Das Insulin kommt dabei aus der gleichen Ampulle und über das gleiche Infusionsset wie die Basalrate. Ein zusätzliches Spritzen entfällt. Interessant dabei ist, dass dieser Essensbolus auf spezielle, langsam resorbierbare Mahlzeiten (z. B. Pizza) abgestimmt werden kann: Der Bolus wird in diesem Falle über einen längeren Zeitraum verzögert abgegeben.

Die **CSII** ist dadurch charakterisiert, dass

- viele Patienten normgerechte Blutglukosewerte mit nur geringen Schwankungen und ohne erhöhtes Risiko von Hypoglykämien erreichen,
- auch Betroffene gute Blutglukosewerte erreichen, die unter anderen Therapieformen schwer einstellbar waren,
- den Betroffenen im Alltag eine hohe Flexibilität ermöglicht wird, wodurch z. B. Veränderungen im Lebensrhythmus, wie z. B. Schichtarbeit oder umfangreiche Reisetätigkeit, besser beherrscht werden [Henrichs 2009].

12.5 Konzept und Aufbau eines Artifiziellen Pankreas

12.5.1 Grundlegende Überlegungen für die automatisierte Insulinregulation

Den physiologischen Glukoseregelkreis zu substituieren, bedeutet, dass das Insulin:

- zunächst in hoher Konzentration in der Leber anfluten muss (Insulin kommt vom Pankreas über die Pfortader unmittelbar in die Leber),
- nach der Leberpassage die Peripherie erreicht und dort die Glukosekonzentration in den Normbereich reguliert (der Verbrauch liegt dabei bei ca. 50 %, u. a. zur Unterstützung der hepatischen Glykogenproduktion und zur Bremsung der **hepatischen Glukoneogenese**).

Dabei wäre das Sekretionsmuster der pankreatischen Beta-Zellen nachzubilden:

- ein kurzer Peak bereits in der kephalischen Phase (Appetitsphase),
- die von der Glukosekonzentration abhängige, adäquate Sekretion zu/nach einer Mahlzeit,
- pulsatil in geringen Mengen in Phasen ohne externe Glukoseaufnahme.

Daraus folgt, dass eine Insulinpumpe entsprechend einem Algorithmus kurzwirksames Insulin in die Pfortader der Leber liefern müsste auf Grundlage exakt gemessener Glukosewerte. Im Normalfall wäre damit keine relativ zu hohe Insulinkonzentration mit der Gefahr einer Hypoglykämie zu erwarten. Allerdings kann ein temporär niedrigerer Insulinbedarf auftreten, z. B. durch sportliche Aktivität. Hier müsste eine den Glukosespiegel erhöhende Substanz in den Regelkreis einbezogen werden.

> Ein ▶ **Artifizielles Pankreas**, synonym auch als *Closed-Loop*-System oder künstliche Beta-Zelle bezeichnet, stellt den Versuch dar, die Funktion der Bauchspeicheldrüse in Bezug auf die physiologisch adäquate Insulindosierung mit technischen Mitteln automatisch zu ersetzen.

Ein solches ideales Artifizielles Pankreas (AP) lässt sich nur unter Laborbedingungen realisieren, unter Alltagbedingungen ist dagegen eine Reihe von Kompromissen notwendig:

1. Die **physiologische Insulininfusion** in die Pfortader wäre nur über den umbilikalen Zugangsweg möglich (Zugang über die Bauchnabelvene). Bereits die intraperitoneale Zufuhr (Insulinabgabe in den Bauchraum) aus einer implantierten Insulinpumpe oder über einen abdominalen *Port* mit einer externen Insulinpumpe stellt einen gewissen, wenn auch kleinen Kompromiss dar. Aus Nutzen-Risiko-Erwägungen heraus ist dieser Zugangsweg nur bei seltenen Indikationen (z. B. schwere Insulinresistenz, weil das Insulin nicht über die Haut resorbiert wird) vertretbar. Unter Alltagsbedingungen sollte die Gabe des Insulins jedoch wie unter der CSII subkutan erfolgen, mit folgenden Konsequenzen:

    (a) Wegen der subkutanen Resorptionsverzögerung mit der Konsequenz des verspäteten Wirkungseintritts (ca. 15…30 min im Vergleich zur Physiologie), einschließlich wegen seiner zu langen Pharmakodynamik kann kein humanes Regularinsulin verwendet werden. Von den derzeit verfügbaren Substanzen sind nur die kurzwirksamen Insulinanaloga angezeigt. Selbst deren Wirkungseinritt (ca. 15 min nach der Zufuhr) ist aber noch zu verzögert, so dass auf „schnellere Insuline" bzw. die Resorption beschleunigende Technologien zu orientieren ist.

    (b) Die subkutane Insulininfusion ist nicht physiologisch, weil das Insulin zuerst in die Peripherie und dann erst in die Leber gelangt. Die Bremsung der hepatischen Glukoseausschüttung nach der Insulingabe erfolgt also immer zu spät.

2. Auf niedrige bzw. fallende Glukosewerte kann automatisiert nur über eine Glukagoninfusion reagiert werden. Ein venöser Zugang zur Infusion von Glukose ist wegen des schlechten Nutzen-Risiko-Verhältnisses auszuschließen. Ein Gerät mit einer simultanen **Insulin-Glukagon-Infusion** ist durchaus denkbar, bedingt aber ein komplexes technisches System mit zwei Reservoiren und Infusionszugängen. Außerdem ist zu beachten, dass Glukagon

    (a) nicht in jedem Fall ausreichend wirksam ist (z. B. nach starkem Alkoholgenuss),

    (b) als langzeitstabile, flüssige Darreichungsform bisher nicht verfügbar ist.

3. Die kontinuierliche Regelung des Systems bedarf eines kontinuierlich messenden Glukosesensors. Ideal wäre die Messung unmittelbar im Blut, was aber einen implantierbaren Sensor voraussetzen würde. Die Messung über einen venösen Zugang ist aus Nutzen-Risiko-Erwägungen indiskutabel. Die derzeit verfügbaren Systeme messen also alle im Unterhautfettgewebe (s. ▶ Kap. 12.5.3). Dadurch kommt es im Falle von Glukosekonzentrationsanstiegen und -abfällen zu physiologisch bedingten Unterschieden zwischen der Blutglukose und der interstitiellen Glukosekonzentration. Ein bestimmter Glukosewert wird im Interstitium erst mit einer zeitlichen Verzögerung festgestellt. Es kann aber davon ausgegangen wer-

den, dass die Glukosesteuerung über den interstitiellen Glukosewert möglich ist, wenn das im Steueralgorithmus berücksichtigt wird.

12.5.2 Architektur des Artifiziellen Pankreas

Aus den Überlegungen des vergangenen Abschnitts ergibt sich die Architektur eines für Alltagsanwendungen realistischen AP-Systems (▶ Abb. 12.2).

> Seitens der Hardware besteht das Artifizielle Pankreas im Wesentlichen aus einer externen ▶ **Insulinpumpe** und dem **Glukosesensor**. Der Regelkreis wird über den in Soft- und Hardware integrierten Algorithmus geschlossen.

Beide Hardware-Komponenten sind auf dem Markt verfügbar. Das entscheidende Bindeglied ist die **Software** (unabhängig davon, ob diese in eine der beiden Komponenten integriert ist oder auf einem externen Pocket-Computer/Handheld-Computer läuft), welche den Algorithmus zur gesteuerten Insulinabgabe auf Grundlage der gemessenen Glukosewerte beinhaltet.

> Aus Gründen der Praxistauglichkeit erfolgt die **Glukosemessung** mit Hilfe einer insertierten (eingefügten) Enzymelektrode in der **interstitiellen Flüssigkeit** des Unterhautfettgewebes und das Insulin wird subkutan zugeführt. Außerdem fehlt im Regelkreis aus Komplexitätsgründen (zunächst) die den Glukosespiegel erhöhende Substanz (Glukagon).

Die Folge sind Zeitverzögerungen durch die Glukosemessung, die Pharmakodynamik des subkutanen Insulins und die Notwendigkeit der prädiktiven Beurteilung des Glukosespiegels, da schnell wirksame Gegenmaßnahmen zunächst nicht vorgesehen sind. Diese Unterschiede müssen in den Algorithmen berücksichtigt werden.

12.5.3 Bestandteile des Artifiziellen Pankreas

Insulinpumpen

> ▶ **Insulinpumpen** bestehen im Wesentlichen aus einem Fördersystem, dem Insulinreservoir, dem Display und den Bedienelementen.

Bei aktuell auf dem Markt befindlichen Geräten von MEDTRONIC, ROCHE, ANIMAS und INSULET realisieren ein Elektromotor und eine fein übersetzte Vortriebsstange die Insulinabgabe aus dem Reservoir (▶ Abb. 12.3). Es wurden aber auch andere Fördertechniken in Funktionsmustern von Insulinpumpen eingesetzt, so z. B. mit Gasdruckzel-

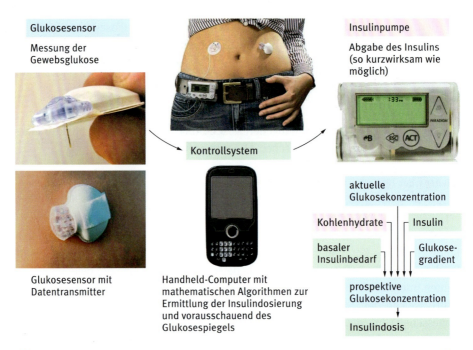

Abb. 12.2: Architektur eines realistischen Artificial Pankreas (AP) mit externer Insulinpumpe, subkutan messendem Glukosesensor und einem Handheld-Computer, der die Algorithmen zur Steuerung der Insulinabgabe enthält. In der Darstellung rechts unten sind die zu berücksichtigenden Einflussfaktoren bei der Berechnung der Insulindosis dargestellt (s. a. ▶ Abb. 12.5).

len arbeitende Systeme oder Mikro-Dosierpumpen, in denen ein definierter Abgabedruck in dem Gerät selbst erzeugt wird.

Die Insulinpumpen müssen hohe Anforderungen in Bezug auf die genaue Dosierung des Insulins erfüllen. Das betrifft insbesondere die Basalrate, also jene Insulinmenge, die zur Kompensation des **nahrungsunabhängigen** Insulinanteils notwendig ist. Dieser liegt bei den meisten Patienten in der Größenordnung zwischen 16 und 28 Einheiten pro Tag (1 Einheit Insulin ist festgelegt als eine Menge von 0,01 ml handelsüblichen Insulins). Es gibt auch Patienten, deren basaler Tagesinsulinbedarf weniger als 5 Einheiten beträgt. Bei Neugeborenen mit neonatalem *Diabetes* kann er sogar unterhalb 1 Einheit pro Tag liegen. Das bedeutet, dass pro Stunde nur etwa 0,05 Einheiten Insulin abzugeben wären. Das im Markt verfügbare kurzwirksame Insulin besitzt eine Konzentration von 100 Einheiten pro Milliliter. Das heißt, dass in diesem Fall die geringe Flüssigkeitsmenge von 0,5 µl = 0,0005 ml pro Stunde abgegeben werden muss. Diese Anforderung an die extrem hohe Abgabegenauigkeit stellt den Grenzwert für eine Insulinpumpe dar. Im Gegensatz dazu richtet sich die zu den Mahlzeiten abzugebende Dosis nach der Menge der aufgenommenen Kohlenhydrate und liegt meistens im Bereich von mehreren Einheiten Insulin. Außer bei sehr klei-

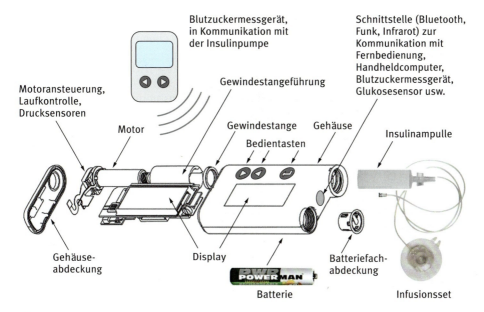

Abb. 12.3: Grundlegender Aufbau einer Insulinpumpe.

nen Insulinmengen, z. B. bei Säuglingen, sind dabei die Anforderungen an die Abgabegenauigkeit überschaubar. Generell wird die Insulindosierung bei allen Insulinpumpenmodellen durch ein internes prozessorgesteuertes Sicherheitssystem ständig überprüft, um Fehlfunktionen auszuschließen.

Sensoren für das kontinuierliche Glukosemonitoring (CGM)

Der zweite wichtige Bestandteil des AP ist ein Sensor (vgl. ▶ Abb. 12.2) zur kontinuierlichen Messung des Glukosekonzentrationsverlaufs.

> ▶ **Kontinuierliches Glukosemonitoring (CGM)** bedeutet eine fortlaufende Messung der Glukosekonzentration (des Glukosespiegels). Derzeit werden dazu Glukosesensoren im Unterhautfettgewebe platziert und messen die Glukose in der interstitiellen Flüssigkeit. Von den verschiedenen denkbaren Verfahren zur Glukosemessung hat sich beim **kontinuierlichen Glukosemonitoring** das trockenchemische Nachweisverfahren durchgesetzt.

Physikalische Verfahren, welche die Wechselwirkung von Glukose mit zugeführter Energie (Strahlung, Wärme, elektromagnetische Felder etc.) für die Messung nutzen und sich dadurch auszeichnen, dass sie nichtinvasiv sind, haben bezüglich Messgenauigkeit und Alltagstauglichkeit bisher nicht die Anforderungen der Diabetestherapie erfüllen können [Thomas 2007].

Bei der **elektrochemischen Methode** wird die Glukose mithilfe von biokatalytischen Enzymen (in diesem Fall **Glukoseoxidase**, GOD) chemisch umgewandelt:

$$\text{Glukose} + O_2 + H_2O \rightarrow \text{Glukonsäure} + H_2O_2 \,. \tag{12.1}$$

Von den bei der **GOD-Reaktion** entstandenen Reaktionsprodukten wird das Wasserstoffperoxid (H_2O_2) in einer nachgeschalteten zweiten Reaktion elektrochemisch an einer Platinelektrode mit einer Spannung zwischen 600 und 900 mV oxidiert. Die dabei entstehenden Elektronen erzeugen einen Stromfluss, der die umgewandelte Glukosemenge repräsentiert:

$$H_2O_2 \rightarrow 2H^+ + O_2 + 2e^- \,. \tag{12.2}$$

Dieser Strom liegt bei Glukosekonzentrationen von 40...400 mg/dl = 2,2...22,2 mmol/l typischerweise im Nanoampere-Bereich.

Die elektrochemische Messung ist darauf angewiesen, einen direkten Zugang zu dem glukosehaltigen Kompartiment zu haben. Dies bedingt, dass der Glukosesensor (die mit einer sauerstoffdurchlässigen Membran umhüllte **elektrochemische Enzymelektrode**) durch die Haut in das subkutane Fettgewebe eingestochen wird, um dort Zugang zur interstitiellen Flüssigkeit zu erhalten. Die Folge ist, dass der Glukosesensor nur im Fall der Glukosestabilität die gleiche Glukosekonzentration vorfindet, wie sie im Blut vorliegt. Im Falle eines Glukoseanstiegs oder -abfalls kommt es zu einer zeitlichen Verschiebung von 5 bis 25 Minuten zwischen den Messwerten im Blut und im Interstitium (***time lag***, s. ▶ Abb. 12.4).

Bis auf das zu diagnostischen Zwecken verwendete GLUCODAY (Fa. MENARINI) sind alle auf dem Markt befindlichen CGM-Systeme (GUARDIAN REAL-TIME und PARADIGM VEO, beide Fa. MEDTRONIC), FREESTYLE NAVIGATOR (Fa. ABBOTT) und DEXCOM STS (Fa. DEXCOM) vom Nadelsensortyp. Ein solches besteht dabei aus der flexiblen Enzymelektrode (dem eigentlichen Glukosesensor; s. ▶ Band 5), einer kleinen, auf der Haut zu fixierenden Elektronik- und Datenübertragungseinheit sowie einem Anzeige- und Speichergerät. Im Abstand von zehn Sekunden erfolgt eine Messung. Die Einzelmesswerte werden zu einem gemittelten Messwert zusammengefasst (6 nach 1 min beim FREESTYLE, bei den anderen Geräten 30 nach 5 min) und auf einem Display angezeigt. Die Datenübertragung vom Messsystem zu dem handygroßen Monitor erfolgt kabellos mit einer Reichweite bis zu drei Metern. Dort werden der Glukosekonzentrationswert, die Glukosekurve sowie Trendpfeile angezeigt, um die Richtung der Glukosekonzentrationsänderung sichtbar zu machen. Einstellbare Alarme für zu hohe und zu niedrige Glukosewerte und auch entsprechende Voralarme geben dem Patienten die Möglichkeit, die Therapie vorausschauend zu beeinflussen.Die Einsatzdauer eines Sensors liegt zwischen fünf und sieben Tagen. Bei kombinierten Systemen, d. h., wenn das CGM-System mit einer Insulinpumpe kombiniert wird (PARADIGM VEO (Fa. MEDTRONIC), ANIMAS VIBE (Fa. ANIMAS)), dient das Display der Insulinpumpe zur Anzeige der Glukosedaten und ersetzt damit den Monitor.

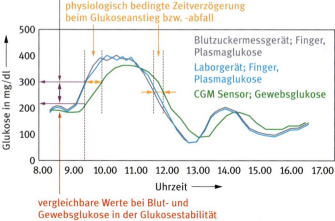

Abb. 12.4: Unterschiede in der Glukosekonzentration im Blut und im Gewebe: In der Glukosestabilität stimmen beide Werte überein (rote Pfeile). Beim Glukoseanstieg oder -abfall kommt es dagegen zu einem physiologisch bedingten time lag (gelbe Pfeile), der bei Diabetespatienten zwischen 5 und 25 Minuten differiert. Die Glukosewerte sind unterschiedlich in beiden Kompartimenten (lila Pfeile).

12.5.3.1 Algorithmen für die Steuerung der Insulinabgabe in einem Artifiziellen Pankreas

Ein wichtiger Schwerpunkt liegt auf der Entwicklung von Algorithmen, welche nicht nur die Insulinabgabe aufgrund des aktuellen Glukosewerts kalkulieren, sondern darüber hinaus die Glukosekonzentration über den folgenden Zeitraum von zwei bis drei Stunden vorauszuberechnen und zu berücksichtigen haben. Dabei muss erreicht werden, dass neben der Glukosekonzentration c_{Gluk} auch die Insulinkonzentration c_{Ins} entsprechend der Physiologie eingestellt wird. Im Prinzip wird physiologisch die **Glukosehomöostase** über ein System vernetzter, negativ rückgekoppelter Regelkreise aufrechterhalten. Die Beta-Zellen bzw. Alpha-Zellen stellen die Regler dar und das sekretierte Insulin bzw. Glukagon die Stellgröße. Letztere sollen die Regelgröße „Glukose" einem Sollwert angleichen, der bei idealer Regelung zwischen 70 und 140 mg/dl = 3,9...7,8 mmol/l liegen würde. Dieser Zielwert im Bereich der Normoglykämie, auf den die Regelung eingestellt wird, wird patientenindividuell gewählt, abhängig von Folgeerkrankungen und individuellen Tagesabläufen. Allerdings laufen alle Prozesse der Regelstrecke mit einer zeitlichen Verzögerung ab. Das bedeutet, dass zusätzlich zur gemessenen Glukosekonzentration verschiedene Einflussfaktoren auf die glykämische Regulation zu berücksichtigen sind, wie die zeitabhängige Resorption von Kohlenhydraten und Insulin, körperliche Aktivität, Stress etc. Auch die Wirkung von noch im Organismus befindlichem Insulin ist zu kalkulieren (▶ Abb. 12.5).

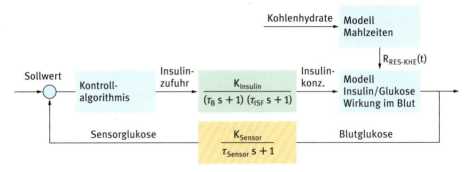

Abb. 12.5: Regelkreis für ein Artifizielles Pankreas (AP) unter Berücksichtigung einer subkutanen Glukosekonzentrationsmessung und der subkutanen Insulingabe ($R_{RES-KHE}$ als Resorptionsrate für Kohlenhydrate).

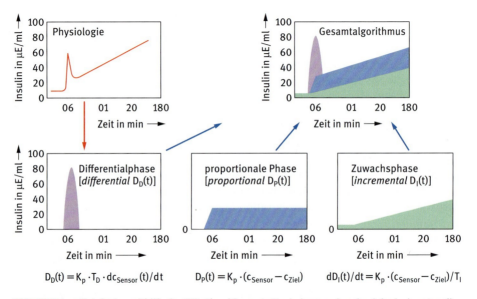

Abb. 12.6: Insulininfusion mithilfe des PID-Algorithmus in Nachahmung der physiologischen Insulinausschüttung [Steil 2006].

Zunächst kann man die physiologische Insulinsekretion als **PID-Regelung** (vgl. ▸Kap. 2) nachahmen, wobei P die Proportionalregelung, I die Integralregelung und D die Differentialregelung darstellt [Steil 2006]. Diese drei Phasen entsprechen dem Feedback-Verhalten der Beta-Zellen (▸ Abb. 12.6):

– Proportionale Phase (P): berücksichtigt die Differenz zwischen aktuellem Glukosewert und dem Glukosezielwert ($c_{Gluk,Sensor} - c_{Gluk,Ziel}$), die Insulinabgabe erfolgt proportional zum Glukosespiegel (t – Zeit, $c_{Gluk,Sensor}$ – Glukosekonzentration am

Sensor, $c_{Gluk,Ziel}$ – Zielwert der Glukosekonzentration):

$$D_P(t) = K_p \cdot (c_{Gluk,Sensor} - c_{Gluk,Ziel}) \qquad (12.3)$$

- Zunahmephase (Incrementphase I): diese ist proportional zur Differenz zwischen aktuellem Glukosewert und dem Glukosezielwert ($c_{Gluk,Sensor} - c_{Gluk,Ziel}$)

$$dD_I(t)/dt = K_p \cdot (c_{Gluk,Sensor} - c_{Gluk,Ziel})/T_I \qquad (12.4)$$

- Antwortphase (Differentialphase): die Insulinabgabe erfolgt proportional zur Rate der Glukoseänderung (D) (dc/dt – Änderung der Glukosekonzentration/Zeit):

$$D_D(t) = K_p \cdot T_D \cdot dc_{Gluk,Sensor}(t)/dt . \qquad (12.5)$$

Die Parameter K_p, T_I, T_D sind individuell anzupassen. Dabei bestimmt die Konstante K_p (in mIE/min / mg/dl; IE – Insulineinheit) die Insulinsekretionsrate als Reaktion auf den basalen Glukosespiegel, die Konstante T_I (in min) die Zeitdauer der Zuwachsphase und die Konstante T_D die Zeitdauer der Differentialphase.

Der gesamte Abgabealgorithmus ergibt sich aus der Summe der drei Anteile:

$$D_{PID}(t) = D_P(t) + D_I(t) + D_D(t) . \qquad (12.6)$$

Damit ist die notwendige Insulindosierung aus der Kenntnis der aktuellen, mit dem Sensor gemessenen Glukosekonzentration $c_{Gluk,Sensor}$, des Glukosezielwertes $c_{Gluk,Ziel}$ und der Parameter K_p, T_I, T_D berechnet. Wie bereits erwähnt, ist zu beachten, dass im Falle der Verwendung eines im subkutanen Gewebe platzierten Glukosesensors die dort gemessene Glukosekonzentration $c_{Gluk,ISF}$ zu einem Zeitpunkt verschieden ist von der Blutglukosekonzentration $c_{Gluk,B}$, wenn sich der Glukosespiegel des Patienten ändert. Das lässt sich mit einem einfachen Kontinuitätsmodell erfassen (▶ Abb. 12.7).

Die zeitliche Änderung der Glukosekonzentration im subkutanen Gewebe hängt vom Glukoseaustausch zwischen Blut und interstitieller Flüssigkeit ab, repräsentiert durch die Glukoseflussraten $k_{B \rightarrow ISF}$, $k_{ISF \rightarrow B}$ und dem Abfließen der Glukose in die Körperzellen $k_{ISF \rightarrow Z}$ (Glukoseverbrauch). Eine Erhöhung der Insulinkonzentration erhöht den Glukoseverbrauch der peripheren Zellen. Es ergibt sich:

$$dc_{Gluk,ISF}/dt = -(k_{ISF \rightarrow Z} + k_{B \rightarrow ISF}) \cdot c_{Gluk,ISF} + k_{ISF \rightarrow B} \cdot V_B/V_{ISF} \cdot c_{Gluk,B} \qquad (12.7)$$

(mit $c_{Gluk,B}$ als Glukosekonzentration im Blut, $c_{Gluk,ISF}$ als Glukosekonzentration im Interstitium, V_B als Volumen im Blut, V_{ISF} als Volumen im Interstitium, $k_{B \rightarrow ISF}$ als Flussrate der Glukose vom Blut zum Interstitium, $k_{ISF \rightarrow B}$ als Flussrate der Glukose vom Interstitium zum Blut, $k_{ISF \rightarrow Z}$ als Glukoseverbrauch in den peripheren Zellen).

Das Verhältnis der Glukosekonzentrationen im interstitiellen Fluss und im Blut stellt den Konzentrationsgradienten dar ($c_{Gluk,ISF}/c_{Gluk,B}$). Nach Erreichen der Glukosehomöostase folgt für die Glukosekonzentration im Interstitium:

$$c_{Gluk,ISF} = c_{Gluk,B} \cdot (k_{ISF \rightarrow B} \cdot V_B/V_{ISF})/(k_{ISF \rightarrow Z} + k_{B \rightarrow ISF}) . \qquad (12.8)$$

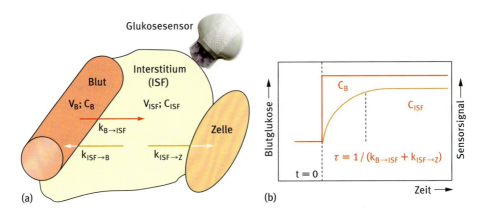

(a)   (b)

Abb. 12.7: (a) Modell zum Glukoseaustausch zwischen Blut und Interstitium. (b) Reaktion des Sensorsignals auf eine Änderung der Blutglukose.

Die Verzögerung der Glukosekonzentration im Interstitium gegenüber dem Blut (*time lag*) beträgt:

$$\tau_{\text{Sensor}} = 1/(k_{\text{B} \to \text{ISF}} + k_{\text{ISF} \to \text{Z}}). \tag{12.9}$$

Diese Zeitkonstante ergibt die Zeit, die notwendig ist, um 63 % des Gleichgewichts zu erreichen.

Bei Verwendung eines enzymatischen, elektrochemischen Glukosesensors entsteht ein Sensorstrom I_{Sensor} als Messsignal proportional der Glukosekonzentration im Interstitium:

$$I_{\text{Sensor}} = \alpha \cdot c_{\text{Gluk,ISF}}. \tag{12.10}$$

Dabei ist α ein Parameter, der die Sensorempfindlichkeit ausdrückt (in nA/mg/dl). Dieser ist nicht die gesamte Anwendungsdauer über konstant, weil es z. B. durch Bakterienbelege auf der Sensorelektrode zu einer Verringerung des Sensorsignals kommt. Diese „Drift" ist über einen Zeitraum von zwölf Stunden innerhalb der Messtoleranz des Glukosesensors. Durch Kalibrierung des Glukosesensors auf den mit einem handelsüblichen Blutzuckermessgerät gemessenen Blutglukosewert wird die Messung in der Messtoleranz gehalten.

Weil der Glukosesensor kalibriert werden muss, ergibt sich die gemessene Glukosekonzentration mit dem **Kalibrierfaktor** F_{kal} schließlich zu:

$$c_{\text{Gluk,Sensor}} = F_{\text{kal}} \cdot I_{\text{sig}}. \tag{12.11}$$

Bei Einsatz des PID-Modells folgt für die notwendige Insulindosierung pro Zeiteinheit:

$$I_{\text{Dosis}} = K_{\text{p}} \cdot F_{\text{Err}} + 1/T_{\text{I}} \int F_{\text{Err}} \cdot dt + T_{\text{D}}s. \tag{12.12}$$

F_{Err} ist der sich ergebende Fehler durch die Abweichung von der Blutglukose, K_{p}, T_{I}, T_{D} sind die individuell anzupassenden Parameter aus dem PID-Modell. Diese werden anhand der individuellen Stoffwechselsituation durch Iteration bestimmt.

Weiterhin ist zu berücksichtigen, dass die Insulinzufuhr subkutan (unter die Haut) erfolgt, was Beziehung ▶ Gl. (12.12) nicht berücksichtigt. Bei subkutaner Zufuhr ergibt sich das Verhältnis von mit dem Sensor gemessener Glukosekonzentration $c_{Gluk,Sensor}$ zur Blutglukosekonzentration $c_{Gluk,B}$ zu:

$$c_{Gluk,\,Sensor}/c_{Gluk,\,B} = F_{kal} \cdot K_{Sensor}/(\tau_{Sensor}s + 1)\,. \tag{12.13}$$

Daraus folgt schließlich das Verhältnis des Insulinspiegels im Blut I_B zur Insulindosierung I_{Dosis}:

$$I_B/I_{Dosis} = K_{Ins}/((\tau_B s + 1) \cdot (\tau_{ISF}s + 1))\,. \tag{12.14}$$

Der Formalismus hat das Ziel, die zu erwartende Glukosekonzentration vorauszusagen. Dazu ist ein komplexes Modell des Glukosestoffwechsels anzuwenden. Von verschiedenen Arbeitsgruppen sind dazu unterschiedliche Modelle entwickelt bzw. auf die Bedürfnisse der Diabetologie adaptiert worden, wie zum Beispiel den **MPC-Algorithmus** (*Model Predictive Control* [Howorka 2010]; s. a. ▶ Kap. 2) oder den **HPA-Algorithmus** (*Hypoglycemic Predictive Algorithms* [Dassau 2008]). Verschiedene Modelle und Algorithmen sind dabei durchaus vergleichbar. Die Unterschiede in den Algorithmen liegen in der Art und Weise, wie verschiedene Parameter (Insulinempfindlichkeit, Insulinwirkung, Kohlenhydrataufnahme, körperliche Aktivität, Stress etc.) berücksichtigt und inwieweit prädiktive Glukosewerte errechnet werden. Dabei werden auch Methoden wie der ***Fuzzy*-Logik** [Atlas 2010] oder neuronale Netzwerke [Gandia-Perez 2010] (vgl. ▶ Kap. 2) angewandt.

12.5.4 Stand der Entwicklung des Artifiziellen Pankreas

Die Entwicklung des Artifiziellen Pankreas vollzieht sich in folgenden Stufen:

- Stufe 1: Zusammenführen von Insulinpumpe und CGM in einem System, das hardwareseitig der Architektur eines AP entspricht (realisiert 2006 mit der PARADIGM REAL-TIME (Fa. MEDTRONIC), 2011 mit der ANIMAS VIBE (Fa. JOHNSON & JOHNSON). Der Glukosesensor beeinflusst nicht die Abgabe des Insulins (*Open Loop*).
- Stufe 2: Beeinflussung der Insulininfusion durch den Glukosesensor bei Gefahr einer Hypoglykämie (realisiert seit 2009 mit der PARADIGM VEO (Fa. MEDTRONIC)).
- Stufe 3: Beeinflussung der Insulininfusion bei erhöhten Glukosewerten (Korrekturinsulingabe bei Hyperglykämie).
- Stufe 4: zeitlich begrenzte Steuerung („*Open Loop*", vgl. ▶ Kap. 1) in Phasen relativer Glukosestabilität (autonome Steuerung in der Nacht).
- Stufe 5: partielles AP (Zuhilfenahme von Eingaben der Patienten zu Mahlzeiten und bei körperlicher Aktivität).
- Stufe 6: vollständiges AP („*Closed Loop*", vgl. ▶ Kap. 1).

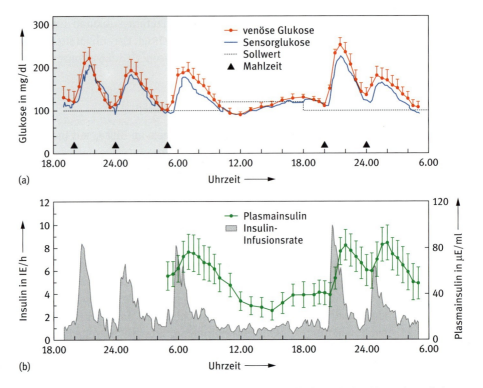

Abb. 12.8: Glukosekonzentration (a) nach Insulininfusion mithilfe des PID-Algorithmus in Nachahmung der physiologischen Insulinausschüttung (b) [Weinzimer 2008].

Mit der Verbindung von Insulinpumpen und CGM entsprechend Stufe 1 der AP-Entwicklung entstand eine neue Therapieform, die ▶ **Sensorunterstützte Pumpentherapie (SuP)**. Sie stellt aktuell die modernste verfügbare Therapieform dar. Bei Gefahr einer Hypoglykämie kann die Insulinzufuhr automatisch unterbrochen und auch wieder zugeschaltet werden.

Zahlreiche Studien haben gezeigt, dass die SuP sowohl der intensivierten konventionelle Insulintherapie (ICT) als auch der „klassischen" Insulinpumpentherapie (CSII) überlegen ist [Liebl 2011].

Mit Stufe 2 erfolgt erstmals eine autonome Beeinflussung der Insulinabgabe durch den Glukosesensor, um die kritische Stoffwechselsituation einer Hypoglykämie zu verhindern [Danne 2011]. Die Realisierung der Stufen 3 bis 6 erfolgte bisher nur im Rahmen experimenteller Untersuchungen, welche aber die Machbarkeit des Konzepts belegten. Ein typisches Beispiel für ein vollständiges AP ist in ▶ Abb. 12.8 [Weinzimer 2008] gezeigt. In der Studie wurde ein AP bei 17 jugendlichen Patienten mit Typ-1-*Diabetes* über 36 Stunden mithilfe des PID-Algorithmus gesteuert. In der Nüchternphase ergaben sich normoglykämische Glukosewerte. Allerdings waren die Werte, als Ausdruck der nicht perfekten Regulierung, nach den Mahlzeiten noch zu hoch.

12.6 Ausblick

Aktuell gibt es eine rege Tätigkeit zur Entwicklung eines AP, was neben der Entwicklung der Algorithmen experimentelle und klinische Studien einschließt. Dabei kommen auch Systeme zum Einsatz, welche eine bi-hormonale Regulation mit Insulin und Glukagon vornehmen [El-Khatib 2010]. Geprüft wird weiterhin die Einbeziehung von Parametern der vitalen Funktion, wie Herzrate oder Atmung, um über die Messung der Glukosekonzentration hinaus ein prädiktives automatisches Reagieren des AP zu ermöglichen. Generell ist aber festzustellen, dass die Berechnung des prädiktiven Verlaufs umso zuverlässiger ist, je kürzer die Wirkungsdauer des Insulins ist. Normalinsulin und auch kurzwirksame Insulinanaloga begrenzen das. Hier sind in naher Zukunft entsprechende Produkte, wie beispielsweise das VIAJECT (Fa. BIODEL) zu erwarten [Forst 2010].

Mehrere internationale Forschungsprojekte, sowohl in Europa (z. B. das Projekte „AP@HOME" und „DIADVISOR") als auch in den USA arbeiten an der Optimierung des AP.

Quellenverzeichnis

Atlas E., Nimri R., Miller S., Grunberg E. A., Phillip M.: MDlogic artificial pancreas system: a pilot study in adults with type 1 diabetes. Diabetes Care 33(2010): 1072–1076.

Danne T., Kordonouri O., Remus K., Bläsig S., Holder M., Wadien T., Haberland H., Golembowski S., Zierow S., Hartmann R., Thomas A.: Prevention of hypoglycaemia by using low glucose suspend function in sensor-augmented pump therapy. Diabetes Technol. Ther. 13(2011): 1129–1134.

Dassau E., Cameron F. M., Lee H., Bequette B. W., Doyle F. J., Niemeyer G., Chase P., Buckingham B. A.: Real-time Hypoglycemia Prediction Using Continuous Glucose Monitoring (CGM). A Safety Net to the Artificial Pancreas. Diabetes 2008 57 (Suppl. 1), A13

DCCT – Diabetes Control and Complication Trial Research Group: The Effect of Intensive Treatment of Diabetes on the Development and Progression of Long-Term Complications in Insulin-dependent Diabetes Mellitus. N. Engl. J. Med. 329(1993): 977–986.

El-Khatib F. H., Russell S. J., Nathan D. M., Sutherlin R. G., Damiano E. R.: A bihormonal closed-loop artificial pancreas for type 1 diabetes. Sci. Transl. Med. 2(2010): 27ra27.

Forst T., Pfützner A., Flacke F., Krasner A., Hohberg C., Tarakci E., Pichotta P., Forst S., Steiner S.: Postprandial Vascular Effects of Viaject™ compared with Insulin Lispro and Regular Human Insulin in Patients with Type 2 Diabetes Mellitus. Diabetes Care 33(2010): 116–120.

Gandıa-Perez C., Facchinetti A., Sparacino G., Cobelli C., Gomez E. J., Rigla M., de Leiva A., Hernando M. E.: Artificial Neural Network Algorithm for Online Glucose Prediction from Continuous Glucose Monitoring. Diabetes Technol. Ther. 12(2010): 81–88.

Gross T. M., Bode B. W., Einhorn D., Kayne D. M., Reed J. H., White N. H., Mastrototaro J. J.: Performance evaluation of the MiniMed continuous glucose monitoring system during patient home use. Diabetes Technol. Ther. 2(2000): 49–56.

Hauner H.: Diabetesepidimie und Dunkelziffer. Deutscher Gesundheitsbericht Diabetes 2011, Mainz: Kirchheim-Verlag 2011: 8–13.

Henrichs H. R., Liebl A., Reichel A., Quester W., Freckmann G., Fach E.-M., Thomas A.: Experimentelle Untersuchungen und klinische Evidenz der Insulinpumpentherapie (CSII). Diabetologie und Stoffwechsel 4(2009): 390–397.

Hovorka R., Allen J. M., Elleri D., Chassin L. J., Harris J., Xing D., Kollman C., Hovorka T., Larsen A. M., Nodale M., De Palma A., Wilinska M. E., Acerini C. L., Dunger D. B.: Manual closed-loop insulin delivery in children and adolescents with type 1 diabetes: a phase 2 randomised crossover trial. Lancet 375(2010): 743–751.

Liebl A., Henrichs H. R., Heinemann L., Freckmann G., Biermann E., Thomas A.: Evidenz und Konsens für den klinischen Einsatz von CGM. Diabetes, Stoffwechsel und Herz 21(2011): 32–47.

Steil G. M., Rebrin K., Darwin C., Hariri F., Saad M. F.: Feasibility of automating insulin delivery for the treatment of type 1 diabetes. Diabetes 55(2006): 3344–3350.

Thomas A., Schönauer M., Kolassa R., Hamann O.: Welche Rolle spielt das kontinuierliche Glukosemonitoring? Diabetes, Stoffwechsel und Herz 17(2007): 421–432.

UKPDS – UK Prospective Diabetes Study Group: Intensive blood-glucose control with sulfonylureas or insulin compared with conventional treatment and risk of complications in patients with type 2 diabetes (UKPDS 33). Lancet 352(1998): 837–853.

Weinzimer S. A., Steil G. M., Swan K. L., Dziura J., Kurtz N., Tamborlane W. V.: Fully automated closed-loop insulin delivery versus semiautomated hybrid control in pediatric patients with type 1 diabetes using an artificial pancreas. Diabetes Care 31(2008): 934–939.

Verzeichnis weiterführender Literatur

Defronzo R. A., Ferrannini E., Keen H., Zimmet P.: International Textbook of Diabetes Mellitus. Weinheim: Whiley-VCH 2004.

Siegmund T., Kolassa R., Thomas A.: Sensorunterstützte Therapie (SuP) und Sensorunterstützte Pumpentherapie (SuP), Bremen: Buch Unimed Science Verlag 2011.

Thomas A.: Das Diabetes-Forschungsbuch. Mainz: Kirchheim-Verlag 2006.

Auswahl von Herstellerfirmen

ABBOTT	https://www.abbott-diabetes-care.de
ANIMAS	http://www.animaseurope.eu
BIODEL	http://www.biodel.com/
DEXCOM	http://www.dexcom.com/de
INSULET	http://www.myomnipod.com/
JOHNSON & JOHNSON	http://www.jnj.de/
MEDTRONIC	http://www.medtronic-diabetes.de/
MENARINI	http://www.menarinidiagnostics.de/
ROCHE	http://www.accu-chek.de/

Testfragen

1. Wie funktioniert die normale Regelung des Glukosespiegels im Blut? Welche pathologischen Veränderungen sind welchem Krankheitsbild zuzuordnen?
2. Was ist ein Artifizielles Pankreas, und für welche Patienten wäre dessen Einsatz sinnvoll?
3. Welche technischen Komponenten werden für ein Artifizielles Pankreas benötigt?
4. Diskutieren Sie Vor- und Nachteile von Sensoren zum kontinuierlichen Glukosemonitoring!
5. Welche Abweichungen bestehen zwischen einem idealen und einem realen Artifiziellen Pankreas und was folgt daraus für dessen Steuerung?
6. Wie kann man die physiologische Insulinsekretion als PID-Regelung abbilden? Über welche Parameter lässt sich das Verhalten des Regelsystems beeinflussen?
7. Erläutern Sie die Entwicklungsstufen eines Artifiziellen Pankreas!

Thomas Schauer

13 Funktionelle Elektrostimulation nach Querschnittlähmung und Schlaganfall

Zusammenfassung: Erkrankungen und Schädigungen des Zentralen Nervensystems können zur teilweisen oder vollständigen motorischen Lähmung von Gliedmaßen führen. Mittels künstlicher elektrischer Reize ist jedoch oftmals eine Wiederherstellung der verlorengegangenen Motorfunktionen möglich. Dieses Verfahren wird als Funktionelle Elektrostimulation (FES) bezeichnet. Die präzise Realisierung funktioneller Bewegungsabläufe erfordert jedoch die fortlaufende Überwachung des Bewegungszustandes durch Sensoren und den Einsatz modellbasierter Steuerungs- und Regelungsverfahren. Dies wird anhand von drei konkreten FES-Anwendungen illustriert.

Abstract: Diseases and injuries of the central nervous system can lead to a partial or complete paralysis of the extremities. Nevertheless, it is often possible to restore lost motor function by applying artificial electrical stimuli. This method is known as Functional Electrical Stimulation (FES). However, the precise realization of functional movement requires the permanent monitoring of the movement state using sensors and model-based control strategies. This is illustrated by three specific FES applications in this chapter.

13.1 Einleitung

Schädigungen und Erkrankungen des Zentralen Nervensystems (ZNS) im Gehirn oder Rückenmark sind häufig mit motorischen Lähmungen verbunden, welche das Leben der Betroffenen stark einschränken. Reize für die Aktivierung von Muskeln werden nicht mehr an die peripheren Nerven und Muskeln weitergeleitet oder nicht mehr generiert.

> ▶ **Neuromodulation** ist die technisch realisierte Einwirkung auf die neuronalen Schnittstellen des Körpers mittels elektrischer und/oder chemischer Reize, um verlorengegangene Körperfunktionen vollständig oder teilweise wiederherzustellen oder um Störungen des Nervensystems zu unterdrücken.
>
> Eine spezielle Form der ▶ **Neuromodulation** ist die ▶ **Funktionelle Elektrostimulation** (FES), bei der elektrische Ströme zur Reizung von Nerven und/oder Muskeln verwendet werden mit dem Ziel, verlorengegangene sensorische oder motorische Funktionen wiederherzustellen.

Durch die künstliche Reizung noch intakter peripherer Nerven können nach Schädigungen oder Erkrankungen des ZNS die gelähmten Muskeln gezielt zur Kontraktion gebracht werden. Diese Idee ist nicht neu. Bereits im 18. Jahrhundert beschrieb LUIGI GALVANI Zuckungen von Froschschenkeln infolge einer elektrischen Reizung. Eine Übersicht über verschiedene klinische Anwendungen der FES wird in ▶ Band 10 und 11 gegeben.

> ▶ **Motorische Neuro-Assistenzsysteme (motorische Neuroprothesen)** sind medizinische Implantate und externe Geräte, die das Prinzip der FES verwenden, um motorische Funktionen wiederherzustellen oder zu unterstützen.

Die FES besitzt sowohl **orthetische** als auch **therapeutische Effekte**. Unter dem **orthetischen Effekt** wird die eigentliche Funktionswiederherstellung bei Anwendung der FES verstanden. Der **therapeutische Effekt**, auch *Carry-over*-**Effekt** genannt, bezieht sich auf Verbesserungen der Gesundheit und motorischer Funktionen infolge wiederholter Anwendung der FES. Ein motorisches Wiedererlernen unterstützt durch FES ist insbesondere nach **Schlaganfall** aufgrund der Anpassungsfähigkeit des Gehirns während der Rehabilitationsphase zu beobachten. Bei vollständig **Querschnittgelähmten** ist ein Wiedererlernen der Funktionen in der Regel nicht möglich, so dass Neuroprothesen hier dauerhaft (orthetisch) zur Funktionsgenerierung verwendet werden. Neben dem motorischen Wiedererlernen werden mit der FES weitere therapeutische Effekte in Verbindung gebracht, die Sekundärkomplikationen einer Lähmung entgegenwirken:

– Verbesserung von Muskelmasse und -kraft bzw. Verhinderung einer lähmungsbedingten Muskelatrophie,
– Training des Herz-Kreislauf-Systems,

– Förderung der lokalen Durchblutung und Reduzierung des Risikos von Druckge-
   schwüren,
– Vorbeugung und Reduzierung einer Spastik,
– Belastung der Knochen.

13.2 Neuro-muskuläres System

13.2.1 Generierung von Aktionspotentialen

Die Ansteuerung der Skelettmuskulatur durch das Zentrale Nervensystem ist in
▶ Abb. 13.1 dargestellt (s. a. ▶ Band 2, Kap. 2). **Efferente** (motorische) und **afferente**
(sensorische) **Nervenbahnen** erlauben eine Regulierung der Muskelkontraktionen.
Um eine Kontraktion zu initiieren, werden im Motorkortex Aktionspotentiale (AP)
generiert. Diese wandern über **obere Motorneuronen** das Rückenmark entlang und
werden von dort über Interneurone und/oder Synapsen auf **untere Motorneurone**
(periphere Nerven) übertragen. Die Axone der unteren Motorneurone verlassen das
Rückenmark und übertragen die Steuersignale über die motorische Endplatte auf
die Zellen der Skelettmuskulatur. Diese Form der Erregung unterscheidet sich von
der Erregung von Herzmuskelzellen, welche auch autonom erfolgen kann und in
▶ Kap. 4.2.1 ausführlich beschrieben wird.

Neben der Einleitung von Bewegungen erfolgt durch das ZNS auch eine ständige
Beobachtung der hervorgerufenen Bewegung. Sensorische Rezeptoren in den Muskeln, Sehnen und Gelenken senden Informationen mittels Aktionspotentialen über
afferente Neuronen zurück zum Rückenmark und Gehirn. Erfasst werden u. a. die Muskellänge, die Muskelkraft (Muskelspannung), die Stellung der Gliedmaßen sowie die
Geschwindigkeit der Bewegung bzw. Muskelkontraktion. Basierend auf diesen Informationen kann ein motorisches Lernen realisiert werden und die Muskelaktivität permanent den Bedürfnissen angepasst werden.

Eine ▶ **Motorische Einheit (ME)** wird von einem unteren Motorneuron und allen von dem zugehörigen Axon innervierten Muskelzellen (Muskelfasern) gebildet. Bezüglich Kontraktionsgeschwindigkeit und Ermüdungsresistenz kann man im Wesentlichen zwei Typen motorischer Einheiten unterscheiden:
Typ I: langsame Kontraktion; ermüdungsresistent; vorwiegend oxidativer Stoffwechsel;
            Haltefunktion
Typ II: schnelle Kontraktion; schnell ermüdend; vorwiegend glykolytischer Stoffwechsel;
            Realisierung schneller Bewegungen.

Die Physiologie der Skelettmuskulatur wird im ▶ Band 10 ausführlich erläutert.

Muskelkontraktionen werden nicht nur vom Gehirn initiiert und moduliert. So
besitzt das Rückenmark autonome Funktionen zur Bewegungsgenerierung, die unter
dem Begriff **spinale Motorik** zusammengefasst werden. Hierzu zählen die Umsetzung

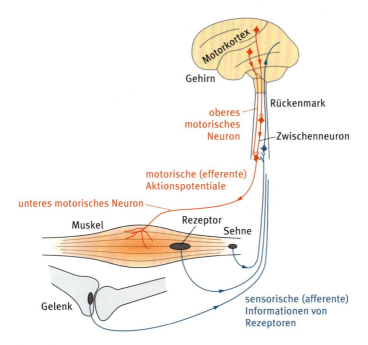

Abb. 13.1: Ansteuerung der Skelettmuskulatur durch das Zentrale Nervensystem.

von Reflexen und repetitiver Bewegungsmuster. Durch einen **Reflexbogen** kann auf einen sensorischen Reiz unmittelbar eine motorische Antwort (Erregung oder Hemmung) gegeben werden.

13.2.2 Muskelkontraktionen

Ein Aktionspotential auf einer efferenten Nervenfaser wird chemisch an der motorischen Endplatte über den synaptischen Spalt auf die Membran der Muskelfaser übertragen. Die an dieser Membran entstehende Depolarisierung führt zu einer Kontraktion der Muskelfaser.

Für das Auslösen des Aktionspotentials an Nerven- und Muskelzellen gilt das **Alles-oder-Nichts-Prinzip:** Unterschwellige Reize lösen kein Aktionspotential aus. Alle über einer gewissen Reizschwelle liegenden Stimuli generieren hingegen ein identisches AP als Antwort. Die muskuläre Kraft lässt sich daher nur über die Anzahl der rekrutierten ME (**räumliche Summation**) oder über die zeitliche Abfolge von AP (**zeitliche Summation**) beeinflussen.

Die natürliche Muskelkontraktion folgt dem HENNMANNschen Rekrutierungsprinzip motorischer Einheiten. Für die Erzeugung niedriger Kräfte werden vorwiegend ermüdungsresistente Typ-I-ME verwendet. Typ-II-ME werden bei höheren Kraftanforderungen nach und nach zusätzlich rekrutiert. Für moderate Kräfte werden verschiedene motorische Einheiten eines Muskels in der Regel asynchron mit Frequenzen unter 20 Hz rekrutiert, wodurch eine glatte (tetanische) Muskelkontraktion entsteht, in der Einzelzuckungen von ME nicht mehr zu erkennen sind. Erst mit zunehmender Kraft werden ME mit höherer Frequenz und synchron rekrutiert.

Die von einem Muskel entwickelte Kraft ist von dessen Länge abhängig. Bei Dehnung des Muskels über seine Ruhelänge nimmt die erzeugbare Kraft ab. Gleiches gilt bei einer Verkürzung des Muskels infolge einer Kontraktion. Die Krafterzeugung ist des Weiteren von der Kontraktionsgeschwindigkeit abhängig. Die Kraft ist umso kleiner, je schneller der Muskel sich verkürzt (konzentrische Kontraktion). Wird ein Muskel entgegen der Kraftentwicklung gedehnt (exzentrische Kontraktion), so kann eine Kraft entwickelt werden, die größer ist als die Ruhekraft bei konstanter Muskellänge (isometrische Kraft).

13.2.3 Läsionen des Gehirns oder des Rückenmarks

Läsionen (Verletzungen) der oberen Motorneurone, d. h. der efferenten Nervenbahnen, führen zu einer Lähmung der betroffenen Muskelfasern. Man spricht hier von einer **zentralen, spastischen Lähmung**, da neben der eigentlichen Lähmung oft eine Spastik (*griech. spasmos* – Krampf) auftritt. Diese ist gekennzeichnet durch gesteigerte Muskeleigenreflexe, Enthemmung von Fremdreflexen und eventuellen pathologischen Reflexen. Schädigungen der afferenten Nervenbahnen führen zu einem Verlust der kinästhetischen (Bewegungsempfindung) und taktilen Wahrnehmung.

Hirnläsionen können durch **Schlaganfälle** (Blutungen oder Durchblutungsstörungen im Gehirn), Kopfverletzungen, Hirntumore und Sauerstoffunterversorgung sowie neurodegenerative Pathologien hervorgerufen werden. Ein Schlaganfall führt in der Regel zu einer spastischen Hemiplegie (Halbseitenlähmung) mit einer charakteristischen Haltung der betroffenen Gliedmaßen. So sind durch Spastik der Arm und die Finger gebeugt und das Bein gestreckt mit einer Spitzfußstellung.

Beschädigungen oder Erkrankungen des Rückenmarks (▶ **Läsionen**) führen zum teilweisen oder vollständigen Verlust motorischer und sensorischer Funktionen (**Querschnittlähmungen**). In Abhängigkeit von der Läsionshöhe sind die Bewegung der Gliedmaßen, die kinästhetische und taktile Wahrnehmung, die Atemmuskulatur, die Blasen- und Darmfunktion, die Sexualfunktion sowie die Regulierung von Atmung und Kreislauf betroffen.

Grundsätzlich gilt, dass alle Funktionen unterhalb der Läsionshöhe betroffen sind.

Läsionen im Brustwirbelbereich (Th1 bis Th12) und darunter (L1 bis L5) führen zu einer sensomotorischen Lähmung der Beine (▶ **Paraplegie**: *griech. para* – neben, entlang, vorbei, über ... hinaus, (ent)gegen; *griech. plege* – der Schlag; *dt.* doppelseitige Lähmung). Bei einer Schädigung im Halswirbelbereich kommt es zum Funktionsverlust aller vier Gliedmaßen und des Rumpfs, so dass man von einer ▶ **Tetraplegie** (*griech. tetra* – vier; *dt.* Lähmung aller 4 Extremitäten) spricht.

Sind nur die oberen Motorneurone verletzt, so entsteht in der Regel eine Spastik. Sind bei der Läsion des Rückenmarks auch die unteren Motorneurone betroffen, so führt das bei den entsprechenden Zielmuskeln zu einer **schlaffen Lähmung**, bei der nicht mehr innervierte Muskeln sehr schnell atrophieren (verkümmern). Bei Querschnittlähmungen unterscheidet man des Weiteren inkomplette und komplette Lähmungen. Bei einer motorisch inkompletten Lähmung sind nicht alle efferenten Motorneurone geschädigt, so dass der Betroffene noch einige Muskeln oder Muskelanteile willkürlich aktivieren kann.

Die medizinisch-biologischen Grundlagen zum neuromuskulären System sind auch in ▶ Band 2, Kap. 2.7 nachzulesen.

13.3 Wirkungsweise der funktionellen Elektrostimulation

13.3.1 Künstliche Reizung des neuro-muskulären Systems

Die Wiederherstellung motorischer Funktionen mittels funktioneller Elektrostimulation (FES) bei zentralen Lähmungen lässt sich durch folgende zwei Interaktionsmechanismen verwirklichen:

1. **Direkte Stimulation intakter motorischer Nerven (untere Motorneurone)** mit dem Ziel, Muskelkontraktionen hervorzurufen
2. **Reflexaktivierung nach afferenter Anregung:** Durch Reizung sensorischer (afferenter) Nerven können im Rückenmark Reflexaktivitäten ausgelöst werden.

Sollen Aktionspotentiale in den Nervenzellen künstlich ausgelöst werden, so muss in den Körper ein elektrischer Strom eingebracht werden. Dies kann über mehrmals verwendbare Hydrogelelektroden auf der Haut oder über in den Körper eingebrachte Elektroden erfolgen. Mit zunehmender Invasivität der Elektroden steigt deren Selektivität bezüglich der Erregung von Nervenfasern (s. a. ▶ Band 10 und 11). In ▶ Abb. 13.2 (a) sind häufig verwendete Elektrodenarten dargestellt. Die transkutane Stimulation mit Hautelektroden ist nichtinvasiv, besitzt allerdings auch Nachteile. Durch die nicht vermeidbare Stimulation von Rezeptoren in der Haut werden höhere Stimulationsintensitäten oftmals als schmerzhaft empfunden. Liegt keine vollständige sensorische Lähmung vor, so ist die durch FES erzeugbare Kraft durch die Schmerztoleranz der Patienten beschränkt.

Das Grundprinzip der Anregung ist bei allen Elektrodenarten identisch. Durch eine Folge von elektrischen Impulsen wird zwischen Anode und Kathode wiederholt ein elektrisches Feld aufgebaut. Dieses durchdringt Nerven- und Muskelzellen in der Nähe der Elektroden. In der Nähe der Kathode (aktive Elektrode) kommt es bei jedem Impuls zu einer Änderung des Zellmembranpotentials in Richtung positiver Werte (Depolarisierung). Ist ein Stimulus stark genug, so dass das Zellmembranpotential einen Schwellwert überschreitet, führt dies zur Auslösung eines Aktionspotentials.

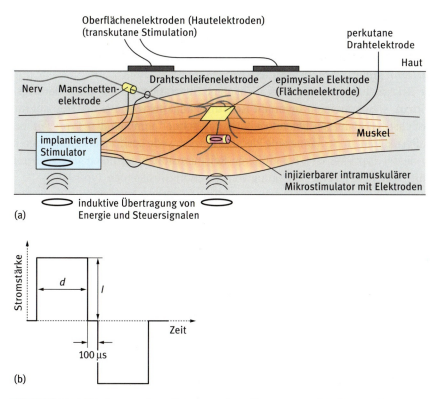

Abb. 13.2: (a) Elektrodenarten (*transkutan = perkutan* (*lat. trans* – auf die Wirkung bezogen = *per* – durch, hindurch; *cutis* – Haut) – durch die Haut hindurch; *epimysial* (*epi* – auf, darüber, darauf bei, neben) – auf der Bindegewebshülle um den Skelettmuskel). (b) typische Impulsform mit Parametern.

Um der Bildung von elektrochemischen Produkten vorzubeugen, die mit dem Gewebe oder den Elektroden interagieren könnten, werden zur Stimulation häufig ladungsbalancierte biphasische Rechteckimpulse verwendet, wie in ▸ Abb. 13.2 (b) dargestellt. Damit ein Stimulationsimpuls ein AP auslöst, muss er eine genügend große Ladung q bezüglich des ersten Teilimpulses aufweisen. Die Ladung ist dabei das Produkt von Impulsamplitude bzw. Stromstärke I und Dauer bzw. Impulsbreite d.

Die durch FES erzeugte Muskelkraft lässt sich durch zwei Mechanismen beeinflussen: **Rekrutierungs-** und **Frequenzmodulation**. Durch Veränderung der Impulsladung kann die Anzahl der rekrutierten motorischen Einheiten gesteuert werden. Über die Frequenz wird die Anzahl der AP pro Zeiteinheit bestimmt und somit die resultierende Kraft ebenfalls moduliert.

13.3.2 Ermüdung elektrisch stimulierter Muskeln

Ein wesentliches Problem der FES ist, dass elektrisch stimulierte Muskeln schnell er-
müden. Dafür gibt es mehrere Gründe:

1. Die Rekrutierung von ME folgt nicht dem HENNMANNschen Rekrutierungsprinzip, sondern einem **inversen Rekrutierungsprinzip**. Bei der FES werden
   zunächst bei kleineren Reizintensitäten die schnell ermüdenden Typ-II-ME rekrutiert, deren große Axone eine kleinere Reizschwelle besitzen als die kleineren
   Axone der Typ-I-ME. Erst bei größeren Reizintensitäten zur Erzeugung größerer
   Kräfte kommt es zu einer Anregung von ermüdungsresistenten Typ-I-ME.
2. Ein weiterer Grund für die schnelle Ermüdung ist die synchrone Rekrutierung von
   ME durch die elektrischen Stimuli. Die Reizfrequenz ist mit 20...50 Hz höher als
   bei der natürlichen asynchronen Muskelaktivierung (s. ▶ Kap. 13.2.2), um glatte
   Muskelkontraktionen zu erzielen.
3. Weiterhin nachteilig auf die Muskelermüdung wirkt sich die Tatsache aus, dass
   bei konstanter Reizintensität immer die gleichen ME aktiviert werden, und so keine Erholung stattfinden kann.

Mittels spezieller Stimulationstechniken lässt sich bei Nerven-Manschettenelektro-
den die invertierte Rekrutierung motorischer Einheiten bei der FES verhindern (s. a.
▶ Band 10 und 11).

13.3.3 Regelungstechnische Herausforderungen

Die Erzeugung funktioneller Bewegungen mittels FES ist keine triviale Aufgabe. Der
Stimulationseffekt hängt u. a. stark von der exakten Positionierung der Elektroden
bei transkutaner Stimulation und dem muskulären Zustand (Ermüdung, Grundtonus,
Dehnung etc.) sowie von externen Störungen ab. Ferner können durch die FES ausgelöste Spasmen zu starken Abweichungen von den gewünschten Bewegungsverläufen
führen.

Trotz dieser Tatsachen sind die meisten klinisch verfügbaren FES-Systeme derzeit
nicht geregelt, sondern nur gesteuert (*open loop*). Vorhandene Sensorik wird in der
Regel nur zur zeitlichen Aktivierung/Deaktivierung der Stimulation verwendet. Eine
kontinuierliche Erfassung des Stimulationseffekts und Anpassung der Stimulationsintensitäten durch eine Regelung (*feedback control*) findet nicht statt.

Der Entwurf von geregelten FES-Systemen ist schwierig, weil das Muskel-Skelett-
System eine Vielzahl von Freiheitsgraden besitzt und das Systemverhalten stark nicht-
linear und zeitvariabel ist. Jeder Patient reagiert verschieden auf die FES, so dass im
Allgemeinen eine aufwändige patientenindividuelle Reglerauslegung erforderlich ist.

Neben der Regelung der künstlichen Muskelkontraktion wirken zwei weitere Regelkreise im Körper auf den Bewegungsapparat ein: die noch vorhandene Restwillkürmotorik (z. B. über Arm- und Rumpffunktion bei Paraplegie) und die spinale Motorik

(Reflexe und Spasmen). Die Herausforderung für die Regelung eines motorischen Neuro-Assistenzsystems besteht darin, Muskelstimulation und Willkürmotorik zu koordinieren, Reflexe gezielt auszunutzen und Spasmen zu vermeiden.

13.3.4 Kombination mit mechanischen Unterstützungssystemen

Die FES wird häufig mit mechanischen Systemen kombiniert, um Bewegungsabläufe zu generieren oder zu unterstützen. Mögliche Vorteile aus Sicht der FES sind:

- Reduktion der mechanischen Freiheitsgrade, so dass einfachere FES-Systeme und -Regler realisiert werden können
- Kompensation der Gewichtskraft, so dass Haltefunktionen nicht ausschließlich durch die FES übernommen werden müssen und Muskelermüdung verzögert/reduziert wird
- stabilisierende Wirkung: Die Regelung stabiler FES-Systeme ist wesentlich einfacher als die Regelung instabiler (z. B. FES beim Gehen mit Rollator versus FES beim freien Gehen ohne Gehhilfen).
- aktive Unterstützung der Bewegung durch elektrische, pneumatische oder hydraulische Antriebe: Dies ermöglicht eine präzise Bewegungsausführung auch bei ermüdeter Muskulatur, und wenn die durch FES erzeugbaren Kräfte zu niedrig sind.

Beim Entwurf der FES-Regelung ist jedoch zu beachten, dass aktive mechanische Systeme oftmals bereits positions- oder kraftgeregelt sind und somit noch ein weiterer Regelkreis auf den Bewegungsapparat einwirkt.

13.4 Elektromyographie

Die ▸ **Elektromyographie (EMG)** ist ein Verfahren zur Bestimmung der Muskelaktivität, bei dem bioelektrische Signale (Muskelaktionspotentiale) über Oberflächenelektroden oder im Muskel befindliche Elektroden aufgezeichnet werden.

Für die Erfassung muskulärer Aktivitäten bietet sich die Elektromyographie (EMG) an, bei der über Oberflächenelektroden oder im Muskel eingebrachte Elektroden die elektrische Muskelaktivität in Form von Muskelaktionspotentialen (MAP) erfasst wird [Merletti 2004] (s. a. ▸ Band 5). Im Rahmen der FES wird die EMG-Messung für folgende Zwecke verwendet:

- Einschätzung des Grades der Muskelaktivierung durch **FES** und Erkennung einer muskulären Ermüdung,
- Erkennung von **Bewegungsintentionen** anhand noch vorhandener **Restwillkürmotorik** und von Spasmen.

13.4.1 Elektromyographie während aktiver funktioneller Elektrostimulation

Eine EMG-Messung während aktiver Elektrostimulation wird durch die Stimulationsimpulse stark gestört. Da EMG-Signale in der Amplitude sehr klein sind (µV- bis mV-Bereich), müssen sie in der Regel durch Instrumentenverstärker verstärkt werden. Durch die Stimulationsimpulse kann der Verstärker jedoch in die Sättigung gehen (für einige Zeit funktionsunfähig sein) oder sogar zerstört werden. Aus diesem Grund müssen spezielle Vorsichtsmaßnahmen getroffen werden. So ist es üblich, den Verstärker während des Stimulationsimpulses von den Messelektroden zu trennen. In den letzten Jahren haben sich, alternativ zu den klassischen analogen EMG-Verstärkern mit hoher Verstärkung, Messsysteme mit hochauflösendem AD-Wandler (21...24 bit) durchgesetzt. Diese digitalisieren die nur schwach verstärkten Messsignale mit sehr hoher Genauigkeit, so dass auch kleinste Signaländerungen erfasst werden können. Systeme mit dieser Technologie weisen deutlich weniger **Stimulationsartefakte** auf als analoge Verstärker.

Nach der Applikation jedes Stimulationsimpulses kann (auch bei biphasischer Impulsform) unter den Messelektroden eine asymmetrische Ladung verbleiben. Der dadurch hervorgerufene Entladungsprozess erzeugt einen weiteren Messartefakt. Dieser wird größer sein, wenn das EMG direkt von den Stimulationselektroden gemessen wird. Aus diesem Grund verwenden die meisten Systeme bisher separate Elektroden für Stimulation und EMG-Messung. Das eigentliche EMG-Signal setzt sich aus zwei Anteilen zusammen, der FES-induzierten und der natürlichen Muskelaktivität.

13.4.2 Elektrostimulationsinduziertes Elektromyogramm

Der erste EMG-Anteil steht in Bezug zu der Muskelkontraktion, die durch die Stimulation hervorgerufen wird. Die zeitgleiche Aktivierung vieler motorischer Einheiten durch einen Stimulationsimpuls führt im EMG zur sogenannten **M-Welle** (Überlagerung vieler synchroner MAP). Die Amplitude dieser Welle liegt dabei im Bereich von einigen mV. Die M-Welle startet 3...6 ms nach dem Stimulus und ist nach etwa 20 ms nahezu abgeklungen. Die Intensität der M-Welle kann als Maß für den Grad der Muskelaktivierung verwendet werden. Das Frequenzspektrum sowie das Zeitintervall zwischen Stimulus und Maximum der M-Welle geben ferner Aufschluss über den Grad der muskulären Ermüdung.

13.4.3 Natürliches Elektromyogramm

Der zweite Anteil im EMG stammt von Muskelkontraktionen, die der Mensch ohne die Elektrostimulation natürlich erzeugt hat. Solche Kontraktionen können willentlich generiert werden oder unwillentlich durch Reflexe, Spasmen oder einen erhöhten Muskeltonus. Man spricht bei diesem zweiten EMG-Anteil allgemein von **Willkür-EMG**, obwohl dies offensichtlich nicht ganz korrekt ist.

Da bei der physiologischen Muskelaktivierung ME asynchron aktiviert werden, findet keine synchrone Überlagerung von MAP statt. Das resultierende Willkür-EMG ist daher eher ein stochastisches Signal mit einer Amplitude im μV-Bereich, dessen Intensität mit der Kontraktionsstärke korreliert. Das Willkür-EMG hat seine Hauptanteile im Frequenzband von 30…300 Hz.

In der Regel ist man daran interessiert, den Willkür-EMG-Anteil aus dem gemessenen EMG-Signal zu extrahieren, um **willkürliche Restmuskelaktivitäten zu detektieren.** Ein möglicher Ansatz wird nachfolgend beschrieben. In einem Zeitfenster, das ungefähr 20…30 ms nach einem Stimulationsimpuls startet und bis zum Beginn des nächsten Stimulus reicht, verbleiben von M-Welle und Entladungsvorgang nur noch niederfrequente Anteile im EMG-Signal. Diese Artefakte (bezüglich des Willkür-EMGs) lassen sich durch die Anwendung eines Hochpassfilters mit einer Grenzfrequenz von 100…330 Hz eliminieren [Shalaby 2011]. Durch die Anwendung eines solchen Filters gehen jedoch auch die niederfrequenten Anteile im Willkür-EMG verloren. Das gefilterte EMG-Signal wird für jede Stimulationsperiode dann klassisch weiter verarbeitet, indem man eine Gleichrichtung und Mittelwertbildung anwendet. Als Ergebnis steht nach jeder Stimulationsperiode die Intensität EMG_{WK} der Willkür-EMG-Aktivität zur Verfügung. ▶ Abb. 13.3 illustriert dieses Vorgehen anhand von realen Messwerten.

13.5 Allgemeine Steuerungs-/Regelungsstruktur

In ▶ Abb. 13.4 ist die allgemeine Steuerungs-/Regelungsstruktur eines motorischen Neuro-Assistenzsystems dargestellt, wobei das mechanische Unterstützungssystem als optional anzusehen ist. Zentrales Element des Systems ist der sogenannte **Mustergenerator** (*engl. pattern generator*), welcher die Stimulation der einzelnen Muskeln in Abhängigkeit von erfassten Systemgrößen ein- und ausschaltet und Sollvorgaben für die Bewegung generiert. Häufig wird dieses System in Form eines Automaten (z. B. Petri-Netz) realisiert. Eingangsgrößen in den Mustergenerator sind z. B. Schalterzustände, Größen, die den Bewegungszustand beschreiben, wie z. B. Gelenkwinkel, aber auch Stimulationsintensitäten oder Information über die Bewegungsintention. Letztere kann z. B. aus elektroenzephalographischen (EEG-) Ableitungen gewonnen werden. Hier spricht man vom sogenannten **Brain-Computer Interface** (BCI). Eine andere Form der **Intentionserkennung** stellt die bereits beschriebene Elektromyographie dar. Jedem Zustand des Mustergenerators wird eine Steuerung oder Regelung zugeordnet, die die Verläufe von Intensität und Frequenz für die jeweils aktiven Stimulationskanäle bestimmt. Es liegt somit oftmals ein schaltendes bzw. hybrides Systemverhalten vor. Im Folgenden sei der Einfachheit halber angenommen, dass nur die Intensität moduliert wird.

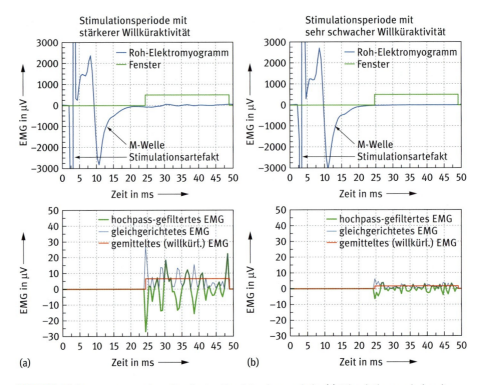

Abb. 13.3: Elektromyogramm des stimulierten Handstreckermuskels. (a) Stimulationsperiode mit starker Willküraktivität. (b) Stimulationsperiode mit sehr schwacher Willküraktivität.

Die Teilsysteme (a) bis (c) in ▸ Abb. 13.4 stellen mögliche Realisierungen der jeweiligen Steuerung oder Regelung dar. Die meisten klinisch genutzten FES-Systeme besitzen nur eine Steuerung (a), wobei drei Realisierungen zu unterscheiden sind. Die Stimulationsintensität wird entweder über einen Signalgenerator, durch Filterung der ermittelten Sollwerte oder durch Filterung von Eingangsgrößen des Mustergenerators ermittelt. Ein Beispiel für letzteren Ansatz ist die Auslegung der Stimulationsintensität proportional zur mittels EMG erfassten Restwillküraktivität.

Wie bereits erwähnt wurde, kann die tatsächliche Bewegung stark vom Sollverhalten abweichen. Diese Abweichungen lassen sich durch den Einsatz einer *Feedback*-Regelung reduzieren oder sogar kompensieren. Der Regler kann zur Verbesserung der Regelgüte gegebenenfalls mit einer Vorsteuerung kombiniert werden (s. ▸ Abb. 13.4 (b)). Bei der Regelung wird anhand des fortlaufenden Vergleichs zwischen Soll- und Istverhalten die Stimulationsintensität zielgerichtet angepasst.

Ist eine Zustandsphase des Automaten zeitlich sehr kurz, so lässt sich aufgrund der Bandbreitenbeschränkung des muskulären Aktuators und von Totzeiten im System mit einer reinen Regelung nicht immer das gewünschte Systemverhalten realisie-

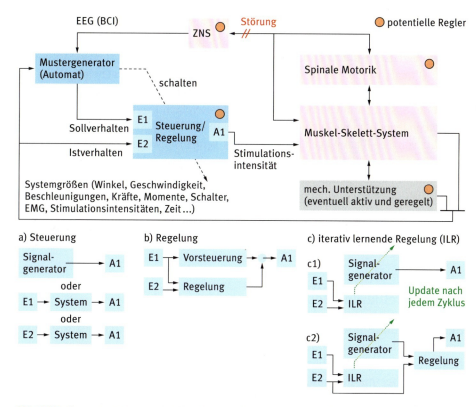

Abb. 13.4: Allgemeine Steuerungs-/Regelungsstruktur eines motorischen Neuro-Assistenzsystems.

ren. Stattdessen bietet sich bei zyklischen Systemen (z. B. beim Gehen) die Verwendung des Verfahrens der Iterativ Lernenden Regelung (ILR) an [Bristow 2006].

> Ein Verfahren, das die zyklische Arbeitsweise eines Systems nutzt, um den Stellgrößenverlauf, der auf das System angewendet wird, von Zyklus zu Zyklus so anzupassen, dass der Systemausgang immer besser einem gegebenen Referenzverlauf folgt, nennt man ▶ **Iterativ Lernende Regelung (ILR)**.

Nach jedem Zyklus wird die registrierte Bewegung ausgewertet und mit dem Sollverhalten verglichen. Basierend auf dem beobachteten Fehler wird die in einem Signalgenerator gespeicherte Stellgrößentrajektorie so angepasst, dass der Fehler von Zyklus zu Zyklus abnimmt. Eine Feedback-Regelung während des Zyklus kann für stabile Systeme prinzipiell entfallen (s. ▶ Abb. 13.4 (c1)). Hat man es mit instabilen Systemen zu tun, so erfolgt zunächst eine Stabilisierung des Systems mit einer klassischen Regelung. Anschließend wird mittels einer ILR zyklisch die Solltrajektorie für diese Regelung angepasst (s. ▶ Abb. 13.4 (c2)). Anstelle einer zyklischen Anpassung gespeicherter Stell- bzw. Sollgrößenverläufe kann man sich auch eine zyklische Anpassung der anderen in ▶ Abb. 13.4 (a)/(b) beschriebenen Komponenten vorstellen.

Wie bereits erwähnt, ist das Verhalten des Muskel-Skelett-Systems stark nichtlinear. Oftmals werden diese nichtlinearen Effekte durch entsprechende Wahl der Steuerung bzw. Vorsteuerung der Regelung ausgeglichen. Aufgrund von Unsicherheiten in der Systemparameterbestimmung und Vereinfachungen in der Modellierung verbleiben jedoch immer nichtlineare Effekte in der Muskelaktivierung, welche den Entwurf von Feedback-Regelungen mitunter sehr erschweren. Um rechtzeitig auf Abweichungen vom Sollverhalten reagieren zu können, empfiehlt sich die Verwendung von Kaskadenregelungen. Interne Systemgrößen für die Rückkopplung sind die mittels EMG-Messung bestimmte FES-induzierte Muskelaktivität [Klauer 2012] sowie Beschleunigungen und Geschwindigkeiten [Klauer 2011]. In Verbindung mit externen mechanischen Unterstützungssystemen stehen teilweise auch Kräfte und Momente als Regelgrößen zur Verfügung.

13.6 Modellierung des neuromuskulären Systems

Neuromuskuläre Modelle, die eine Aktivierung von Muskeln durch Elektrostimulation beschreiben, sind eine wesentliche Voraussetzung für die Realisierung geregelter Neuro-Assistenzsysteme [Riener 1999]. Die Modelle tragen zu einem besseren Systemverständnis bei und helfen u. a. bei der Findung effizienter Reizmuster und Impulsformen. Sie bilden des Weiteren oft die Grundlage für den Entwurf von Steuerungen und Regelungen oder werden sogar als Komponenten (Inverse, Prädiktionsmodell) einer Steuerung/Regelung herangezogen. Durch simulative Erprobung von Steuer- und Regelstrategien können unnötige Untersuchungen mit Patienten in der Entwicklungsphase von Neuroprothesen vermieden werden.

Bei der Modellierung unterscheidet man **mikroskopische und makroskopische Muskelmodelle**. Mikroskopische Modelle beschreiben die auftretenden Prozesse innerhalb einzelner motorischer Einheiten sehr detailliert, während in makroskopischen Modellen der Muskel als eine Einzelkomponente präsentiert wird. Makroskopische Modelle erhält man in der Regel durch Anwendung von Methoden der Systemidentifikation.

Eingangsgrößen mikroskopischer Modelle sind Stimulationsimpulsfolgen, wobei jeder Impuls durch seine Form und Intensität beschrieben wird. Mittels nichtlinearer Nervenmodelle, z. B. HODGKIN-HUXLEY-Modell oder FITZHUGH-NAGUMO-Modell, wird die Generierung von Nervenaktionspotentialen beschrieben [Abbott 1990]. Die Wanderung des AP auf dem Nerven wird als Totzeit modelliert. Dynamiken für die Generierung des MAP und die Ausschüttung/Speicherung von Ca^{2+}-Ionen in der Muskelfaser sind weitere wichtige Modellkomponenten neben der Kontraktionsdynamik, die die Krafterzeugung in den Muskelfasern beschreibt. Das unterschiedliche Verhalten von Typ-I- und Typ-II-Motoreinheiten lässt sich durch mikroskopische Modelle sehr gut

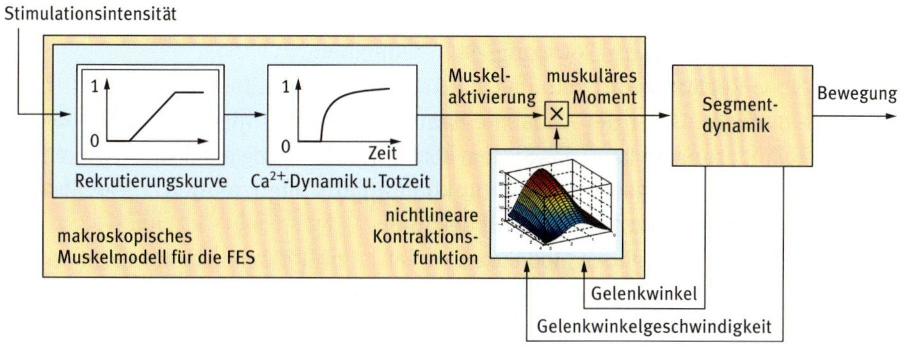

Abb. 13.5: Modell zur Generierung von Bewegungen mittels FES.

beschreiben. Die Modellierung eines ganzen Muskels mit vielen motorischen Einheiten führt allgemein zu Systemen mit sehr hoher Modellordnung. Mikroskopische Modelle eignen sich besonders für Untersuchungen bezüglich des Einflusses von Impulsform und frequenzvariablen Impulsfolgen [Riener 1997, Dorgan 1998]. Für den Entwurf von Steuerungen und Regelungen sind makroskopische Muskelmodelle besser geeignet, da deren Modellordnung wesentlich kleiner ist. In ▸ Abb. 13.5 ist die Struktur eines typischen Modells zur Generierung von Bewegungen für einen stimulierten Muskel wiedergegeben [Schauer 2005a]. Das makroskopische Muskelmodell besteht aus einer **Aktivierungsdynamik** und einer statischen **Kontraktionsfunktion**. Eingangsgröße in die Aktivierungsdynamik ist die Stimulationsintensität (z. B. Impulsbreite, Stromstärke oder Ladung mit vorgegebener Aufteilung auf Impulsbreite und Stromstärke), während die Stimulationsfrequenz und die Impulsform konstant sind. Die statische Rekrutierungskurve beschreibt die normierte Anzahl von aktivierten motorischen Einheiten. Unterhalb einer gewissen Schwelle sind die Stimuli zu klein, um Aktionspotentiale auszulösen. Ab einer oberen Schwelle sind alle motorischen Einheiten rekrutiert. Weitere Elemente der Aktivierungsdynamik sind eine Transferfunktion zur Modellierung der **Calciumdynamik** im Muskel und eine kleine Zeitverzögerung aufgrund der endlichen Nervenleitgeschwindigkeit (mit Parametern gemittelt über alle motorischen Einheiten). Ausgang der Aktivierungsdynamik ist der normierte Zustand der Muskelaktivierung. Das an einem Gelenk angreifende muskuläre Moment ergibt sich aus dem Produkt von Muskelaktivierung und dem Ausgang der Kontraktionsfunktion. Diese beschreibt das maximale durch den Muskel erzeugbare Moment in Abhängigkeit von Gelenkwinkel und Gelenkwinkelgeschwindigkeit. Gründe für die Nichtlinearität dieser Funktion sind ein nichtlinearer Hebelarm für die Übertragung der Muskelkraft auf das Gelenk sowie die Abhängigkeit der Muskelkraft von Muskellänge und Kontraktionsgeschwindigkeit. Eine Erweiterung des Modells um Komponenten der **Muskelermüdung** und Erholung ist in [Riener 1999] beschrieben.

    Die **Segmentdynamik** beinhaltet meistens die von einem Starrkörpermodell abgeleiteten Bewegungsgleichungen unter Berücksichtigung von viskosen und elastischen Gelenkmomenten. Unter Zugrundelegung anthropometrischer Daten liefern die Bewegungsgleichungen die Bewegung der Gliedmaßen.

Für einen Reglerentwurf wird das in ▸ Abb. 13.5 dargestellte Modell oftmals noch weiter vereinfacht. Unter der Annahme nahezu konstanter Muskellänge (kleine Gelenkwinkeländerungen) kann das System als Reihenschaltung einer statischen Nichtlinearität und einer linearen Transferfunktion approximiert werden. Diese Systemstruktur ist als **HAMMERSTEIN-Modell** bekannt.

Nahezu alle existierenden Modelle elektrisch stimulierter Muskeln weisen nur die künstliche Reizung als Eingang auf. Eine Erweiterung der Modelle um eine willentliche und spinale Aktivierung der Muskeln ist Gegenstand der Forschung.

13.7 Anwendungsbeispiele

13.7.1 Elektromyographie-basierte Elektrostimulation

Mit der Methode der ▸ **Elektromyographie-basierten Elektrostimulation** wird vorhandene **Restwillkürmotorik** unterstützt. Die Triggerung oder Modulation der Elektrostimulation erfolgt in Abhängigkeit von der durch EMG detektierten willentlichen Muskelaktivität.

Ein etabliertes Therapieverfahren in der Rehabilitation nach Schlaganfall stellt die EMG-getriggerte Elektrostimulation z. B. der Finger- und Handstrecker dar. Hier wird zunächst mittels EMG die noch vorhandene muskuläre Restaktivität der Patienten erfasst. Überschreitet diese eine vorgegebene Schwelle, so wird ein fest vorgegebenes Stimulationsprofil angewandt, während in der Regel keine EMG-Messung mehr stattfindet. Daher kann nach dem Auslösen der Stimulation die selbige nicht mehr durch willentliche Muskelkontraktionen beeinflusst werden.

Bei der EMG-proportionalen Stimulation erfolgt eine kontinuierliche Detektion der schwachen muskulären Eigenaktivitäten auch während der Stimulation. Die Bewegungsintentionen werden durch die Elektrostimulation verstärkt, indem die Stimulationsintensität proportional zum gemessenen Willkür-EMG moduliert wird. Diese Idee ist in ▸ Abb. 13.6 (a) dargestellt. Das gemessene EMG-Signal wird, wie in ▸ Kap. 13.4.3 beschrieben, verarbeitet, um die Willkür-EMG-Intensität EMG_{WK} zu bestimmen. Da selbst dieses Signal noch erheblich verrauscht ist, erfolgt anschließend eine Tiefpassfilterung. Die Eckfrequenz des Filters muss sorgfältig gewählt werden, um einen guten Kompromiss zwischen einem genügend glatten Stimulationsintensitätsverlauf und noch akzeptablen Zeitverzögerung bezüglich der Bewegungsgenerierung zu erzielen. Die Verstärkung der proportionalen EMG-Steuerung wird über eine Sättigungsfunktion definiert. Der durch die EMG-basierte Stimulation geschlossene Regelkreis mit dem Menschen als Regler weist bei einigen wenigen Patienten Schwingungen auf, deren Ursachen noch nicht vollständig geklärt sind. Mögliche Ursachen sind:

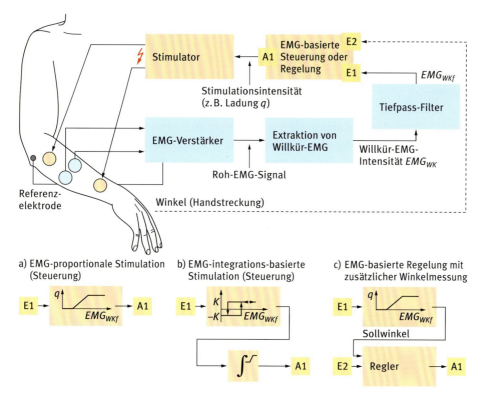

Abb. 13.6: Verfahren der Elektromyographie (EMG)-basierten Elektrostimulation am Beispiel der Hand- und Fingerstreckung.

1. Unvermögen des Patienten, eine gleichmäßige Muskelkontraktion zu generieren,
2. Zeitverzögerung durch die Filterung,
3. Verschiebungen von EMG-Elektroden und Muskel zueinander aufgrund der Muskelkontraktionen,
4. Wettbewerb willentlicher und elektrischer Anregung um die Aktivierung motorischer Einheiten,
5. Elektrodenpolarisation aufgrund verbleibender asymmetrischer Ladung unter den Messelektroden und damit verbundene Dämpfung des EMGs.

Kann ein Patient keine genügend gleichmäßige willentliche Muskelkontraktion generieren, so ist die EMG-proportionale Stimulation nicht geeignet. Hier bietet sich ein Stimulationsverfahren an, welches auf einer Integration der gefilterten Willkür-EMG-Intensität EMG_{WKf} basiert. Dieses in ▶ Abb. 13.6 (b) dargestellte Verfahren ist ein Kompromiss zwischen EMG-getriggerten und EMG-proportionaler Stimulation. Die Aktivierung und Deaktivierung der Elektrostimulation wird über eine Hysteresekennlinie bestimmt. Sobald eine obere Schwelle überschritten wird, wird die Stimulationsintensität durch Integration mit dem Anstieg K erhöht (Rampe), bis ein vorgegebener Maximalwert erreicht wird. Dieser Wert wird solange gehalten, bis der Patient seinen Muskel entspannt und die EMG_{WKf}-Amplitude unter eine untere Schwelle fällt. Infolge dessen verringert sich die Stimulationsintensität mit dem Anstieg $-K$ und wird dann deaktiviert.

Sowohl EMG-proportionale als auch EMG-Integration-basierte Stimulation haben den Nachteil, dass die maximale Stimulationsintensität zu Beginn einmal festgelegt wird und bei Ermüdung oder Störungen (z. B. erhöhte Aktivität der antagonistischen Muskeln aufgrund von Spastik) eventuell nicht mehr ausreichend ist, um die gewünschte Bewegung genügend zu unterstützen. Zur Lösung dieses Problems kann man dem EMG anstelle der Stimulationsintensität z. B. eine Referenz für einen Gelenkwinkel zuordnen und diese dann durch eine Regelung der Stimulationsintensität realisieren. ▶ Abb. 13.6 (c) stellt diesen Ansatz illustrativ dar.

13.7.2 Fahrradfahren mittels funktioneller Elektrostimulation

▶ **FES-Fahrradfahren** bedeutet, dass ein Ergometer oder Liegedreirad durch zyklische Stimulation der Beinmuskeln als therapeutische Maßnahme angetrieben wird, z. B. nach Querschnittlähmung oder Schlaganfall.

Für querschnittgelähmte Menschen stellt das Training an Fahrradergometern mit FES der gelähmten unteren Extremitäten ein etabliertes Therapieverfahren dar. Erste Trainingssysteme wurden bereits in den 1980er Jahren entwickelt. Durch regelmäßiges FES-Training werden u. a. das Herz-Kreislauf-System gestärkt sowie Muskelkraft und -masse aufgebaut. Das Training erfolgt meistens vom Rollstuhl aus, wobei die Füße mittels spezieller Orthesen an den Pedalen befestigt sind. Eine Sturzgefahr wie beim Gehen mit FES besteht somit nicht.

Beim Fahrradfahren erfolgt die Stimulation der einzelnen Muskelgruppen in Abhängigkeit vom Kurbelwinkel und von der Trittgeschwindigkeit. Pro Bein werden die Kniestrecker und -beuger sowie bis zu drei weitere Muskelgruppen mit Hautelektroden so aktiviert, dass über den vollständigen Winkelbereich ein positives Antriebsmoment erzeugt wird.

Die Entwicklung von FES-Fahrradergometern begann mit Systemen, die mit einem großen Schwungrad und einstellbarer mechanischer oder elektrischer Bremse ausgestattet sind und nur ein isotonisches Training (gegen einen konstanten Widerstand) ermöglichen. Beim Training wird oftmals die Belastung (muskuläre mechanische Antriebsleistung) als Zielgröße vorgegeben. Die Leistung ist dabei als Produkt von Trittgeschwindigkeit ω und muskulärem Antriebsmoment M_{Antr} definiert, das bei isotonischen Trainingssystemen dem Widerstandsmoment entspricht. Das Einhalten einer konstanten Leistung bei vorgegebenem Widerstandsmoment erfolgt dann über

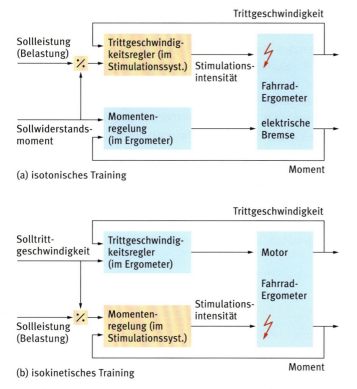

(a) isotonisches Training

(b) isokinetisches Training

Abb. 13.7: Vergleich von (a) isotonischem und (b) isokinetischem Training: Belastung (muskuläre mechanische Antriebsleistung) als Produkt aus Moment und Trittgeschwindigkeit.

die Realisierung einer konstanten Trittgeschwindigkeit (s. ▶ Abb. 13.7 (a)). Zur Regelung der Trittgeschwindigkeit mittels FES können einfache lineare modellbasierte Regelungsansätze verwendet werden [Schauer 2002].

Aufgrund des einfachen Stimulationsmusters und der wenigen aktivierten Muskelgruppen ist die Erzeugung kleiner Trittgeschwindigkeiten (< 35 /min) problematisch. Der Bereich von 15…35 /min ist jedoch besonders für Patienten mit ausgeprägter Spastik interessant. Da Spastik als gesteigerter, geschwindigkeitsabhängiger Dehnungswiderstand der Skelettmuskulatur zu verstehen ist, empfiehlt sich ein Training mit möglichst kleiner Trittgeschwindigkeit. So kann eine ungewollte Anregung der Spastik eventuell verhindert werden. Ein weiterer Nachteil des isotonischen Trainings ist, dass durch die Muskelstimulation mindestens die Grundreibung im System kompensiert werden muss. Patienten mit fortgeschrittener Muskelatrophie oder Patienten, die aufgrund noch vorhandener taktiler Wahrnehmung keine hohen Stimulationsstärken tolerieren, sind dazu oft nicht in der Lage. Sehr kleine Belastungen können somit gar nicht erst realisiert werden.

Um die Probleme des isotonischen Trainings zu vermeiden, verwendet man zunehmend isokinetische Trainingsgeräte. Hier wird durch das Fahrradergometer mittels eines Motors eine konstante Trittgeschwindigkeit realisiert und die geforderte Leistung über das FES-geregelte muskuläre Antriebsmoment der Beine bereitgestellt (s. ▶ Abb. 13.7 (b)). Auch hier hat sich die Verwendung eines linearen Reglers als ausreichend erwiesen [Schauer 2005b]. Das muskuläre Antriebsmoment wird durch zusätzliche Sensoren gemessen oder über den Motorstrom geschätzt. Bei kleinen Muskelkräften arbeitet die elektrische Maschine unterstützend als Motor und bei größeren Muskelkräften bremsend als Generator.

Trainierte Querschnittgelähmte sind auch in der Lage, ein mobiles FES-Liegedreirad allein mittels ihrer Beinmuskeln anzutreiben. Die erzeugbare Leistung ist jedoch gering und der Aktionsradius auf wenige Kilometer beschränkt. Um längere Strecken zurückzulegen und um Anstiege sowie Gegenwind zu meistern, muss der Beinantrieb um einen Hilfsmotor oder einen Handkurbelantrieb ergänzt werden.

13.7.3 Peroneus-Stimulator

Der ▶ **Peroneus-Stimulator** ist ein Neuro-Assistenzsystem (eine Neuroprothese) zur Verbesserung des Gangbildes bei zentral bedingter **Fußheberparese** (*griech. paresis* – Erschlaffung; *dt.* Fallfuß). Durch Reizung des *Nervus peroneus communis* (Wadenbeinnerv) in der Schwungphase des Ganges wird eine ausreichende Fußhebung sichergestellt.

Die 1961 von Liberson [Liberson 1961] eingeführte Stimulation des *Nervus peroneus communis* (Wadenbeinnerv) zur Kompensation einer Fußheberparese nach Schlaganfall zählt zu den ersten klinisch erfolgreichen FES-Anwendungen. Verschiedene Studien belegen sowohl einen orthetischen als auch einen therapeutischen Effekt von Peroneus-Stimulatoren (s. a. ▶ Band 10 und 11).

Die Stimulation des *N. peroneus* erfolgt in der Regel über ein Paar Oberflächenelektroden, wobei eine Elektrode über dem Nerv in der Nähe des Fibulaköpfchens (Wadenbein) und die andere Elektrode über dem *Musculus tibialis anterior* (Schienbein) angebracht wird. Die Stimulation wird allgemein mittels eines einfachen Kontaktschalters unter der Ferse mit dem Gang synchronisiert. In der Schwungphase des Ganges (kein Bodenkontakt der Ferse) wird eine fest vorgegebene Folge von Reizimpulsen ausgegeben. Ein wesentlicher Nachteil existierender Peroneus-Stimulatoren ist, dass die Stimulationsstärke per Hand angepasst werden muss, wenn z. B. ein Therapieeffekt beim geschwächten Muskel auftritt oder wenn die Elektroden leicht versetzt angebracht wurden. Externe Störungen und Einflüsse wie Ermüdung oder eine sich ändernde Spastik der antagonistischen Muskulatur werden nicht automatisch ausgeglichen. Um sicherzustellen, dass die paretische Fußhebermuskulatur immer ausreichend Kraft und folglich Fußhebung erzeugt, wird allgemein stärker stimuliert als wirklich notwendig ist. Aufgrund dieser Überstimulation ermüdet die Muskulatur jedoch vorzeitig. Dies kann die Wegstrecke limitieren, welche mit solchen Systemen zurücklegt werden kann.

Eine bedarfsangepasste Stimulation lässt sich nur durch den Einsatz einer Regelung erzielen. Voraussetzung für eine Regelung der Fußhebung ist jedoch eine kompakte, am Patienten anbringbare Sensorik, die den Sprunggelenkwinkel oder den Winkel des Fußes gegenüber dem Boden kontinuierlich erfasst. Einen geeigneten Ansatz zur Bestimmung der Fußbewegung ist die Verwendung einer kleinen inertialen (trägen) Messeinheit (**Inertial Measurement Unit**, IMU), die am Schuh des Patienten befestigt wird [Negård 2009]. Die IMU besteht aus drei Beschleunigungssensoren und drei Gyroskopen (jeweils orthogonal zueinander montiert). Mit der IMU lässt sich die Position und Ausrichtung des Fußes gegenüber dem Boden während der Schwungphase nach Abschluss eines jeden Schrittes ermitteln. Darüber hinaus kann eine genaue **Gangphasenerkennung** realisiert werden, so dass auf einen Fersenschalter verzichtet werden kann.

Eine konventionelle Regelung mit kontinuierlichem Soll-Ist-Winkelvergleich ist aufgrund der zeitlich begrenzten Schwungphase (0,3...1 s) nicht praktikabel. Stattdessen bietet sich eine Iterativ Lernende Regelung an (s. a. ▶ Kap. 13.5). Nach jedem Schritt wird die gemessene Bewegung ausgewertet und als Reaktion das Stimulationsprofil für den nächsten Schritt angepasst. Man unterscheidet weiterhin zwischen Verfahren der ILR, bei denen das Stimulationsprofil nur skaliert [Negård 2009] oder aber komplett angepasst wird [Nahrstaedt 2008].

In ▶ Abb. 13.8 ist das Ergebnis eines Testversuchs mit einer ILR wiedergegeben. Der Schlaganfallpatient war in der Lage, ohne Hilfsmittel und Unterstützung von Therapeuten auf einem Laufband mit Gewichtsentlastung zu gehen. Die Aufgabe der ILR bestand darin, den trapezförmigen Verlauf der Stimulationsintensität (Impulsbreite) so zu skalieren, dass ein vorgegebener Sollwert für die maximale Fußhebung (Dorsiflexion) in der Schwungphase erreicht wird. Zur Überprüfung des ILR-Lernverhaltens wurde der Sollwert mehrmals sprungförmig zwischen 18° und 22° geändert. Mit der ILR konnte der gewünschte Winkelsollwert innerhalb weniger Schritte erreicht werden. Zum Vergleich: Ohne Stimulation betrug der maximale Winkel in der Schwungphase lediglich 13°.

13.8 Ausblick

Die funktionelle Elektrostimulation ist bereits ein nicht wegzudenkender Bestandteil in der Rehabilitation nach Schlaganfall und Querschnittlähmung. In der Mehrzahl der klinischen Anwendungen wird jedoch die Stimulationsintensität noch durch eine reine Steuerung angepasst. Es ist zu erwarten, dass durch Integration von Regelungen in existierende und auch zukünftige FES-Systeme deren Effektivität und Funktionalität wesentlich verbessert werden können. Die Entwicklung intelligenter Stimulati-

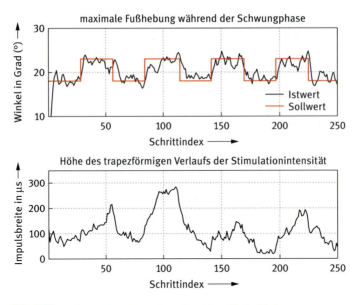

Abb. 13.8: Ergebnis eines Versuchs zur Regelung der Fußhebung.

onssysteme erfordert neben dem Entwurf von Regelungen auch die Entwicklung von neuartigen Sensorsystemen, welche robust und zuverlässig sind und den Patienten in seiner Bewegungsausführung nicht einschränken. Hierzu zählt auch die messtechnische Erfassung und automatische Erkennung von Patientenintentionen. Eine Herausforderung bei der Entwicklung von geregelten motorischen Neuro-Assistenzsystemen ist die dynamische Interaktion mehrerer Regelkreise und Aktuatoren.

Quellenverzeichnis

Abbott L., Kepler T.: Model neurons: From Hodgkin-Huxley to Hopfield. In: Garrido L. (Hrsg.): Statistical mechanics of neural networks. Berlin: Springer 1990.

Bristow D. A., Tharayil M., Alleyne A. G.: A survey of iterative learning control. IEEE Control Systems Magazine 26(2006)3: 96–114.

Dorgan S. J., O'Malley M. J.: A mathematical model for skeletal muscle activated by N-let pulse trains. IEEE Transactions on Rehabilitation Engineering 6(1998)3: 286–299.

Klauer C., Raisch J., Schauer T.: Linearisation of electrically stimulated muscles by feedback control of the muscular recruitment measured by evoked EMG. Proc. of the 17th Int. Conf. on Methods and Models in Automation and Robotics. IEEE, Międzyzdroje, Poland 2012.

Klauer C., Schauer T., Raisch J.: Gelenkwinkelregelung durch Elektrostimulation eines antagonistischen Muskelpaares. at – Automatisierungstechnik 59(2011)10: 629–637.

Liberson W. T., Holmquest H. J., Scot D., Dow M.: Functional electrotherapy: stimulation of the peroneal nerve synchronized with the swing phase of the gait of hemiplegic patients. Archives of Physical Medicine and Rehabilitation 42(1961): 101–105.

Merletti R., und Parker P. A.: Electromyography: physiology, engineering, and noninvasive applications. John Wiley & Sons, Hoboken, New Jersey, 2004.

Nahrstaedt H., Schauer T., Hesse S., Raisch J.: Iterativ lernende Regelung einer Gang-Neuroprothese. at – Automatisierungstechnik 56(2008)9: 494–501.

Negård N.-O.: Controlled FES-assisted gait training for hemiplegic stroke patients based on inertial sensors. Dissertation 2009, Berlin: Technische Universität 2009.

Riener R.: Model–based Development of Neuroprostheses for Paraplegic Patients. Philosophical Transactions of the Royal Society of London. Series B: Biological Sciences 354(1999)1385: 877–894.

Riener R., Quintern J.: A physiologically based model of muscle activation verified by electrical stimulation. Bioelectrochemistry and Bioenergetics 43(1997)2: 257–264.

Schauer T., Hunt K. J., Negård N.-O, Fraser M. H., Stewart W.: Regelung der Trittgeschwindigkeit beim Liegedreiradfahren von Querschnittgelähmten. at - Automatisierungstechnik 50(2002)6: 271.

Schauer T., Negård N.-O., Previdi F., Hunt K. J., Fraser M. H., Ferchland E., Raisch J.: Online identification and nonlinear control of the electrically stimulated quadriceps muscle. Control Engineering Practice 13(2005)9: 1207–1219. [2005a]

Schauer T., Salbert R. C., Negård N.-O., Hunt K. J., Raisch J.: Belastungsregelung bei der Elektrostimulationsergometrie. at - Automatisierungstechnik 53(2005)12: 607–614. [2005b]

Shalaby R., Schauer T., Liedecke W., Raisch J.: Amplifier design for EMG recording from stimulation electrodes during functional electrical stimulation leg cycling ergometry. Biomedizinische Technik. Biomedical Engineering 56(2011)1: 23–33.

Verzeichnis weiterführender Literatur

Horch K. W., Gurpreet S. D.: Neuroprosthetics Theory and Practice. World Scientific Publishing: Singapur 2004.

Krames E. S., Peckham P. H., Rezai A. R.: Neuromodulation. London: Academic Press 2009.

Popovic D., Sinkjær T.: Control of Movement for the Physically Disabled. London: Springer 2000.

Abbildungsquellen

- ▶ Abb. 13.1 bis 13.8 modifiziert nach Vorlagen des Fachgebiets Regelungssysteme der Technischen Universität Berlin.

Auswahl von Herstellerfirmen

BIONESS	http://www.bioness.com/
FINETECH MEDICAL	http://www.finetech-medical.co.uk/
HASOMED	http://www.hasomed.de/
ODSTOCK MEDICAL	http://www.odstockmedical.com/
OTTO BOCK HEALTHCARE	http://www.ottobock.de/
RESTORATIVE THERAPIES	http://www.restorative-therapies.com/
KRAUTH+TIMMERMANN	http://www.krauthtimmermann.de/

Testfragen

1. Was sind orthetische und therapeutische Effekte eines motorischen Neuro-Assistenzsystems?
2. Was kennzeichnet eine zentrale Lähmung?
3. Wie unterscheiden sich Läsionen des Gehirns und des Rückenmarks?
4. Nennen Sie zwei Interaktionsmechanismen für die Wiederherstellung motorischer Funktionen mittels FES!
5. Was sind die Ursachen für die schnelle Ermüdung elektrisch stimulierter Muskeln?
6. Beschreiben Sie die allgemeine Steuerungs-/Regelungsstruktur eines FES-Systems!
7. Was verstehen Sie unter Iterativ Lernender Regelung?
8. Nennen und erklären Sie die Elemente eines makroskopischen Muskelmodells!
9. Erläutern Sie Verfahren der EMG-basierten Elektrostimulation!
10. Beschreiben Sie Verfahren zur Regelung der Belastung beim FES-Fahrradfahren!
11. Was ist ein *Peroneus*-Stimulator, und wie funktioniert er?

Heike Vallery, Robert Riener

14 Verfahren in der neurologischen Bewegungstherapie

Zusammenfassung: Automatisierungstechnische Methoden werden heute bereits vielfach in Form von Therapierobotern und mechatronischen Systemen eingesetzt, um die motorische Therapie nach neurologischen Verletzungen zu vereinfachen und zu verbessern. Eine wichtige Einflussgröße für den Erfolg der Therapie ist die haptische Interaktion von Mensch und Roboter, wobei das Regelungskonzept des Geräts eine entscheidende Rolle spielt. In diesem Kapitel werden grundlegende Konzepte haptischer Regelung vorgestellt, gefolgt von konkreten Anwendungen in der neurologischen Bewegungstherapie.

Abstract: Methods adapted from automation engineering are employed more and more often as therapy robots and mechatronic systems that facilitate or improve motor therapy after neurological injuries. An important factor influencing the therapeutic result is the haptic interaction between human and robot, crucially dependent on the robot's control strategy. This chapter presents basic concepts of haptic control, followed by concrete examples of applications in neuromotor therapy.

14.1 Einleitung

14.1.1 Motivation

Fähigkeiten heutiger anthropomorpher Roboter sind zum Teil bereits sehr beeindruckend. Sie können fast menschenähnlich laufen oder zwei Arme zum Pool-Billard koordinieren [Nierhoff 2011]. Der Gedanke liegt daher nahe, robotische Geräte auch zur Unterstützung menschlicher Bewegungen einzusetzen, insbesondere für Menschen mit eingeschränkter Mobilität. Nach einem Schlaganfall oder einer Rückenmarksverletzung hat die Bewegungstherapie einen entscheidenden Einfluss auf die Genesung und das motorische (Wieder-)Erlernen [Kwakkel 2004, Teasell 2005], und automatisierungstechnische Methoden könnten mehr Menschen kostengünstigeren und einfacheren Zugang zur Therapie bieten.

14.1.2 Physiologische Bewegungsregelung und automatisierte Bewegungstherapie

Die ersten Geräte zur Rehabilitation motorischer Fähigkeiten wurden mit dem Ziel gebaut, repetitive Bewegungen des Physiotherapeuten zu ersetzen und den Patienten entlang einer physiologischen Referenztrajektorie zu bewegen.

Neue Erkenntnisse über motorisches Lernen zeigen allerdings, dass ein essenzielles Element für größtmöglichen Erfolg einer motorischen Therapie die aktive Beteiligung des Patienten ist [Sinkjær 2005].

Ein Rehabilitationsroboter sollte sich daher wie ein Physiotherapeut kooperativ verhalten und Patientenaktivität fördern, z. B. indem er nur eingreift, wenn es zur Ausführung der Bewegung erforderlich ist. Es zeigt sich sogar, dass gezielte Störung, d. h. Verstärkung des Fehlers in der Bewegung des Patienten, sogar förderlicher sein kann als Hilfe bei der Ausführung der korrekten Bewegung [Patton 2006]. Allerdings ist diese Art der Therapie nicht immer möglich, denn nicht jeder Patient kann bereits die Kräfte aufbringen, die für die Ausführung der Bewegungsaufgabe nötig sind. In diesem Fall sollte der Roboter angepasste Unterstützung leisten, z. B. indem er den Arm bei einer Greifaufgabe zumindest teilweise von seinem Gewicht entlastet. Solch eine emulierte „Schwerelosigkeit" kann Muskelschwäche kompensieren und den Bewegungsbereich beim Training vergrößern.

Auch im Hinblick auf eine bestimmte Bewegung kann der Roboter unterstützen, indem er erkennt, wenn der Patient selbst die Aufgabe nicht erfüllen kann, um dann entsprechend zu helfen. Zur bedarfsgerechten Unterstützung von Armbewegungen, z. B. beim Ping-Pong-Spielen, wurde ein solcher Regler bereits am Armroboter ARMIN (▶ Abb. 14.1, links) realisiert [Oldewurtel 2007]. Bei der Gangrehabilitation ist im Gegensatz zur Armtherapie die Freiheit beim Reglerentwurf stärker eingeschränkt, da der Sicherheitsaspekt bedeutsamer wird. Um ein sicheres und dennoch selbstbe-

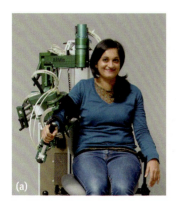 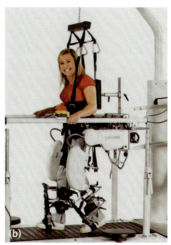

Abb. 14.1: Rehabilitationstechnik (a) ARMɪɴ und (b) LOKOMAT (Bildrecht: Hocoma, Schweiz).

stimmtes Gehen zu gewährleisten, wurde eine „Pfadregelung" [Duschau-Wicke 2007] für den Gangrehabilitationsroboter LOKOMAT (HOCOMA AG, Volketswil) (▶ Abb. 14.1, rechts) [Riener 2010] entwickelt.

Diese gibt einen „Tunnel" für die Gelenkwinkel vor, innerhalb dessen sich der Patient bewegen kann (s. ▶ Kap. 14.3.2). Ein anderes Konzept ist *Virtual Model Control* (VMC; *dt.* virtuelle Modellregelung), das ebenfalls auf maximale Patientenaktivität zielt, und das nur selektiv bestimmte Charakteristika während der Bewegung unterstützt [Ekkelenkamp 2005], z. B. die Schrittlänge oder die Schritthöhe.

Die vorgenannten therapeutischen Konzepte stellen die Anforderung an den Roboter, bedarfsgerecht Assistenz, Freiraum bis hin zu Widerstand anzubieten. Wenn der Patient z. B. eigenständige korrekte Bewegungen ausführt, sollte dank einer guten **Nullkraftregelung** der Roboter im Idealfall gar nicht spürbar sein. Dies wird auch als **Transparenz** bezeichnet.

> ▶ **Transparenz** ist ein regelungstechnischer Begriff: ein haptisches Gerät ist transparent, wenn es im Idealfall nicht spürbar ist, d. h. durch seine Dynamik keine unerwünschten Interaktionsmomente und -kräfte mit dem Menschen erzeugt.

Die Nullkraftregelung stellt eine Komponente der oben beschriebenen Regelungsstrategien dar und ist deshalb als Fundament besonders bedeutsam. Abgesehen von der Unterstützung bei einer Bewegung kann ein Rehabilitationsroboter auch virtuelle Umgebungen darstellen, mit denen der Patient interagieren kann, z. B. zur Simulation von Aktivitäten des täglichen Lebens wie Kochen, Essen oder Trinken. Für eine realistische virtuelle Umgebung ist es nötig, verschiedene virtuelle Objekte darstellen zu können, insbesondere auch harte Objekte. Eine solche Aufgabe stellt ganz andere Anforderungen an den Roboter als eine weiche, nachgiebige Führung bei Bewegungen.

Je nach Therapieziel sind daher unterschiedliche Abwägungen bei der Dimensionierung nötig. Dies betrifft die Wahl der Aktuatoren und Sensoren ebenso wie die Kinematik des Roboters und die Befestigung Mensch-Roboter.

Häufig ist es gewünscht, dass der Roboter auch einen völlig passiven Patienten führen kann. Das stellt gewisse Mindestanforderungen an die Aktuatoren, die ausreichend Leistung und Moment erbringen können müssen. Für hohe Momente ist bei den häufig verwendeten DC-Motoren eine hohe Übersetzung nötig, was jedoch die reflektierte Trägheit der Antriebe erhöht. Dadurch sinkt wiederum die erreichbare Transparenz des Roboters. Ein weiterer Punkt ist die **Rücktreibbarkeit** der Antriebe: Häufig ist es gewünscht, dass auch im stromlosen Zustand der Roboter durch den Patienten oder den Therapeuten bewegt werden kann und sich nicht selbst hemmt. Das ist besonders für den Fall eines Notstopps wichtig.

> Die Eigenschaft eines Antriebsstranges, die eine Bewegung durch einen Menschen auch im stromlosen Zustand ermöglicht, bezeichnet man als ▶ **Rücktreibbarkeit**. Der Antrieb hemmt sich dabei nicht selbst.

Bei der Frage nach der Kinematik gibt es zwei grundlegende Konzepte: Die **endeffektorbasierten** Ansätze, bei denen der Mensch nur an einer Stelle mit dem Gerät gekoppelt ist, sowie die **exoskelettbasierten** Ansätze, bei denen eine robotische Struktur parallel zu den menschlichen Gliedmaßen verläuft und an mehreren Stellen mit dem Menschen verbunden ist. Die grundlegenden Regelungskonzepte sind jedoch in beiden Fällen ähnlich.

> Als ▶ **Exoskelett** wird eine angetriebene Orthese bezeichnet, die üblicherweise zur Unterstützung von Bewegung des Menschen eingesetzt wird.

In ▶ Band 10 (Rehabilitationstechnik) findet sich eine ausführliche Darstellung der Physiologie neurologischer Verletzungen und der Möglichkeiten roboterunterstützter Therapie. Die Frage nach dem konstruktiven Entwurf solcher Geräte wird dort ebenfalls diskutiert. Im Folgenden werden daher speziell die regelungstechnischen Aspekte robotischer Bewegungsassistenz beleuchtet. Der Fokus der Kapitel liegt dabei auf der Wahl der Reglerstruktur.

14.2 Grundlagen der Rehabilitationsrobotik

14.2.1 Haptische Mensch-Roboter-Interaktion: Admittanz- und Impedanzregelung

Für die Regelung eines haptischen Geräts werden verschiedene Regelungsstrategien verwendet, die sich meist in eine der beiden Grundformen einordnen lassen: die Impedanz- und die Admittanzregelung. In der Literatur finden sich widersprüchliche Definitionen, und beide Begriffe werden teilweise synonym verwendet; im Folgenden wird die gängigste Definition erläutert. Eine gute Zusammenfassung findet sich bei [Villani 2008].

Sowohl Admittanz- als auch Impedanzregelung werden verwendet, um ein mechanisches System zu emulieren, dessen Verhalten von dem des tatsächlich vorhandenen Systems abweicht.

Wir betrachten als Beispiel ein sehr einfaches Therapiegerät, das zu didaktischen Zwecken entwickelt und als Heimtrainingsgerät für Patienten denkbar wäre. Das System hat nur einen Freiheitsgrad, d. h. die Roboterachse entspricht der anatomischen Gelenkachse. Im Gegensatz zu den meisten Exoskeletten wird die Verbindung hier nicht über Manschetten hergestellt, sondern lediglich über einen Handgriff; dies geschieht vor allem aus Sicherheitsgründen. Der Roboter ist in ▸ Abb. 14.2 dargestellt und besteht aus einem Hebel mit Kraft- und Winkelsensor, der von einem DC-Motor (MAXON RE 35, MAXON MOTOR AG) mit Getriebe (HARMONIC DRIVE HFUC-2UH, HARMONIC DRIVE AG) angetrieben wird.

Im Folgenden wird die Masse des Hebels und des Griffs zunächst vernachlässigt, der Mensch bringt also über den Kraftsensor direkt ein Moment auf den Antrieb auf.

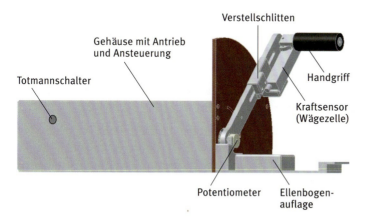

Abb. 14.2: Einfaches robotisches Gerät zur Bewegungsunterstützung: Der Ellbogen ruht auf der Auflage, die Hand greift am Griff an, der Kraftsensor am Hebel überträgt die Kraft. Der Hebel ist verstellbar, um das Gerät an beliebige Armlängen anzupassen. Im Kasten sind Elektronik sowie Motor und Getriebe untergebracht. Ein Potentiometer an der Getriebe-Ausgangswelle und ein Encoder auf der Motorwelle messen den Drehwinkel.

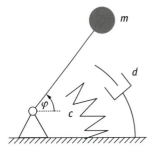

Abb. 14.3: Beispiel für das geregelte Verhalten eines haptischen Geräts: mechanisches System mit virtueller Masse m, Feder mit Konstante c und Dämpfer mit Konstante d. Der Hebel ist im oberen Bereich des Arbeitsraums frei beweglich (Freiraumregelung), im unteren Bereich werden Feder und Dämpfer aktiv.

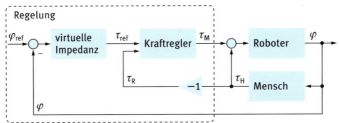

Abb. 14.4: Grundgedanke der **Impedanzregelung**. Ein innerer Regelkreis regelt Kraft bzw. Moment τ_R, das der Roboter auf den Menschen ausübt (gemessen am Sensor) mit dem Kraftregler, der Ausgang ist das Motormoment τ_M. Ein äußerer Regelkreis bestimmt das gewünschte Moment am Sensor aus dem Impedanzmodell sowie aus Soll- und Istposition.

Dem Benutzer werden dann von dem Gerät eine virtuelle Steifigkeit, Masse und Dämpfung vorgetäuscht (▶ Abb. 14.3). Der Roboter kann dabei im ungeregelten Zustand ganz andere mechanische Eigenschaften aufweisen.

Das Wirkprinzip, wie diese Umgebung dargestellt wird, unterscheidet sich bei den beiden Regelungskonzepten:

> Die ▶ **Impedanzregelung** erhält als Eingang die Position des Roboters, und sie regelt eine Kraft als Antwort ein. Die ▶ **Admittanzregelung** erhält als Eingang eine Kraft, und sie regelt eine Position als Antwort ein. Beides sind nachgiebige Regelungsstrategien für haptische Geräte.

Die beiden Regelschemata sind in ▶ Abb. 14.4 und 14.5 skizziert: Beim Impedanzregeler ist ein Kraftregelkreis in eine entsprechend weiche Positionsregelung eingebettet, die gewöhnlich ein Feder-Dämpfer-System darstellt. Der Sollwert kann entweder ein fester Punkt sein, so dass eine ortsfeste Feder und ein Dämpfer dargestellt werden, oder eine Trajektorie, welcher der Benutzer, durch Federn und Dämpfer weich geführt, folgen soll. Dies ist insbesondere im Fall der Rehabilitation eine gängige Methode, um physiologisch korrekte Bewegungen vorzugeben, aber dem Nutzer dennoch einen gewissen Freiraum für Abweichungen zu lassen.

Beim Admittanzregler in ▶ Abb. 14.5 ist das Prinzip umgekehrt: Ein virtuelles Modell berechnet zu jeder Kraft, die der Benutzer auf das Gerät aufbringt, die korrespon-

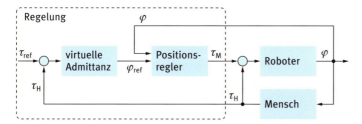

Abb. 14.5: Grundgedanke der **Admittanzregelung**. Ein äußerer Regelkreis bestimmt entsprechend dem Moment τ_H, das der Mensch auf den Roboter überträgt, die Bewegung eines virtuellen Modells (Admittanz). Diese Bewegung wird mithilfe eines Positionsreglers dem Roboter aufgeprägt. Zusätzliche gewünschte Kräfte τ_ref, die z. B. aus einem noch weiter außen liegenden Impedanzmodell stammen können, werden auf die Nutzerkräfte aufaddiert.

dierende Bewegung. Im einfachsten Fall, bei einer puren virtuellen Masse m, wäre die berechnete Sollbeschleunigung direkt proportional zur gemessenen Kraft, mit 1/m als Proportionalitätsfaktor, und Geschwindigkeit und Position ergäben sich durch Integration. Diese Sollbewegung wird dann von einem unterlagerten (steifen, d. h. hochverstärkten) Positionsregelkreis eingeregelt.

14.2.2 Anwendungsbereiche nachgiebiger Regelungskonzepte

Rein theoretisch wären Impedanz- und Admittanzregelung äquivalent. Allerdings ergeben sich durch die praktische Realisierung Vor- und Nachteile, die anhand zweier Beispiele veranschaulicht werden sollen: Fall 1 sei eine sehr steife Umgebung, z. B. eine harte Feder, und Fall 2 sei eine Nullkraftregelung, um Bewegungen im freien Raum zu emulieren.

Der Impedanzregler wird im Fall 1 für eine gegebene Istposition des Endeffektors eine Sollkraft ausgeben. Da das System abgetastet und digital geregelt wird, sind Totzeiten im Regelkreis vorhanden. Der Nutzer wird also schon in die Feder eingedrungen sein, bevor das System dies erkennt und eine Kraft zurückgeben kann. Je steifer die Feder ist, desto höher wird die Kraft, die eingeregelt werden muss, und ab einer gewissen maximalen Federsteifigkeit wird das System instabil. Der Admittanzregler hingegen reagiert genau umgekehrt: Bei der Feder ist der Nutzer ebenfalls kurzzeitig eingedrungen, bevor das System reagieren kann. Allerdings berechnet der Regler über das Modell eine zur Kraft korrespondierende Sollposition. Diese Regelabweichung für den Positionsregler ist dann nur sehr klein im Vergleich zur sprunghaft auftretenden Regelabweichung des Kraftreglers bei der Impedanzregelung. Anhand dieses Beispiels wird deutlich, weshalb der Admittanzregler für steife Umgebungen besser geeignet ist.

Im Fall 2, der Freiraumregelung, ist die Sollkraft für den Impedanzregeler konstant null, die Regelabweichung entspricht also der gemessenen Kraft am Endeffektor.

Beim Admittanzregler hingegen muss das Ziel der Nullkraftregelung etwas expliziter formuliert werden: Ein virtuelles Modell mit dieser Eigenschaft dürfte keine Masse, keine Steifigkeit und keine Dämpfung haben. Daher würde zu jeder gemessenen Kraft eine unendlich hohe Sollbeschleunigung ausgegeben. Da dies in der Praxis nicht möglich ist, wird das Regelziel über eine virtuelle Masse (und Dämpfung) definiert, so dass die Sollbeschleunigung wieder beschränkt ist. Diese Masse muss einen gewissen Mindestwert haben, damit der Positionsregler den hochdynamischen Bewegungen folgen kann. Dieses Beispiel macht bereits intuitiv klar, weshalb der Impedanzregeler für Freiraumregelung besser geeignet ist als der Admittanzregler.

Beim Admittanzregler ist also durch die Implementierung klar, dass der Roboter stets eine minimale träge (Rest-)Masse darstellt. Beim Impedanzregler ist die verbleibende träge Masse jedoch auch nicht Null, wie sich zeigen lässt:

Beispielhaft wird ein Antrieb mit Trägheit J angenommen, an dessen Ausgangswelle der menschliche Nutzer mit einem Moment τ_H angreift, wobei ein Sensor das Reaktionsmoment τ_R misst. Ohne Regelung gilt nun näherungsweise:

$$\tau_H = J\ddot{\varphi}, \tag{14.1}$$

wobei der Winkel φ der Drehwinkel der Welle ist.

Bei einer Nullkraft-Regelung mit reinem Proportionalglied wird die gemessene Kraft am Sensor (Reaktionskraft $\tau_R = -\tau_H$) vom Sollwert 0 abgezogen und mit dem Verstärkungsfaktor K multipliziert, und ergibt so das Motormoment τ_M:

$$\tau_M = K\tau_H. \tag{14.2}$$

Dann gilt für die Bewegung des Antriebs:

$$\tau_H + \tau_M = \tau_H(1+K) = J\ddot{\varphi}, \tag{14.3}$$

und umgeschrieben:

$$\tau_H = \frac{J}{1+K}\ddot{\varphi}. \tag{14.4}$$

Vergleicht man dieses Verhalten mit (▶ Gl. (14.1)), fühlt sich das geregelte System für den Menschen also so an, als ob die tatsächliche Trägheit J mit Faktor $1/(1+K)$ skaliert wurde. Über den Verstärkungsfaktor K lässt sich daher die virtuelle Trägheit verringern. Allerdings sind dieser Verringerung enge Grenzen gesetzt, wenn das System „passiv" bleiben soll [Colgate 1989]. Der Term Passivität bedeutet, dass das System in Kombination mit jedem beliebigen realen passiven System (bestehend aus Massen, Federn und Dämpfern) stabil bleibt, s. ▶ Kap. 2.

▶ **Passivität** ist ein regelungstechnischer Stabilitätsbegriff. Ein passives System kann mit jedem beliebigen realen passiven System (bestehend aus Massen, Federn und Dämpfern) kombiniert werden, so dass das entstehende Gesamtsystem stabil im Sinne von LJAPUNOW ist.

Höhere Verstärkungsfaktoren im Kraftregler können also nur eingestellt werden, wenn eine spezielle geeignete Umgebung (für die Impedanzregelung z. B. eine reine Masse) verwendet wird, in Kontakt mit einer steifen Feder würde das System instabil. Das bedeutet, dass der Mensch teilweise eine aktiv stabilisierende Rolle übernehmen müsste; diese Annahme ist insbesondere beim Einsatz eines Rehabilitationsroboters problematisch. Daher ist die Reduktion der trägen Masse auch bei der Impedanzregelung beschränkt.

In diesem vereinfachten Beispiel griff der Mensch direkt am Kraftsensor an. Bei einem realen Roboter sind die Montagebedingungen allerdings eingeschränkt, so dass Kraftsensoren weiter entfernt vom Menschen eingebaut werden. Ein weiterer Gesichtspunkt ist die Tatsache, dass das System sich nur so lange entsprechend dem vordefinierten Modell verhält, wie der Mensch auch über den Kraftsensor angreift. Auch diese Überlegung beeinflusst aus Sicherheitsgründen die Positionierung der Kraftsensoren. Alle träge Masse, die sich zwischen Kraftsensor und Mensch befindet (im obigen Beispiel der Griff), ist nicht durch Regelung kompensierbar, d. h. sie kann nicht durch Regelung „versteckt" werden. Deshalb sollte diese Masse möglichst klein sein.

14.3 Regelkonzepte für Rehabilitationsroboter

14.3.1 Definition des Trainingsziels

Eine essenzielle Frage ist die nach dem Ziel des Trainings. Übergeordnet dem jeweiligen Training stehen die klinischen Maße und Skalen, die zur Evaluierung des Fortschritts des Patienten dienen und meist unabhängig von einem spezifischen Gerät erhoben werden. Dies ist z. B. der FUGL-MEYER-Test zur Untersuchung der Motorik bei Schlaganfallpatienten [Platz 2005] oder der generische 10-Meter-Gehstreckentest zur Evaluierung der Ganggeschwindigkeit [Perry 1995]. Darüber hinaus kann jedoch auch während des Trainings mit einem Gerät ein konkretes Ziel formuliert werden.

Die vermutlich älteste und am weitesten verbreitete Methode besteht darin, eine kinematische Referenz vorzugeben, der der Patient im Idealfall folgen soll. Unter dieser generellen Idee lassen sich diverse Strategien zusammenfassen:

Wiederum die häufigste Methode besteht darin, physiologische Referenztrajektorien zu verwenden. Diese können z. B. von gesunden Probanden aufgezeichnet worden sein, oder sie können mithilfe optimaler Regelung oder Steuerung erzeugt worden sein. Das Erstellen einer „Bibliothek" von Bewegungen gesunder Probanden ist kosten- und zeitintensiv, bietet jedoch hohe Verlässlichkeit. Demgegenüber steht die künstliche Generierung von Referenzen: Da bekannt ist, dass Menschen in ihren Bewegungen gewissen Prinzipien optimaler Regelung bzw. Steuerung folgen, lässt sich diese Erkenntnis individuell zur Reproduktion bzw. Vorhersage physiologischer Trajektorien ausnutzen. Exemplarisch sei das **Minimum Jerk** (Minimaler-Ruck)-Kriterium genannt, bei dem die dritte Zeitableitung der Position (also die Ableitung der Beschleunigung) minimiert wird [Flash 1985].

Das ▸ *Minimum-Jerk*-Kriterium (*engl. jerk* – Ruck; *dt.* Minimalerschütterung, minimaler Ruck) ist ein Optimierungskriterium, bei dem die dritte Zeitableitung der Position (also die Ableitung der Beschleunigung) minimiert wird.

Andere Kriterien minimieren Energie, Gelenkmomente oder Muskelkraft [Todorov 2004]. Solche Verfahren sind kostengünstig und schnell; der Nachteil ist jedoch, dass die bisher gefundenen Optimalitätsprinzipien meist nur für eine enge, nicht klar begrenzte Klasse von Bewegungen Gültigkeit haben. Komplexere Kostenfunktionen, die z. B. auch Stabilität, Unsicherheit und sensorisches/motorisches Rauschen berücksichtigen [Bays 2007], sind meist schwer herzuleiten bzw. komplex in der Anwendung.

Eine weitere Möglichkeit, kinematische Referenzen zu erzeugen, besteht darin, die Bewegungen/Aktivitäten nicht betroffener Körperteile zu messen. Für die Arme ist dies besonders einfach, dort ist die „Spiegeltherapie" [Hesse 2003], bei der ein Arm die Referenz für den anderen erzeugt, häufig. Neben einer Spiegelung ist auch eine parallele Bewegung der Hände denkbar. Um jedoch die Beine während des Gehens zu unterstützen, ist das Spiegeln einer zeitverschobenen Bewegung weniger erfolgreich, wie bei Versuchen mit einseitig Amputierten festgestellt wurde [Grimes 1977]. Grund dafür ist die Totzeit von mehreren 100 ms, die bei einem zeitverschobenen Abspielen der Bewegung unweigerlich auftritt, und die der Mensch nicht beherrschen kann. Eine Alternative besteht darin, Abhängigkeiten zwischen Bewegungen verschiedener Körperteile auszunutzen. Dies kann rein als Trigger in einer hierarchischen Regelstruktur dienen, wie z. B. zur Erkennung der Aufsteh-Intention eines paraplegischen Nutzers [Azevedo 2005] anhand der Oberkörperbeschleunigungen. Hier würde nach der Erkennung ein separater Prozess zur Regelung des Aufstehens folgen. Die Abhängigkeiten können aber auch zeitkontinierlich ausgenutzt werden, z. B. mittels linearer Regression, um aus der momentanen Konfiguration und Bewegung einzelner gesunder Körperteile auf die passende Bewegung „fehlender" Segmente zu schließen, und diese dann als Referenz für ein Exoskelett [Vallery 2009] oder eine Prothese [Vallery 2011] zu verwenden.

Eine dritte Möglichkeit ist die Korrektur und Anpassung einer Bewegung des Patienten durch den Therapeuten, wie es z. B. selektiv mit *Virtual Model Control* in der Gangtherapie geschieht [van Asseldonk 2007]. Durch virtuelle passive Elemente wie Federn kann der Therapeut Schrittlänge oder -höhe des Patienten graduell und selektiv verändern und damit das Gangmuster nur an bestimmten Stellen verzerren.

Nicht alle der im Folgenden vorgestellten Regelungsstrategien hängen von solch expliziten Referenztrajektorien ab, teilweise genügt auch die Formulierung des Ziels einer Bewegung, wie z. B. das Erreichen einer gewünschten Endposition beim Greifen mit der Hand oder die Vermeidung eines Sturzes beim Gehen.

14.3.2 Therapeutische Strategien

Das älteste und noch immer weit verbreitete Konzept besteht in einer Positionsregelung entlang der als korrekt erachteten Referenztrajektorie. Klinische Studien wurden vornehmlich mit diesem Konzept durchgeführt.

> Im Resultat zeigte sich, dass die konventionelle manuelle Therapie der roboterunterstützten Therapie bisher mindestens gleichwertig [Husemann 2007, Pohl 2007] ist. Im Falle positionsgeregelter Ansätze tendieren die Patienten häufig zu einem passiven Verhalten, was die Wirkung der roboterunterstützen Therapie gegenüber manueller Therapie sogar mindern kann [Hornby 2008]. Resultate über motorisches Lernen und neuronale Plastizität stützen diese Erkenntnis, denn sie deuten darauf hin, dass der Patient eine möglichst aktive Rolle während des Trainings einnehmen sollte [Scheidt 2001, Thoroughman 2000].

Dies erklärt den therapeutischen Erfolg von Methoden wie der *Constraint Induced Movement Therapy* (CIMT) [Taub 1999] oder der *Functional Electrical Therapy* (FET) [Popović 2003].

Neuere Konzepte basieren daher auf dem Prinzip, nur bedarfsgerecht zu unterstützen. Zunächst wurde dies mit Admittanz- und Impedanzregelungskonzepten realisiert, wie in ▸ Kap. 14.2.1 beschrieben. So erlaubt z. B. der Lokomat Abweichungen von einer physiologischen Referenztrajektorie, wenn die Beine mit einer vom Therapeuten einstellbaren Steifigkeit geführt werden [Riener 2005]. Je niedriger die Steifigkeit der Regelung, desto mehr muss der Patient leisten. Eine Weiterentwicklung ist die „Pfadregelung'" [Duschau-Wicke 2007], die in einem virtuellen Tunnel um die Referenzbewegung herum keine Unterstützung leistet.

Als vielversprechendes Konzept wird ***Assist-as-Needed*** (**AAN**) [Cai 2006, Ferraro 2003, Hogan 2006, Krebs 2003] verstärkt eingesetzt. Hierbei lernt der Regler in einem iterativen Prozess, an welchen Stellen im Bewegungsprofil der Patient Unterstützung benötigt, und an welchen Stellen diese reduziert werden kann. Die Wahl der richtigen Zeitkonstanten für diesen lernenden Prozess ist entscheidend dafür, dass der Patient sich nicht an die Hilfe gewöhnt, sondern aktiv bleibt [Emken 2005].

> ▸ ***Assist-as-Needed Strategy/Control*** (**AAN**; *dt.* bedarfsgerechte Strategie/Regelung) ist eine Regelungsstrategie für Rehabilitationsroboter. Der Regler lernt in einem iterativen Prozess, wie viel Unterstützung ein Patient benötigt, und reduziert die Unterstützung auf das minimal notwendige Maß.

Auch Kombinationen der verschiedenen Strategien sind möglich, zum Beispiel, um einen sicheren Rahmen durch Pfadregelung und trotzdem eine adaptive Unterstützung innerhalb dieses Rahmens zu gewährleisten. Erste klinische Untersuchungen einer solchen Kombination zeigten vielversprechende therapeutische Ergebnisse [Schück 2012], doch ein deutlicher Vorteil gegenüber manueller Therapie konnte bisher nicht nachgewiesen werden.

Auch ohne eine Referenztrajektorie ist es möglich, den Patienten zu unterstützen. Dies ist z. B. durch teilweise oder vollständige Kompensation der Schwerkraft möglich. Dies wurde sowohl für die Beine [Agrawal 2007] als auch für die Arme [Nef 2009] vorgeschlagen. Entsprechende Geräte entlasten den Patienten vom Gewicht seiner Körperteile und senken so die Schwelle für die Muskeln, um eine funktionelle Bewegung zu erzielen.

Eine weitere große Gruppe von Therapiesystemen setzt auf die Verstärkung vorhandener Motorik des Patienten. Dies ist z. B. über die Messung mittels **Elektromyographie** (EMG) bzw. über die Messung von Kraft oder Kinematik möglich. Ein intuitiver Ansatz besteht darin, alle Bewegungen des Nutzers zu verstärken, was mittels positiver Verstärkung wie im BLEEX-Exoskelett [Kazerooni 2005] geschehen kann, oder mittels inverser Dynamik, wie für eine Neuroprothese [Riener 1998] vorgeschlagen. Bei letzterem wird die vom Patienten induzierte Aufstehbewegung mittels Gelenkwinkelsensoren erfasst und einem inversem dynamischen Modell zugewiesen, und die zur Aufrechterhaltung der Gelenkwinkel- und Winkelgeschwindigkeiten benötigten Gelenkmomente werden mittels **Funktioneller Elektrostimulation** (FES) erzeugt. Ebenfalls möglich ist die Messung von Motorkommandos an die menschlichen Muskeln mittels EMG wie bereits in ▸ Kap. 13 beschrieben. Dies wurde z. B. von [Fleischer 2007] zur Regelung eines Exoskeletts eingesetzt. Ähnliche Ansätze wurden auch schon zuvor für myoelektrische Prothesen verwendet, insbesondere um Hand- und Armfunktion wiederherzustellen [Kritter 1985]. Die Kombination von EMG und FES [Schauer 2004, Keller 2001, van Overeem Hansen 1979] wurde ebenfalls behandelt.

Auch eine solche Strategie benötigt im Prinzip keine Referenztrajektorie, die Ansätze lassen sich aber auch kombinieren. Ein Beispiel für eine gemischte Strategie ist die Anpassung eines initialen Gangbilds im LOKOMAT durch den Patienten [Jezernik 2004]: Hierbei wird die Trajektorie durch Minimierung der Interaktionskräfte zwischen Mensch und Roboter angepasst.

Statt auf Unterstützung kann ein Rehabilitationsgerät auch auf freie Bewegung setzen oder gar auf Herausforderung des Patienten über das normale Maß hinaus. Dies entspricht den obigen Erkenntnissen zur therapeutischen Wirksamkeit. Auch bei freier Bewegung kann ein robotisches Gerät sinnvoll sein, nämlich um eine virtuelle Trainingsumgebung darzustellen, inklusive haptischer Darstellung virtueller Objekte. Eine attraktive Trainingsumgebung soll oftmals insbesondere auch die Motivation des Patienten fördern, da diese eine essenzielle Bedingung für die häufige Verwendung des Geräts ist, besonders in der Therapie zu Hause. Training in virtueller Realität, insbesondere für die oberen Extremitäten, kann einen hohen motivierenden Effekt haben. Solch ein Training kann ohne die Bereitstellung expliziter Referenztrajektorien auskommen.

Die **Challenge-Point**-Theorie [Guadagnoli 2004] sagt voraus, dass der Mensch bis an seine Grenzen gebracht werden sollte, um ebendiese zu überwinden.

Die ▶ *Challenge-Point*-**Theorie** (*engl. challenge* – Herausforderung; *point* – Punkt) sagt voraus, dass der Mensch beim Trainieren motorischer Fähigkeiten bis an seine Grenzen gebracht werden sollte, um ebendiese zu überwinden.

Gemäß dieser Theorie dient die Menge und Interpretierbarkeit von Information, die während einer motorischen Aufgabe gesammelt wird, als Antrieb für den Lernvorgang. Die Menge der verfügbaren Information hängt von der Schwierigkeit der Aufgabe ab, und die Interpretierbarkeit vom Können des Probanden. Daraus ergibt sich die Hypothese, dass die Schwierigkeit mit dem Können steigen sollte, um immer am optimalen Punkt zu lernen. Dies erklärt auch, warum ein zu hohes Maß an Unterstützung kontraproduktiv sein kann. Ein robotisches Gerät kann hier sinnvoll sein, um die Folgen von Überforderung abzumildern und einen sicheren Rahmen zu bieten. Ein Beispiel ist das mobile Gerät KINEASSIST (KINEA DESIGN, l.l.c.) [Patton 2008], das nur an der Hüfte und am Oberkörper befestigt wird, und Patienten während des Gangtrainings vor Stürzen bewahrt.

Um den Patienten noch über das normale Maß hinaus zu fordern, wurden verschiedene Methoden vorgeschlagen: Am einfachsten ist ein Training mit Widerstand, wie es auch im manuellen Training verwendet wird [Voss 1985], und sich als klinisch wirksam erwiesen hat [Weiss 2000]. Aufwändiger ist *Error Augmentation*, welche die Fehler des Patienten entlang einer Referenztrajektorie verstärkt [Patton 2006].

Eine Regelungsstrategie für Rehabilitationsroboter, die die Fehler des Patienten entlang einer Referenztrajektorie verstärkt, heißt ▶ *Error Augmentation* (*dt.* Fehlerverstärkung).

Im Vergleich diverser Konzepte [van Asseldonk 2007] zeigte sich, dass Probanden, die frei oder mit *Error Augmentation* trainieren, besser lernen als geführte Probanden, jedoch ohne signifikanten Vorteil von *Error Augmentation* gegenüber freiem Training.

Voraussetzung für motorisches Lernen ist eine Rückmeldung für den Patienten, d. h., der Patient muss die Richtigkeit seiner Anstrengungen evaluieren können. Daher verfügen Rehabilitationsroboter meist über Ausgabemöglichkeiten, die von einfachen Skalen bis hin zum Punktesammeln in komplexen virtuellen Realitäten reichen.

14.4 Ausblick

In diesem Kapitel wurde zunächst auf die Defizite konventioneller neurologischer Rehabilitation und bisheriger Therapieroboter hingewiesen. Roboter mit haptischen Funktionen können die Defizite bisheriger Ansätze kompensieren. Der Fokus lag dabei auf der Vorstellung nachgiebiger Regelungsstrategien, basierend auf **Impedanz- und** Admittanzregelung. Es wurde deutlich, dass die Eigenschaften eines Therapiesystems stark beeinflusst werden durch Ort und Art der Sensoren, Trägheit des Antriebs und des Endeffektors sowie das Regelungskonzept. Darauf aufbauend wurde eine Auswahl verbreiteter regelungstechnischer Strategien für die Therapie präsentiert, die von geführter Bewegung bis hin zu bewusster Störung des Patienten reichen. Eine detailliertere Übersicht zu den regelungstechnischen Methoden findet sich z. B. in [Marchal-Crespo 2009], und einen Überblick über erste Ergebnisse klinischer Studien in der Schlaganfallrehabilitation gibt [Pennycott 2012].

Die Anwendung automatisierungstechnischer Methoden in der neurologischen Rehabilitation ist ein noch junges Gebiet, in dem zwar viele methodische Beiträge geliefert wurden, die klinische Evidenz jedoch noch weitgehend aussteht. Viele Arbeitsgruppen führen derzeit weitere klinische Studien durch, um klarere Erkenntnisse zu gewinnen, welche Therapie und welche technischen Elemente für welchen Patienten die besten Fortschritte ermöglichen.

Quellenverzeichnis

Agrawal S. K., Banala S. K., Fattah A., Sangwan V., Krishnamoorthy V., Sholz J. R., Hsu W. L.: Assessment of motion of a swing leg and gait rehabilitation with a gravity balaning exoskeleton. IEEE Transations on Neural Systems and Rehabilitation Engineering 15(2007): 410–420.

Azevedo C., Héliot R.: Rehabilitation of Funtional Posture and Walking: Coordination of Healthy and Impaired Limbs. Journal of Automatic Control 15(Supplement)(2005): 12–14.

Bays P. M., Wolpert D. M.: Computational principles of sensorimotor control that minimize uncertainty and variability. Journal of Physiology 578(2007): 387–396.

Cai L. L., Fong A. J., Otoshi C. K., Liang Y., Burdick J. W., Roy R. R., Edgerton V. R.: Implications of assist-as-needed robotic step training after a complete spinal cord injury on intrinsistrategies of motor learning. Journal of Neurosiene 26(2006): 10564–10568.

Colgate E., Hogan N.: An analysis of contact instability in terms of passive physical equivalents. In: Proceedings of the IEEE International Conference on Robotics and Automation (ICRA). Scottsdale, AZ, USA 1989: 404–409.

Duschau-Wicke A., Zitzewitz J., Wellner M., König A., Lünenburger L., Riener R.: Path Control – A Strategy for Patient-Cooperative Training of Gait Timing. In: Proceedings of the Automed Workshop, Fortschritt-Berichte VDI, Reihe 17, Nr. 267, 7, 2007: 1–2.

Ekkelenkamp R., Veneman J., van der Kooij H.: LOPES: Selective control of gait functions during the gait rehabilitation of CVA patients. In: Proceedings of the IEEE International Conference on Rehabilitation Robotics (ICORR) 2005: 361–364.

Emken J. L., Bobrow J. E., Reinkensmeyer D. J.: Robotic movement training as an optimization problem: designing a controller that assists only as needed. In: Proceedings of the IEEE International Conference on Rehabilitation Robotics (ICORR) 2005: 307.

Ferraro M., Palazzolo J. J., Krol J., Krebs H. I., Hogan N., Volpe B. T.: Robot-aided sensorimotor arm training improves outcome in patients with c hronic stroke. Neurology (61)2003: 1604–1607.

Flash T. and Hogan N.: The Coordination of Arm Movements: An Experimentally Confirmed Mathematical Model. J. Neurosci. 5(1985): 1688–1703.

Fleischer C.: Controlling Exoskeletons with EMG signals and a Biomechanical Body Model. Dissertation, Technische Universität Berlin 2007.

Grimes D., Flowers W. C., Donath M.: Feasibility of an active control scheme for A/K prostheses. Journal of Biomedical Engineering 99(1977): 215–221.

Guadagnoli M. A., Lee T. D.: Challenge point: a framework for conceptualizing the effects of various practice conditions in motor learning. Journal of Motor Behavior 36(2004): 212–224.

Vallery H., Burgkart R., Hartmann C., Mitternacht J., Riener R., Buss M.: Complementary Limb Motion Estimation for the Control of Active Knee Prostheses. Biomed Tech (Berl.) 56(2011): 45–51.

Vallery H., van Asseldonk E., Buss M., van der Kooij H.: Reference Trajectory Generation for Rehabilitation Robots: Complementary Limb Motion Estimation. IEEE Transactions on Neural Systems and Rehabilitation Engineering 17(2009): 23–30.

Hesse S., Schulte-Tigges G., Konrad M., Bardeleben A., Werner C.: Robot-assisted arm trainer for the passive and active practice of bilateral forearm and wrist movements in hemiparetic subjects. Archives of Physical Medicine and Rehabilitation 84(2003): 915–920.

Hogan N., Krebs H. I., Rohrer B., Palazzolo J. J., Dipietro L., Fasoli S. E., Stein J., Hughes R., Frontera W. R., Lynch D., Volpe B. T.: Motions or muscles?: Some behavioral factors underlying robotic assistance of motor recovery. Journal of Rehabilitation Research & Development 43(2006): 605–618.

Hornby T. G., Campbell D. D., Kahn J. H., Demott T., Moore J. L., Roth H. R.: Enhanced gait-related improvements after therapist- versus robotic-assisted locomotor training in subjects with chronic stroke: a randomized controlled study. Stroke 39(2008): 1786–1792.

Husemann B., Müller F., Krewer C., Heller S., Koenig E.: Effects of locomotion training with assistanc e of a robot-driven gait orthosis in hemiparetic patients after stroke: a randomizedccontrolled pilot study. Stroke 38(2007): 349–354.

Jezernik S., Colombo G., Morari M.: Automatic Gait-Pattern Adaptation Algorithms for Rehabilitation With a 4-DOF Robotic Orthosis. IEEE Transactions on Robotics and Automation 20(2004): 574–582.

Kazerooni H., Racine J.-L., Huang L., Steger R.: On the Control of the Berkeley Lower Extremity Exoskeleton (BLEEX. In: Proceedings of the IEEE International Conference on Robotics and Automation (ICRA) 2005: 4364–4371.

Keller T.: Surface Functional Electrical Stimulation (FES) Neuroprostheses for Grasping. Dissertation, ETH Zürich 2001.

Krebs H. I., Palazzolo J. J., Dipietro L., Volpe B. T., Hogan N.: Rehabilitation robotics: Performance-based progressive robot-assisted therapy. Autonomous Robots 15(2003): 7–20.

Kritter A. E.: Myoelectric prostheses. The Journal of Bone and Joint Surgery (American Volume) 67(1985): 654–657.

Kwakkel G., van Peppen R., R. Wagenaar C., Wood Dauphinee S., Richards C., Ashburn A., Miller K., Lincoln N., Partridge C., Wellwood I., Langhorne P.: Effects of augmented exercise therapy time after stroke: a meta-analysis. Stroke 35(2004): 2529–2539.

Marchal-Crespo L., Reinkensmeyer D. J.: Review of control strategies for robotic movement training after neurologic injury. J. Neuroeng. Rehabil. 6(2009): 20 (eng).

Nef T., Brennan D., Black I., Hidler J.: Patient-tracking for an Over-ground Gait Training System. In: Proceedings of the IEEE International Conference on Robotics and Automation (ICRA) 2009: 469–473.

Nierhoff T., Kourakos O., Hirche S.: Playing Pool with a Dual-Armed Robot. In: IEEE International Conference on Robotics and Automation (ICRA) 2011.

Oldewurtel F., Mihelj M., Nef T., Riener R.: Patient-Cooperative Control Strategies for Coordinated Functional Arm Movements. In: European Control Conference. Kos: 2007.

Patton J., Brown D. A., Peshkin M., Santos-Munné J. J., Makhlin A., Lewis E., Colgate E. J., Schwandt D.: KineAssist: design and development of a robotic overground gait and balance therapy device. Top Stroke Rehabil. 15(2008): 131–139 (eng).

Patton J. L., Stoykov M. E., Kovic M., Mussa-Ivaldi F. A.: Evaluation of robotic training forces that either enhance or reduce error in chronic hemiparetic stroke survivors. Experimental Brain Research 168(2006): 368–383.

Pennycott A., Ureta V., Wyss D., Vallery H., Klamroth-Marganska V., Riener R.: Towards More Effective Robotic Gait Training for Stroke Rehabilitation: a Review. Journal of NeuroEngineering and Rehabilitation 9(2012): 65.

Perry J., Garrett M., Gronley J. K., Mulroy S. J.: Classification of walking handicap in the stroke population. Stroke 26(1995): 982–989.

Platz T., Pinkowski C., van Wijck F., Johnson G.: ARM. Arm Rehabilitation Measurement, Manual for performance and scoring. Baden-Baden: Deutscher Wissenschafts-Verlag 2005.

Pohl M., Werner C., Holzgraefe M., Kroczek G., Mehrholz J., Wingendorf I., Hoolig G., Koch R., Hesse S.: Repetitive locomotor training and physiotherapy improve walking and basic activities of daily living after stroke: a single-blind, randomized multi centre trial (DEutsche GAngtrainerStudie, DEGAS). Clinical Rehabilitation 21(2007): 17–27.

Popović M. B., Popović D. B., Sinkjær T., Stefanović A., Schwirtlich L.: Clinical evaluation of functional electrical therapy in acute hemiplegic subjects. Journal of Rehabilitation Research and Development 40(2003): 443–454.

Riener R., Fuhr T.: Patient-Driven Control of FES-Supported Standing Up: A Simulation Study. IEEE Transactions on Rehabilitation Engineering 6(1998): 113–124.

Riener R., Lünenburger L., Maier I., Colombo G., Dietz V.: Locomotor training in subjects with sensori-motor deficits: an overview of the robotic gait orthosis lokomat. Journal of Healthcare Engineering 1(2010): 197–216.

Riener R., Lünenburger L., Jezernik S., Anderschitz M., Colombo G., Dietz V.: Patient-cooperative strategies for robot-aided treadmill training: first experimental results. IEEE Transactions on Neural Systems and Rehabilitation Engineering 13(2005): 380–394.

Schauer T., Salbert R., Negård N.-O. and Raisch J.: Detection and Filtering of EMG for Assessing Voluntary Muscle Activity During FES. In: Proceedings of the 9th Annual Conference of the International FES Society. Bournemouth (UK) 2004.

Schück A., Labruyère R., Vallery H., Riener R., Duschau-Wicke A.: Feasibility and effets of patient-cooperative robot-aided gait training applied in a 4-week pilot trial. Journal of NeuroEngineering and Rehabilitation 9(2012): 1–15.

Scheidt R. A., Dingwell J. B., Mussa-Ivaldi F. A. Learning to move amid uncertainty. Journal of Neurophysiology 86(2001): 971–985.

Sinkjær T., Popović D. B.: Trends in the Rehabilitation of Hemiplegic Subjects. Journal of Automatic Control 15(2005): 1–10.

Taub E., Uswatte G., Pidikiti R.: Constraint-induced movement therapy: a new family of techniques with broad application to physical rehabilitation: a clinical review. Journal of Rehabilitation Research & Development 36(1999): 237–251.

Teasell R., Bitensky J., Salter K., Bayona N. A.: The role of timing and intensity of rehabilitation therapies. Topics in Stroke Rehabilitation 12(2005): 46–57.

Thoroughman K. A., Shadmehr R.: Learning of action through adaptive combination of motor primitives. Nature 407(2000): 742–747.

Todorov E.: Optimality principles in sensorimotor control. Nature Neuroscience 7(2004): 907–915.

van Asseldonk E. H. F., Ekkelenkamp R., Veneman J. F., van der Helm F. C. T., van der Kooij H.: Selective control of a subtask of walking in a roboticgait trainer (LOPES). In: Proceedings of the IEEE International Conference on Rehabilitation Robotics (ICORR) 2007: 841–848.

van Asseldonk E. H. F., Wessels M., Stienen A. H. A., van der Helm F. C. T., van der Kooij H.: Influence of haptic guidance in learning a novel visuomotor task. Journal of Physiology – Paris 103(2009)3–5: 276–285.

van Overeem Hansen G.: EMG-controlled functional electrical stimulation of the paretic hand. Scandinavian Journal of Rehabilitation Medicine 11(1979): 189–193.

Villani L., de Schutter J.: Robotic Systems Architectures and Programming – Ch. 7: Force Control. Berlin Heidelberg: Springer 2008.

Voss D. E., Ionta M. M., Meyers B. J.: Proprioceptive Neurofacilitation: Patterns & Techniques. Philadelphia: Harper & Rowe 1985.

Weiss A., Suzuki T., Bean J., Fielding R. A.: High intensity strength training improves strength and functional performance after stroke. American Journal of Physical Medicine & Rehabilitation 79(2000): 369–376.

Verzeichnis weiterführender Literatur

Marchal-Crespo L., Reinkensmeyer D. J.: Review of control strategies for robotic movement training after neurologic injury. Journal of NeuroEngineering and Rehabilitation 6(2009): 20.

Pennycott A., Ureta V., Wyss D., Vallery H., Klamroth-Marganska V., Riener R.: Towards More Effective Robotic Gait Training for Stroke Rehabilitation: a Review. Journal of NeuroEngineering and Rehabilitation 9(2012): 65.

Testfragen

1. Was sind die Vorteile automatisierungstechnischer Methoden in der Bewegungstherapie?
2. Was bedeutet Transparenz hinsichtlich der Regelung eines Therapieroboters?
3. Welche beiden Prinzipien nachgiebiger Regelungen kann man unterscheiden?
4. Erklären Sie das Wirkprinzip eines Admittanzreglers!
5. Wie wird das therapeutische Trainingsziel definiert?
6. Nennen Sie vier Verfahren zur Bestimmung einer kinematischen Referenz!
7. Was bedeutet das Konzept *Assist-as-Needed*?

Schlusswort

Die Zielsetzung der Anwendung automatisierungstechnischer Methoden beim Entwurf technischer Therapiesysteme sollte letztlich die möglichst weitgehende Wiederherstellung der ursprünglichen physiologischen Funktionen sein. Davon sind die gegenwärtigen Systeme in unterschiedlichem Ausmaß weit entfernt. Das setzt zugleich Ansporn und Hoffnung in die folgenden Studenten- und Absolventengenerationen, sich in größerer Zahl und vertieft mit diesem anspruchsvollen Gebiet intensiv zu beschäftigen, das in gleicher Weise technische und physiologisch/klinische Kenntnisse und Fertigkeiten erfordert.

Der klinische Alltag kämpft bei essentiellen Störungen oder Funktionsausfall der Organsysteme zurzeit noch weniger um perfekte Funktionswiederherstellung als um Lebenserhaltung für die Patienten.

Probleme der Immunabwehr, der Inkompatibilität und der Infektionsgefahr stehen zum Beispiel beim künstlichen Herzen noch derartig im Vordergrund, dass Funktionsverbesserungen durch automatisierungstechnische Ansätze zurzeit kaum zum Zuge kommen. Trotz der segensreichen Erfindungen der Nieren- und Leberersatztherapie sind die Ergebnisse weit davon entfernt, die komplexen Leistungen der Organe vollständig zu ersetzen und ein dauerhaftes Wohlbefinden zu garantieren. Auch der Einsatz der bei vielen Herz- und Lungenoperationen unverzichtbaren Herz-Lungen-Maschine stellt nach wie vor ein großes Risiko dar. Die Wiederherstellung motorischer Funktionen ist weiterhin ein riesiges Experimentierfeld. Das technische Pankreas krankt vornehmlich an einer perfekten Sensortechnik. Das Gleiche gilt für die Narkoseregelung und in der an sich hoch entwickelten und klinisch nunmehr sehr unproblematischen Herzschrittmachertechnik bezüglich der frequenzadaptiven Schrittmacher.

Diese Schlussfolgerungen sollen keineswegs die unbestritten besonders hochgradigen medizintechnischen und klinischen Erfolge auf diesem Sektor schmälern. Sie sollen auch nicht entmutigen, sondern im Gegenteil insbesondere unsere Studenten und Absolventen dazu auffordern, sich diesen anspruchsvollen und schwierigen Aufgabenfeldern verstärkt zuzuwenden. Es gibt eine Menge hochinteressanter und verdienstvoller Problemlösungen zu erarbeiten!

Der Herausgeber des neunten Bandes

Autorenverzeichnis

Kapitel 1, 2, 3
Prof. em. Dr.-Ing. Jürgen Werner
Ruhr-Universität Bochum, Medizinische Fakultät, 44780 Bochum,
juergen.werner@rub.de, http://homepage.ruhr-uni-bochum.de/juergen.werner.

Kapitel 4, 9
Priv.-Doz. Dr. rer. nat. Martin Hexamer (Dipl.-Ing.)
Ruhr-Universität Bochum, Fakultät für Elektrotechnik und Informationstechnik,
Lehrstuhl Medizintechnik, ID 04/253, Universitätsstraße 150, 44780 Bochum,
martin.hexamer@rub.de, http://www.mt.ruhr-uni-bochum.de/lehrstuhl/personen/
martin-hexamer.

Kapitel 5
Dipl.-Ing. Ferdinand Kerl
Corscience GmbH & Co KG, Hartmannstr. 65, 91052 Erlangen, kerl@corscience.de,
http://www.corscience.de.

Kapitel 6
Dr.-Ing. Andreas Arndt
BIOTRONIK SE & Co.KG, Woermannkehre 1, 12359 Berlin,
andreas.arndt@biotronik.com.

Ass.-Prof. Dipl.-Ing. Dr. Techn. Francesco Moscato
Medical University of Vienna, Center for Medical Physics and Biomedical Engineering, AKH4L Währinger Gürtel 18–20, 1090 Wien, Österreich,
francesco.moscato@meduniwien.ac.at.

Kapitel 7
Dr.-Ing. Florian Dietz
Dräger Medical GmbH, Moislinger Allee 53–55, 23558 Lübeck,
Florian.Dietz@Draeger.com.

Kapitel 8

Prof. Dr.-Ing. Olaf Simanski

Hochschule Wismar – University of Applied Sciences: Technology, Business and Design. Fakultät für Ingenieurwissenschaften, Fachgebiet Automatisierungstechnik, 23966 Wismar, Philipp-Müller-Straße 14, olaf.simanski@hs-wismar.de, http://atm.hs-wismar.de/?p=94.

Kapitel 10

a. o. Prof. Dr. Daniel Schneditz

Medizinische Universität Graz, Institut für Physiologie, Harrachgasse 21/5, 8010 Graz, Österreich, daniel.schneditz@medunigraz.at, http://www.researcherid.com/rid/E-6580-2010.

Kapitel 11

Univ.-Prof. Dr. Ludwig Kramer

Krankenhaus Hietzing, 1. Medizinische Abteilung mit Gastroenterologie, Wolkersbergenstraße 1, 1130 Wien, Österreich, ludwig.kramer@wienkav.at.

Kapitel 12

Dr. rer. nat. Andreas Thomas

Medtronic GmbH, Earl-Bakken-Platz, 40670 Meerbusch, andreas.thomas@medtronic.com.

Kapitel 13

Dr. Thomas Schauer

Technische Universität Berlin, Fachgebiet Regelungssysteme, Einsteinufer 17, 10587 Berlin, schauer@control.tu-berlin.de, http://www.control.tu-berlin.de.

Kapitel 14

Dr.-Ing. Heike Vallery

Delft University of Technology, Faculty of Mechanical, Maritime and Materials Engineering, Department of BioMechanical Engineering, Mekelweg 2, 2628 CD Delft, The Netherlands, h.vallery@tudelft.nl.

Prof. Dr.-Ing. Robert Riener

ETH Zürich, Sensory-Motor Systems Lab, Tannenstr. 1, 8092 Zürich, Schweiz und Medizinische Fakultät, Universität Zürich, 8092 Zürich, Schweiz, riener@hest.ethz.ch.

Bandspezifisches Glossar

Abtastsystem (*sampled data system*): System, das diskrete Signale generiert oder verarbeitet, d. h. Signale, die nur zu bestimmten Zeitpunkten existieren. ▶ Kap. 2

Admittanzregelung (*admittance control*): nachgiebige Regelungsstrategie für haptische Geräte. ▶ Kap. 14

Akute hepatische Enzephalopathie (*HE*, griech. *enzephalos* – Gehirn; *patheia* – Leiden; *acute hepatic encephalopathy*): zentrales Merkmal des akuten Leberversagens mit konsekutivem (nachfolgendem) Hirnödem (Flüssigkeitsansammlung im Gewebe). ▶ Kap. 11

Akutes fortschreitendes Lungenversagen (*Acute Respiratory Distress Syndrome* **ARDS**): akute lebensbedrohliche Erkrankung der Lunge, gekennzeichnet durch eine schwere Gasaustauschstörung mit der Gefahr der Mangelversorgung mit Sauerstoff. ▶ Kap. 9

Akutes Leberversagen (*acute liver failure*): seltenes, jedoch gravierendes Krankheitsbild, bei dem ein schwerer akuter Leberschaden zur Entwicklung einer Gehirnfunktionsstörung führt (▶ **hepatische Enzephalopathie**, Mortalität ca. 60 %). ▶ Kap. 11

Aktionspotential: kurzfristige, reversible Abweichung des Membranpotentials vom Ruhepotential hin zu positiven Spannungswerten. Es beruht auf kurzfristigen Veränderungen der Ionenleitfähigkeit der Membran. ▶ Kap. 4

Aliasing (*dt.* Abtaststörung): Fehler in Messsignalen aufgrund einer Unterabtastung von Signalen mit Frequenzinhalten, die mehr als die halbe Abtastfrequenz betragen. ▶ Kap. 7

Analgesie (*griech. álgos* – Schmerz; mit α privativum (Verneinung) – „kein Schmerz"; *analgesia*): das Ausschalten der Schmerzempfindung. ▶ Kap. 8

Anästhetikum (*anaesthetic*): Medikament, das der Steuerung der temporären Bewusstseinsausschaltung dient, Anästhetika können in flüssiger Form in die Vene (intravenös) appliziert oder gasförmig als Inhalationsanästhetika dem Atemgas zugesetzt werden. ▶ Kap. 8

Anthropometrie (*griech. antropos* – Mensch; *metros* – Maß, für „Menschenmessung"; *anthropometrics*): Erhebung und Anwendung der Maße des menschlichen Körpers. ▶ Kap. 10

Anwendungsteil (*applied part*): der Teil eines medizinischen Gerätes, der über den Patientenanschluss (z. B. Elektroden) mit dem Patienten in Berührung steht. Man unterscheidet in der Norm für medizinische Geräte EN60601-1 nach dem Grad des

elektrischen Schutzes bzw. der erlaubten Ableitströme zwischen Anwendungsteilen des Typs B (keine Isolierung), BF (*body floating*; Trennung des Anwendungsteiles) und CF (*cardiac floating*; Trennung des Anwendungsteiles, für die direkte Anwendung am Herzen geeignet). Anwendungsteile des Typs B besitzen nur einen Schutz gegen elektrischen Schlag (z. B. Schutzerdung). Anwendungsteile des F-Typs (*floating*) BF und CF besitzen eine Trennung des Anwendungsteils vom Erdpotential.
▶ **Transthorakale Defibrillatoren** müssen mindestens vom Typ BF sein. Interne Defibrillatoren und externe Defibrillatoren, welche für eine interne Defibrillation geeignet sind, müssen vom Typ CF sein. CF genügt höheren Anforderungen in Bezug auf die Ableitströme. ▶ Kap. 5

Artifizielles Pankreas (Synonyme: *Closed-Loop*-System, künstliche Beta-Zelle; ***artificial pancreas***): Versuch des Ersatzes der Funktion der Bauchspeicheldrüse in Bezug auf die physiologisch adäquate Insulindosierung. Seitens der Hardware besteht das artifizielle Pankreas im Wesentlichen aus einer externen ▶ **Insulinpumpe** und dem Glukosesensor. Der Regelkreis wird über den in Soft- und Hardware integrierten Algorithmus geschlossen. ▶ Kap. 12

Assist-as-Needed Strategy/Control (**AAN**; *dt.* bedarfsgerechte Strategie/Regelung): Regelungsstrategie für Rehabilitationsroboter. Der Regler lernt in einem iterativen Prozess, wieviel Unterstützung ein Patient benötigt und reduziert die Unterstützung auf das minimal notwendige Maß. ▶ Kap. 14

Atemlage (***breathing position***): Bereich des Lungenvolumens zwischen Beginn und Ende der Inspiration, bezogen auf das Gesamtvolumen der Lunge. ▶ Kap. 7

Atmung (***breathing***): Vitalfunktion des Menschen, die (von außen nach innen) aus den Prozessen strömungsmechanische Ventilation zwischen Umgebung und Lunge (äußere Atmung), Diffusion über die Alveolen zwischen Gasphase und Blut, mechanischer Transport (Perfusion) über Blutplasma und Hämoglobin hin zu den Zellen und ▶ **Diffusion** zwischen Blut und Zellflüssigkeit (innere Atmung) besteht. ▶ Kap. 7

Automatisierte Trainings- und Therapiesysteme (***automatic training and therapy systems***): technische Systeme, die physiologische Funktionssysteme oder Organe unterstützen oder im Extremfall ersetzen. Es kommt in der Regel zu einer Kooperation von technischen und physiologischen (Teil-)Systemen. ▶ Kap. 1

Automatisierungstechnik (***automation engineering***): Ingenieurwissenschaft, die sich mit selbsttätig arbeitenden Maschinen und Anlagen befasst. Zielsetzung ist, Prozesse in ihrem selbsttätigen Ablauf ggf. auf mehreren Ebenen so zu gestalten und zu beeinflussen, dass auch bei vorliegenden internen und externen Störungen vorgegebene Ziele erreicht werden. Der gerätetechnischen Umsetzung geht in der Regel eine mathematische Systemanalyse und -synthese voraus. ▶ Kap. 1

Autonomes Nervensystem/Endokrines System (*autonomous nervous system/ endocrine system*): Regelsystem im menschlichen Organismus. Die Integration und die Koordination von Zellgruppen und Organen des Körpers werden im Rahmen von Regulationsvorgängen vom Autonomen (vegetativen) Nervensystem (ANS) auf elektrisch-neuronalem bzw. vom endokrinen System auf hormonalem Wege gewährleistet. Das periphere ANS besteht aus zwei anatomisch und funktionell weitgehend getrennten Anteilen: Sympathikus und Parasympathikus. ▶ Kap. 3

Autonomes System (*autonomous system*): technisches System, das völlig unabhängig und selbstständig den Menschen oder Teilfunktionen von ihm ersetzt. ▶ Kap. 1

Autoregulation, kardiale (*autoregulation, cardiac*): Selbstregulierung im Organismus, speziell auf die Funktionalität des Herzens bezogen. Das Herz ist bereits aufgrund der Eigenschaften seiner Muskulatur und interner Regulationsvorgänge in der Lage, seine Leistung an verschiedene Druck- und Volumenbelastungen anzupassen und die Funktion der beiden Herzhälften zu koordinieren. Darüber hinaus unterliegt das Herz-Kreislauf-System zahlreichen neuronal und humoral (durch Botenstoffe im Blut) vermittelten zentralen Steuer- und Regelvorgängen. ▶ Kap. 3

Azidose (*lat. acidum* – Säure; *acidosis*): Störung des Säure-Basen Haushalts, der Pufferbase verbraucht und zu einem Bicarbonat-Mangel führt. ▶ Kap. 10

Barotrauma (*griech. baros* – Schwere, *trauma* – Wunde; *barotrauma*): Schädigung des Lungengewebes durch hohe Druckeinwirkung oder Scherkräfte während der Beatmung. ▶ Kap. 7

Beatmungsform (*ventilation mode*): Art der Abfolge von Inspiration und Exspiration, Beschreibung der Regelgröße für die Inspiration, der Sicherheitsbegrenzungen während der Inspiration, der Unterstützungsabstufungen für sponanatmende Patienten und manchmal auch des Verhaltens über mehrere aufeinander folgende Atemzyklen. ▶ Kap. 7

Beatmungsmuster (*ventilation pattern*): Art des zeitlichen Verlaufs eines Atemzyklus der Zeitdauer T_{zyklus}; Beschreibung mittels Fluss-Zeit-Diagramm, Druck-Zeit-Diagramm und Volumen-Zeit-Diagramm. Der Atemzyklus umfasst die Inspirationszeit T_i und die Exspirationszeit T_e. ▶ Kap. 7

Beobachtbarkeit: Vollständig beobachtbar ist ein System, wenn der Vektor des Anfangszustandes x_0 aus dem über ein endliches Intervall bekannten Verlauf des Eingangsvektors u und des Ausgangsvektors y bestimmt werden kann. ▶ Kap. 2

Betriebsart (*response to sensing*): Reaktion eines ▶ **Herzschrittmachers** auf eine gemessene (wahrgenommene) herzeigene Erregung. In der Betriebsart Inhibition wird der unmittelbar bevorstehende Stimulationsimpuls unterdrückt, während in der Betriebsart Trigger trotzdem stimuliert wird. ▶ Kap. 4

BODE-Diagramm (*Bode plot*): stellt den Logarithmus des Amplitudenverhältnisses und den Phasenwinkel des ▸ **Frequenzgangs** eines Systems jeweils in Abhängigkeit vom Logarithmus der Kreisfrequenz ω dar. ▸ Kap. 2

Bradykarde Rhythmusstörung (Bradykardie; *bradycardia*): Rhythmusstörungen mit zu geringer Ruheherzfrequenz ($< 60 \, min^{-1}$) aufgrund einer Störung von Erregungsbildung und/oder Erregungsleitung am Herzen. ▸ Kap. 4

Challenge-Point-Theorie (*engl. challenge* – Herausforderung; *point* – Punkt; *challenge point theory*): Theorie, die voraussagt, dass der Mensch beim Trainieren motorischer Fähigkeiten bis an seine Grenzen gebracht werden sollte, um ebendiese zu überwinden. ▸ Kap. 14

Chronischer Leberschaden (*chronic liver failure*): dauerhafte Lebererkrankung durch anhaltende Entzündungsreaktionen der Leber wie z. B. Virushepatitis, Alkoholschädigung, Autoimmunerkrankungen oder durch metabolische Störungen im Rahmen von Stoffwechselerkrankungen wie ▸ **Diabetes mellitus** oder Fettstoffwechselstörungen (nichtalkoholische Steato(Fettleber-)hepatitis), durch angeborene krankhafte Speicherung von Eisen oder Kupfer, mangelnde Versorgung des Organs mit Sauerstoff oder durch gestörten Blutabfluss aus den Lebervenen (z. B. bei schwerer Herzinsuffizienz). ▸ Kap. 11

Chronotrope Inkompetenz (*chronotropic incompetence*): Unvermögen des kardiozirkulatorischen Systems, die Herzfrequenz bei Belastung zu steigern. ▸ Kap. 4

Chronotrope Stimulation (*chronotropic stimulation*): Einflussnahme auf den Rhythmus der Herzaktion, um die Herzfrequenz zu erhöhen bzw. zu erniedrigen. ▸ Kap. 4

Clearance (*engl. clearance* – Lichtung, Räumung, *lat. clarus* – hell, klar): Maß für die Rate (Geschwindigkeit), mit der ein Volumen von einer Substanz befreit wird. ▸ Kap. 10

Dalton Maßeinheit der atomaren Masse, verwendet bei der Angabe von Atom- und Molekülmassen; entspricht 1/12 der Masse eines Atoms des Kohlenstoff-Isotops ^{12}C.

$1 \, Da \approx 1{,}660 \cdot 10^{-27} \, kg$. ▸ Kap. 11

Defibrillation, elektrische (*defibrillation, electrical*): Beaufschlagen des Patienten mit einem elektrischen Impuls (▸ **Defibrillationsimpuls**) auf das Herz, um bestimmte Arrhythmien wieder in einen normalen Sinusrhythmus zu überführen. Es wird zwischen externer oder transthorakaler (*lat. trans* – durch, *griech. Thorax* – Brust, durch den Brustkorb) und interner Defibrillation direkt am Herzen unterschieden. Implantierbare ▸ **Defibrillatoren** (ICDs) können nur intern defibrillieren, während manuelle externe Defibrillatoren transthorakal, aber auch intern am geöffneten Brustkorb über sogenannte Löffelelektroden defibrillieren können. Eine besondere

Technik der Defibrillation ist die Kardioversion oder auch synchrone Defibrillation, bei der der Impuls auf die noch sichtbare R-Zacke des ▸**EKGs** getriggert, abgegeben wird. Unter Frühdefibrillation versteht man die frühzeitige Defibrillation durch ungeschulte Laien (PAD, *Public Access Defibrillation*) oder von geschultem Personal (*First Responder*), bevor der Arzt oder Rettungswagen eintrifft. Dazu werden automatische Defibrillatoren (AEDs) an öffentlichen Plätzen erreichbar gemacht. ▸Kap. 5

Defibrillationsimpuls (*defibrillation pulse/stimulus*): therapeutischer Stromimpuls durch das Herz. Als Parameter hat sich die Energie des Impulses etabliert. Man unterscheidet z. B. nach der Anzahl der Phasen mit unterschiedlicher Polarität: monophasisch (eine Phase), biphasisch (zwei Phasen unterschiedlicher Polarität), triphasisch, multiphasisch. Defibrillation durch Impulse mit Wechselstrom wird als AC-Defibrillation, durch Impulse aus einem Kondensator als DC-Defibrillation bezeichnet. Ein anderes Unterscheidungskriterium ist die Wellenform: z. B. sinusförmig, gedämpft sinusförmig, exponentialförmig, abgeschnitten exponentialförmig, rechteckig (bzw. stromgeregelt oder Konstantstromimpuls), gepulst, ansteigende oder abfallende Dreiecksform. Dies ergibt die bekanntesten Impulsnamen wie monophasisch gedämpfter Sinusimpuls (*monophasic damped sinusoid* MDS), monophasisch abgeschnittene Exponentialfunktion (*monophasic truncated exponential* MTE), biphasisch abgeschnittene Exponentialfunktion (*biphasic truncated exponential* BTE) und biphasischer Rechteckimpuls (*biphasic rectangular/biphasic current controlled*). Einige Impulse werden auch nach deren Erfindern benannt (LOWN, ED-MARK, GURVICH), bzw. der Hersteller hat einen eigenen Namen kreiert. Neu sind vor allem in der internen ▸**Defibrillation** Impulse, die sequentiell (nacheinander) oder auch überlappend über mehr als zwei Elektroden abgegeben werden. ▸Kap. 5

Defibrillationsschwelle (*Defibrillation Threshold* DFT): Schwelle der Dosis, ab der eine ▸**Defibrillation** erfolgreich ist, meist als die 50%ige oder 90%ige Schwelle angegeben (DFT^{50}, DFT^{90}). Häufig wird die Schwelle als Energie in JOULE angegeben. Es finden sich in der Literatur aber auch Schwellen, die nach anderen Parametern bemessen wurden (z. B. Spitzenspannung oder -strom). ▸Kap. 5

Defibrillator (*defibrillator*): elektrotherapeutisches Gerät in der Notfallmedizin zum Beaufschlagen eines Patienten mit einem elektrischen Impuls (▸**Defibrillationsimpuls**). Defibrillatoren werden in externe Geräte und implantierbare Geräte (*Automatic Implantable Cardioverter Defibrillator*, AICD; kurz ICD) unterschieden. Externe manuelle Defibrillatoren dürfen nur von medizinischem Fachpersonal bedient werden, welche die gewünschte Energie einstellen und die Schockentscheidung treffen. AEDs sind Automatische Externe Defibrillatoren, auf denen eine Software die Schockentscheidung trifft und eine voreingestellte Energie abgegeben werden kann. Vollautomatische AEDs geben den Schock automatisch ab, während bei halbautomatischen AEDs der Bediener den Schockknopf drücken muss. ▸Kap. 4, 5

Diabetes mellitus (*griech. diabainein* – fließen, *lat. mellitus* – honigsüß, *dt.* honigsüßer Fluss: *diabetes mellitus*): Erkrankung, die durch das Symptom der Ausscheidung von Glukose im Urin gekennzeichnet ist; umgangssprachlich als Zuckerkrankheit bezeichnet. ▶ Kap. 12

Dialysat (*dialysate*): verdünnte und meist isotone **Elektrolytlösung**, die in den Hauptbestandteilen der Zusammensetzung des **Plasmawassers** im Körper gleicht, und die je nach Anwendung für HD oder PD auch unterschiedliche Konzentrationen an nichtionischen Komponenten wie z. B. Glukose und auch oligomere (strukturell gleich aufgebaute) Kohlenhydrate enthält. ▶ Kap. 10

Dialyse (*griech. dialysis* – Auflösung; *dialysis*): durch das chemische Potential der Konzentrationsgradienten angetriebener Prozess zur Trennung gelöster Stoffe unter Verwendung einer halbdurchlässigen Membran. Verfahren zur Blutreinigung, hauptsächlich repräsentiert durch den Dialysator als gerätetechnische Lösung. Als physiologische Dialyse bezeichnet man die Verwendung physiologischer Führungsgrößen zur Regelung der Na^+-Konzentration und der Temperatur des ▶ **Dialysats** sowie der Ultrafiltrationsrate. ▶ Kap. 10

Diffusion (*lat. diffundere* – ausbreiten; *diffusion*): Transportphänomen durch die BROWNsche Bewegung der Partikel. ▶ Kap. 10

Druckgas (*compressed gas*): Luft, Sauerstoff und Stickstoff. Druckgase liefern (neben der eigentlichen Wirkung als „Atemgas") pneumatische Energie für die Beatmung z. B. im Notfalleinsatz oder für Patiententransporte, aber auch über fest installierte Infrastruktur in Kliniken. ▶ Kap. 7

Dynamisches System/dynamischer Prozess (*dynamic system/process*): System oder Prozess, das/der durch zeitlich veränderliches Verhalten gekennzeichnet ist. Systemvariablen und ggf. auch Systemparameter sind Funktionen der Zeit. ▶ Kap. 2

Einkompartiment-Modell (*one-compartment model*): Beschreibung der menschlichen Lunge im einfachsten Fall mit einer *Resistance* (Widerstand) und einer *Compliance* (Kapazität). ▶ Kap. 7

Elastanz (*elastance*): zeitlich veränderliche Steifigkeit einer Herzkammer während der Systole. Der Druck in der Kammer ist das Produkt aus Elastanz und Füllvolumen, abzgl. Volumen im drucklosen Zustand. Die zeitabhängige Elastanz ist auch als Aktivierungsfunktion des Herzmuskels interpretierbar. Im technischen Sinne stellt sie eine zeitabhängige Verstärkung dar. ▶ Kap. 6

Elektrokardiogramm (**EKG;** *electrocardiogramme*): Darstellung der elektrischen Herzaktivität durch Messung von Potentialdifferenzen auf der Körperoberfläche. ▶ Kap. 4

Elektrolyt (*griech. elektron* – Bernstein, an dem elektrische Phänomene erstmals beobachtet wurden; *lytikos* – auflösbar; *electrolyte*): Stoff, der in Lösung Kationen und Anionen bildet und den elektrischen Strom leitet. ▶ Kap. 10

Elektromyographie (**EMG**; *electromyography*): Verfahren zur Bestimmung der Muskelaktivität, bei dem bioelektrische Signale (Muskelaktionspotentiale) über Oberflächenelektroden oder im Muskel befindliche Elektroden aufgezeichnet werden. ▶ Kap. 13

Elektromyographie-basierte Elektrostimulation (*electromyography based electrical stimulation*): Methode zur Unterstützung vorhandener Restwillkürmotorik, bei der die Triggerung oder Modulation der Elektrostimulation in Abhängigkeit von der durch EMG detektierten willentlichen Muskelaktivität erfolgt. ▶ Kap. 13

Endokrines System in enger Abstimmung mit dem vegetativen Nervensystem an den meisten autonomen Regulationsprozessen beteiligt. Seine Botenstoffe sind die Hormone. ▶ Kap. 3

Error Augmentation (*dt.* Fehlerverstärkung): Regelungsstrategie für Rehabilitationsroboter, die die Fehler des Patienten entlang einer Referenztrajektorie verstärkt. ▶ Kap. 14

Exoskelett (*exoskeleton*): angetriebene Orthese, üblicherweise zur Unterstützung von Bewegung des Menschen eingesetzt. ▶ Kap. 14

Extrakorporale Leberunterstützung (*extracorporeal liver support system*): maschineller Ersatz von Teilaspekten der komplexen Leberfunktion, vorwiegend Eliminierung toxischer Metabolite durch Adsorption und ▶ **Dialyse** als Überbrückung zur Transplantation und zur Unterstützung der Regeneration der Leber. Das klinische Problem der portalen Hypertension ist durch extrakorporale Therapie nicht korrigierbar; der Entzug von Blutvolumen zur Durchführung der extrakorporalen Therapie ist sogar oft mit einem Blutdruckabfall und einer Verschlechterung der Nierendurchblutung verbunden. ▶ Kap. 11

Extrakorporale Membranoxygenierung (*Extracorporeal Membrane Oxygenation* ECMO): System/Verfahren, mit dem Blut außerhalb des Körpers mit Sauerstoff angereichert und von Kohlendioxid befreit wird. Je nach Konfiguration erfolgt eine Entlastung/Unterstützung von Lunge und Herz: Bei der veno-venösen ECMO (vvECMO, auch *Extracorporeal Lung Assist* ECLA) wird venöses Blut aus einer Oberschenkelvene (*Vena femoralis*) drainiert und nach Arterialisierung über eine große Halsvene (*Vena jugularis interna*) zurück in den Körper geleitet. Eine Herzunterstützung findet hier nicht statt, weswegen die vvECMO bei Patienten mit respiratorischem Versagen und intakter Herzfunktion eingesetzt wird. Bei der veno-arteriellen ECMO (vaECMO, auch *Extracorporeal Live Support*, ECLS) wird venöses Blut aus einer Oberschenkelvene (*Vena femoralis*) drainiert und nach Arterialisierung in eine

Oberschenkel- (*Arteria femoralis*) oder Schlüsselbeinarterie (*Arteria subclavia*) zurück in den Körper geleitet. Die vaECMO ermöglicht eine partielle Herzentlastung, da das Herz nicht das gesamte HZV pumpen muss. Deshalb wird die vaECMO bei Patienten mit Herz- und gleichzeitigem Lungenversagen eingesetzt. ▶ Kap. 9

Extrakorporale Zirkulation (EKZ; auch kardiopulmonaler Bypass (*cardiopulmonary bypass* CPB); *extracorporeal circulation*): Prozess, mit dem Blut in Mengen aus dem Körperkreislauf entnommen wird, um es außerhalb des Körpers aufzubereiten und dem Körper dann wieder zuzuführen. Beispiele sind die Herz-Lungen-Maschine und die ECMO, Nierenersatz- und Leberunterstützungstherapie. ▶ Kap. 9, 10 und 11

FES-Fahrradfahren (*FES cycling*): Antreiben eines Ergometers oder Liegedreirads durch zyklische Stimulation der Beinmuskeln als therapeutische Maßnahme z. B. nach Querschnittlähmung oder Schlaganfall. ▶ Kap. 13

Fistel (*lat. fistula* – Röhre; *fistula*): pathologische oder künstliche Verbindung zwischen Hohlorganen oder einem Hohlorgan und der Köperoberfläche. ▶ Kap. 10

***Fractionated Plasma Separation and Adsorption System* (FPSA-System;** *dt.* fraktioniertes Plasmaseparations- und Adsorptionssystem): System zur Blutreinigung. Der Primärkreislauf des Systems ist weitgehend identisch mit dem eines Hämodialysegeräts und ermöglicht durch den *High-flux*-Dialysator die Entfernung kleinmolekularer wasserlöslicher Toxine. Um höhermolekulare und albumingebundene Toxine entfernen zu können, befindet sich im Primärkreislauf des FPSA-Systems zusätzlich zum Dialysator eine weitere Polysulfon-Kapillare in einen Sekundärkreislauf (Plasmakreislauf) zur adsortiven Abtrennung von Plasmaproteinen bis zu einer Größe von ca. 250 kDa. ▶ Kap. 11

FRANK-STARLING-Mechanismus (FRANK-STARLING *mechanism*): inhärente Abhängigkeit des Schlagvolumens vom Füllungsdruck im Herzen, bezeichnet hauptsächlich die schnelle Adaptierung an wechselnde Füllungsdrücke und die Synchronisierung des Schlagvolumens der linken und rechten Herzhälfte. ▶ Kap. 3, 6

Frequenzgang (*frequency response*): Quotient der Fouriertransformierten von Ausgangs- und Eingangssignal eines linearen Systems. Er ist darstellbar als Bahnkurve der Spitze eines Zeigers, dessen Länge und Winkellage (Phase) sich in Abhängigkeit der Frequenz ω ändern, also als Ortskurve. ▶ Kap. 2

Füllungsdruck (*filling pressure*): mittlerer Druck des rechten bzw. linken Vorhofs als bestimmender Druck zur Füllung der Herzkammern. ▶ Kap. 6

Funktionelle Elektrostimulation (FES; *Functional Electrical Stimulation*): spezielle Form der Neuromodulation, die elektrische Ströme zur Reizung von Nerven und/oder Muskeln verwendet mit dem Ziel, verloren gegangene sensorische oder motorische Funktionen wiederherzustellen. ▶ Kap. 13

Fuzzy-Logik (*engl. fuzzy* – fusselig, verschwommen, unscharf; ***fuzzy logic***): Theorie, die durch Erweiterung der zweiwertigen BOOLEschen Logik die Behandlung von Systemen ermöglicht, deren Verhalten nur näherungsweise (unscharf) bekannt ist. ▸ Kap. 2

Gasmischer (***gas blender***): Mehrgrößensystem mit den Sollgrößen Druck oder Fluss einerseits und Gasmischungsverhältnis andererseits, das ein gekoppeltes System ergibt. Einstellungen an der Konzentration haben normalerweise Auswirkungen auf die Führungsgröße der Beatmung (Druck bzw. Fluss) und umgekehrt. ▸ Kap. 7

Geschlossener Atemkreis (***closed breathing system***): geschlossenes System für die Atemregelung, insbesondere in der Anästhesie wichtig. Dabei werden die Narkosegase durch Rückführung der Exspirationsgase im Atemkreis gehalten, das notwendige Frischgasgemisch (O_2, N_2) wird dem Kreislauf hinzugefügt und Kohlendioxid wird mithilfe von Löschkalk (Calciumhydroxid in gepressten (Halb-)Kugeln) absorbiert. (Bei offenen Atemkreisen wird das Exspirationsgas an die Umgebung abgegeben.) ▸ Kap. 7

Glomeruläre Filtrationsrate (***glomerular filtration rate*** GFR): Volumen des Primärharns, das von allen Glomeruli der Nieren pro Zeiteinheit gefiltert wird. ▸ Kap. 10

Glukosehomöostase (***glucose homoeostasis***): Gleichgewichtszustand des Organismus bzgl. der Glukosekonzentration im Blut; bezeichnet die Regulation des Blutzuckers innerhalb der physiologischen Normgrenzen von 3,9 bis 7,8 mmol/l = 70 bis 140 mg/dl. ▸ Kap. 12

Hämodiafiltration (***haemodiafiltration*** HDF): Verfahren zur Blutreinigung als Kombination aus Hämodialyse und Hämofiltration zur Entfernung nieder- und mittelmolekularer Substanzen. ▸ Kap. 10

Hämodialyse (*griech. aima* – Blut, *dialysis* – Auflösung; ***haemodialysis*** HD): Verfahren der Blutreinigung zur Entfernung niedermolekularer und harnpflichtiger Substanzen über eine semipermeable Membran. Durch das chemische Potential der Konzentrationsgradienten wird ein Prozess zur Trennung gelöster Stoffe unter Verwendung einer halbdurchlässigen Membran angetrieben. Bei akutem Leberversagen auch zur Entfernung des neurotoxischen Ammoniaks wie auch seiner Transportformen Glutamin und Harnstoff geeignet. ▸ Kap. 10

Hämodilution (*griech. aima* – Blut; ***haemodilution***): gewollte Verdünnung des Blutes durch geeignete Lösungen. ▸ Kap. 9 und 10

Hämofiltration (*griech. aima* – Blut; ***haemofiltration*** HF): Verfahren zur Blutreinigung durch Flüssigkeitsentzug ohne Spüllösung (Dialysat). Blutreinigungsmethode, basierend vorwiegend auf konvektivem Transport, um größere Moleküle und Toxine (m = 5 000 bis 50 000 Dalton) aus dem Blut zu entfernen. Ihre Effektivität in der

Entfernung kleiner Moleküle wie Harnstoff oder Ammoniak ist geringer als die der
▸**Hämodialyse**. ▸Kap. 10

Hämoperfusion (*griech. aima* – Blut; ***haemoperfusion***): unspezifische Adsorption (Anlagerung) von Molekülen aus Patientenvollblut an beschichtete oder unbeschichtete Aktivkohlefilter mit großer aktiver Oberfläche. Die Methode ist technisch
einfach und erfordert kein Dialysegerät, sondern lediglich eine Blutpumpe. ▸Kap. 11

Hämostase (*griech. aima* – Blut; *stasis* – Stillstand; ***haemostasis***): Prozess der Blut-
stillung. ▸Kap. 11

Herz-Lungen-Maschine (**HLM**; ***heart-lung machine***): System, das temporär, d. h.
für die Dauer einer Operation, Herz und Lunge ersetzt. Besteht immer aus einer technischen Pumpe (Herzersatz), einem ▸**Oxygenator** (Lungenersatz), Schläuchen etc.
▸Kap. 9

Herzrhythmusstörung (***cardiac arrythmia***): pathologische Veränderung des Herzrhythmus. Das Herz schlägt zu langsam, zu schnell und/oder unregelmäßig. ▸Kap. 4

Herzschrittmacher (**HSM**; ***pacemaker***): Gerät zur elektrischen Stimulation des
Herzens mit dem Ziel, einen möglichst natürlichen Herzrhythmus zu erzeugen.
Implantierbare HSM werden dauerhaft in die Brust oder den Bauchraum einge-
setzt. Vermittels besonderer Elektroden wird eine leitfähige Verbindung zwischen
Herzschrittmacher und dem Herzen hergestellt. ▸Kap. 4

Herzschrittmacherelektrode (***lead***): leitfähige Verbindung zwischen bestimmten
Teilen des Herzens und dem im Brust- oder Bauchraum implantierten Schrittma-
cheraggregat. Die Stimulation des Herzens und die Erfassung seiner elektrischen
Eigenaktivität erfolgt über die Elektroden. ▸Kap. 4

Herzunterstützungssystem (***Ventricular Assist Device*** VAD): technisches Gerät,
das die Funktion einer oder beider Kammern des erkrankten Herzens unterstützt
und diese oft auch nahezu vollständig übernehmen kann. Das kranke natürliche
Herz wird dabei nicht entfernt. ▸Kap. 6

Heuristik (*griech. euriskein* – finden, entdecken; ***heuristics***): Lehre von Verfahren,
Probleme zu lösen; analytisches Vorgehen zur Erstellung empirischer Verfahren mit
unvollständigem Wissen. ▸Kap. 7

Homöostase (*griech. omoiostasis* – Gleichstand; ***homeostasis***): physiologisches
Gleichgewicht; Gesamtheit der Regelvorgänge zur Erhaltung eines stabilen Zustands. ▸Kap. 3

Hormon (***hormone***): Wirkstoff des Organismus, der bestimmte Körperfunktionen
steuert. ▸Kap. 12

Hybrid Liver Support (*dt.* hybride Leberunterstützung): Kombination aus biologischen und adsorptiven/dialytischen Leberunterstützungsmethoden, angewendet bei der Mehrzahl der biologischen Leberunterstützungssysteme. ▸ Kap. 11

Hypothermie (*hypothermia*): gezielte Absenkung der Herz- bzw. der Körpertemperatur zum Zwecke der Stoffwechselreduktion. Erhöht die Toleranz bzgl. einer Minderdurchblutung (Ischämie) und/oder eines mangelhaften Sauerstoffangebots (Hypoxie). ▸ Kap. 9

Impedanzregelung (*impedance control*): nachgiebige Regelungsstrategie für haptische Geräte. ▸ Kap. 14

Inhalationsanästhetikum (volatiles Anästhetikum; *inhalation/volatile anaesthetic*): Anästhetikum, das bei Raumtemperatur und Atmosphärendruck meistens in flüssiger Form vorliegt. ▸ Kap. 8

Inotrope Stimulation (*inotropic stimulation*): Einflussnahme auf die Kontraktionsfähigkeit (Kontraktilität) der Herzmuskulatur. Durch positiv oder negativ inotrope Stimulation des Herzens erhöht bzw. erniedrigt sich dessen kontraktiler Zustand. ▸ Kap. 6

Insulin (*insulin*): anaboles (den Aufbaustoffwechsel betreffendes) Hormon, bestehend aus 51 Aminosäuren mit einem Molekulargewicht von 5734 Da. Es wird im Pankreas (Bauchspeicheldrüse) hergestellt, genauer gesagt in den Beta-Zellen der LANGERHANSSchen Inseln. ▸ Kap. 12

Insulinpumpe (*insulin pump*): Gerät, das quasikontinuierlich ständig kleine Mengen an kurzwirksamem ▸ **Insulin** abgibt. Dieses wird dem Körper über ein kleines Infusionsset zugeführt, dessen Applikationsteil sich der Betroffene unkompliziert und selbstständig unter die Haut steckt. Insulinpumpen bestehen im Wesentlichen aus einem Fördersystem, dem Insulinreservoir, dem Display, der Überwachungselektronik und den Bedienelementen. ▸ Kap. 12

Intraaortale Ballonpumpe: Über die Femoralarterie applizierbarer Katheter mit einem Ballon, der in der absteigenden Aorta platziert wird. Durch Gegenpulsation kann die Herzfunktion kurzzeitig unterstützt werden. ▸ Kap. 6

Intrakardiales Elektrogramm (IEGM; *intracardiac electrogram*): Elektrokardiogramm, das direkt im Herzen gemessen wird. ▸ Kap. 4

Iterativ Lernende Regelung (ILR; *Iterative Learning Control* ILC): Verfahren, das die zyklische Arbeitsweise eines Systems nutzt, um den Stellgrößenverlauf, der auf das System angewendet wird, von Zyklus zu Zyklus so anzupassen, dass der Systemausgang immer besser einem gegebenen Referenzverlauf folgt. ▸ Kap. 13

Kardiale Kontraktionsmodulation (*Cardiac Contraction Modulation* CCM): Verfahren, bei dem das Stimulationssystem zur Steigerung der Kontraktionskraft des Herzens beiträgt. Es wird zur Behandlung von Herzinsuffizienz eingesetzt. ▶ Kap. 4

Kardiale Resynchronisationstherapie (*cardiac resynchronisation therapy*): unabhängige Stimulation von rechtem und linkem Ventrikel (biventrikuläre Stimulation; *biventricular pacing*) mit dem Ziel, den ventrikulären Erregungsablauf und damit auch den Kontraktionsablauf zu optimieren. Wird zur Behandlung von Herzinsuffizienz eingesetzt. Die unabhängige Stimulation der Atria (biatriale Stimulation) ist auch möglich, wird jedoch seltener angewendet. ▶ Kap. 4

Kardioplegie (*cardioplegia*): bedeutet Herzstillstand und umschreibt alle Maßnahmen, um einen solchen herbeizuführen und das Herz in diesem Zustand zu schützen. ▶ Kap. 9

Kardiopulmonaler Bypass (*Cardiopulmonary Bypass* CPB): extrakorporale Zirkulation; Übernahme der Herz- und Lungenfunktion durch ein technisches System wie die Herz-Lungen-Maschine. ▶ Kap. 9

Katabolismus (*griech. katabolismos* – Niederlegung, Kräfteverfall; *catabolism*): Abbau von komplexen zu einfachen Molekülen zur Energiegewinnung. ▶ Kap. 10

Katheter (*griech. katiemi* – hinabsenden, fallen lassen; *catheter*): Sonde bzw. Röhrchen oder Schlauch zum Einführen in Hohlorgane zum Zwecke der Diagnose oder Therapie. ▶ Kap. 10

Kennfeld einer Pumpe (*pump characteristic curves*): Zusammenhang zwischen Druckdifferenz und Volumenstrom einer Rotationspumpe mit der Pumpendrehzahl als Parameter. ▶ Kap. 6

Kinetik (*griech. kinesis* – Bewegung; *kinetics*): Lehre von der Bewegung, beschreibt z. B. den zeitlichen Ablauf chemischer Reaktionen und Transportvorgänge durch ▶ **Diffusion**, ▶ **Konvektion** oder Adsorption. ▶ Kap. 10

Kolligativ (*lat. colligere* – sammeln; *colligative*): Eigenschaft einer Lösung, die nicht von der Art, sondern nur von der Zahl der gelösten Teilchen abhängt, wie z. B. der osmotische Druck einer Lösung. ▶ Kap. 10

Kolloidosmotischer, onkotischer Druck (*griech. kolla* – Leim, *eibos* – Aussehen, *onkos* – Masse, Haufen Umfang; *colloid osmotic, oncotic pressure*): osmotischer Druck einer makromolekularen Lösung. ▶ Kap. 10

Kompartiment (*lat. compartiri* – teilen, teilhaben; *compartment*): räumlicher Bereich, Abschnitt gleichartiger Eigenschaften; in der Kinetik jener hypothetisch homogene Bereich oder Raum, in dem die Zustandsvariable definitionsgemäß denselben Wert annimmt. ▶ Kap. 10

Kontinuierliches Glukosemonitoring (*Continuous Glucose Monitoring* CGM): fortlaufende Messung der Glukosekonzentration (des Glukosespiegels), derzeit realisiert über Glukosesensoren, die im Unterhautfettgewebe platziert werden und damit die Glukose in der interstitiellen Flüssigkeit messen; in seiner Kurzform CGM in den Sprachgebrauch eingegangen. ▸ Kap. 12

Kontinuierliches Signal (*continuous signal*): Signal, das im allgemeinen Fall zu jedem Zeitpunkt existiert und innerhalb eines bestimmten Wertebereichs beliebige Werte annehmen kann. ▸ Kap. 2

Konvektion (*lat. convectum* – mitgetragen; *convection*): Transportphänomen durch Mitführung von Partikeln entlang einer Volumenströmung. ▸ Kap. 10

Kooperatives System (*cooperative system*): technisches System, das den Menschen (Operator, Fahrzeug- oder Prozessführer, Patienten, Arzt usw.) im Rahmen eines beidseitig gerichteten Informationsaustausches unterstützt. ▸ Kap. 1

Künstliches Herz (Kunstherz; *Total Artificial Heart* TAH): technisches Gerät, das anstelle des herausgetrennten natürlichen Herzens implantiert wird und die Pumpfunktion beider Herzkammern vollständig übernimmt. ▸ Kap. 6

LAPLACE-Transformation (*LAPLACE transform*): einseitige Integraltransformation zur Umsetzung analoger, kontinuierlicher Signale aus dem Zeit- in den Frequenzbereich. Ersetzt man in der FOURIER-Transformation das imaginäre Argument $j\omega$ durch ein komplexes Argument $s = \sigma + j\omega$ und setzt voraus, dass die Signale für $t < 0$ verschwinden, geht die FOURIER-Transformation in die (einseitige) LAPLACE-Transformation über. ▸ Kap. 2

Läsion des Rückenmarks (**Querschnittlähmung, Paraplegie;** paraplegia): Beschädigung oder Erkrankung des Rückenmarks; führt zum teilweisen oder vollständigen Verlust motorischer und sensorischer Funktionen. In Abhängigkeit von der Läsionshöhe sind die Bewegung der Gliedmaßen, die kinästhetische und taktile Wahrnehmung, die Atemmuskulatur, die Blasen- und Darmfunktion, die Sexualfunktion sowie die Regulierung von Atmung und Kreislauf betroffen. ▸ Kap. 13

Leber (*liver*): Ausscheidungs-und Entgiftungsorgan, übernimmt eine Vielzahl metabolischer und steuernder Funktionen in biologisch essenziellen Bereichen, wie z. B. Aufnahme und Verdauung, Entgiftung, Metabolisierung, Kohlenhydrat-, Lipid- und Proteinstoffwechsel. Endogene Substrate, deren Konzentration im Blut eine Beurteilung der exkretorischen Leberfunktion erlaubt, sind Bilirubin, Ammoniak, Laktat oder Gallensäuren. Die Synthesefunktion der Leber kann durch Messung von Albumin, Gerinnungsfaktoren und Enzymen wie Cholinesterase im Blut quantifiziert werden. ▸ Kap. 11

Lineares System (*linear system*): System, für das das Prinzip der Proportionalität zwischen Ursache und Wirkung, das Überlagerungs- oder Superpositionsprinzip gilt. Bei mehreren Eingangssignalen entspricht die Antwort eines linearen Systems der Summe der Antworten auf jedes der Eingangssignale. ▶ Kap. 2

Maschinelle Beatmung (*mechanical ventilation*): Ersatz oder Ergänzung der Vitalfunktion Spontanatmung des Menschen, speziell der Ventilationsfunktion, mit technischen Mitteln. ▶ Kap. 7

Medulla oblongata (*lat. medulla* – Mark, *oblongatus* – verlängert; *dt.* verlängertes Rückenmark; *hindbrain*): Atemzentrum im hintersten Hirnteil, zum Hirnstamm gehörend. ▶ Kap. 7

Membran (*lat. membrana* – Häutchen; *membrane*): dünne Schicht, meist funktionell definiert, um zwei Bereiche unterschiedlicher Eigenschaften voneinander trennen zu können und trotzdem Austauschprozesse zuzulassen (semipermeable Membran). ▶ Kap. 10

Minimum-Jerk-Kriterium (*engl. jerk* – Ruck; *dt.* Minimalerschütterung, minimaler Ruck; *minimum jerk criterion*): Optimierungskriterium, bei dem die dritte Zeitableitung der Position (also die Ableitung der Beschleunigung) minimiert wird. ▶ Kap. 14

Modell des Herzkreislaufsystems mit konzentrierten Parametern (*lumped parameter model of the cardiovascular system*: Modellsystem, in dem die Zeit die einzige unabhängige Variable ist. Druck und Volumenstrom werden als räumlich uniform (ortsunabhängig) in den verschiedenen Kompartimenten betrachtet. ▶ Kap. 6

Molalität (*molality*): Maß für die Konzentration von Lösungen als Stoffmenge pro Masse Lösungsmittel in mol/kg. ▶ Kap. 10

Molecular Absorbent and Recirculation System (**MARS**; *dt.* molekulares Absorptions- und Rezirkulationssystem): extrakorporales Albumindialyseverfahren, bei dem Patientenblut durch einen Hohlfaserdialysator geleitet wird, an dessen Dialysatseite eine 20%ige Albuminlösung zirkuliert. Der „MARS-Monitor" kann auf ein bestehendes Hämodialyse-oder Hämofiltrationssystem aufgesetzt werden. Albumingebundene Toxine im Blut binden an Albumin im Sekundärkreislauf und werden über Absorber und eine Dialysemembran geleitet. ▶ Kap. 11

Motorische Einheit (**ME**; *Motor Unit* MU): **Muskelkontraktionssystem, das** von einem unteren Motorneuron und allen von dem zugehörigen Axon innervierten Muskelzellen (Muskelfasern) gebildet wird. Bezüglich Kontraktionsgeschwindigkeit und Ermüdungsresistenz kann man im Wesentlichen zwei Typen motorischer Einheiten unterscheiden:

Typ I: langsame Kontraktion; ermüdungsresistent; vorwiegend oxidativer Stoffwechsel; Haltefunktion

Typ II: schnelle Kontraktion; schnell ermüdend; vorwiegend glykolytischer Stoffwechsel; Realisierung schneller Bewegungen. ▶ Kap. 13

Motorisches Neuro-Assistenzsystem (motorische Neuroprothese; *motor prosthetics*): medizinische Implantate und externe Geräte, die das Prinzip der ▶ **FES** verwenden, um motorische Funktionen wiederherzustellen oder zu unterstützen. ▶ Kap. 13

Muskelrelaxation (neuromuskuläre Blockade; *muscle relaxation, neuromuscular blockade*): medikamentös herbeigeführte, länger andauernde, reversible Ausschaltung (Blockade) der Muskelfunktion. ▶ Kap. 8

Myokardprotektion (*myocardial protection*): Maßnahmen zum Schutz des Herzens während des Einsatzes einer Herz-Lungen-Maschine. In der Regel erfolgen eine Abkühlung und die Infusion besonderer protektiver (schützender) Substanzen. ▶ Kap. 9

Nachlast (*afterload*): arterieller Druck (Druck der Pulmonalarterie bzw. Druck der Aorta) am Ausgang der Ventrikel, der der Muskelkontraktion der Ventrikel entgegenwirkt und damit den Ausstoß des Blutes aus dem Herzen begrenzt (betrifft auch mechanische Pumpen). ▶ Kap. 3, 6, 10

Narkose (*anaesthesia*): zeitlich begrenzter Bewusstseinsverlust, oft auch vereinfacht als **Hypnose** bezeichnet, als Sicherstellung der Schmerzfreiheit für die Patienten, bewirkt Muskelrelaxation und Reflexdämpfung. ▶ Kap. 8

NASPE/BPEG-Schrittmachercode (*NASPE/BPEG Pacemaker Code*): eindeutiges Kodierschema für Ausstattung und Betrieb von ▶ **Herzschrittmachern**, das aus maximal fünf Buchstaben besteht. ▶ Kap. 4

Neonat (*griech. neos* – neu, *lat. natalis* – zur Geburt gehörig; *neonate*): Neugeborenes bis zu 20 Tagen nach der Geburt. ▶ Kap. 7

Neuromodulation (*neuromodulation*): technisch realisierte Einwirkung auf die neuronalen Schnittstellen des Körpers mittels elektrischer und/oder chemischer Reize, um verlorengegangene Körperfunktionen vollständig oder teilweise wiederherzustellen oder um Störungen des Nervensystems zu unterdrücken. ▶ Kap. 13

Neuronales Netz (*neural network*): Abbildung von Struktur und Funktion des Neuronennetzes im menschlichen Gehirn. Die Eigenschaften des Grundelementes eines künstlichen neuronalen Netzes, des Neurons, sind abgeleitet aus den Eigenschaften des Grundbausteins des Nervensystems. ▶ Kap. 2

Nichtinvasiver Beatmungszugang (*non-invasive ventilation interface*): nichtinvasive Schnittstelle zur Ankopplung des Beatmungsgerätes an den Atemweg des Patienten, bereitet bei der Beatmung Probleme im Gasaustausch durch große Toträume, was zur mangelnden CO_2-Auswaschung führen kann, bzw. durch Leckagen, welche die Messung und Regelung des applizierten Atemvolumens erschweren. ▸Kap. 7

Obstruktion, obstruktive Störung (*obstructive dysfunction*): pathologische Veränderungen im respiratorischen System des Patienten, die mit vergrößerten Atemwegswiderständen einhergehen und in der Regel zu einer Lungenüberblähung (Dilatation) mit erhöhter Atemarbeit führen. ▸Kap. 7

Ödem (*griech. oidema* – Schwellung; *edema*): Ansammlung überschüssiger Flüssigkeit im intra- oder extrazellulären Teil eines Gewebes oder Organs. ▸Kap. 9, 10

Opiat (*opiate*): Schmerzmittel, das zur Schmerzvermeidung oder -linderung eingesetzt wird. ▸Kap. 8

Osmolalität (*osmolality*): Maß für die osmotisch wirksame Menge pro Masse reinen Lösungsmittels in Osm/kg. ▸Kap. 10

Osmolarität (*osmolarity*): Maß für die osmotisch wirksame Menge pro Volumen fertiger Lösung in Osm/dm^3. ▸Kap. 10

Osmose (griech. *osmos* – eindringen; *osmosis*): Aufnahme von reinem Lösungsmittel (in diesem Fall Wasser) durch eine semipermeable Membran in eine Lösung aufgrund chemischer Potentialunterschiede. ▸Kap. 10

Osmosensoren/Osmorezeptoren TS3 (*griech. ōsmós* – Eindringen, Stoß, Schub): Neurone im Zentralnervensystem, die spezifisch empfindlich auf Änderungen des osmotischen Druckes reagieren. ▸Kap. 3

Osmotischer Druck (*osmotic pressure*): jener hydrostatische Druck einer Lösung, der über eine nur für das Lösungsmittel durchlässige semipermeable Membran mit dem Druck im reinen Lösungsmittel im Gleichgewicht ist. ▸Kap. 10

Oxygenator (*oxygenator*): technisches System zum temporären Ersatz der Gasaustauschfunktion der Lunge im Rahmen einer ▸**EKZ** oder ▸**CPB**. ▸Kap. 9

Paraplegie (*griech. para* – neben, entlang, vorbei, über … hinaus, (ent)gegen; *griech. plege* – der Schlag; *dt.* doppelseitige Lähmung; *paraplegia*): sensomotorische Lähmung der Beine durch Läsionen im Brustwirbelbereich (Th1 bis Th12) und darunter (L1 bis L5). ▸Kap. 13

Passivität (*passivity*): regelungstechnischer Stabilitätsbegriff. Ein passives System kann mit jedem beliebigen realen passiven System (bestehend aus Massen, Federn und Dämpfern) kombiniert werden, so dass das entstehende Gesamtsystem stabil im Sinne von LJAPUNOW ist. ▸ Kap. 14

Pendelluft (*Pendelluft phaenomenon*): Umverteilung von Atemgas zwischen Lungenarealen mit unterschiedlichen Zeitkonstanten. Während der Inspiration wird hauptsächlich der Lungenteil mit der kleineren befüllt, während der inspiratorischen Pause findet eine Umverteilung in den anderen Lungenteil statt, bis ein statisches Gleichgewicht erreicht ist, oder die Exspiration beginnt. ▸ Kap. 7

Peritonealdialyse (*peritoneal dialysis* PD): Verfahren zur Blutreinigung mit dem *Peritoneum* (*griech. peritonaion* – das Ausgespannte; Bauchfell) als Filter- und Dialysemembran. ▸ Kap. 10

Peroneus-Stimulator (auch Peroneus-Stimulator; *peroneus stimulator*): Neuro-Assistenzsystem (Neuroprothese) zur Verbesserung des Gangbildes bei zentral bedingter Fußheberparese (*griech. paresis* – Erschlaffung; *dt.* Fallfuß). Durch Reizung des *Nervus peroneus communis* (Wadenbeinnerv) in der Schwungphase des Ganges wird eine ausreichende Fußhebung sichergestellt. ▸ Kap. 13

Pharmakodynamik (*pharmacodynamics*): Lehre von den Einflüssen des Pharmakons auf den Organismus. ▸ Kap. 8

Pharmakokinetik (*pharmacokinetics*): Lehre von den Einflüssen des Organismus auf das Pharmakon, d. h. Resorption, Distribution und Elimination. ▸ Kap. 8 und 10

Pol-Nullstellen-Darstellung (*pole root plot*): Diagramm zur Darstellung der Pole und Nullstellen einer Übertragungsfunktion (Koeffizienten in Zähler- und Nennerpolynom als die das System bestimmenden Parameter), auch grafisch in der komplexen Ebene darstellbar. ▸ Kap. 2

Prämedikation (*premedication*): zumeist oral verabreichte Gabe von Medikamenten vor einem medizinischen Eingriff. ▸ Kap. 8

Pressosensor/Pressorezeptor (*pressosensor/pressoreceptor*): Blutdrucksensor in der Wand der Aorta bzw. in den Teilungsstellen der Halsschlagader, also im arteriellen System. ▸ Kap. 3

Priming (*dt.* Vorbereitung, Auffüllen): Auffüllen aller Komponenten einer ▸ **HLM** oder ▸ **ECMO** mit einer speziellen biokompatiblen Lösung, um jegliche Luft zu verdrängen. Führt immer zu einer Blutverdünnung. ▸ Kap. 9

Programmiergerät (*pacemaker programmer*): externes Zusatzgerät, mit dessen Hilfe die Arbeitsweise eines implantierten ▸ **Herzschrittmachers** festgelegt bzw. geändert werden kann, das auch zur Abfrage von im Herzschrittmacher gespeicherter Daten dient. Der bidirektionale Datenaustausch zwischen Programmiergerät und implantiertem Herzschrittmacher erfolgt induktiv. ▸ Kap. 4

Pulsatilitätsindex (*pulsatility index*): Index der Pulsamplitude eines Druck- oder Volumenstromsignals, abhängig von Gefäßwiderstand und Kontraktilität. Der Index ist als Maß für den Füllungszustand der Herzkammern im Regelsystem nutzbar. ▶ Kap. 6

Regelkreis (*control loop*): untere Ebene eines Automatisierungskonzepts, auf der eine Regelgröße durch Messung und negative Rückkopplung einem Regler (Prozessor) zugeführt wird, der über eine Stellgröße die Regelgröße so beeinflusst, dass sie auch bei Störeinflüssen einer vorgegebenen Führungsgröße folgt bzw. einen Sollwert einhält. ▶ Kap. 2

Respiratorische Insuffizienz (*respiratory insufficiency*): unzureichende Atmung; Aufteilung primär in ▶ **obstruktive** und ▶ **restriktive Störungen** und sekundär in Erkrankungen des Zentralen Nervensystems, neuromuskuläre und Skeletterkrankungen. Neben diesen Beeinträchtigungen der Ventilation führt auch eine Störung der ▶ **Diffusion** im Lungengewebe zur Respiratorischen Insuffizienz. ▶ Kap. 7

Restriktion, restriktive Störung (*restrictive dysfunction*): pathologische Veränderungen im respiratorischen System des Patienten, die mit verringerter Dehnbarkeit einhergehen und zu einer Verminderung der totalen Lungenkapazität führen. ▶ Kap. 7

Rotationsblutpumpe (*rotary blood pump*): Pumpe aus der Kategorie der Strömungsmaschinen (Axial-, Zentrifugal- oder Diagonalmaschinen), die sich durch eine kontinuierliche Förderung auszeichnet. ▶ Kap. 6

Rücktreibbarkeit (*backdrivability*): Eigenschaft eines Antriebsstranges, die eine Bewegung durch einen Menschen auch im stromlosen Zustand ermöglicht, d. h. der Antrieb hemmt sich nicht selbst. ▶ Kap. 14

Sensitivität (Richtig-Positiv-Rate; *sensitivity*): Gütekriterium einer Klassifikation. Gibt den Anteil richtig als positiv klassifizierter Objekte an der Gesamtheit aller positiven Objekte an. Bei AED-Algorithmen die Fähigkeit, eine Arrhythmie richtig zu erkennen. ▶ Kap. 5

Sensorgesteuerter/frequenzadaptiver Herzschrittmacher (*rate modulated/sensor controlled/rate adaptive pacemaker*): Herzschrittmacher mit einem zusätzlich integrierten Sensorsystem, das mindestens eine Körpervariable misst, die sich mit der Belastung in eindeutiger Weise ändert. Diese Information wird über einen Frequenzsteueralgorithmus in eine belastungsabhängige Stimulationsfrequenz umgesetzt. ▶ Kap. 4

Sensorunterstützte Pumpentherapie (**SuP**; *Sensor Augmented Pump Therapy* **SAP**): aktuell die modernste verfügbare Therapieform bei ▶ *Diabetes mellitus* in der Kombination von Insulinpumpentherapie und ▶ **CGM**. Bei Gefahr einer Hypoglykämie kann die Insulinzufuhr automatisch unterbrochen und auch wieder zugeschaltet werden (erste Entwicklungsstufe zu einem ▶ **Artifiziellen Pankreas**). ▶ Kap. 12

Sorbent (*sorbent*): an- oder einlagernder (sorbierender) Stoff (auch Sorbens, Sorptionsmittel) bei einer Sorption (Anreicherung des Sorbents innerhalb einer Phase (Absorption) oder auf einer Grenzfläche zwischen zwei Phasen (Adsorption)). ▶ Kap. 10 und 11

Spezifität (Richtig-Negativ-Rate; *specificity*): Gütekriterium einer Klassifikation. Gibt den Anteil richtig als negativ klassifizierter Objekte an der Gesamtheit der negativen Objekte an. Bei AED-Algorithmen die Fähigkeit der Vermeidung einer unnötigen ▶ **Defibrillation**. ▶ Kap. 5

Stabilität (*stability*): Eigenschaft eines Systems. Ein System ist dynamisch stabil, sofern es auf eine beschränkte Erregung mit beschränkter Bewegung reagiert. ▶ Kap. 2

Steuerbarkeit/Beobachtbarkeit (*controllability/observability*): Eigenschaft eines Systems. Ein System ist vollständig steuerbar, wenn der Zustandsvektor x von einem beliebigen Anfangszustand x_0 durch einen geeignet gewählten Eingangsvektor u in endlicher Zeit in einen beliebig vorgebbaren Endzustand überführt werden kann. Vollständig beobachtbar ist ein System, wenn der Vektor des Anfangszustandes x_0 aus dem über ein endliches Intervall bekannten Verlauf des Eingangsvektors u und des Ausgangsvektors y bestimmt werden kann. ▶ Kap. 2

Stimulation, Stimulator (*stimulation, pulse* generator): Applikation von niederenergetischen, elektrischen Impulsen, mit dem Ziel die Erregung (Depolarisation) und nachfolgend die Kontraktion des Herzens herbeizuführen. Der Stimulator ist der Teil des ▶ **Herzschrittmachers**, der die elektrischen Impulse generiert. ▶ Kap. 4

Stimulationsmodus (*pacing mode*): Arbeitsweise eines ▶ **Herzschrittmachers** (Konfiguration und Betriebsart), dargestellt mit dem NASPE/BPEG Schrittmachercode. Es erfolgen Angaben zu den Orten von Stimulation und Wahrnehmung, zur Betriebsart und zur Frequenzsteuerung. ▶ Kap. 4

Synchronisation (*synchronisation*): zeitliche Koordinierung zwischen Beatmungsgerät und einem spontanatmenden Patienten; hinsichtlich der Effizienz der Unterstützung kritisch: Wird der Beginn einer Inspiration durch den selbst atmenden Patienten zu spät durch das Gerät detektiert und durch entsprechend abgegebene Pneumatikleistung unterstützt, so ist die vom Patienten geleistete Atemarbeit höher als nötig oder gefordert. ▶ Kap. 7

System (*griech. systema* – das Gebilde, das Verbundene; *system*): Funktionseinheit, die sich aus einer Anordnung von Komponenten zusammensetzt, die untereinander und nach außen Informationen austauschen. Die Systemantwort wird bestimmt durch

- die Eigenschaften der Komponenten oder Untersysteme,
- die Struktur und Art des Informationsaustausches der Komponenten untereinander,
- die Eingangssignale oder -variablen (Inputs), unabhängig oder ggf. abhängig von den Ausgangssignalen anderer Systeme. ▸ Kap. 2

Tachykarde Rhythmusstörung (Tachykardie; *tachycardia*): Rhythmusstörungen mit stark erhöhter Ruheherzfrequenz (> 100 min^{-1}) und regelmäßigem oder unregelmäßigem Rhythmus. ▸ Kap. 4

Target-Controlled Infusion (**TCI;** *dt.* zielparametergesteuerte Infusion): System, das das Prinzip der modellbasierten Steuerung der Medikamentengabe umsetzt. Es wird die Konzentration in einem Zielkompartiment, z. B. Blutplasma, ausgewählt. Das System appliziert dann modellbasiert das Medikament. ▸ Kap. 8

Tetraplegie (*griech. tetra* – vier; *griech. plege* – der Schlag; *dt.* Lähmung aller vier Extremitäten; *tetraplegia*): Funktionsverlust aller vier Gliedmaßen und des Rumpfs durch Schädigung im Halswirbelbereich. ▸ Kap. 13

Thorax (*griech. thorax* – Brustkorb; *thorax*): Brustkorb, Brustraum. ▸ Kap. 7

Thrombus (*griech. thrombos* – Klumpen, Pfropf; *thrombus*): Blutgerinnsel als Ergebnis der Blutgerinnung. ▸ Kap. 10

Tilt (*engl. tilt* – umkippen): Spannungsabfall einer Kondensatorentladung in Prozent der Ausgangsspannung. ▸ Kap. 5

Total Intravenous Anaesthesia (**TIVA;** *dt. intravenöse Anästhesie*): Anästhesie unter Verzicht auf die Nutzung von volatilen Anästhetika: sämtliche Komponenten der Anästhesie werden über venös zu applizierende Medikamente gesteuert. ▸ Kap. 8

Transparenz (*transparancy*): regelungstechnischer Begriff: ein haptisches Gerät ist transparent, wenn es im Idealfall nicht spürbar ist, d. h. durch seine Dynamik keine unerwünschten Interaktionsmomente und -kräfte mit dem Menschen erzeugt. ▸ Kap. 14

Transthorakale Impedanz, TTI (*lat. trans* – durch, *griech. thorax* – Brustpanzer; *transthoracic impedance*): Scheinwiderstand eines Bereichs des Brustkorbs. Die Impedanz kann stark unterschiedlich sein, je nach Messspannung, Frequenz und verwendeten Messelektroden. Bei der ▸ **Defibrillation** bezeichnet man mit TTI die Impedanz, die zwischen den Defibrillatorelektroden liegt. Bei den in der Defibrillation verwendeten Impulsen verhält sich die TTI fast wie ein reiner Wirkwiderstand (TTR transthorakaler Widerstand) und liegt zwischen 20 und 125 Ω. ▸ Kap. 5

Transvenöser Zugang (*lat. trans* – durch; *transvenous access*): bevorzugte Technik zur Implantation der Elektroden. Die Elektroden werden durch eine Vene ins rechte

Herz geschoben und dort dauerhaft fixiert. Am anderen Ende werden die Elektroden durch eine kleine Punktionsstelle aus der Vene geführt und mit dem implantierten Herzschrittmacher verbunden. Der transvenöse Zugang vermeidet die chirurgisch aufwändige Eröffnung des Teils des Brustkorbs, in dem sich das Herz befindet. ▸ Kap. 4

Typ-1-Diabetes (*type 1 diabetes*): Form der Zuckerkrankheit mit vollständigem Versagen der Insulinsekretion des Pankreas (Bauchspeicheldrüse). Die beste Therapie besteht in der möglichst physiologisch adäquaten Insulinzufuhr, am besten realisierbar mit einer Sensorunterstützten Pumpentherapie (SuP). ▸ Kap. 12

Typ-2-Diabetes (*type 2 diabetes*): Form der Zuckerkrankheit, bei der das Pankreas über einen langen Zeitraum der Erkrankung ausreichend ▸ **Insulin** bereitstellt. Jedoch sind die Insulinrezeptoren an den Zellen nur unzureichend funktionsfähig. Ursachen können in Überernährung und Übergewicht liegen, da es im Fettgewebe eine Reihe von Faktoren gibt, die die Wirkung des Insulins behindern (u. a. erhöhte Spiegel an freien Fettsäuren, TNF-α, Resistin, Leptin). ▸ Kap. 12

Übergangsfunktion (Sprungantwort; *step response*): Antwort eines linearen Systems, ausgehend vom Zustand x = 0, auf eine sprungförmige Eingangsgröße (der Vergleichbarkeit halber normiert auf den Wert „1"). ▸ Kap. 2

Übertragungsfunktion (*transfer function*): Quotient der Laplacetransformierten des Ausgangssignals und des Eingangssignals eines linearen Systems. ▸ Kap. 2

Vagusstimulation (*vagus nerve stimulation*): elektrische Stimulation des Vagusnervs mit dem Ziel, die Dysbalance zwischen Sympathikus- und Parasympathikus-Aktivität bei Herzinsuffizienz zu vermindern. ▸ Kap. 4

Venöser Rückstrom (*venous return*): Blutvolumenstrom aus dem venösen Gefäßsystem zum rechten bzw. linken Vorhof. ▸ Kap. 3, 6 und 10

Volumensensor/Volumenrezeptor (*volume sensor/volume receptor*): Sensor, der an der Einmündung der Hohlvenen in den rechten Vorhof des Herzens oder in den Vorhöfen selbst lokalisiert ist, und der über den Dehnungszustand dieser Strukturen indirekt das thorakale Blutvolumen erfasst, denn der Dehnungszustand im Niederdrucksystem ist ein gutes Maß für den Füllungszustand des Gefäßsystems und damit für das Blutvolumen. ▸ Kap. 3 und 10

Vorlast (*preload*): venöser Füllungsdruck vor den Vorhöfen (zentral-venöser Druck für das rechte Herz, pulmonal-venöser Druck für das linke Herz), der zur Muskeldehnung während der Diastole führt. ▸ Kap. 3 und 6

Wahrnehmung, Wahrnehmungseinheit (*sensing, sense amplifier*): Erfassung der elektrischen Eigenaktivität des Herzens und Bereitstellung eines binären Signals, das eine reguläre intrinsische Erregung anzeigt. Teil der Funktionalität des ▶ **Herzschrittmachers**. ▶ Kap. 4

Zustandsraumdarstellung (*state space representation*): Abbildung der Eigenschaften eines dynamischen Übertragungssystems. Lineare Differentialgleichungen n-ter Ordnung werden vom Regelungstechniker im Allgemeinen in ein System von n Differentialgleichungen 1. Ordnung umgeformt. Er kommt so zu der Zustandsraumdarstellung von dynamischen Systemen. Entsprechend bezeichnet man die n abhängigen Variablen des Differentialgleichungssystems als Zustandsvariablen. ▶ Kap. 2

Sachwortverzeichnis